REINHARD LARSEN
**Anästhesie und Intensivmedizin
in Herz-, Thorax- und Gefäßchirurgie**

Springer
*Berlin
Heidelberg
New York
Barcelona
Hongkong
London
Mailand
Paris
Singapur
Tokio*

REINHARD LARSEN

# Anästhesie und Intensivmedizin in Herz-, Thorax- und Gefäßchirurgie

5., überarbeitete und erweiterte Auflage
Mit 69 Abbildungen und 29 Tabellen

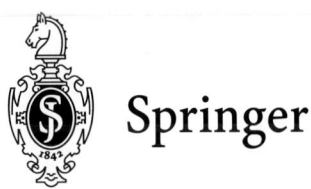 Springer

Prof. Dr. med. REINHARD LARSEN
Universität Saarbrücken
Klinik für Anästhesiologie und Intensivmedizin
Universitätskliniken des Saarlandes
D-66421 Homburg

ISBN 3-540-65024-5 Springer-Verlag Berlin Heidelberg New York

ISBN 3-540-59386-1  4. Auflage Springer-Verlag Berlin Heidelberg New York

Die Deutsche Bibliothek – CIP-Einheitsaufnahme

Larsen, Reinhard: Anästhesie und Intensivmedizin in Herz-, Thorax- und Gefäßchirurgie : mit 17 Tabellen / Reinhard Larsen. – 5. Aufl. – Berlin ; Heidelberg ; New York ; Barcelona ; Budapest ; Hongkong ; London ; Mailand ; Paris ; Tokio : Springer, 1999
ISBN 3-540-65024-5

Dieses Werk ist urheberrechtlich geschützt. Die dadurch begründeten Rechte, insbesondere die der Übersetzung, des Nachdrucks, des Vortrags, der Entnahme von Abbildungen und Tabellen, der Funksendung, der Mikroverfilmung oder der Vervielfältigung auf anderen Wegen und der Speicherung in Datenverarbeitungsanlagen, bleiben, auch bei nur auszugsweiser Verwertung, vorbehalten. Eine Vervielfältigung dieses Werkes oder von Teilen dieses Werkes ist auch im Einzelfall nur in den Grenzen der gesetzlichen Bestimmungen des Urheberrechtsgesetzes der Bundesrepublik Deutschland vom 9. September 1965 in der jeweils gültigen Fassung zulässig. Sie ist grundsätzlich vergütungspflichtig. Zuwiderhandlungen unterliegen den Strafbestimmungen des Urheberrechtsgesetzes.

© by Springer-Verlag Berlin Heidelberg 1984, 1990, 1993, 1995, 1999
Printed in Germany

Die Wiedergabe von Gebrauchsnamen, Handelsnamen, Warenbezeichnungen usw. in diesem Werk berechtigt auch ohne besondere Kennzeichnung nicht zu der Annahme, daß solche Namen im Sinne der Warenzeichen- und Markenschutz-Gesetzgebung als frei zu betrachten wären und daher von jedermann benutzt werden dürften.

Herstellung: PRO EDIT GmbH, D-69126 Heidelberg
Zeichnungen: Birgitt Fuchs, Zürich, und Silvia Soppa, Göttingen
Satz: Mitterweger Werksatz GmbH, D-68723 Plankstadt

SPIN 10644694   19/3133 – 5 4 3 2 1 0 – Gedruckt auf säurefreiem Papier

# Inhaltsverzeichnis

## Kapitel 1
**Anästhetika und Adjuvanzien** .................................. 1

| | | |
|---|---|---|
| 1 | Inhalationsanästhetika ................................. | 2 |
| 1.1 | Halothan ............................................ | 3 |
| 1.2 | Enfluran ............................................ | 6 |
| 1.3 | Isofluran ........................................... | 8 |
| 1.4 | Desfluran ........................................... | 11 |
| 1.5 | Sevofluran .......................................... | 12 |
| 1.6 | Lachgas ............................................. | 14 |
| 2 | Intravenöse Anästhetika ............................... | 16 |
| 2.1 | Barbiturate ......................................... | 17 |
| 2.2 | Etomidat ............................................ | 19 |
| 2.3 | Propofol ............................................ | 21 |
| 2.4 | Ketamin ............................................. | 22 |
| 3 | Benzodiazepine ....................................... | 24 |
| 3.1 | Diazepam ............................................ | 24 |
| 3.2 | Midazolam ........................................... | 25 |
| 3.3 | Flunitrazepam ....................................... | 26 |
| 4 | Opioide ............................................. | 26 |
| 4.1 | Einsatz in der Herzchirurgie ........................ | 29 |
| 5 | Droperidol .......................................... | 35 |
| 6 | Muskelrelaxanzien .................................... | 36 |
| 6.1 | Pancuronium ......................................... | 36 |
| 6.2 | Vecuronium .......................................... | 37 |
| 6.3 | Rocuronium .......................................... | 37 |
| 6.4 | Atracurium .......................................... | 37 |
| 6.5 | Mivacurium .......................................... | 38 |
| 6.6 | Succinylcholin ...................................... | 38 |
| 6.7 | Antagonisten ........................................ | 39 |
| | Literatur ........................................... | 39 |

## Kapitel 2
**Kardiovaskuläre Medikamente** .............................. 41

| | | |
|---|---|---|
| 1 | Inotrope Substanzen und Vasopressoren .................. | 42 |
| 1.1 | Sympathikomimetika ..................... | 42 |
| 1.2 | Phosphodiesterasehemmer .................... | 50 |
| 1.3 | Digitalis ......................... | 55 |
| 1.4 | Kalzium ........................ | 56 |
| 1.5 | Glukagon ......................... | 57 |
| | | |
| 2 | β-Rezeptorenantagonisten ..................... | 57 |
| 2.1 | Einteilung ........................ | 57 |
| 2.2 | Kardiovaskuläre Wirkungen ..................... | 58 |
| 2.3 | Nebenwirkungen und Gefahren .................... | 59 |
| 2.4 | Klinische Anwendung ..................... | 59 |
| | | |
| 3 | Kalziumantagonisten ..................... | 61 |
| 3.1 | Kardiovaskuläre Wirkungen ..................... | 62 |
| 3.2 | Anwendung in der Herzchirurgie .................... | 63 |
| | | |
| 4 | Vasodilatatoren ........................ | 65 |
| 4.1 | Nitroglyzerin ........................ | 66 |
| 4.2 | Nitroprussid ........................ | 67 |
| 4.3 | Phentolamin ........................ | 68 |
| 4.4 | Urapidil ......................... | 69 |
| 4.5 | ACE-Hemmer ........................ | 70 |
| | | |
| 5 | Antiarrhythmika ........................ | 71 |
| 5.1 | Lidocain ......................... | 75 |
| 5.2 | Propafenon ........................ | 75 |
| 5.3 | Amiodaron ........................ | 76 |

Literatur ........................................ 77

## Kapitel 3
**Kardiopulmonaler Bypass** ........................... 79

| | | |
|---|---|---|
| 1 | Definitionen ........................ | 80 |
| | | |
| 2 | Anwendung ........................ | 80 |
| | | |
| 3 | Zubehör der Herz-Lungen-Maschine ....................... | 81 |
| 3.1 | Pumpen ........................... | 81 |
| 3.2 | Oxygenatoren ........................ | 83 |
| 3.3 | Schläuche und sonstiges Zubehör ....................... | 88 |
| | | |
| 4 | Physiologie und Pathophysiologie der extrakorporalen Zirkulation . | 90 |
| 4.1 | Füllvolumen der Herz-Lungen-Maschine .................... | 90 |
| 4.2 | Womit die Maschine gefüllt wird ....................... | 90 |

| 4.3 | Blutgerinnung und kardiopulmonaler Bypass | 91 |
| --- | --- | --- |
| 4.4 | Hypothermie | 97 |
| 4.5 | Hirndurchblutung und Hirnstoffwechsel | 100 |
| 4.6 | Myokardprotektion | 102 |
| 4.7 | Spezielle hämatologische Auswirkungen | 106 |
| 4.8 | „Streßreaktion" | 108 |
| 4.9 | Narkose während des kardiopulmonalen Bypasses | 109 |
| 5 | Komplikationen der extrakorporalen Zirkulation | 110 |
| 5.1 | Gerinnungsstörungen | 110 |
| 5.2 | Wasser- und Elektrolytstörungen | 113 |
| 5.3 | Hyperglykämie | 114 |
| 5.4 | Embolien | 114 |
| 5.5 | Lungenfunktionsstörungen | 114 |
| 5.6 | Nierenfunktionsstörungen | 115 |
| 5.7 | Neurologische Störungen | 115 |
| 6 | Bypassarten | 117 |
| 6.1 | Totaler kardiopulmonaler Bypass | 117 |
| 6.2 | Partieller Bypass | 118 |
| 6.3 | Linker atriofemoraler Bypass | 119 |
| 6.4 | Femorofemoraler Bypass | 119 |
| 6.5 | Linksherzbypass | 120 |
| 6.6 | Rechtsherzbypass | 120 |
| Literatur | | 120 |

## Kapitel 4
**Überwachung der Herz-Kreislauf-Funktion bei Herzoperationen** ... 121

| 1 | Elektrokardiogramm | 122 |
| --- | --- | --- |
| 2 | Arterielle Druckmessung | 123 |
| 2.1 | Bestandteile einer Druckmeßeinrichtung | 123 |
| 2.2 | Arterielle Kanülierung | 124 |
| 2.3 | Störungen der Druckmessung | 126 |
| 3 | Zentraler Venendruck | 127 |
| 3.1 | Zentrale Venendruckkurve | 127 |
| 3.2 | Aussage des zentralen Venendrucks | 128 |
| 3.3 | Zentrale Venenkatheter | 128 |
| 3.4 | Messung des zentralen Venendrucks | 129 |
| 4 | Pulmonalarteriendrücke | 129 |
| 4.1 | Pulmonaliskatheter | 130 |
| 4.2 | Indikationen | 131 |
| 4.3 | Einführen des Pulmonaliskatheters | 131 |

| | | |
|---|---|---|
| 4.4 | Messungen mit dem Pulmonaliskatheter | 133 |
| 4.5 | Komplikationen des Pulmonaliskatheters | 135 |
| 5 | Linker Vorhofdruck | 136 |
| Literatur | | 137 |

## Kapitel 5
## Praktisches Vorgehen bei Operationen mit der Herz-Lungen-Maschine ... 139

| | | |
|---|---|---|
| 1 | Präoperative Einschätzung | 140 |
| 1.1 | Klinische Vorgeschichte | 140 |
| 1.2 | Körperliche Untersuchung | 143 |
| 1.3 | Laborbefunde | 143 |
| 1.4 | Thoraxröntgenbild | 144 |
| 1.5 | Elektrokardiogramm | 144 |
| 1.6 | Echokardiographie | 144 |
| 1.7 | Herzkatheter | 144 |
| 1.8 | Zusammenfassende Beurteilung der vorliegenden Daten | 145 |
| 2 | Prämedikation | 149 |
| 3 | Monitoring | 150 |
| 4 | Praktisches Vorgehen bei der Narkose | 150 |
| 4.1 | Vor der Narkoseeinleitung | 150 |
| 4.2 | Narkoseeinleitung | 151 |
| 4.3 | Narkoseführung bis zum kardiopulmonalen Bypass | 153 |
| 4.4 | Anschluß des Patienten an die Herz-Lungen-Maschine | 153 |
| 4.5 | Überwachung während des totalen Bypasses | 155 |
| 4.6 | Narkose während des Bypasses | 159 |
| 4.7 | Störungen der extrakorporalen Zirkulation | 159 |
| 4.8 | Abgehen vom kardiopulmonalen Bypass | 160 |
| 4.9 | Maßnahmen nach Abgehen von der Herz-Lungen-Maschine | 162 |
| 5 | Anhang | 163 |
| 5.1 | Füllung der Herz-Lungen-Maschine | 163 |
| 5.2 | Heparinisierung des Patienten | 163 |
| 5.3 | Perfusionsvolumen („Herzzeitvolumen") | 163 |
| 5.4 | Perfusionsdruck (arterieller Mitteldruck) | 164 |
| 5.5 | Hypothermiegrade | 164 |
| 5.6 | Urinausscheidung am Bypass | 164 |
| 5.7 | Laboruntersuchungen | 164 |
| 5.8 | Antagonisierung von Heparin | 165 |
| Literatur | | 165 |

## Kapitel 6
**Anästhesie bei aortokoronarer Bypassoperation** .................. 167

| | | |
|---|---|---|
| 1 | Klinisches Bild | 169 |
| 1.1 | Ischämie | 169 |
| 2 | Einschätzung und Objektivierung | 170 |
| 2.1 | Risikofaktoren | 170 |
| 2.2 | Klassifizierung der Angina pectoris nach Schweregraden | 171 |
| 2.3 | Physikalische Befunde beim Angina-pectoris Anfall | 171 |
| 2.4 | Elektrokardiogramm | 171 |
| 2.5 | Hämodynamische Veränderungen beim Anginaanfall | 173 |
| 2.6 | Angiographie: Linksventrikulogramm und Koronararteriographie | 173 |
| 2.7 | Koronararteriennomenklatur | 175 |
| 3 | Medizinische Behandlung der Koronarkrankheit | 177 |
| 3.1 | Allgemeine Maßnahmen | 177 |
| 3.2 | Medikamentöse Therapie | 177 |
| 4 | Spezielle Anginasyndrome | 180 |
| 4.1 | Instabile Angina pectoris und Präinfarktangina | 180 |
| 4.2 | Angina varians (Prinzmetal-Angina) | 181 |
| 5 | Chirurgische Therapie der Koronarkrankheit | 181 |
| 5.1 | Indikationen | 182 |
| 5.2 | Kontraindikationen für Koronarbypassoperationen | 183 |
| 5.3 | Chirurgische Techniken | 184 |
| 5.4 | Komplikationen | 185 |
| 5.5 | Reoperationen | 186 |
| 6 | Koronarkreislauf und Anästhesie | 187 |
| 6.1 | Koronardurchblutung und myokardialer $O_2$-Bedarf | 187 |
| 6.2 | Determinanten des myokardialen $O_2$-Bedarfs | 188 |
| 6.3 | Determinanten der mechanischen Herzleistung | 190 |
| 6.4 | Koronare Hämodynamik | 191 |
| 7 | Wirkungen der Anästhetika auf Koronardurchblutung und myokardialen $O_2$-Verbrauch | 191 |
| 8 | Koronarkrankheit und Anästhesie | 192 |
| 8.1 | Koronarwiderstand | 192 |
| 8.2 | Koronarer Perfusionsdruck | 193 |
| 8.3 | Herzfrequenz | 194 |
| 8.4 | Kontraktilitätsanomalien | 194 |
| 8.5 | Praktische Schlußfolgerungen | 194 |
| 9 | Praktische Anästhesie für Koronarbypassoperationen | 196 |
| 9.1 | Ziele | 196 |
| 9.2 | Präoperative Einschätzung, Prämedikation | 196 |
| 9.3 | Narkoseeinleitung | 203 |
| 9.4 | Narkoseführung beim Koronarkranken | 206 |

| | | |
|---|---|---|
| 9.5 | Behandlung intraoperativer hämodynamischer Störungen | 208 |
| 9.6 | Kardiopulmonaler Bypass | 210 |
| 9.7 | Nach dem Bypass | 210 |
| 9.8 | Anästhesie bei minimal-invasiven Bypassoperationen | 210 |
| 9.9 | Frühe Extubation | 211 |
| 10 | Komplikationen | 211 |
| 10.1 | Postoperative Hypertonie | 212 |
| 10.2 | Erregungsleitungsstörungen | 212 |
| 10.3 | Low-output-Syndrom | 212 |
| 10.4 | Perioperativer Myokardinfarkt | 212 |
| 10.5 | Bypassverschluß | 213 |
| 10.6 | Neurologische Komplikationen | 213 |
| Literatur | | 213 |

## Kapitel 7
## Anästhesie bei erworbenen Herzklappenerkrankungen ............ 215

| | | |
|---|---|---|
| 1 | Physiologische Grundlagen | 217 |
| 1.1 | Klappen und Ventrikelfunktion | 217 |
| 1.2 | Herzzeitvolumen | 218 |
| 2 | Kompensationsmechanismen bei Herzklappenerkrankungen | 219 |
| 3 | Schweregrade von Herzklappenerkrankungen | 220 |
| 3.1 | Diagnostik von Herzklappenerkrankungen | 220 |
| 3.2 | Künstliche Herzklappen | 221 |
| 4 | Mitralstenose | 223 |
| 4.1 | Ätiologie und Pathologie | 223 |
| 4.2 | Pathophysiologie | 224 |
| 4.3 | Behandlung der Mitralstenose | 227 |
| 4.4 | Anästhesie bei Mitralstenoseoperation | 230 |
| 5 | Mitralinsuffizienz | 235 |
| 5.1 | Ätiologie und Pathologie | 235 |
| 5.2 | Pathophysiologie | 236 |
| 5.3 | Behandlung der Mitralinsuffizienz | 240 |
| 5.4 | Anästhesie bei Mitralinsuffizienzoperation | 243 |
| 5.5 | Mitralinsuffizienz mit Mitralstenose | 244 |
| 6 | Aortenstenose | 245 |
| 6.1 | Ätiologie und Pathologie | 245 |
| 6.2 | Pathophysiologie | 245 |
| 6.3 | Behandlung | 250 |
| 6.4 | Anästhesie bei Aortenstenoseoperation | 251 |
| 6.5 | Postoperative Komplikationen | 255 |
| 6.6 | Aortenstenose mit Aorteninsuffizienz | 255 |

| | | |
|---|---|---|
| 6.7 | Aortenstenose mit Mitralinsuffizienz | 256 |
| 6.8 | Aortenstenose mit Mitralstenose | 256 |
| 7 | Hypertrophe obstruktive Kardiomyopathie (HOCM) | 257 |
| 7.1 | Ätiologie und Pathologie | 257 |
| 7.2 | Pathophysiologie | 257 |
| 7.3 | Behandlung | 259 |
| 7.4 | Anästhesie bei HOCM | 259 |
| 8 | Aorteninsuffizienz | 260 |
| 8.1 | Ätiologie und Pathologie | 260 |
| 8.2 | Pathophysiologie | 260 |
| 8.3 | Behandlung | 264 |
| 8.4 | Anästhesie bei Aorteninsuffizienz | 266 |
| 8.5 | Aorteninsuffizienz mit Mitralinsuffizienz | 267 |
| 9 | Trikuspidalinsuffizienz | 268 |
| 9.1 | Ätiologie und Pathologie | 268 |
| 9.2 | Pathophysiologie | 268 |
| 9.3 | Behandlung | 269 |
| 9.4 | Leitsätze für die Anästhesie | 269 |
| Literatur | | 270 |

## Kapitel 8
## Anästhesie bei Herztransplantation ............................ 271

| | | |
|---|---|---|
| 1 | Indikationen und Auswahl der Empfänger | 271 |
| 2 | Auswahl des Spenders | 272 |
| 3 | Operation | 273 |
| 4 | Anästhesiologisches Vorgehen | 273 |
| 4.1 | Präoperative Einschätzung | 274 |
| 4.2 | Vorgehen im Einleitungsraum | 274 |
| 4.3 | Intraoperatives Vorgehen | 275 |
| 4.4 | Postoperative Behandlung | 276 |
| 5 | Der Patient nach Transplantation | 277 |
| 5.1 | Physiologie und Pathophysiologie des transplantierten Herzens | 277 |
| 5.2 | Komplikationen im Langzeitverlauf | 277 |
| 6 | Herz-Lungen-Transplantation | 279 |
| Literatur | | 280 |

## Kapitel 9
**Intensivbehandlung nach Herzoperationen bei Erwachsenen** ........ 281

| | | |
|---|---|---|
| 1 | Transport zur Intensivstation | 282 |
| 2 | Aufnahme des Patienten | 282 |
| 2.1 | Analgesie und Sedierung | 284 |
| 3 | Überwachung des Patienten | 284 |
| 4 | Kardiovaskuläre Behandlung | 286 |
| 4.1 | Wiederherstellung des Blutvolumens | 286 |
| 4.2 | Stabilisierung von Herzfrequenz und -rhythmus | 288 |
| 4.3 | Unterstützung der Myokardfunktion | 289 |
| 4.4 | Vasodilatatoren zur Kontrolle von Blutdruck und Afterload | 290 |
| 4.5 | Normalisierung der Körpertemperatur | 290 |
| 4.6 | Mobilisierung eingelagerter Flüssigkeit | 291 |
| 4.7 | Kardiovaskuläre Komplikationen | 292 |
| 5 | Respiratorische Behandlung | 300 |
| 5.1 | Postoperative Routinenachbeatmung | 300 |
| 5.2 | Postoperative respiratorische Insuffizienz | 301 |
| 6 | Akutes Nierenversagen | 303 |
| 6.1 | Therapie | 303 |
| 7 | Gastrointestinale Komplikationen | 303 |
| 8 | Neurologische Störungen | 304 |
| 9 | Postperfusionssyndrom | 304 |
| 10 | Thoraxdrainagen | 305 |
| 11 | Entlassung aus der Intensivstation | 305 |
| 12 | Wiederaufnahme in die Intensivstation | 306 |
| | Literatur | 307 |

## Kapitel 10
**Anästhesie und Intensivmedizin bei kongenitalen Herzfehlern** ...... 309

| | | |
|---|---|---|
| 1 | Einführung | 312 |
| 2 | Einteilung kongenitaler Herzfehler | 312 |
| 3 | Allgemeine Pathophysiologie | 313 |
| 3.1 | Herzinsuffizienz | 313 |
| 3.2 | Zyanose | 314 |
| 3.3 | Säure-Basen-Störungen | 316 |
| 3.4 | Gerinnungsstörungen | 317 |
| 3.5 | Wachstumsstörungen | 317 |

| | | |
|---|---|---|
| 3.6 | Pulmonale Hypertonie | 317 |
| 3.7 | Bakterielle Endokarditis | 318 |
| 4 | Operative Eingriffe bei kongenitalen Vitien | 318 |
| 5 | Spezielle Einschätzung und Vorbereitung | 319 |
| 5.1 | Vorgeschichte und Befunderhebung | 319 |
| 5.2 | Präoperative Medikamente | 321 |
| 5.3 | Psychologische Vorbereitung | 322 |
| 5.4 | Blutanforderung | 322 |
| 5.5 | Präoperative Nahrungskarenz | 322 |
| 5.6 | Neugeborene | 323 |
| 5.7 | Notoperationen | 323 |
| 6 | Prämedikation | 324 |
| 7 | Narkoseeinleitung | 325 |
| 7.1 | Einleitung eines schlafenden Kindes | 326 |
| 7.2 | Einleitung eines wachen Kindes | 327 |
| 7.3 | Einleitung eines unkooperativen Kindes | 327 |
| 7.4 | Einleitung bei Rechts-links-Shunt | 328 |
| 7.5 | Einleitung bei Links-rechts-Shunt | 328 |
| 7.6 | Einleitung von Neugeborenen und schwerkranken Kleinkindern | 328 |
| 8 | Aufrechterhaltung der Narkose | 329 |
| 9 | Anästhesie bei Operationen ohne Herz-Lungen-Maschine | 329 |
| 9.1 | Persistierender Ductus Botalli | 329 |
| 9.2 | Aortenisthmusstenose (Koarktation) | 334 |
| 9.3 | Gefäßringe | 338 |
| 9.4 | Palliativoperationen | 340 |
| 10 | Operationen mit der Herz-Lungen-Maschine | 345 |
| 10.1 | Auswahl der Narkosemittel | 345 |
| 10.2 | Monitoring | 345 |
| 10.3 | Intraoperative Flüssigkeitszufuhr | 349 |
| 10.4 | Extrakorporale Zirkulation | 350 |
| 10.5 | Totaler Kreislaufstillstand in tiefer Hypothermie | 352 |
| 10.6 | Praktisches Vorgehen bei Operationen mit der Herz-Lungen-Maschine | 353 |
| 11 | Spezielle Anästhesie bei Operationen mit der Herz-Lungen-Maschine | 355 |
| 11.1 | Vorhofseptumdefekt vom Sekundumtyp | 355 |
| 11.2 | Endokardkissendefekte (AV-Kanal) | 357 |
| 11.3 | Ventrikelseptumdefekt | 360 |
| 11.4 | Truncus arteriosus | 362 |
| 11.5 | Aortenstenose | 364 |
| 11.6 | Pulmonalstenose mit intaktem Ventrikelseptum | 365 |
| 11.7 | Fallot-Tetralogie | 367 |
| 11.8 | Transposition der großen Arterien | 370 |

| | | |
|---|---|---|
| 11.9 | Trikuspidalatresie | 377 |
| 11.10 | Pulmonalatresie mit intaktem Ventrikelseptum | 380 |
| 11.11 | Totale Lungenvenenfehlmündung | 381 |
| 11.12 | Ebstein-Anomalie | 384 |
| 11.13 | Single Ventricle | 385 |
| 11.14 | Bland-White-Garland-Syndrom | 386 |
| 12 | Intensivbehandlung nach Operationen mit der Herz-Lungen-Maschine | 388 |
| 12.1 | Transport des Kindes zur Intensivstation | 388 |
| 12.2 | Aufnahme des Kindes | 388 |
| 12.3 | Überwachung des Kindes | 389 |
| 12.4 | Postoperative Herz-Kreislauf-Funktion | 390 |
| 12.5 | Postoperative Atemfunktion | 391 |
| 12.6 | Respiratorische Therapie | 395 |
| 12.7 | Flüssigkeits- und Elektrolyttherapie | 402 |
| | Literatur | 403 |

Kapitel 11
## Anästhesie bei thorakalen Aortenaneurysmen .................... 405

| | | |
|---|---|---|
| 1 | Ätiologie und Pathogenese | 406 |
| 2 | Pathophysiologie | 407 |
| 3 | Klassifizierung | 407 |
| 3.1 | DeBakey-Klassifikation | 407 |
| 3.2 | Stanford-Klassifikation | 407 |
| 4 | Klinisches Bild und Diagnose | 408 |
| 4.1 | Chronische Aortenaneurysmen | 408 |
| 4.2 | Akute Aortendissektion | 408 |
| 5 | Patienten | 412 |
| 6 | Aneurysmen der Aorta ascendens | 412 |
| 6.1 | Anästhesiologisches Vorgehen | 412 |
| 7 | Aneurysmen des Aortenbogens | 413 |
| 7.1 | Extrakorporale Zirkulation | 413 |
| 8 | Aortendissektionen | 414 |
| 8.1 | Allgemeines Vorgehen | 414 |
| 8.2 | Aortendissektion Typ I | 415 |
| 8.3 | Aortendissektion Typ II | 416 |
| 8.4 | Aortendissektion Typ III (Aorta descendens) | 416 |
| 9 | Thorakoabdominale Aortenaneurysmen | 422 |
| 10 | Traumatische Aortenruptur | 423 |

| 10.1 | Diagnose | 423 |
| 10.2 | Anästhesiologisches Vorgehen | 424 |

Literatur .......... 424

## Kapitel 12
## Anästhesie bei Bauchaortenaneurysmen- und peripheren Gefäßoperationen .......... 427

| 1 | Bauchaortenaneurysmen | 427 |
| 1.1 | Diagnose | 428 |
| 1.2 | Patienten | 428 |
| 1.3 | Operation | 428 |
| 1.4 | Anästhesiologisches Vorgehen | 429 |
| 2 | Periphere Gefäßoperationen | 433 |
| 2.1 | Regionalanästhesie | 434 |
| 2.2 | Postoperative Komplikationen | 434 |

Literatur .......... 434

## Kapitel 13
## Anästhesie bei Karotisstenosenoperationen .......... 435

| 1 | Klinische Manifestationen | 437 |
| 1.1 | Transitorische ischämische Attacken | 437 |
| 2 | Operatives Vorgehen | 440 |
| 2.1 | Thrombendarteriektomie der A. carotis | 441 |
| 2.2 | Extrakraniell-intrakranielle Bypassoperation | 443 |
| 3 | Anästhesiologisches Vorgehen | 443 |
| 3.1 | Ziele | 443 |
| 3.2 | Risikofaktoren | 443 |
| 3.3 | Risikogruppen | 444 |
| 3.4 | Narkoserisiko | 444 |
| 3.5 | Zerebraler Perfusionsdruck | 445 |
| 3.6 | Arterieller $CO_2$-Partialdruck ($p_aCO_2$) | 445 |
| 3.7 | Wahl des Anästhesieverfahrens | 446 |
| 3.8 | Intraoperative Überwachung | 447 |
| 3.9 | Hirnprotektion | 450 |
| 3.10 | Postoperative Besonderheiten und Komplikationen | 450 |
| 4 | Karotisstenose und koronare Herzkrankheit | 452 |

Literatur .......... 453

## Kapitel 14
**Herzschrittmacher** .................................... 455

| | | |
|---|---|---|
| 1 | Elektrophysiologische Grundlagen | 456 |
| 2 | Schrittmachertypen | 456 |
| 2.1 | Schrittmachercode | 457 |
| 3 | Schrittmacher-EKG | 458 |
| 4 | Indikationen für Herzschrittmacher | 458 |
| 5 | Schrittmacherimplantation | 460 |
| 5.1 | Präoperative Einschätzung und Vorbereitung | 460 |
| 5.2 | Praktische Grundsätze für das anästhesiologische Vorgehen | 461 |
| 6 | Implantierbarer Kardioverter/Defibrillator | 462 |
| 6.1 | Anästhesiologische Besonderheiten | 463 |
| 7 | Anästhesie bei Patienten mit Herzschrittmacher | 463 |
| 7.1 | Elektrokauter und Diathermie | 464 |
| 7.2 | Stoßwellenlithotripsie | 465 |
| 7.3 | Evozierte Potentiale | 465 |
| 7.4 | Kernspintomographie | 465 |

Literatur .................................... 465

## Kapitel 15
**Anästhesie in der Thoraxchirurgie** .................................... 467

| | | |
|---|---|---|
| 1 | Spezielle präoperative Einschätzung | 469 |
| 1.1 | Klinische Vorgeschichte | 469 |
| 1.2 | Körperliche Untersuchung | 470 |
| 1.3 | Laboruntersuchungen | 470 |
| 1.4 | Elektrokardiogramm | 471 |
| 1.5 | Thoraxröntgenbilder | 471 |
| 1.6 | Lungenfunktionsprüfungen | 471 |
| 2 | Präoperative Vorbereitung | 479 |
| 2.1 | Präoperative Maßnahmen bei chronisch-obstruktiven Lungenerkrankungen | 479 |
| 2.2 | Chronisches Cor pulmonale | 481 |
| 3 | Prämedikation | 483 |
| 4 | Auswahl des Narkoseverfahrens | 484 |
| 5 | Intraoperative Überwachung | 484 |
| 6 | Atemfunktion in Seitenlage und bei offenem Thorax | 485 |
| 6.1 | Aufrechte Position | 485 |

| | | |
|---|---|---|
| 6.2 | Rückenlage | 486 |
| 6.3 | Seitenlage | 486 |
| 6.4 | Seitenlage des anästhesierten Patienten | 487 |
| 6.5 | Offener Thorax in Seitenlage | 487 |
| 7 | Ein-Lungen-Anästhesie | 488 |
| 7.1 | Pathophysiologie der Ein-Lungen-Anästhesie | 489 |
| 7.2 | Indikationen für die Ein-Lungen-Anästhesie | 490 |
| 7.3 | Techniken der Ein-Lungen-Anästhesie | 491 |
| 8 | Apnoische Oxygenierung | 501 |
| 9 | Spezielle Anästhesie | 502 |
| 9.1 | Mediastinoskopie | 502 |
| 9.2 | Bronchoskopie | 503 |
| 9.3 | Lobektomie und Pneumektomie | 507 |
| 9.4 | Massive Lungenblutung | 507 |
| 9.5 | Riesenbullae und Luftzysten | 508 |
| 9.6 | Lungenvolumenreduktion | 508 |
| 9.7 | Bronchopleurale Fistel | 512 |
| 9.8 | Einseitige Lungenspülung (Lavage) | 512 |
| 9.9 | Lungentransplantation | 512 |
| 9.10 | Tracheasektion und -rekonstruktion | 520 |
| 9.11 | Thymektomie bei Myasthenia gravis | 520 |
| 10 | Postoperative Behandlung | 524 |
| 10.1 | Bedrohliche Frühkomplikationen | 524 |
| 10.2 | Postoperative Beatmung | 525 |
| 10.3 | Postoperative Atemtherapie | 525 |
| 10.4 | Postoperative Schmerzbehandlung | 526 |
| Literatur | | 530 |
| **Sachverzeichnis** | | 531 |

# 1 Anästhetika und Adjuvanzien

INHALTSÜBERSICHT

1 Inhalationsanästhetika  2
1.1 Halothan  3
1.1.1 Einsatz in der Herzchirurgie  5
1.2 Enfluran  6
1.2.1 Einsatz in der Herzchirurgie  8
1.3 Isofluran  8
1.3.1 Einsatz in der Herzchirurgie  10
1.4 Desfluran  11
1.5 Sevofluran  12
1.6 Lachgas  14
1.6.1 Einsatz in der Herzchirurgie  15

2 Intravenöse Anästhetika  16
2.1 Barbiturate  17
2.1.1 Einsatz in der Herzchirurgie  18
2.2 Etomidat  19
2.2.1 Einsatz in der Herzchirurgie  20
2.3 Propofol  21
2.3.1 Einsatz in der Herzchirurgie  22
2.4 Ketamin  22
2.4.1 Einsatz in der Herzchirurgie  23

3 Benzodiazepine  24
3.1 Diazepam  24
3.2 Midazolam  25
3.3 Flunitrazepam  26

4 Opioide  26
4.1 Einsatz in der Herzchirurgie  29
4.1.1 Opioidanästhesie  29
4.1.2 Kombination von Opioiden mit Inhalationsanästhetika  33
4.1.3 Opioide und Propofol  34
4.1.4 Opioide und Midazolam  35
4.1.5 Neuroleptanästhesie  35

5 Droperidol  35

6 Muskelrelaxanzien  36
6.1 Pancuronium  36
6.2 Vecuronium  37

6.3  Rocuronium  37
6.4  Atracurium  37
6.5  Mivacurium  38
6.6  Succinylcholin  38
6.7  Antagonisten  39

Literatur  39

Die Wahl des richtigen Anästhetikums für Patienten mit Erkrankungen des Herz-Kreislauf-Systems ist umstritten, wenngleich die Anforderungen klar definiert sind: keine Beeinträchtigung des myokardialen $O_2$-Gleichgewichts durch Blutdruckanstieg, Blutdruckabfall oder Tachykardie beim Koronarkranken; Aufrechterhaltung einer ausreichenden Myokardkontraktilität und Sympathikusaktivität bei globaler Herzinsuffizienz oder funktionell bedeutsamen Herzklappenfehlern. So ist einerseits bei Patienten mit koronarer Herzkrankheit häufig eine kontrollierte Dämpfung der Myokardkontraktilität und des sympathoadrenergen Tonus erforderlich, um eine Zunahme des myokardialen $O_2$-Bedarfs durch unerwünschte kardiovaskuläre Reflexreaktionen auf anästhesiologische (z. B. endotracheale Intubation) und operative Stimuli (z. B. Sternotomie) zu verhindern. Andererseits dürfen bei Patienten mit globaler Herzinsuffizienz oder schweren Herzklappenfehlern der kompensatorisch erhöhte Sympathikotonus und die Myokardkontraktilität nicht beeinträchtigt werden, damit kein Abfall des Herzzeitvolumens und nachfolgend eine Mangeldurchblutung der Organe eintritt. Beide gegensätzlichen Anforderungen können naturgemäß weder durch Inhalationsanästhetika noch durch intravenöse Anästhetika oder Opioide gleichzeitig erfüllt werden, so daß beim Herzkranken gewöhnlich ein differenzierter Einsatz verschiedener Substanzen erforderlich ist, wenn nötig, ergänzt durch Sedativa, Vasodilatatoren, Vasopressoren, β-Blocker oder positiv-inotrop wirkende Medikamente.

Nachfolgend werden nur die *kardiovaskulären Wirkungen* gebräuchlicher Anästhetika und Adjuvanzien sowie ihr praktischer Einsatz in der Herzchirurgie dargestellt. Auf die grundlegenden pharmakokinetischen und pharmakodynamischen Eigenschaften dieser Substanzen wird hingegen nicht eingegangen; sie werden vielmehr als bekannt vorausgesetzt.

# 1 Inhalationsanästhetika

Alle Inhalationsanästhetika bewirken eine dosisabhängige Beeinträchtigung der Herzfunktion mit Abnahme der Myokardkontraktilität und Abfall des arteriellen Blutdrucks. Allerdings werden die kardiovaskulären Wirkungen unter klinischen Bedingungen durch eine Vielzahl von Faktoren modifiziert. Hierzu gehören insbesondere folgende Einflüsse:
- Spontanatmung gegenüber kontrollierter Beatmung,
- arterieller $pCO_2$: Hyperkapnie und Hypokapnie,

**Tabelle 1.** Kardiovaskuläre Wirkungen volatiler Inhalationsanästhetika bei Herzgesunden

| Parameter | Halothan | Enfluran | Isofluran | Desfluran | Sevofluran |
|---|---|---|---|---|---|
| Mittlerer arterieller Druck | Abfall | Abfall | Abfall | Abfall | Abfall |
| Herzfrequenz | Abnahme | Zunahme | Zunahme | Zunahme | Zunahme |
| Systemischer Gefäßwiderstand | unverändert | leichte Abnahme | Abnahme | Abnahme | Abnahme |
| Kontraktilität | Abnahme | Abnahme | geringere Abnahme | geringere Abnahme | geringere Abnahme |
| Herzzeitvolumen | Abnahme | Abnahme | geringe Abnahme | geringe Abnahme | geringe Abnahme |
| Sensibilisierung des Myokards gegen Katecholamine | ausgeprägt | ja | nein | nein | nein |
| Koronardurchblutung | geringe Änderung | geringe Abnahme | Abnahme | Abnahme | Abnahme |
| Hirndurchblutung | Zunahme | Zunahme | kein Anstieg bei < 1 MAC | wie Isofluran | wie Isofluran |
| Leberdurchblutung | Abnahme | Abnahme? | erhalten? | erhalten? | erhalten? |
| Nierendurchblutung | Abnahme | Abnahme | erhalten? | erhalten? | erhalten? |

- Veränderungen der Körpertemperatur,
- Art der Prämedikation,
- Kombination mit Lachgas,
- Erkrankungen des Herz-Kreislauf-Systems,
- Interaktion mit der Begleitmedikation.

Daneben bestehen zwischen den einzelnen Inhalationsanästhetika einige Unterschiede in den kardiovaskulären Wirkungen, die für die Auswahl der jeweiligen Substanz von Bedeutung sein können (Tabelle 1).

## 1.1 Halothan

Beim kontrolliert beatmeten, nicht chirurgisch stimulierten Herzgesunden sind folgende kardiovaskuläre Wirkungen von Halothan zu beobachten:

■ **Blutdruck.** Halothan senkt linear dosisabhängig den arteriellen Blutdruck, bedingt durch eine direkte Beeinträchtigung der Myokardkontraktilität (negative Inotropie). Der Blutdruckabfall beträgt unter 1 MAC Halothan etwa 20 %. Hierbei bleibt der periphere Gefäßwiderstand insgesamt unverändert, so daß Vasodilatation nicht die Ursache für die Hypotension sein kann. In regionalen Gefäßgebieten wie z. B. des Gehirns wirkt die Substanz hingegen vasodilatierend. Der rechte Vorhofdruck steigt unter Halothan an.

■ **Herzfrequenz.** Unter Halothan bleibt die Herzfrequenz entweder unverändert oder nimmt ab. Die halothaninduzierte Bradykardie beruht wahrscheinlich auf einer verstärkten vagalen Aktivität bei Dämpfung der zentralen Sympathikusaktivität. Außerdem vermindert Halothan die Sinusknotenfunktion durch Hyperpolarisation des Ruhemembranpotentials und Verlangsamung der Depolarisation. Auch wird die Erregungsleitung in AV-Knoten, His-Purkinje-Fasern und ventrikulärem Leitungsgewebe verlangsamt.

■ **Myokardkontraktilität.** Halothan beeinträchtigt direkt und dosisabhängig die Funktion der Herzmuskelzellen, so daß die Myokardkontraktilität entsprechend abnimmt. Diese Wirkung ist an isolierten Myokardzellen und am Papillarmuskel sowie am Herz-Lungen-Präparat und auch am menschlichen Herzen nachweisbar. Klinische Indices für die negative Inotropie sind u. a. der Abfall des Kontraktilitätsparameters $dp/dt_{max}$ (maximale Druckanstiegsgeschwindigkeit im linken Ventrikel) und ein leichter Anstieg des linksventrikulären enddiastolischen Drucks (LVEDP) sowie des rechten Vorhofdrucks, weiterhin der Abfall des Schlagvolumens. Der genaue Mechanismus der negativ-inotropen Wirkung von Halothan und anderen Inhalationsanästhetika ist bisher nicht aufgeklärt worden. Vermutlich wird die Kopplung zwischen Erregung und nachfolgender Kontraktion der Herzmuskelzelle durch Halothan gehemmt, und zwar bedingt durch eine Beeinflussung der Kinetik von Kalziumionen, die bekanntlich hierbei eine wichtige Rolle spielen. Hierfür spricht, daß in vitro durch die Zufuhr von Kalziumionen die halothanbedingte Dämpfung der Myokardkontraktilität wieder aufgehoben werden kann.

■ **Herzzeitvolumen und Schlagvolumen.** Bedingt durch die negativ-inotrope Wirkung fällt das Schlagvolumen ab, ebenso das Herzzeitvolumen, da die Herzfrequenz sich nicht ändert oder sogar abnimmt. Beim Herzgesunden beträgt der Abfall des Schlagvolumens und des Herzzeitvolumens durch 1 MAC Halothan etwa 20 %.

■ **Barorezeptorenreflexe.** Die Funktion der Barorezeptorenreflexe wird durch Halothan konzentrationsabhängig beeinträchtigt. Klinisch manifestiert sich diese Wirkung als Abschwächung der physiologischen Herzfrequenzreaktion auf Veränderungen des arteriellen Blutdrucks: Die reflexbedingte Zunahme der Herzfrequenz bei Blutdruckabfall ist vermindert oder bleibt ganz aus, ebenso die reflexbedingte Abnahme der Herzfrequenz bei Blutdruckanstieg. Die Beeinträchtigung der Baroreflexfunktion beruht auf einer zentralen Dämpfung der Reflexefferenzen und auf einer Hemmung der Übertragung in sympathischen Ganglien sowie auf einer direkten chronotropen Wirkung am Herzen.

■ **Sensibilisierung des Myokards.** Halothan sensibilisiert das Myokard gegenüber den arrhythmogenen Wirkungen von endogenem und exogen zugeführtem

Adrenalin, d. h. die Adrenalinkonzentration im Plasma, bei der ventrikuläre Rhythmusstörungen auftreten, ist herabgesetzt. Der genaue Mechanismus der arrhythmogenen Wirkung ist nicht bekannt. Kaliumfreisetzung, Blutdruckanstieg und Tachykardie sollen potenzierend wirken.

■ **Koronardurchblutung und myokardialer $O_2$-Verbrauch.** Halothan bewirkt eine dosisabhängige Abnahme des myokardialen $O_2$-Verbrauchs, bedingt durch die Abnahme der Herzarbeit (Blutdruckabfall, Kontraktilitätsminderung). Die Koronardurchblutung nimmt ebenfalls ab, allerdings nicht in gleichem Maße, wie aufgrund des verminderten Myokardstoffwechsels zu erwarten wäre. Diese Wirkung zusammen mit der Zunahme der koronarvenösen $O_2$-Sättigung (bzw. Abnahme der arteriokoronarvenösen $O_2$-Gehaltsdifferenz) weist auf eine geringe koronardilatierende Wirkung von Halothan hin.

■ **Einfluß der Anwendungsdauer.** Nach mehrstündiger Zufuhr von Halothan erholt sich die Myokardfunktion von Probanden wieder: Das Herzzeitvolumen steigt in den Bereich der Ausgangswerte an, bedingt durch eine Zunahme des Schlagvolumens und der Herzfrequenz. Der periphere Gefäßwiderstand nimmt ab, während der arterielle Blutdruck sich nicht ändert. Durch Zufuhr von β-Rezeptorenblockern wird diese zeitabhängige Erholung der Myokardfunktion verhindert.

■ **β-Rezeptorenblocker.** Zufuhr von Halothan bei Patienten, die unter β-Rezeptorenblockertherapie stehen, bewirkt eine *additive* Dämpfung der Myokardfunktion, die nach Unterbrechung der Zufuhr rasch reversibel ist. Ein Synergismus zwischen β-Blockern und Halothan ist hingegen nicht nachweisbar. Die hämodynamische Reaktion auf Blutungen oder Hypoxie wird durch die Kombination von β-Blockern mit Halothan nicht beeinträchtigt.

■ **Chirurgische Stimulation.** Durch Reize entsprechender Intensität können die kardiovaskulären Wirkungen von Halothan modifiziert werden: Blutdruck und Herzfrequenz steigen an, bedingt durch eine Aktivierung des sympathoadrenergen Systems. Für eine komplette Blockade dieser hämodynamischen Reaktionen sind wesentlich höhere Konzentrationen von Halothan erforderlich als zur Unterdrückung von Abwehrbewegungen auf den chirurgischen Reiz. Sie betragen z. B. für die Unterdrückung der hämodynamischen Reaktion auf die endotracheale Intubation bei 95 % der Patienten 1,7 MAC und auf die Hautinzision 2,1 MAC.

### 1.1.1 Einsatz in der Herzchirurgie

Trotz der negativen Wirkungen auf die Herz-Kreislauf-Funktion ist der Einsatz von Halothan (und anderer Inhalationsanästhetika), gewöhnlich in Kombination mit einem Opioid (s. S. 33), auch in der Herzchirurgie grundsätzlich möglich und bietet in bestimmten Situationen sogar deutliche Vorteile gegenüber der reinen Opioidanästhesie (Einzelheiten s. die entsprechenden Krankheitsbilder). Allerdings müssen beim Herzkranken einige Besonderheiten beachtet werden:

- Patienten mit schwerer Ventrikelfunktionsstörung und kompensatorisch erhöhtem Sympathikotonus reagieren zumeist außerordentlich empfindlich auf Halothan: Herzzeitvolumen und arterieller Blutdruck können drastisch abfallen. Aus diesem Grund sollte die Substanz bei schweren Herzerkrankungen bzw. manifester Herzinsuffizienz nicht eingesetzt werden. Hypovolämie ist ebenfalls eine Kontraindikation.
- Bei Patienten mit eingeschränkter kardiovaskulärer Reserve muß die inspiratorische Konzentration im Vergleich zu Herzgesunden reduziert werden, um einen schweren Blutdruckabfall zu vermeiden. Weiterhin sollte beachtet werden, daß hierbei die kompensatorische Reflextachykardie und periphere Vasokonstriktion abgeschwächt oder aufgehoben sind. (Einzelheiten s. Kap. 6 und 7).
- β-Rezeptorenblocker wirken additiv zu den herz-kreislauf-dämpfenden Eigenschaften von Halothan, so daß die Konzentration entsprechend angepaßt werden muß. Es besteht jedoch keine Kontraindikation für Halothan bei Patienten, die unter β-Blockertherapie stehen. Auch kann die Einnahme von β-Blockern bis zum Operationsmorgen fortgesetzt werden.
- Bei Patienten mit koronarer Herzkrankheit und guter Ventrikelfunktion können Halothan und andere Inhalationsästhetika – auch in Kombination mit Lachgas – zugeführt werden. Das myokardiale $O_2$-Gleichgewicht wird hierdurch nicht beeinträchtigt, wenn die inspiratorischen Konzentrationen den jeweiligen Operationsbedingungen sorgfältig angepaßt werden (Einzelheiten s. Kap. 6).
- Bei Patienten mit Hypertonie kann Halothan intraoperativ eingesetzt werden, um den Blutdruck zu normalisieren. Bei schwerer chronischer Hypertonie mit Hypovolämie muß jedoch mit erheblichen Blutdruckabfällen gerechnet werden.
- Unter Halothan können vielfältige Rhythmusstörungen auftreten, die entweder auf einer zu flachen Narkose oder einer zu hohen Halothankonzentration beruhen. Insbesondere Knotenrhythmen können beim Herzkranken zu schwerem Blutdruckabfall und Abnahme des Herzzeitvolumens führen. Das Vorgehen richtet sich nach dem zugrundeliegenden Mechanismus: Erhöhung der inspiratorischen Konzentration von Halothan bei zu flacher Narkose bzw. Verminderung oder vollständige Unterbrechung der Zufuhr bei zu hoher Dosis bzw. entsprechender Empfindlichkeit des Herzens.

## 1.2 Enfluran

Die kardiovaskulären Wirkungen entsprechen weitgehend denen von Halothan, allerdings ist die Dämpfung der Herz-Kreislauf-Funktion deutlich stärker ausgeprägt als bei vergleichbaren MAC-Werten von Halothan oder Isofluran.

> Enfluran besitzt von allen volatilen Anästhetika die geringste kardiovaskuläre Sicherheitsbreite.

- **Blutdruck.** Unter Enfluran fällt der arterielle Blutdruck stärker ab als unter vergleichbaren Konzentrationen von Halothan. Der Blutdruckabfall beruht v. a. auf einem ausgeprägten Abfall des Herzzeitvolumens, jedoch ist eine mäßige Abnahme des peripheren Gefäßwiderstandes (Vasodilatation) wahrscheinlich klinisch ebenfalls von Bedeutung. Der rechte Vorhofdruck steigt, wie unter Halothan, an.

- **Herzfrequenz.** Unter Enfluran nimmt die Herzfrequenz, im Gegensatz zu Halothan zu, allerdings nicht so sehr, daß hierdurch der Abfall des Schlagvolumens kompensiert werden könnte. Im Gegensatz zu Halothan (s. oben) verlangsamt Enfluran die Erregungsleitung nur im AV-Knoten.

- **Myokardkontraktilität.** Enfluran wirkt negativ-inotrop, vermutlich sogar in größerem Maße als Halothan. Die diastolische Steifigkeit des Ventrikels (Compliance) verändert sich nicht wesentlich, auch ist keine Zunahme des enddiastolischen Volumens und enddiastolischen Drucks nachweisbar.

- **Schlagvolumen und Herzzeitvolumen.** Enfluran führt zu einem ausgeprägten Abfall des Schlagvolumens, der über den vergleichbarer Halothankonzentrationen hinausgeht und ebenfalls auf einer negativ-inotropen Wirkung beruht.

- **Koronardurchblutung und myokardialer $O_2$-Verbrauch.** Unter Enfluran nimmt der myokardiale $O_2$-Bedarf, wie aufgrund der hämodynamischen Wirkungen zu erwarten, ab, ebenso die Koronardurchblutung, allerdings in geringerem Maße als der $O_2$-Verbrauch. Die koronarvenöse $O_2$-Sättigung steigt an, während die arteriokoronarvenöse $O_2$-Gehaltsdifferenz kleiner wird. Insgesamt sind die koronardilatierenden Wirkungen von Enfluran stärker ausgeprägt als die von Halothan. Das myokardiale $O_2$-Gleichgewicht bleibt, auch beim Koronarkranken, erhalten.

- **Sensibilisierung des Myokards.** Das Myokard wird durch Enfluran gegenüber den arrhythmogenen Wirkungen von exogenen und endogenen Katecholaminen sensibilisiert. Die Wirkungen sind jedoch deutlich geringer ausgeprägt als unter Halothan.

- **Barorezeptorenaktivität.** Die Baroreflexe sollen unter Enfluran weniger beeinträchtigt sein als unter Halothan.

- **Anwendungsdauer.** Nach mehrstündiger Zufuhr von Enfluran kehren Schlagvolumen, Herzzeitvolumen und $dp/dt_{max}$ wieder in den Ausgangsbereich zurück, während der arterielle Blutdruck unverändert bleibt und der periphere Gefäßwiderstand weiter abnimmt. Anders als bei Halothan ist dieser Effekt konzentrationsabhängig: Bei niedrigen Konzentrationen erholt sich die Herz-Kreislauf-Funktion besser als nach höheren. Konzentrationen von mehr als 2 MAC führen unter experimentellen Bedingungen zu einer weiteren Verschlechterung der Herzfunktion. Wie bei Halothan sind jedoch die negativen kardiovaskulären Wirkungen von Enfluran nach Abstellen der Zufuhr rasch reversibel.

- **β-Rezeptorenblocker.** Wie bei Halothan muß auch für Enfluran mit einer additiven negativ-inotropen Wirkung bei der Kombination mit β-Blockern gerechnet werden; sie könnte sogar stärker ausgeprägt sein, so daß die Konzentration von Enfluran entsprechend stärker reduziert werden muß.

- **Chirurgische Stimulation.** Enfluran bewirkt, wie Halothan, eine Dämpfung sympathoadrenerger Reflexe, d. h. Blutdruckanstieg und Tachykardie durch intensive Stimuli werden weitgehend unterdrückt bzw. bei Erhöhung der Konzentration beseitigt. Für die endotracheale Intubation betragen die erforderlichen Konzentrationen etwa 1,9 MAC, für die Hautinzision etwa 2,6 MAC.

### 1.2.1 Einsatz in der Herzchirurgie

Im wesentlichen gelten hierbei die gleichen Grundsätze und Anwendungsmöglichkeiten wie für Halothan beschrieben. Beide Substanzen sind gewissermaßen austauschbar, auch wenn einige Unterschiede in den kardiovaskulären Wirkungen bestehen. Enfluran sollte vorgezogen werden, wenn Adrenalin lokal oder systemisch angewandt werden muß, da die Sensibilisierung des Myokards weniger ausgeprägt ist.

## 1.3 Isofluran

Isofluran dämpft ebenfalls die Herz-Kreislauf-Funktion, jedoch, zumindest beim Herzgesunden, in geringerem Maße als Halothan und Enfluran. Die vorliegenden Befunde sind nicht einheitlich und teilweise sogar widersprüchlich. Unterschiede bestehen v. a. zwischen tierexperimentellen Befunden und Ergebnissen von gesunden Versuchspersonen sowie von Patienten mit bestimmten Erkrankungen und unterschiedlichen Operationsbedingungen.

- **Blutdruck.** Bei gesunden Versuchspersonen fällt der arterielle Mitteldruck unter Isofluran dosisabhängig ab, während das Herzzeitvolumen sich bis zu einer Konzentration von etwa 2 MAC nicht wesentlich ändert. Der Blutdruckabfall geht mit einem entsprechenden Abfall des peripheren Gefäßwiderstandes einher und beruht wahrscheinlich in erster Linie auf einer direkten vasodilatierenden Wirkung von Isofluran (Stimulation der peripheren $β_2$-Rezeptoren und Dämpfung der zentralen Sympathikusaktivität könnten ebenfalls eine Rolle spielen). Demgegenüber beruht, wie zuvor dargelegt, der Blutdruckabfall durch Halothan und Enfluran primär auf der Abnahme des Schlagvolumens und des Herzzeitvolumens. Bei Patienten mit Herz-Kreislauf-Erkrankungen muß mit einer stärker blutdrucksenkenden Wirkung gerechnet werden als bei Herzgesunden. Der rechte Vorhofdruck steigt geringfügig an.

- **Herzfrequenz.** Bei Freiwilligen wurde ein Anstieg der Herzfrequenz unter Isofluran um etwa 20 % beobachtet. Unter klinischen Bedingungen sind die Veränderungen hingegen variabel: Abnahme, Zunahme oder keine Änderung sind für unterschiedliche Operationsbedingungen beschrieben worden. Gelegentlich tritt eine Tachykardie auf, die durch Erhöhung der inspiratorischen Konzentration nicht beseitigt, sondern sogar noch weiter verstärkt wird. Die mögliche Zunahme der Herzfrequenz durch Isofluran soll auf einer im Vergleich zur zentralen sympathoadrenergen Aktivitätsminderung stärkeren Dämpfung der zentralen parasympathischen Efferenzen beruhen. Isofluran verzögert nicht die Erregungsleitung im AV-Knoten und im His-Purkinje-System.

■ **Myokardkontraktilität.** Isofluran soll die geringsten negativ-inotropen Wirkungen der gebräuchlichen volatilen Anästhetika aufweisen. Die vorliegenden Befunde sind jedoch nicht einheitlich: Am isolierten Papillarmuskel bewirkt Isofluran dosisabhängig eine mit Halothan und Enfluran vergleichbare Kontraktilitätsminderung, am intakten Hundeherzen ist die negativ-inotrope Wirkung geringer ausgeprägt als die von Halothan und Enfluran, bei gesunden Freiwilligen ist sogar nur eine sehr geringe Myokarddepression nachweisbar. Die Gründe für die weniger ausgeprägte negativ-inotrope Wirkung von Isofluran bei Versuchstieren und Menschen sind bisher nicht bekannt. Diskutiert wird eine kardiale sympathoadrenerge Stimulation durch höhere Konzentrationen sowie eine verminderte hämodynamische Belastung des Herzens aufgrund der Abnahme des peripheren Gefäßwiderstandes. Bei Patienten mit Herzerkrankungen muß hingegen mit einer stärker ausgeprägten Dämpfung der Myokardfunktion gerechnet werden.

■ **Schlagvolumen und Herzzeitvolumen.** In einer Untersuchung von Stevens nahm bei gesunden Freiwilligen das Schlagvolumen um etwa 20 % ab, das Herzzeitvolumen veränderte sich jedoch, auch unter 2 MAC Isofluran, nicht wesentlich, weil der Abfall des Schlagvolumens durch eine entsprechende Zunahme der Herzfrequenz kompensiert wurde. Anders bei Herzkranken: Patienten mit Herzklappenerkrankungen oder Koronarkrankheit weisen unter Isofluran häufig einen deutlichen Abfall des Herzzeitvolumens auf, dessen Ausmaß sich nicht oder nur wenig von dem unter äquipotenten Konzentrationen von Halothan oder Enfluran beobachteten unterscheidet. Ähnliche Wirkungen sind auch für Patienten mit manifester Herzinsuffizienz zu erwarten. Bei geriatrischen Patienten wurde ebenfalls ein stärkerer Abfall des Herzzeitvolumens unter Isofluran beobachtet.

■ **Myokardialer $O_2$-Verbrauch und Koronardurchblutung.** Der $O_2$- und Substratverbrauch des Herzens nimmt unter Isofluran aufgrund der verminderten hämodynamischen Belastung ab. Die Koronardurchblutung bleibt unverändert oder nimmt weniger ab, als aufgrund der Abnahme des $O_2$-Verbrauchs zu erwarten wäre. Die koronarvenöse $O_2$-Sättigung steigt stärker an als unter Halothan und Enfluran; die arteriovenöse $O_2$-Gehaltsdifferenz wird kleiner. Diese Befunde weisen darauf hin, daß Isofluran eine stärker koronardilatierende Wirkung besitzt als Halothan und Enfluran und die Autoregulation des Koronarkreislaufs beeinträchtigt. Hierfür sprechen auch tierexperimentelle Untersuchungen, in denen eine arteriolär dilatierende Wirkung des Isoflurans im Koronarkreislauf gefunden wurde. Die epikardialen Arterien blieben hingegen unbeeinflußt.

■ **Barorezeptorenreflexe.** Auch Isofluran beeinträchtigt die Aktivität der Barorezeptorenreflexe: Die Reaktion der Herzfrequenz auf Änderungen des arteriellen Blutdrucks ist abgeschwächt, allerdings in geringerem Maße als unter Halothan.

■ **Sensibilisierung des Myokards.** Isofluran sensibilisiert das Myokard gegenüber endogenem und exogenem Adrenalin. Unter klinischen Bedingungen ist die Substanz jedoch weniger arrhythmogen wirksam als Enfluran und Halothan.

■ **Anwendungsdauer.** Auch nach mehrstündiger Zufuhr verändern sich die hämodynamischen Parameter, im Gegensatz zu Halothan und Enfluran, nicht wesentlich. Allerdings nimmt die Durchblutung der Haut und der Muskulatur bei längerer Anwendung zu.

■ **β-Blocker.** Die kombinierte Zufuhr von Isofluran und β-Blockern bewirkt eine additive negative Inotropie; jedoch wird die Myokardkontraktilität deutlich geringer beeinträchtigt als unter Enfluran und Halothan. Enfluran weist die stärkste Interaktion auf, Isofluran die geringste.

■ **Chirurgische Stimulation.** Wie zu erwarten, sind unter chirurgischer Stimulation die kardiovaskulären Wirkungen vergleichbarer Konzentrationen geringer ausgeprägt als beim unstimulierten Freiwilligen. Auch müssen unter klinischen Bedingungen zusätzliche Einflüsse wie Alter, Begleiterkrankungen, Begleitmedikation, Prämedikation, Geschlecht usw. berücksichtigt werden, so daß keine einfachen Aussagen möglich sind.

### 1.3.1 Einsatz in der Herzchirurgie

Für die Anwendung von Isofluran in der Herzchirurgie gelten im wesentlichen die gleichen Gesichtspunkte wie für Halothan und Enfluran. Als Besonderheit muß jedoch die stärker koronardilatierende Wirkung des Isoflurans berücksichtigt werden: Mehrere Untersuchungen haben gezeigt, daß unter Isofluran bei Patienten mit schwerer Koronarkrankheit eine Myokardischämie auftreten kann. Die Myokardischämie beruht bei diesen Patienten vermutlich auf einer Umverteilung des koronaren Blutflusses (sog. „coronary steal"), d. h. einer Abnahme des Blutstroms in den von einer ausreichenden Kollateraldurchblutung abhängigen Myokardregionen bei gleichzeitiger Zunahme in den von gesunden oder weniger betroffenen Koronararterien versorgten Gebieten. Die Wirkungen scheinen konzentrationsabhängig zu sein. Daher gilt:

Isofluran sollte bei Patienten mit schwerer Koronarkrankheit vorsichtig und nur in reduzierter Dosis (< 1 MAC) eingesetzt werden.

## 1.4 Desfluran

Die Wirkungen von Desfluran auf das Herz-Kreislauf-System entsprechen im wesentlichen denen von Isofluran:
- Zunahme der Herzfrequenz,
- Vasodilatation mit Abnahme des peripheren Gefäßwiderstands,
- Abfall des arteriellen Blutdrucks,
- geringe negativ-inotrope Wirkung beim Herzgesunden.

■ **Herzfrequenz.** Desfluran steigert wie Isofluran die Herzfrequenz. Im Gegensatz zu Isofluran ist dieser Effekt jedoch von der Konzentration abhängig: Während unter niedrigeren Konzentrationen oder flacher, unstimulierter Desfluranästhesie mit und ohne Lachgaszusatz die Herzfrequenz unverändert bleibt, bewirken höhere Konzentrationen einen zunehmenden Anstieg, bei einigen Patienten auch eine ausgeprägte Tachykardie.

■ **Arterieller Blutdruck.** Desfluran senkt konzentrationsabhängig den arteriellen Blutdruck; das Ausmaß des Blutdruckabfalls entspricht dem vergleichbarer Isoflurankonzentrationen und ist etwas stärker ausgeprägt als mit Halothan. Ursache des Blutdruckabfalls ist in erster Linie eine vasodilatierende Wirkung mit Abnahme des peripheren Gefäßwiderstands, zusätzliche Faktoren, besonders in höheren Konzentrationen, sind die Abnahme des zentralen Sympathikotonus und die negativ-inotrope Wirkung.

■ **Rechter Vorhofdruck.** Bei Versuchspersonen bewirkt Desfluran in höheren Konzentrationen (>1 MAC) einen Anstieg des rechten Vorhofdrucks.

■ **Myokardkontraktilität.** Desfluran wirkt dosisabhängig negativ-inotrop, vergleichbar dem Isofluran; möglicherweise ist aber die Dämpfung der Myokardkontraktilität etwas geringer ausgeprägt, weil unter Desfluran die sympathoadrenerge Aktivität in stärkerem Maße aufrechterhalten wird. Durch die Kombination mit Lachgas wird die negativ-inotrope Wirkung von Desfluran nur mäßig verstärkt.

■ **Herzzeitvolumen.** Bei Versuchspersonen ändert sich das Herzzeitvolumen über einen Bereich von 0,83–1,66 MAC Desfluran in Sauerstoff nicht wesentlich.

■ **Koronardurchblutung.** Befunde am Menschen liegen derzeit nicht vor. Im Tierexperiment fanden sich Hinweise auf eine koronardilatierende Wirkung von Desfluran mit Zunahme der Koronardurchblutung, möglicherweise in vergleichbarem Ausmaß wie bei Isofluran. „Stealphänomene" konnten im Tiermodell mit koronarem Kollateralkreislauf nicht nachgewiesen werden; Befunde von Patienten mit schwerer koronarer Herzkrankheit liegen allerdings nicht vor, jedoch kann die Möglichkeit einer desfluraninduzierten Myokardischämie durch Koronardilatation und „Stealphänomen" bei einigen dieser Patienten derzeit nicht sicher ausgeschlossen werden.

■ **Arrhythmogene Wirkung.** Im Tierexperiment entspricht die Schwelle für arrhythmogene Effekte (ventrikuläre Extrasystolen) einer Adrenalininfusion der von Isofluran, liegt somit etwa 4mal höher als bei Halothan.

■ **Koronare Herzkrankheit.** Bei einer Untersuchung an koronarchirurgischen Patienten traten in der Einleitungsphase unter alleiniger Desfluranzufuhr gehäuft Myokardischämien, Tachykardien und Anstiege des systemischen arteriellen und des pulmonalarteriellen Drucks auf, während solche Veränderungen in der Vergleichgruppe mit Sufentanil nicht nachweisbar waren. Im weiteren Narkoseverlauf blieb die Hämodynamik unter Desfluran allerdings stabil, auch ergaben sich postoperativ keine Unterschiede in beiden Gruppen bei den kardiovaskulären Komplikationen und in der Mortalität. Ursache der initialen Myokardischämien könnte eine sympathoadrenerge Stimulation durch rasche Steigerung der inspiratorischen Desflurankonzentration gewesen sein. In einer anderen vergleichenden Untersuchung von Desfluran und Isofluran fand sich allerdings auch bei langsamer Steigerung der inspiratorischen Konzentration ein signifikanter Anstieg des Pulmonalarteriendrucks und des Lungenkapillarenverschlußdrucks unter Desfluran, nicht hingegen unter Isofluran.

> ! Desfluran sollte bei Patienten mit klinisch relevanter koronarer Herzkrankheit nicht als Monoanästhetikum zugeführt werden, sondern allenfalls als Supplement von Opioiden und auch dann nur in reduzierter (subanästhetischer) Konzentration.

■ **Herzinsuffizienz.** Klinische Studien liegen hierzu nicht vor, jedoch muß erfahrungsgemäß bei manifester Herzinsuffizienz, wie bei anderen volatilen Anästhetika, auch für Desfluran mit einer stärker ausgeprägten negativ-inotropen Wirkung gerechnet werden. Darum sollte Desfluran bei diesen Patienten nur in hypnotisch wirksamen Konzentrationen zur Supplementierung einer primären Opioidanästhesie zugeführt werden.

### 1.5 Sevofluran

Die allgemeinen hämodynamischen Wirkungen von Sevofluran ähneln, mit geringen Abweichungen, denen von Isofluran und Desfluran:
- keine oder geringe Veränderungen der Herzfrequenz,
- Vasodilatation mit Abnahme des peripheren Widerstands,
- dosisabhängiger Blutdruckabfall,
- Abnahme des pulmonalarteriellen Drucks,
- negativ-inotrope Wirkung.

■ **Herzfrequenz.** Die Herzfrequenz ändert sich bei gesunden Versuchspersonen unter Sevofluran meist nur geringfügig; selbst bei Konzentrationen von $> 1$ MAC tritt gewöhnlich keine Tachykardie auf und auch bei 1,5 MAC steigt die Frequenz nur wenig an. Demgegenüber führt Sevofluran bei Hunden zu einem deutlichen Anstieg der Herzfrequenz, der stärker ausgeprägt ist als mit Isofluran.

Bei Patienten unterschiedlichen Alters sowie bei Patienten mit Herzerkrankungen verändert sich die Herzfrequenz ebenfalls nicht wesentlich. Bei Kindern treten unter Sevofluran signifikant weniger Bradykardien auf als mit Halothan.

> ▶ Die Stabilität der Herzfrequenz unter Sevofluran ist besonders bei Koronarkranken ein erwünschter Effekt.

■ **Arrhythmogene Wirkung.** Wie Isofluran und Desfluran prädisponiert auch Sevofluran nicht zu ventrikulärer Arrhythmie und bewirkt auch keine Sensibilisierung des Myokards gegenüber der arrhythmogenen Wirkung von exogen zugeführtem Adrenalin. Erst bei Dosen von mehr als 5 μg/kg wurden bei etwa 30 % der Patienten mehr als 2 ventrikuläre Extrasystolen ausgelöst. Insgesamt besteht somit – im Gegensatz zu Halothan – ein relativ geringer arrhythmogener Effekt von Sevofluran bezogen auf exogene oder endogene Katecholamine.

■ **Arterieller Blutdruck.** Wie alle volatilen Anästhetika senkt auch Sevofluran dosisabhängig den arteriellen Blutdruck und den peripheren Gefäßwiderstand. Der Effekt entspricht weitgehend denen äquipotenter Dosen von Isofluran und Desfluran, ist aber signifikant geringer ausgeprägt als mit Halothan. Die blutdrucksenkende Wirkung beruht nach tierexperimentellen Befunden wahrscheinlich v. a. auf einem direkten Effekt an der Gefäßmuskelzelle, weniger auf einer endothelvermittelten Gefäßdilatation. Hinzu kommen aber direkte myokardiale Wirkungen und eine zentrale Dämpfung des Sympathikotonus.

■ **Myokardkontraktilität.** Die Wirkungen von Sevofluran auf die Myokardkontraktilität entsprechen weitgehend denen von Desfluran und Isofluran: Im Tierexperiment bewirken alle 3 Substanzen eine vergleichbare Abnahme verschiedener Parameter der Myokardkontraktilität. Die negativ-inotrope Wirkung von Sevofluran ist, wie bei Desfluran und Isofluran, dosisabhängig. Mit 1 MAC nehmen die Kontraktilitätsparameter von Sevofluran um etwa 25 % ab, unabhängig vom Tonus des autonomen Nervensystems. Sevofluran bewirkt beim Hund außerdem eine dosisabhängige Störung der diastolischen Ventrikelfunktion (Zunahme der isovolumetrischen Relaxationszeit, Abnahme der raschen ventrikulären Füllung). Hingegen fand sich bei gesunden Versuchspersonen mit Konzentrationen bis zu 2 MAC keine Abnahme der Myokardkontraktilität durch Sevofluran. In einer vergleichenden Untersuchung an ASA-I- und II-Patienten ergab sich für die Sevofluran/Lachgas-Anästhesie eine geringere negativ-inotrope Wirkung als für Enfluran/Lachgas.

■ **Herzzeitvolumen.** Im Tierexperiment bewirkt Sevofluran in äquipotenten Dosen einen dem Isofluran vergleichbaren Abfall des Herzzeitvolumens. Bei gesunden Versuchspersonen führt Sevofluran in Konzentrationen von 1, 1,5 und 2 MAC ebenfalls zu einer dosisabhängigen Abnahme des Herzzeitvolumens und der linksventrikulären Schlagarbeit, im Ausmaß vergleichbar der Wirkung von Isofluran.

- **Koronardurchblutung.** Im Tierexperiment bewirkt Sevofluran eine dosisabhängige Abnahme der Koronardurchblutung und des myokardialen $O_2$-Verbrauchs sowie des koronaren Gefäßwiderstands; die koronardilatierende Wirkung von Sevofluran scheint aber geringer ausgeprägt zu sein als die von Isofluran oder Halothan, so daß, zumindest im Tierexperiment, kein koronarer Stealeffekt auftritt.

- **Koronare Herzkrankheit.** Bei Patienten mit koronarer Herzkrankheit, die sich einem nichtkardiochirurgischen Eingriff unterziehen mußten, ergab sich kein Unterschied in der Häufigkeit perioperativer Myokardischämien zwischen Sevofluran und Isofluran. Vergleichbare Ergebnisse fanden sich auch in einer Untersuchung an koronarchirurgischen Patienten, bei denen eine Fentanyl/Midazolam-Anästhesie mit Sevofluran oder Isofluran supplementiert wurde.

- **Führt Sevofluran zu Blutdruckanstieg und Tachykardie in der Einleitungsphase?** Im Gegensatz zu Desfluran bewirkt Sevofluran in der Einleitungsphase der Narkose weder bei gesunden Versuchspersonen noch bei Patienten eine sympathoadrenerge Reaktion mit Hypertonie und Tachykardie, wenn die inspiratorischen Konzentrationen rasch über 1 MAC hinaus gesteigert werden. Stattdessen führen ansteigende Sevoflurankonzentrationen regelmäßig zum Blutdruckabfall.

## 1.6 Lachgas

Lachgas gehört zu den nach wie vor in der Herzchirurgie eingesetzten Inhalationsanästhetika. Wegen ihrer geringen Potenz dient die Substanz jedoch fast ausschließlich der Supplementierung anderer Anästhetika. Beim Herzgesunden sind die kardiovaskulären Wirkungen gering. Zwei Komponenten lassen sich unterscheiden:

1. eine direkt negativ-inotrope Wirkung, nachweisbar im Ballistokardiogramm von Versuchspersonen sowie im Herz-Lungen-Präparat des Hundes und am isolierten Papillarmuskel der Katze. Hierbei ist die negativ-inotrope Wirkung geringer ausgeprägt als die von Halothan und Enfluran.
2. eine zentrale Aktivierung des sympathoadrenergen Systems mit Anstieg der Katecholaminkonzentration sowie Zunahme des peripheren Gefäßwiderstandes und des arteriellen Blutdrucks.

Die Herzfrequenz wird nicht beeinflußt, ebensowenig der Herzrhythmus, auch konnte beim Menschen, trotz sympathoadrenerger Aktivierung, keine Sensibilisierung des Myokards gegen Adrenalin (wie bei den anderen Inhalationsanästhetika) nachgewiesen werden. Durch die Kombination mit anderen Anästhetika werden die kardiovaskulären Wirkungen von Lachgas modifiziert.

**Inhalationsanästhetika:** Zufuhr von 70 % Lachgas während einer stabilen Halothananästhesie bewirkt einen Anstieg von arteriellem Blutdruck, zentralem Venendruck und peripherem Gefäßwiderstand, vermutlich durch sympathoadrenerge Aktivierung, während Herzfrequenz, Schlagvolumen und Herzzeitvolumen unverändert bleiben. Unter Isofluran sind diese Wirkungen geringer ausgeprägt, für Enfluran sind die Ergebnisse widersprüchlich: Beschrieben werden keine Veränderungen, aber auch eine Abnahme der Herzfrequenz sowie ein Anstieg des Herzzeitvolumens.

**Opioide:** Wird Lachgas während einer Basisnarkose mit Opioiden wie Fentanyl beim nicht chirurgisch stimulierten Patienten zugeführt, so können folgende Wirkungen beobachtet werden: Abnahme von arteriellem Blutdruck, Schlagvolumen und Herzzeitvolumen, evtl. auch der Herzfrequenz sowie Zunahme des peripheren Gefäßwiderstands. Nach Unterbrechung der Lachgaszufuhr kehren Blutdruck und Schlagvolumen in den Ausgangsbereich zurück, während die Herzfrequenz weiter erniedrigt bleiben kann.

**Benzodiazepine:** Zufuhr von Lachgas unmittelbar nach der Narkoseeinleitung mit Diazepam oder Midazolam bewirkt gewöhnlich nur geringe kardiovaskuläre Veränderungen, schützt jedoch nicht vor der sympathoadrenergen Reaktion durch den Intubationsreiz.

Weiterhin muß beachtet werden, daß die kardiovaskulären Wirkungen von Lachgas durch zahlreiche andere Faktoren und Interaktionen modifiziert werden können, so z. B. durch Muskelrelaxanzien, Intubationsreiz, chirurgische Stimulation und insbesondere durch Herzerkrankungen. Abhängig vom Schweregrad der jeweiligen Herzerkrankung können folgende ungünstige kardiovaskuläre Wirkungen auftreten:
- Abnahme der Myokardkontraktilität und des Herzzeitvolumens,
- Abfall des arteriellen Blutdrucks; Anstieg des peripheren Gefäßwiderstandes,
- bei Patienten mit vorbestehender pulmonaler Hypertonie: weitere Zunahme des pulmonalen Gefäßwiderstandes, bei schweren Formen mit Gefahr des Rechtsherzversagens.

> ! Bei Patienten mit schweren Störungen der Myokardfunktion können die kardiovaskulären Wirkungen von Lachgas so ausgeprägt sein, daß die Zufuhr reduziert oder sogar eingestellt werden muß!

Häufig besteht auch in der unmittelbaren Postbypassphase bei zahlreichen Patienten eine gesteigerte Empfindlichkeit des Myokards gegenüber Lachgas (und anderen Anästhetika), so daß entsprechende Vorsicht geboten ist (s. auch Kap. 4).

### 1.6.1 Einsatz in der Herzchirurgie

Die Indikationen für die Verwendung von Lachgas in der Herzchirurgie entsprechen denen für andere Eingriffe:
- Adjuvans für die „Opioidanästhesie", um Hypnose und Amnesie hervorzurufen.

- Supplement für volatile Inhalationsanästhetika, um deren Dosisbedarf herabzusetzen und damit ihre kardiovaskulär dämpfenden Wirkungen zu vermindern.

Hierbei sollte folgendes beachtet werden:
▶ Patienten mit koronarer Herzkrankheit und deutlich eingeschränkter Funktion des linken Ventrikels reagieren empfindlicher auf die negativ-inotropen Wirkungen von Lachgas als Herzgesunde. Bei der Kombination von hochdosierten Opioiden mit Lachgas sind diese Wirkungen noch ausgeprägter.
▶ In ähnlicher Weise reagieren auch Patienten mit schweren Herzklappenerkrankungen stärker auf Lachgas; wiederum sind die Wirkungen stärker ausgeprägt, wenn die Substanz mit hochdosierten Opioiden kombiniert wird.
▶ Bei Patienten mit schwerer pulmonaler Hypertonie sollte auf die Zufuhr von Lachgas verzichtet werden.
▶ Lachgas verstärkt die durch hochpotente Opioide hervorgerufene Thoraxwandrigidität.
▶ Kombination mit volatilen Inhalationsanästhetika unterdrückt wahrscheinlich die sympathoadrenerge Aktivierung durch Lachgas, so daß die negativ-inotropen Effekte beider Substanzgruppen stärker hervortreten und sich als Blutdruckabfall manifestieren können.
▶ Bei schwerer Beeinträchtigung der Herz-Kreislauf-Funktion (klinisch: starker Blutdruckabfall) durch Lachgas bei Patienten mit Ventrikelfunktionsstörungen muß die Zufuhr sofort unterbrochen werden. Gewöhnlich kehren die hämodynamischen Parameter dann innerhalb weniger Minuten zu den Ausgangswerten zurück. Eine längerdauernde Beeinträchtigung ist jedoch ebenfalls möglich.

## 2 Intravenöse Anästhetika

In der Herzchirurgie werden i.v.-Anästhetika für die Einleitung der Narkose verwendet, weiterhin als kontinuierliche Infusion oder wiederholte Injektion kleiner Boli zur Supplementierung anderer Anästhetika. Wie bei den Inhalationsanästhetika entstehen die kardiovaskulären Wirkungen der i.v.-Anästhetika (Tabelle 2) durch direkte Beeinflussung des Myokards und der Gefäße, aber auch durch direkte und indirekte Wirkungen auf das autonome Nervensystem. Daneben müssen unter klinischen Bedingungen zahlreiche modifizierende Faktoren beachtet werden, so z. B.:
- Injektionsgeschwindigkeit und Dosis,
- Interaktion mit Prämedikationssubstanzen, Begleitmedikation, anderen Anästhetika, Opioiden, Sedativa und Hypnotika, Muskelrelaxanzien usw.,
- Hyper- und Hypokapnie,
- Volumenstatus des Patienten, insbesondere Hypovolämie,
- reduzierter Allgemeinzustand,
- Alter und Geschlecht,
- chirurgische Stimulation.

**Tabelle 2.** Kardiovaskuläre Wirkungen von i. v.-Anästhetika

| Substanz | Mittlerer arterieller Druck | Herzfrequenz | HZV | Myokardkontraktilität | Systemischer Gefäßwiderstand | Venodilatation |
|---|---|---|---|---|---|---|
| Thiopental | ↓ | ↑ | ↓ | ↓ | ↓ oder ↑ | ausgeprägt |
| Methohexital | ↓ | ↑↑ | ↓ | ↓ | ↓ oder ↑ | mäßig |
| Etomidat | 0 | 0 | 0 | 0 | 0 | 0 |
| Propofol | ↓↓ | ↓ | ↓ | ↓ | starker ↓ | ausgeprägt |
| Ketamin | ↑↑ | ↑↑ | ↑ | ↑ oder ↓* | ↑ oder ↓* | 0 |
| Midazolam | 0 oder ↓ | ↓ oder ↑ | 0 oder ↓ | 0 | ↓ oder 0 | mäßig |

0 = keine Veränderung; * Veränderungen abhängig von der sympathoadrenergen Reserve;
↓ Abfall, Abnahme; ↑ Anstieg, Zunahme

## 2.1 Barbiturate

Die Barbiturate gehören nach wie vor zu den weltweit am häufigsten für die Narkoseeinleitung verwendeten Substanzen, auch in der Herzchirurgie. Von Bedeutung sind v. a. Thiopental und Methohexital, beides „ultrakurzwirksame" Anästhetika. Methohexital ist 3mal stärker hypnotisch wirksam als Thiopental, auch ist die Eliminationshalbwertszeit kürzer (4 h gegenüber 8–12 h). Bei den kardiovaskulären Wirkungen bestehen keine wesentlichen qualitativen Unterschiede.

■ **Blutdruck.** Einleitungsdosen von Thiopental (3–5 mg) und Methohexital (1–2 mg) bewirken beim Herzgesunden einen Abfall des arteriellen Mitteldrucks um etwa 10–15 %, bedingt durch einen Abfall des Herzzeitvolumens und eine Abnahme des venösen Rückstroms aufgrund einer Venodilatation mit venösem Pooling. Der periphere Gefäßwiderstand nimmt unter beiden Substanzen zu. Der Blutdruckabfall soll unter Methohexital stärker ausgeprägt sein als unter Thiopental.

■ **Herzfrequenz.** Beide Substanzen bewirken einen Anstieg der Herzfrequenz um etwa 10–36 %, vielleicht bedingt durch eine baroreflexinduzierte Stimulation des Herzens. Herzrhythmusstörungen, meist ventrikuläre Extrasystolen, treten bei bis zu 20 % aller Patienten auf. Wichtigste Ursache soll eine Hyperkapnie aufgrund der barbituratinduzierten Atemdepression sein. Entsprechend ist dieser Effekt bei spontan atmenden Patienten häufiger zu beobachten.

■ **Myokardkontraktilität.** Barbiturate wirken dosisabhängig negativ-inotrop, vermutlich aufgrund einer Beeinträchtigung des Kalziumeinstroms in die Herzmuskelzelle.

■ **Schlagvolumen und Herzzeitvolumen.** Das Schlagvolumen nimmt unter beiden Substanzen, v. a. aufgrund der negativ-inotropen Wirkung, um etwa 10–35 % ab. Das Herzzeitvolumen kann mit niedrigen Dosen um etwa 10–25 % abfallen, mit hohen Dosen sogar um 50 %. Die Reaktion des Herzzeitvolumens ist jedoch variabel und hängt, abgesehen von der Dosis, auch von der Injektionsgeschwindigkeit und den sich entwickelnden Kompensationsreaktionen (Reflextachykardie, Zunahme des Sympathikotonus) ab.

■ **Barorezeptorenreflexe.** Die Aktivität der Baroreflexe wird durch Barbiturate beeinträchtigt, allerdings in geringerem Maße als durch Inhalationsanästhetika.

■ **Koronardurchblutung und myokardialer $O_2$-Verbrauch.** Thiopental und Methohexital bewirken eine Zunahme des myokardialen $O_2$-Verbrauchs um bis zu 50 %, bedingt durch den Anstieg der Herzfrequenz und abhängig von deren Ausmaß. Die Koronardurchblutung nimmt entsprechend zu. Beim Herzgesunden bleibt das myokardiale $O_2$-Gleichgewicht unter beiden Substanzen erhalten.

### 2.1.1 Einsatz in der Herzchirurgie

Während beim Herzgesunden die kardiovaskulären Wirkungen von Thiopental und Methohexital gewöhnlich von geringer Bedeutung sind, muß beim Herzkranken mit einer stärkeren Beeinträchtigung gerechnet werden. Daher ist bei diesen Patienten besondere Vorsicht geboten.

> Barbiturate sind nicht die idealen Einleitungsanästhetika für den Herzkranken!

Im einzelnen sollte folgendes beachtet werden:
▶ Bei kompensierter Herzerkrankung können Thiopental und Methohexital verwendet werden. Die Injektion sollte langsam erfolgen, die Dosis möglichst niedrig gewählt werden.
▶ Bei eingeschränkter kardiovaskulärer Reserve bzw. manifester Herzinsuffizienz sowie Herztamponade oder Hypovolämie sollten die Substanzen möglichst nicht eingesetzt werden, um einen schweren Abfall von Blutdruck und Herzzeitvolumen zu vermeiden.
▶ Thiopental und Methohexital blockieren häufig nicht die sympathoadrenerge Reaktion auf Laryngoskopie und endotracheale Intubation: Arterieller Blutdruck und Herzfrequenz können drastisch ansteigen – ein unerwünschter Effekt, der meist durch Vorinjektion von 0,01 mg/kg Fentanyl verhindert werden kann.
▶ Der durch beide Substanzen ausgelöste Anstieg der Herzfrequenz ist beim Koronarkranken wegen der hierdurch bewirkten Steigerung des myokardialen $O_2$-Verbrauchs ein unerwünschter Effekt. Ungünstig ist bei diesen Patienten auch der Abfall des mittleren Aortendrucks, weil hierdurch der koronare Perfusionsdruck kritisch vermindert werden kann. Darum: langsame Injektion und niedrige Dosierung!

▶ Bei Patienten mit schweren Herzklappenerkrankungen oder kongenitalen Vitien können Thiopental und Methohexital die Myokardfunktion schwerwiegend beeinträchtigen. Hier sollte möglichst ein anderes Einleitungsanästhetikum gewählt werden.
▶ Eine hirnprotektive Wirkung von Thiopental und Methohexital, vor und während des kardiopulmonalen Bypasses zugeführt, ist bisher nicht erwiesen.

## 2.2 Etomidat

Etomidat (Etomidat-Lipuro) ist das Einleitungsanästhetikum mit der größten hypnotischen Potenz, außerdem die Substanz mit den geringsten kardiovaskulären Wirkungen. Wegen seiner großen Sicherheitsbreite wird Etomidat v. a. bei kardialen Risikopatienten eingesetzt, erfüllt jedoch keineswegs alle Anforderungen in optimaler Weise.

■ **Blutdruck.** Beim Herzgesunden oder Patienten mit kompensierter Herzkrankheit ändert sich der arterielle Blutdruck nach Einleitungsdosen von Etomidat (0,3 mg/kg) zumeist nicht wesentlich, ebenso bei Koronarkranken mit guter Ventrikelfunktion. Peripherer Gefäßwiderstand, rechter Vorhofdruck, pulmonalarterieller und -kapillärer Druck bleiben ebenfalls im wesentlichen unverändert. Bei alten Patienten bewirkt Etomidat hingegen häufig einen Blutdruckabfall, besonders wenn wesentliche Begleiterkrankungen bestehen. Auch bei Patienten mit Aorten- oder Mitralklappenfehlern können der systolische und diastolische Blutdruck um jeweils etwa 20 % abnehmen. Pulmonalarteriendruck und Lungenkapillarenverschlußdruck nehmen ebenfalls ab. Während des kardiopulmonalen Bypasses zugeführt, bewirkt Etomidat eine leichte Vasodilatation.

■ **Herzfrequenz.** Sie ändert sich unter Etomidat gewöhnlich nicht, jedoch wird bei älteren, unstimulierten chirurgischen Patienten öfter eine Bradykardie beobachtet.

■ **Myokardkontraktilität.** Beim Herzgesunden sind negativ-inotrope Wirkungen kaum nachweisbar, während bei Herzkranken des funktionellen Schweregrades III die Myokardkontraktilität in geringem Maße beeinträchtigt werden kann (Abnahme von dp/dt$_{max}$ bei unveränderter Herzfrequenz und LVEDP).

■ **Schlagvolumen und Herzzeitvolumen.** Beide Parameter bleiben beim Herzgesunden insgesamt unverändert, gelegentlich wird ein leichter Anstieg des Herzzeitvolumens bei geringfügigem Abfall des mittleren Aortendrucks und des peripheren Gefäßwiderstands beobachtet. Bei Patienten mit Herzklappenerkrankungen kann das Herzzeitvolumen nach 0,3 mg/kg Etomidat um etwa 13 % abfallen.

■ **Koronardurchblutung und myokardialer O$_2$-Verbrauch.** Bei unveränderter Hämodynamik unter Etomidat sind auch keine Veränderungen des myokardialen $O_2$-Verbrauches nachweisbar. Die Koronardurchblutung kann jedoch beim Herzgesunden um bis zu 20 % zunehmen, bedingt durch eine geringe koronardilatierende Wirkung von Etomidat.

■ **Interaktionen.** Die gleichzeitige Zufuhr anderer Anästhetika hat beim Herzgesunden nur geringen Einfluß auf die kardiovaskulären Wirkungen von Etomidat. Hingegen muß beim Herzkranken mit eingeschränkter Ventrikelfunktion mit stärkeren Reaktionen gerechnet werden, wenn Etomidat mit Benzodiazepinen, Fentanyl oder Lachgas kombiniert wird.

### 2.2.1 Einsatz in der Herzchirurgie

Theoretisch betrachtet wäre Etomidat ein nahezu ideales Einleitungsanästhetikum für den Herzkranken, weil die kardiovaskulären Nebenwirkungen wesentlich geringer sind als die aller anderen Anästhetika. Die Substanz weist jedoch einige nachteilige Wirkungen auf, die ihren Wert einschränken. Hierzu gehören u. a.: Myokloni, deren Prävention die Vorinjektion von Fentanyl erfordert; Blokkierung der Kortisolsynthese in der Nebennierenrinde, die eine kontinuierliche Infusion von Etomidat nach allgemeiner Auffassung verbietet; oft ungenügende sympathoadrenerge Reflexdämpfung mit Blutdruckanstieg und Tachykardie bei der endotrachealen Intubation. Trotz dieser Vorbehalte gilt aber:

> Etomidat ist das Einleitungsanästhetikum der Wahl beim kardiovaskulären Risikopatienten.

Folgendes sollte klinisch beachtet werden:
- Indiziert ist Etomidat besonders bei Herzinsuffizienz, Herztamponade oder Hypovolämie sowie bei Notfalloperationen. Bei guter Ventrikelfunktion sind hingegen die Vorteile, gemessen an den Nebenwirkungen, eher gering.
- Bei schwerer Herzerkrankung, insbesondere Herzklappenfehlern sowie der Kombination von koronarer Herzkrankheit und Klappenfehler, kann auch Etomidat die Herzfunktion beeinträchtigen bzw. zum Blutdruckabfall führen. Daher sollte bei diesen Patienten die Substanz langsam injiziert und evtl. die Dosis reduziert werden.
- Blutdruckanstieg und/oder Tachykardie während der endotrachealen Intubation sind typische Reaktionen, wenn Etomidat zur Narkoseeinleitung verwendet wird, da die Substanz ein reines Hypnotikum ist. Diese Reaktionen sind beim Herzkranken gefährlich und darum grundsätzlich unerwünscht! Zur Prävention ist die Injektion einer ausreichend hohen Fentanyldosis (ca. 7–10 µg/kg) einige Minuten vor der Intubation erforderlich.

## 2.3 Propofol

Propofol (Disoprivan) ist ein rasch und kurz wirkendes Hypnotikum ohne analgetische Eigenschaften. Die Substanz wird v. a. zur Narkoseeinleitung verwendet, kann jedoch auch zur Supplementierung von Opioiden als kontinuierliche Infusion zugeführt werden. Für die Narkoseeinleitung sind Dosen von etwa 1,5–3,5 mg/kg erforderlich, für die kontinuierliche Infusion (nach Bolusinjektion) etwa 3–12 mg/kg/h.

■ **Blutdruck.** Propofol bewirkt bei Versuchspersonen einen Abfall des systolischen und diastolischen Blutdrucks um durchschnittlich 10–20 und 5–15 mm Hg; der Pulmonalarteriendruck nimmt ebenfalls ab. Bei chirurgischen Patienten ist der Blutdruckabfall variabel und kann bis zu 55 % vom Ausgangswert betragen. Modifizierende Faktoren sind u. a.: Dosis, Prämedikation, gleichzeitige Zufuhr von Opioiden und Benzodiazepinen oder Lachgas, chirurgische Stimulation, Hypovolämie, Sympathikotonus, Begleiterkrankungen, Alter. Mit ausgeprägter Hypotension ist v. a. bei geriatrischen Patienten und bei Herzkranken zu rechnen. Der Blutdruckabfall durch Propofol beruht v. a. auf einem Abfall des Herzzeitvolumens; Vasodilatation spielt jedoch ebenfalls eine Rolle, da der periphere Gefäßwiderstand abnimmt.

■ **Herzfrequenz.** Die Reaktion der Herzfrequenz auf Propofol ist variabel: beschrieben wurden keine Veränderungen sowie Abnahme oder Zunahme. Bei Herzgesunden sollen die Veränderungen der Herzfrequenz weniger ausgeprägt sein als nach Methohexital oder Thiopental. Nach Injektion oder während einer kontinuierlichen Infusion von Propofol sind andererseits schwere Bradykardien beobachtet worden, insbesondere bei Patienten unter β-Blockertherapie sowie bei unstimulierten geriatrischen Patienten.

■ **Myokardkontraktilität.** Die bisher vorliegenden Befunde weisen auf eine dosisabhängige negativ-inotrope Wirkung von Propofol hin. Die negativ-inotropen Wirkungen sollen ausgeprägter sein als die von Thiopental und auch länger anhalten.

■ **Schlagvolumen und Herzzeitvolumen.** Schlagvolumen und Herzzeitvolumen fallen unter Propofol signifikant ab (um bis zu etwa 35 %), v. a. bedingt durch die negativ-inotrope Wirkung. Abnahme des Preloads und Bradykardie können ebenfalls zum Abfall des Herzzeitvolumens beitragen, insbesondere bei geriatrischen Patienten.

■ **Koronardurchblutung und myokardialer $O_2$-Verbrauch.** Blutdruckabfall, Bradykardie und negative Inotropie bewirken eine Abnahme des myokardialen $O_2$-Verbrauchs unter Propofol. Die Koronardurchblutung nimmt ebenfalls ab. Die koronarvenöse $O_2$-Sättigung steigt leicht an, die arteriokoronarvenöse $O_2$-Gehaltsdifferenz wird kleiner – Hinweise auf eine geringe koronardilatierende Wirkung von Propofol.

### 2.3.1 Einsatz in der Herzchirurgie

Die klinischen Erfahrungen mit Propofol in der Herzchirurgie sind begrenzt. Grundsätzliche Nachteile sind die blutdrucksenkende und die negativ-inotrope Wirkung, ebenso die potentielle Bradykardie, die bei Patienten unter β-Blocker-Therapie möglicherweise häufiger auftritt und evtl. auch stärker ausgeprägt ist. Die ungünstigen kardiovaskulären Wirkungen sind beim Herzkranken zumeist deutlich stärker ausgeprägt, so daß entsprechende Vorsicht geboten ist: langsame Injektion und Reduktion der Dosis! Zur Unterdrückung der sympathoadrenergen Reaktion auf die Intubation empfiehlt sich die Vorinjektion von Fentanyl. Über die Sicherheit der Substanz bei den einzelnen Herzfehlern ist bisher wenig bekannt. Hier müssen systematische und umfassende Untersuchungen zunächst abgewartet werden. Aus den bisher vorliegenden Befunden ergibt sich jedoch folgendes:

> **!** Propofol sollte beim kardiovaskulären Risikopatienten mit eingeschränkter Ventrikelfunktion nicht für die Narkoseeinleitung eingesetzt werden!

Hingegen kann die Substanz in Kombination mit Fentanyl oder Sufentanil bei Patienten mit koronarer Herzkrankheit und guter Ventrikelfunktion für die Narkoseeinleitung verwendet werden. Aufrechterhaltung der Narkose mit Propofol- und Opioidinfusion s. S. 34.

## 2.4 Ketamin

Ketamin gehört wegen seiner Nebenwirkungen nicht zu den Standardnarkoseeinleitungsmitteln, sondern ist im wesentlichen besonderen Indikationen vorbehalten. Die kardiovaskulären Wirkungen sind v. a. gekennzeichnet durch eine Stimulation des Herz-Kreislauf-Systems mit Anstieg von Blutdruck und Herzfrequenz. Wichtigste Ursache für die kardiovaskuläre Stimulation ist sehr wahrscheinlich eine zentrale Aktivierung des sympathoadrenergen Systems und nicht eine periphere Wirkung. Außerdem setzt Ketamin Noradrenalin frei und hemmt vermutlich, wie Kokain, die Wiederaufnahme von Noradrenalin in die Nervenendigungen.

■ **Blutdruck.** Einleitungsdosen von Ketamin (0,5–2 mg/kg) steigern beim Herzgesunden den arteriellen Mitteldruck um bis zu 30 %, bei einigen Patienten auch stärker. Der Effekt ist von der Dosis unabhängig. Peripherer Gefäßwiderstand, pulmonaler Gefäßwiderstand und Pulmonalarteriendruck nehmen ebenfalls zu, während der rechte Vorhofdruck sich nicht ändert.

■ **Herzfrequenz.** Ketamin bewirkt einen Anstieg der Herzfrequenz bzw. eine Tachykardie um bis zu 37 %. Wie der Blutdruckanstieg ist auch die Zunahme der Herzfrequenz bei den einzelnen Patienten unterschiedlich stark ausgeprägt, jedoch ebenfalls nicht von der Dosis abhängig.

■ **Myokardkontraktilität.** Ketamin wirkt am Papillarmuskel und am isolierten Herzen wie auch beim intakten Tier direkt negativ. In vivo wird dieser Effekt jedoch gewöhnlich durch die zentrale Sympathikusaktivierung überspielt, so daß nach der ersten Injektion sogar eine Steigerung der Kontraktilität nachgewiesen werden kann. Bei Nachinjektionen sollen die negativ-inotropen Wirkungen stärker hervortreten und sich als Abfall von Blutdruck und Herzzeitvolumen manifestieren.

■ **Schlagvolumen und Herzzeitvolumen.** Der Schlagvolumenindex kann bei Herzgesunden um bis zu 24% abnehmen. Das Herzzeitvolumen steigt aufgrund der Tachykardie und evtl. Kontraktilitätszunahme leicht an oder bleibt unverändert.

■ **Koronardurchblutung und myokardialer $O_2$-Verbrauch.** Blutdruckanstieg und Tachykardie steigern die Herzarbeit, entsprechend nehmen der myokardiale $O_2$-Verbrauch und die Koronardurchblutung zu, bei unprämedizierten Freiwilligen um bis zu 70 %. Diese Wirkungen sind ausschließlich hämodynamisch bedingt: Ist die hämodynamische Stimulation geringer ausgeprägt, so nehmen auch der myokardiale $O_2$-Verbrauch und die Koronardurchblutung weniger zu.

■ **Interaktionen.** Durch Vorinjektion von Benzodiazepinen (z. B. Midazolam, Diazepam, Flunitrazepam) können der Blutdruckanstieg und die Tachykardie durch Ketamin zumeist – jedoch nicht immer – verhindert werden. Auch durch Kombination mit Allgemeinanästhetika wie Halothan, Enfluran oder Isofluran kann der gleiche Effekt erzielt werden, allerdings treten dann die negativ-inotropen Effekte von Ketamin stärker hervor; Blutdruck und Herzzeitvolumen fallen ab; außerdem wird der MAC-Wert vermindert. β-Blocker, Kalziumantagonisten, Phenoxybenzamin und Phentolamin sind ebenfalls (mit wechselndem Erfolg) eingesetzt worden, um die kardiovaskuläre Stimulation abzuschwächen.

## 2.4.1 Einsatz in der Herzchirurgie

Ketamin ist eine umstrittene Substanz; und dies gilt in besonderem Maße für den Einsatz in der Herzchirurgie. Klinisch sollte folgendes beachtet werden:
▶ Ketamin sollte nur bei besonderer Indikation angewandt werden, so z. B. bei Herztamponade, Hypovolämie, möglicherweise auch bei manifester Herzinsuffizienz.
▶ Ketamin sollte nicht als Monosubstanz, sondern in Kombination mit anderen Anästhetika, v. a. aber mit Benzodiazepinen (z. B. Midazolam) zugeführt werden, um die kardiovaskulären Reaktionen zu unterdrücken.
▶ Bei Kindern mit kongenitalen Herzfehlern kann Ketamin für die Narkoseeinleitung (i. m. oder i. v.) verwendet werden, jedoch muß grundsätzlich mit den gleichen kardiovaskulären Reaktionen wie beim Erwachsenen gerechnet werden.
▶ Bei Koronarkranken sollte Ketamin wegen der Steigerung des myokardialen $O_2$-Bedarfs nicht eingesetzt werden, ebenfalls nicht bei Hypertonikern sowie allen anderen Erkrankungen, bei denen eine Tachykardie oder ein Blutdruckanstieg vermieden werden muß.

# 3 Benzodiazepine

Die Benzodiazepine werden wegen ihrer geringen kardiovaskulären Wirkungen häufig in der Herzchirurgie eingesetzt, v. a. zur Prämedikation und als Adjuvanzien während der Narkoseeinleitung sowie intraoperativ zur Supplementierung von hochpotenten Opioiden. Die am meisten gebräuchlichen Substanzen sind Diazepam, Midazolam und Flunitrazepam. Sie unterscheiden sich v. a. in Wirkungsstärke und Pharmakokinetik, während die kardiovaskulären (wie auch andere Wirkungen) im wesentlichen gleich sind.

## 3.1 Diazepam

Die Substanz wird v. a. für die orale Prämedikation eingesetzt. Als Einleitungshypnotikum ist Diazepam wenig geeignet, da die Wirkung langsam einsetzt, die hypnotische Wirkung nicht sicher ist und sympathoadrenerge Reaktionen auf den Intubationsreiz nicht zuverlässig ausgeschaltet werden. Beim Herzgesunden sind die kardiovaskulären Wirkungen gering, ebenso beim kompensiert Herzkranken. Nach i. v.-Injektion von 0,1–0,5 mg/kg Diazepam können folgende Wirkungen eintreten:

- Der mittlere **Aortendruck** fällt leicht ab (etwa 20 %) oder bleibt unverändert. Die Wirkung ist unabhängig von der Dosis und der Injektionsgeschwindigkeit. Auch bei Patienten mit Koronarkrankheit oder Herzklappenerkrankungen ist meist ein nur geringer Blutdruckabfall zu beobachten.
- Die **Herzfrequenz** bleibt unverändert oder nimmt leicht zu (etwa 13 %), gelegentlich auch etwas ab (9 %).
- Die **Myokardkontraktilität** wird beim Menschen kaum beeinträchtigt; das Schlagvolumen kann leicht abnehmen (etwa 10 %), das **Herzzeitvolumen** ändert sich nicht. Auch bei Koronarkranken und bei Patienten mit Herzklappenerkrankungen sind die myokardialen Wirkungen von Diazepam gering. Erhöhte Pulmonalarteriendrücke wie auch erhöhte linksventrikuläre enddiastolische Drücke können unter Diazepam abnehmen.
- Bei den **Interaktionen** muß beachtet werden, daß Diazepam in Kombination mit Opioiden wie Fentanyl einen stärkeren Blutdruckabfall hervorrufen kann, als wenn die Substanz jeweils allein zugeführt wird. Ursache soll eine stärkere Abnahme des Sympathikotonus unter der Kombination sein. Bei Patienten mit Herzklappenfehlern kann, neben dem arteriellen Blutdruck, auch das Herzzeitvolumen signifikant abfallen.
- ▶ In der **Herzchirurgie** können kardiovaskuläre Risikopatienten mit Diazepam eingeleitet werden. Hier ist jedoch Etomidat wegen der zuverlässigen Wirkung bei ebenfalls sehr geringen Nebenwirkungen vorzuziehen.

## 3.2 Midazolam

Diese wasserlösliche Substanz weist einen raschen Wirkungseintritt bei relativ kurzer Wirkungsdauer und Eliminationshalbwertszeit auf. Die kardiovaskulären Wirkungen sind gering, aus diesem Grund wird die Substanz häufig in der Herzchirurgie eingesetzt, meist zur intraoperativen Supplementierung von Opioiden (v. a. wenn kein Lachgas zugeführt wird), daneben zur Narkoseeinleitung von Risikopatienten (hypnotischer Effekt nicht immer zuverlässig!) sowie für die orale und rektale Prämedikation von Kindern. Im einzelnen können folgende kardiovaskuläre Wirkungen auftreten:

- Der **arterielle Blutdruck** fällt nach i. v.-Einleitungsdosen (0,2–0,5 mg/kg) um etwa 20 % ab – oft nicht sofort, sondern nach etwa 4–5 min. Die Wirkung von Midazolam auf den Blutdruck ist stärker ausgeprägt als die von Diazepam. Bei Hypovolämie ist mit stärkeren Blutdruckabfällen zu rechnen.
- Die **Herzfrequenz** kann unter Midazolam unverändert bleiben oder um 10–20 % zunehmen.
- Die **Myokardkontraktilität** wird beim Menschen nur wenig beeinträchtigt, möglicherweise jedoch stärker als mit Diazepam. Das Schlagvolumen kann leicht abnehmen, das **Herzzeitvolumen** bleibt unverändert oder steigt leicht an (Herzfrequenzzunahme!). Die Füllungsdrücke (LVEDP) können unter Midazolam deutlich abfallen. **Koronardurchblutung und myokardialer $O_2$-Verbrauch** ändern sich im wesentlichen gleichsinnig zu den hämodynamischen Veränderungen, d. h. eine entsprechend geringe Abnahme bei geringen Veränderungen der hämodynamischen Determinanten des myokardialen $O_2$-Verbrauchs.
- Unter den möglichen **Interaktionen** ist v. a. die mit Opioiden von Bedeutung. Die Kombination von Midazolam und Fentanyl bewirkt einen stärkeren Blutdruckabfall als die alleinige Zufuhr der jeweiligen Substanz. Bei Patienten mit Koronarkrankheit oder Herzklappenerkrankungen kann dieser Effekt noch stärker ausgeprägt sein. Mit einer Abnahme des Herzzeitvolumens muß bei diesen Patienten ebenfalls gerechnet werden.
- Vorteile gegenüber Diazepam ergeben sich v. a. aus der guten Venenverträglichkeit und geringeren Thrombophlebitisrate sowie der kürzeren Wirkungsdauer.
- ▶ Trotz geringer kardiovaskularer Wirkungen ist Midazolam nicht die ideale Substanz für die Narkoseeinleitung von kompensiert Herzkranken: Die Wirkung und der Dosisbedarf sind variabel; nicht alle Patienten verlieren das Bewußtsein, auch werden Blutdruckanstieg und Tachykardie als Reaktion auf den Intubationsreiz zumeist nicht unterdrückt (hierfür ist die Vorinjektion ausreichend hoher Fentanyldosen erforderlich).
- ▶ Soll die Substanz intraoperativ zur Supplementierung von Opioiden (bei Verzicht auf Lachgas) eingesetzt werden, so empfiehlt sich eine kontinuierliche, am Bedarf orientierte, d. h. variable Infusion von Midazolam (s. S. 35). Auf Hypotension muß hierbei besonders geachtet werden. Andererseits werden sympathoadrenerge Reaktionen auf starke chirurgische Stimuli oft nicht ausreichend unterdrückt.

### 3.3 Flunitrazepam

Die Substanz ist 3- bis 4mal stärker wirksam als Diazepam; die Dosierung beträgt etwa 0,02–0,03 mg/kg als Bolus; die Wirkung ist, im Vergleich zu Diazepam, mittellang. Flunitrazepam wird v. a. zur oralen und intramuskulären Prämedikation eingesetzt, daneben zur Narkoseeinleitung beim kardiovaskulären Risikopatienten sowie zur intraoperativen Supplementierung von Opioiden. Die kardiovaskulären Wirkungen beim Herzgesunden sind minimal und entsprechen denen von Diazepam (s. oben). Klinisch sollte folgendes beachtet werden:

- Bei Herzkranken muß nach der Injektion von Flunitrazepam mit deutlicheren Blutdruckabfällen (bis zu 30 %) gerechnet werden als nach Diazepam. Peripherer Widerstand und Myokardkontraktilität nehmen ebenfalls ab, während das Herzzeitvolumen sich zumeist nicht ändert.
- Auch bei geriatrischen Patienten fällt der arterielle Blutdruck stärker ab als beim jüngeren, so daß entsprechende Vorsicht geboten ist.
- Bei der Kombination mit Opioiden sind, wie für Diazepam und Midazolam, auch für Flunitrazepam stärkere kardiovaskuläre Wirkungen, insbesondere ein Blutdruckabfall, zu erwarten.
- ▶ Für die Narkoseeinleitung beim Herzkranken ist Flunitrazepam ebenfalls nicht die ideale Substanz: Die maximale Wirkung tritt langsam ein, der Dosisbedarf ist variabel, eine tiefe Hypnose wird nicht immer erreicht, die sympathoadrenerge Reaktion auf den Intubationsreiz zumeist nicht unterdrückt (Vorinjektion von Fentanyl erforderlich).
- ▶ Bei der intraoperativen Supplementierung von Opioiden sind oft hohe Dosen von Flunitrazepam erforderlich, um hämodynamische Reaktionen zu unterdrücken. Hierdurch kann die Aufwachzeit erheblich verlängert werden. Häufiger können auch unter der Kombination von Opioiden mit Flunitrazepam die sympathoadrenergen Reaktionen nicht ausreichend kontrolliert werden.

## 4 Opioide

Die Opioide gehören wegen ihrer geringen kardiovaskulären Nebenwirkungen bei hoher analgetischer Potenz zu den Standardsubstanzen der Anästhesie in der Herzchirurgie. Zahlreiche Substanzen sind in klinischem Gebrauch, die sich v. a. in ihren pharmakokinetischen Eigenschaften und der Wirkungsstärke unterscheiden, pharmakodynamisch jedoch weitgehend der Referenzsubstanz Morphin entsprechen. Für Narkosezwecke in der Herzchirurgie wird in Deutschland zumeist *Fentanyl* oder *Sufentanil* verwendet, gelegentlich auch *Alfentanil*, neuerdings auch *Remifentanil*; der Einsatz von Morphin beschränkt sich weitgehend auf angloamerikanische Kliniken. Opioide beeinflussen die Herz-Kreislauf-Funktion beim Herzgesunden nur wenig, selbst wenn hohe oder sehr hohe Dosen angewandt werden.

**Blutdruck:** Opioide können den Blutdruck senken, jedoch sind die Befunde über Ausmaß und Mechanismus nicht einheitlich. Beim Herzgesunden ist der Blutdruckabfall gewöhnlich gering, hingegen muß bei Herzkranken mit eingeschränkten Kompensationsmechanismen mit einer stärkeren Hypotension gerechnet werden. Zwischen den einzelnen Opioiden bestehen in äquipotenten Dosierungen keine wesentlichen Unterschiede in ihren Wirkungen auf den mittleren Aortendruck. Eine Ausnahme bildet das *Pethidin (Dolantin):* Diese Substanz kann einen ausgeprägten Blutdruckabfall (um mehr als 50 %) hervorrufen, vermutlich bedingt durch eine zusätzliche negativ-inotrope Wirkung, die klinisch für die anderen Opioide nicht nachweisbar ist. Opioide beeinträchtigen die *Orthostasereaktion* und bewirken z. B. bei Lagerungsmaßnahmen einen orthostatischen *Blutdruckabfall;* ebenso wird ein durch Hypovolämie oder Hypokapnie ausgelöster Blutdruckabfall durch die Zufuhr von Opioiden verstärkt. Daneben wirken die Opioide dilatierend auf die Kapazitätsgefäße, so daß ein *venöses Pooling* auftreten kann. Warum Opioide vasodilatierend wirken, ist unbekannt. Diskutiert werden eine Beeinflussung der neuralen Kreislaufkontrolle, eine direkte Vasodilatation und eine Dilatation der Gefäße durch die Freisetzung von Histamin.

Sehr wahrscheinlich spielt bei der Dämpfung der Herz-Kreislauf-Funktion durch Opioide ihre Wirkung auf die Opioidrezeptoren in der Medulla oblongata eine Rolle. Dieser Hypothese zufolge sollen durch die Reaktion mit den Rezeptoren kardioinhibitorische vagale Efferenzen aktiviert und sympathische Efferenzen gedämpft werden. Diese Wirkungen sind dosisabhängig und sättigbar, d. h. ab einer bestimmten Konzentration der Opioide sind keine weiteren Wirkungen auf den Blutdruck (und die Herzfrequenz) mehr zu erwarten. **Histaminfreisetzung** spielt wahrscheinlich v. a. eine Rolle bei der Arterio- und Venodilatation durch Morphin und einige andere Opioide. Diese Reaktion kann durch die vorangehende kombinierte Zufuhr von $H_1$- und $H_2$-Blockern abgeschwächt werden. Fentanyl in Dosen bis zu 50 µg/kg soll die Plasmahistaminspiegel nicht erhöhen, was die geringeren Wirkungen dieser Substanz auf die peripheren Gefäße z. T. erklären könnte.

■ **Herzfrequenz.** Alle Opioide, mit Ausnahme von Pethidin, vermindern bei Versuchstieren und beim herzgesunden Menschen die Herzfrequenz (Anstiege oder keine Veränderungen sind jedoch ebenfalls beschrieben worden). Die opioidinduzierte *Bradykardie* beruht sehr wahrscheinlich auf einer zentralen Aktivierung kardioinhibitorischer Vagusefferenzen bei Dämpfung zentraler Sympathikusefferenzen. Ein direkter Einfluß auf den Sinusknoten des Herzens ist ebenfalls postuliert worden; er scheint jedoch klinisch keine wesentliche Rolle zu spielen. Die Bradykardie kann durch i. v.-Injektion von Atropin oder Pancuronium beseitigt werden. Eine Prophylaxe durch i. m.-Prämedikation mit Atropin ist hingegen von geringem Wert, besonders bei Patienten, die unter Erhaltungsdosen von β-Blockern stehen. Durch Präkurarisierung mit Pancuronium scheint das Ausmaß der Bradykardie vermindert zu werden, ebenso durch eine langsame Injektionsgeschwindigkeit bei Zufuhr der hochpotenten Opioide Fentanyl, Alfentanil und Sufentanil.

■ **Myokardkontraktilität.** Experimentell und unter klinischen Bedingungen sind die Wirkungen der Opioide auf die Myokardkontraktilität gering. Am isolierten Papillarmuskel wirken alle Opioide in hohen Konzentrationen (die unter klinischen Bedingungen nicht erreicht werden) negativ-inotrop. Beim herzgesunden Patienten führen hohe Dosen von Morphin, Fentanyl, Alfentanil und Sufentanil nur zu einer geringen Abnahme der Myokardkontraktilität, vermutlich bedingt durch die Abnahme der Herzfrequenz (negative Frequenzinotropie).

■ **Herzzeitvolumen.** Selbst hohe Dosen von Fentanyl und anderen potenten Opioiden bewirken beim Herzgesunden keine wesentlichen Veränderungen des Herzzeitvolumens. Hingegen kann bereits nach 2 mg/kg Pethidin das Herzzeitvolumen (und der Blutdruck) signifikant abfallen und die Herzfrequenz deutlich ansteigen.

■ **Koronardurchblutung und myokardialer $O_2$-Verbrauch.** Opioide können in vielfältiger Weise auf die koronare Hämodynamik und den myokardialen $O_2$-Verbrauch einwirken: durch Beeinflussung der hämodynamischen Determinanten des myokardialen $O_2$-Verbrauchs, durch direkte Dilatation oder Konstriktion der Koronargefäße oder durch eine neurogen vermittelte Beeinflussung der Koronargefäße. Hierzu liegen widersprüchliche tierexperimentelle Befunde vor. Beim Menschen bewirken die Opioide eine geringe Abnahme der Koronardurchblutung und des myokardialen $O_2$-Verbrauchs, bedingt durch eine Abnahme der Druck-, Volumen- und Frequenzbelastung und der Kontraktilität des Herzens. Andere Mechanismen scheinen keine wesentliche Rolle zu spielen.

■ **Interaktionen.** Zufuhr von *Lachgas* nach Injektion von 2 mg/kg Morphin bewirkt bei Koronarkranken einen konzentrationsabhängigen Abfall von arteriellem Blutdruck, Schlagvolumen und Herzzeitvolumen (mit 50 % Lachgas um 44 %). Hingegen sind die Wirkungen bei der Kombination von Fentanyl (50–100 µg/kg i. v.) mit 50–70 % Lachgas in Sauerstoff oft wesentlich geringer. Bei Patienten mit schlechter Ventrikelfunktion muß jedoch ebenfalls mit einer stärkeren Beeinträchtigung der Herz-Kreislauf-Funktion gerechnet werden (s. auch S. 25). Die Kombination von Opioiden mit *Benzodiazepinen* kann, v. a. beim Herzkranken, zu einem deutlichen Abfall von arteriellem Blutdruck, peripherem Gefäßwiderstand und Herzzeitvolumen führen. Interaktionen mit *Muskelrelaxanzien* sind ebenfalls beschrieben worden: So kann durch Zufuhr von Vecuronium unter hochdosierter Fentanylanästhesie die Herzfrequenz erheblich abnehmen (< 45 Schläge/min); mit einem Abfall des Herzzeitvolumens muß ebenfalls gerechnet werden. Hingegen kann Pancuronium die durch Fentanyl induzierte Bradykardie aufheben oder vermindern. Tachykardien und Blutdruckanstiege mit Myokardischämien beim Koronarkranken sind jedoch ebenfalls beobachtet worden.

■ **Opioidantagonisten.** Die i. v.-Zufuhr von Opioidantagonisten wie Naloxon (Narcanti) zur Aufhebung der opioidbedingten Atemdepression kann zu schweren hämodynamischen Reaktionen führen. Beobachtet werden v. a. **starke Blutdruckanstiege und Tachykardien,** die mit einer entsprechenden Steigerung des

myokardialen $O_2$-Verbrauchs einhergehen und besonders für den Koronarkranken bedrohlich sein können. Massive Lungenödeme und sogar Todesfälle sind nach höheren Dosen Naloxon beschrieben worden. Ursache der hämodynamischen Reaktionen soll die Freisetzung von Katecholaminen und eine Überaktivität des sympathoadrenergen Systems sein, bedingt durch die schlagartige Aufhebung der Analgesie; diskutiert werden auch Veränderungen der Baroreflexaktivität. Patienten, die keine Opioide erhalten haben, zeigen keine kardiovaskulären Reaktionen auf die i. v.-Zufuhr von Naloxon. Klinisch gilt folgendes:
▶ Grundsätzlich sollte die Indikation für den Einsatz von Opioidantagonisten streng gestellt werden. Zur Prophylaxe hämodynamischer Reaktionen ist die vorsichtige („titrierende") Zufuhr niedriger Dosen erforderlich. Eine komplette Aufhebung der Analgesie ist in der Regel nicht wünschenswert.

## 4.1 Einsatz in der Herzchirurgie

Zwar sind die Opioide wesentlicher Bestandteil der Anästhesie für Herzoperationen, jedoch ist bisher kein Standardverfahren für ihren Einsatz entwickelt worden. Entsprechend herrscht methodische Vielfalt, ohne daß bisher die Überlegenheit eines bestimmten Verfahrens, erkennbar an geringerer Morbidität und Mortalität, nachgewiesen werden konnte. Welches sind die Gründe hierfür? Wichtigste Ursache ist die außerordentliche Variabilität der Opioidwirkungen: So besteht nicht nur eine schlechte Korrelation zwischen den Blutspiegeln und der analgetischen Wirksamkeit, sondern auch zwischen Blutspiegeln und sympathoadrenergen Herz-Kreislauf-Reaktionen auf starke chirurgische Reize. Entsprechend schwanken die Angaben über effektive Plasmakonzentrationen von Fentanyl für herzchirurgische Eingriffe beträchtlich. Selbst Konzentrationen von 20–30 ng/ml, die nur mit sehr hohen Dosen Fentanyl zu erreichen sind, gewährleisten nicht bei allen Patienten kardiovaskuläre Stabilität oder einen sicheren Verlust des Bewußtseins. Ähnliche Befunde sind auch für Alfentanil und Sufentanil erhoben worden. Kritisch ist hierbei v. a. die Phase zwischen Sternotomie und Beginn des kardiopulmonalen Bypasses, die offensichtlich eine maximale Stimulation darstellt. Hypertensive Phasen können jedoch auch nach dem Bypass auftreten, besonders bei Koronarkranken mit guter Ventrikelfunktion. Unter den zahlreichen Anästhesievarianten lassen sich folgende Grundformen für den intraoperativen Einsatz von Opioiden (Fentanyl, Alfentanil, Sufentanil) in der Herzchirurgie unterscheiden:

### 4.1.1 Opioidanästhesie

Bei diesem Verfahren, auch als „streßfreie Anästhesie" bezeichnet, wird das Opioid (Fentanyl, Sufentanil, Alfentanil) als alleiniges „Anästhetikum" zugeführt, und zwar entweder als Kurzinfusion innerhalb von einigen Minuten vor dem Eingriff oder als kontinuierliche Infusion mit variabler Infusionsrate, nach vorangehender Injektion eines Bolus. Die Beatmung erfolgt mit einem Luft-Sauerstoff-Gemisch ohne Lachgas.

Die kontinuierliche Infusion vermeidet, im Gegensatz zu intermittierenden Bolusinjektionen, stärkere Schwankungen der Plasmakonzentrationen des Opioids. Flexible, am Bedarf orientierte Dosierung ist mit der Infusion ebenfalls möglich. Allerdings wird das Bewußtsein der Patienten auch mit hohen Opioiddosen nicht sicher ausgeschaltet.

Die alleinige Kurzinfusion hoher Opioiddosen zu Beginn der Narkose ist hingegen pharmakokinetisch nicht sinnvoll und pharmakodynamisch oft nicht ausreichend: Zwar werden initial sehr hohe Plasma- und Gehirnkonzentrationen erreicht, jedoch fallen diese Konzentrationen rasch ab, so daß bei zahlreichen Patienten zum Zeitpunkt der maximalen chirurgischen Stimulation eine ungenügende Wirkung besteht und entsprechend kardiovaskuläre Reaktionen auftreten:

- Blutdruckanstieg,
- Tachykardie (bei Patienten ohne Vorbehandlung mit β-Blockern),
- Anstieg des systemischen Gefäßwiderstands,
- evtl. Abfall des Herzzeitvolumens.

Zwar sind die kardiovaskulären Wirkungen der hohen Opioiddosen bei Patienten mit guter Ventrikelfunktion zumeist sehr gering, jedoch lassen sich hiermit allein bei einem Teil der Patienten die hämodynamischen Reaktionen auf Stimuli nicht ausreichend dämpfen, so daß eine Supplementierung mit Adjuvanzien wie β-Blocker oder Vasodilatatoren erforderlich ist. Kritiker des Verfahrens bemängeln daher nicht zu Unrecht, daß sehr hohe Opioiddosen („industrial doses") mehr der Pharmaindustrie als dem Patienten nützen.

Ein weiterer Nachteil sehr hoher Opioiddosen ergibt sich aus der erheblichen Verlängerung der Aufwachphase. Durch die erforderliche Nachbeatmung wird die postoperative Morbidität der kardiochirurgischen Patienten wahrscheinlich erhöht. Muskelrigidität, bis weit in die postoperative Phase anhaltend, ist ebenfalls bei einigen Patienten beobachtet worden.

### Fentanyl

Die Technik des hochdosierten Einzelbolus (etwa 100–150 µg/kg) sollte aus den oben genannten Gründen nicht angewendet werden.

Für koronarchirurgische Eingriffe sind in der Präbypassphase Fentanylplasmakonzentrationen von etwa 18–20 ng/ml erforderlich, um kardiovaskuläre Reaktionen auf starke Stimuli (Sternotomie, Kanülierung der Aorta) bei den meisten Patienten zu unterdrücken; höhere Konzentrationen sind hingegen nicht von Nutzen und verlängern zudem unnötig die Aufwachphase. Sinnvoll ist vielmehr die bedarfsangepaßte Dosierung von Fentanyl.

> **Dosierung von Fentanyl**
> ▶ Injektion oder Kurzinfusion eines initialen Bolus (etwa 5–10 µg/kg), gefolgt von einer variablen, bedarfsangepaßten Infusion (etwa 20 µg/kg/h).

Bei alleiniger Zufuhr von Fentanyl in hohen Dosen muß bei einem gewissen Prozentsatz der Patienten mit einer ungenügenden Dämpfung kardiovaskulärer Reaktionen auf starke Stimuli gerechnet werden, v. a. wenn β-Blocker vor der Operation abgesetzt worden sind.

In der Postbypassphase ist der Fentanylbedarf zumeist vermindert.

Weiterhin ist zu beachten, daß Patienten mit erheblich beeinträchtigter Herzfunktion empfindlicher auf höhere und hohe Dosen von Opioiden reagieren (Blutdruckabfall) und daher die Dosis reduziert werden muß.

### Sufentanil

Diese Substanz soll eine bessere Steuerbarkeit, geringere Schwankungen der „Anästhesietiefe" und größere kardiovaskuläre Stabilität unter chirurgischer Stimulation aufweisen als Fentanyl.

Weitere Eigenschaften:
- wesentlich größere therapeutische Breite als Fentanyl ($LD_{50} : ED_{50}$ 25211 gegenüber 277 bei Fentanyl),
- Wirkungseintritt in 2–3 min (Fentanyl 5–7 min),
- analgetische Potenz: 6–10mal stärker als Fentanyl,
- Eliminationshalbwertszeit ca. 160 min (Fentanyl etwa 220 min),
- rascheres Erwachen.

Die kardiovaskulären Wirkungen selbst hoher Dosen von Sufentanil sind zumeist gering und manifestieren sich als leichter Abfall des arteriellen Blutdrucks und des systemischen Gefäßwiderstands.

Allerdings führt die alleinige Zufuhr von Sufentanil in hohen Dosen (z. B. 20–30 µg/kg) bei herzchirurgischen Eingriffen nicht immer zu einer ausreichenden Anästhesietiefe. Vielmehr können auch mit dieser Substanz, wie bei allen Opioiden, unter starker Stimulation unerwünschte kardiovaskuläre Reaktionen auftreten, v. a. wenn keine Vorbehandlung mit β-Blockern durchgeführt wurde. Bei einigen Patienten lassen sich Blutdruckanstiege jedoch durch zusätzliche Bolusinjektionen beseitigen. Nicht selten sind aber hierfür Adjuvanzien, z. B. Inhalationsanästhetika oder Vasodilatatoren, erforderlich.

Inzwischen liegen größere Erfahrungen mit dem Einsatz von Sufentanil in der Herzchirurgie vor. Klinisch wesentliche Vorteile gegenüber Fentanyl in der Kardiochirurgie sind jedoch bisher nicht hinreichend gesichert. Für die „Monoanästhesie" mit Sufentanil werden folgende Dosierungen bei koronarchirurgischen Eingriffen angegeben:

**Dosierungsvorschläge für Sufentanil bei ACB-Operation:**
- Narkoseeinleitung: 7–20 µg/kg,
- vor Sternotomie: Bolus von 2–8 µg/kg,
- weitere Boli von 25–50 µg nach Bedarf.

Wie bei Fentanyl und Alfentanil muß auch bei Anwendung hoher Dosen von Sufentanil mit einer verlängerten Aufwachphase und postoperativen Nachbeatmung gerechnet werden.

### Alfentanil

Hohe Dosen von Alfentanil (1–2 mg/kg Gesamtdosis) für koronarchirurgische Eingriffe gewährleisten ebenfalls keine ausreichende kardiovaskuläre Stabilität bei starken chirurgischen Stimuli, sondern müssen in der Präbypassphase häufig durch zusätzliche Bolusinjektionen, nicht selten auch durch Adjuvanzien (Inhalationsanästhetika, Vasodilatatoren) ergänzt werden. Auch muß, obwohl die Substanz eine kürzere Halbwertszeit als Fentanyl und Sufentanil aufweist, ebenfalls mit einer verlängerten postoperativen Atemdepression gerechnet werden.

Die Substanz sollte, nach initialem Bolus, kontinuierlich, bedarfsangepaßt infundiert werden, wenn nötig ergänzt durch Bolusinjektionen.

> **Dosierungsvorschläge für Alfentanil bei ACB-Operation:**
> ▶ Narkoseeinleitung 125 µg/kg, danach
> ▶ kontinuierliche Infusion von etwa 0,5 mg/kg/h,
> ▶ zusätzliche Boli von 20 µg/kg nach Bedarf.

### Remifentanil

Dieser sehr kurz wirkende µ-Rezeptoragonist weist unter den derzeit klinisch gebräuchlichen Substanzen die beste Steuerbarkeit auf, auch werden kardiovaskuläre Reaktionen auf stärkste chirurgische Reize am wirksamsten unterdrückt. Zu den wichtigsten Eigenschaften gehören:
- maximaler Wirkungseintritt nach etwa 1 min,
- kontext-sensitive Halbwertszeit 3–4 min, unabhängig von der Infusionsdauer,
- Inaktivierung unabhängig von der Leber- und Nierenfunktion, daher keine Kumulation,
- analgetische Potenz etwa wie Fentanyl,
- rasches Erwachen nach Abstellen der Infusion.

■ **Hypnotische Wirksamkeit.** Wie die anderen Opioide, so schaltet auch Remifentanil das Bewußtsein nicht sicher aus, selbst wenn sehr hohe Dosen angewandt werden. Daher muß die Substanz mit einem Hypnotikum wie z. B. Propofol oder einem volatilen Anästhetikum in niedriger Konzentration ($MAC_{awake}$) kombiniert werden, um eine intraoperative Wachheit des Patienten zu verhindern.

■ **Muskelrigidität.** Remifentanil bewirkt, besonders nach Bolusinjektionen, bei den meisten Patienten eine Muskelrigidität, die so ausgeprägt sein kann, daß die Beatmung mit Beutel/Maske erheblich erschwert wird oder gar nicht mehr möglich ist. Die Rigidität kann durch Vorinjektion eines nichtdepolarisierenden Muskelrelaxans in niedriger Dosierung meist verhindert und durch Vollrelaxierung vollständig beseitigt werden.

■ **Herz-Kreislauf-Wirkungen.** Die kardiovaskulären Wirkungen von Remifentanil entsprechen qualitativ weitgehend denen der anderen Aninilinpiperidin-Derivate, jedoch sind die Bradykardie und die blutdrucksenkende Wirkung gewöhnlich stärker ausgeprägt.

> **!** Bradykardie und Blutdruckabfall sind die typischen Nebenwirkungen von Remifentanil, besonders bei höheren Dosierungen sowie in Phasen geringer chirurgischer Stimulation.

Extreme Bradykardien und ein erheblicher Blutdruckabfall können v. a. nach Bolusinjektionen auftreten, aber auch während der Einleitung durch Infusion sowie in Phasen ohne oder mit nur geringer chirurgischer Stimulation. Besteht bereits ein hoher Vagotonus, so kann die Bradykardie unter Remifentanil in eine Asystolie übergehen, v. a. wenn in dieser Phase das Laryngoskop eingeführt und auf diese Weise der Rachenraum stimuliert wird. Bei herzchirurgischen Patienten, die mit β-Rezeptorenblockern eingestellt sind, muß ebenfalls mit einer stärkeren Bradykardie unter einer Anästhesie mit Remifentanil gerechnet werden. Nicht immer kann bei diesen Patienten die Bradykardie durch Vorinjektion von 0,5 mg Atropin verhindert werden.

■ **Blockade hämodynamischer Reaktionen.** Wie kein anderes Opioid vermag Remifentanil Blutdruckanstiege und/oder Tachykardie auf starke chirurgische Reize wie z. B. die Sternotomie zu verhindern oder durch Dosissteigerung zu beseitigen. Bei schmerzhaften Eingriffen wie z. B. Thorakotomien sollte daher die Schmerztherapie bereits kurz vor Operationsende begonnen werden. Alternativ kann der Patient unter Fortführung der Remifentanilinfusion auf die Intensivstation verlegt werden.

■ **Postoperativer Schmerz.** Mit dem raschen Erwachen nach Remifentanil ist zumeist auch ein rascher Verlust der analgetischen Wirkung verbunden, so daß, abhängig von der Art des Eingriffs, bereits frühzeitig, mitunter sogar schlagartig auf dem Operationstisch, heftige postoperative Schmerzen auftreten können, die eine umgehende analgetische Behandlung erfordern.

### 4.1.2 Kombination von Opioiden mit Inhalationsanästhetika

Durch Supplementierung der Opioide mit volatilen Inhalationsanästhetika läßt sich bei vielen Patienten eine befriedigende kardiovaskuläre Stabilität bei ausreichender Narkosetiefe erzielen. Hierbei wird entweder die Opioidzufuhr (z. B. durch Infusion) konstant gehalten und die Konzentration des Inhalationsanästhetikums variiert oder eine konstante niedrige Konzentration des Inhalationsanästhetikums mit variablen Dosen von Fentanyl, Sufentanil oder Remifentanil kombiniert. Variable Zufuhr beider Komponenten ist jedoch ebenfalls möglich. Vorteile dieses Verfahrens: meist gute Dämpfung kardiovaskulärer Reaktionen; gute Steuerbarkeit; geringerer Dosisbedarf beider Komponenten; verkürzte postoperative Beatmung. So ermöglicht z. B. die Kombination von Inhalationsanästhesie (z. B. Isofluran 0,4–0,6 %) und 10–15 µg/kg Fentanyl zur Narkoseeinleitung eine deutlich frühere Extubation des Patienten. Hierdurch soll die postoperative Morbidität im Vergleich zur verlängerten Nachbeatmung deutlich vermindert werden. Nachteil: evtl. stärkere Beeinträchtigung der Herzfunktion durch Inhalationsanästhetika; für Patienten mit schweren Störungen der Ventrikelfunktion wenig geeignet.

- **Remifentanil.** Durch Kombination von Remifentanil in variabler Infusionsgeschwindigkeit (Aufrechterhaltung im Mittel bei starker Stimulation: 0,5 µg/kg/min) mit einem volatilen Anästhetikum, z. B. 0,4–0,6 Vol.-% läßt sich zumeist eine ausreichende chirurgische Anästhesie erreichen, die selbst Reaktionen auf starke Stimulation unterdrückt und außerdem eine frühzeitigere Extubation des Patienten ermöglicht als bei allen anderen Verfahren.

### 4.1.3 Opioide und Propofol

Durch die Kombination von Opioiden mit Propofol (totale intravenöse Anästhesie, TIVA) kann bei Patienten mit guter Ventrikelfunktion die Dosis von Opioiden erheblich reduziert und außerdem die Aufwachphase und Nachbeatmungszeit verkürzt werden. Bei sorgfältig an den Bedarf angepaßter Dosierung beider Substanzen sollte eine ausreichende kardiovaskuläre Stabilität bei starker Stimulation erreicht werden. Ohne chirurgische Stimulation muß aber mit einer Abnahme des arteriellen Blutdrucks, evtl. auch der Herzfrequenz, gerechnet werden, so daß entsprechende Vorsicht geboten ist; der Pulmonalarteriendruck nimmt ebenfalls ab. Um die unerwünschten kardiovaskulären Wirkungen zu vermeiden, kann die Narkose auch mit Etomidat anstelle von Propofol eingeleitet und durch eine kontinuierliche Infusion von Propofol mit Fentanyl, Sufentanil oder Remifentanil fortgesetzt werden. Hierfür werden in der Literatur verschiedene Vorgehensweisen angegeben.

> **Dosierungsvorschläge für Patienten mit guter Ventrikelfunktion:**
> **Fentanyl:**
> - Narkoseeinleitung: 5–10 µg/kg Fentanyl + 0,2–0,3 mg/kg Etomidat,
> - Aufrechterhaltung bis zur Sternotomie: etwa 6 mg/kg/h Propofol + 5 µg/kg Fentanyl; nach Sternotomie etwa 3 mg/kg/h Propofol, jeweils per Infusion.
> 
> **Sufentanil:**
> - Narkoseeinleitung: 5 µg/kg Sufentanil + 0,2 mg/kg Etomidat,
> - Aufrechterhaltung bis zur Sternotomie mit 2 µg/kg/h Sufentanil und 3 mg/kg/h Propofol, nach Sternotomie etwa 1,5 mg/kg/h Propofol per Infusion.
> 
> **Remifentanil:**
> - Narkoseeinleitung: 0,5 µg/kg/min für einige Minuten, danach Dosisreduktion auf etwa 0,25 µg/kg/min bzw. nach hämodynamischer Wirkung + 0,2–0,3 mg/kg Etomidat.
> - Aufrechterhaltung bei Sternotomie und Spreizen: etwa 0,5 µg/kg/min + 2–3 mg/kg/h Propofol.

### 4.1.4 Opioide und Midazolam

Opioide potenzieren die hypnotische Wirkung von Midazolam und werden daher in dieser Kombination bei herzchirurgischen Eingriffen eingesetzt. Allerdings sind für eine ausreichende Narkosetiefe höhere Dosen von Fentanyl, Sufentanil oder Alfentanil erforderlich als bei der Kombination mit Propofol. Auch werden kardiovaskuläre Reflexreaktionen auf starke chirurgische Stimuli oft nicht ausreichend gedämpft, so daß der Einsatz von Adjuvanzien wie Inhalationsanästhetika oder Vasodilatatoren erforderlich ist. In Phasen geringer oder fehlender Stimulation kann der Blutdruck abfallen.

In der Literatur werden unterschiedliche Vorgehensweisen bei der Kombination von Opioiden mit Midazolam angegeben, z. B.

---

**Sufentanil + Midazolam:**
- Narkoseeinleitung: 2,5 µg/kg Sufentanil + 0,1 mg/kg Midazolam,
- Aufrechterhaltung: 0,7–1,5 µg/kg/h Sufentanil + 0,07–1,5 mg/kg/h Midazolam, jeweils per Infusion.

---

### 4.1.5 Neuroleptanästhesie

Die Neuroleptanästhesie in ihrer typischen Form spielt heutzutage in der Herzchirurgie kaum noch eine Rolle, zum einen wegen der ungünstigen Wirkungen des Dehydrobenzperidols und zum anderen, weil gerade mit diesem Verfahren eine ausreichende Dämpfung kardiovaskulärer Reaktionen auf starke Stimuli oft nicht erreichbar ist. Statt dessen werden die hochpotenten Opioide häufig mit Lachgas und Benzodiazepinen (Midazolam, Diazepam, Flunitrazepam) kombiniert, in Phasen starker Stimulation auch mit volatilen Anästhetika (Halothan, Enfluran, Isofluran). Dieses Verfahren wird kurz und treffend auch als „Mischolept" bezeichnet. Es garantiert allerdings ebenfalls nicht bei allen Patienten kardiovaskuläre Stabilität, besonders wenn keine volatilen Anästhetika eingesetzt werden. Oft ist vielmehr die Kombination mit Antihypertensiva und/oder β-Blockern und Kalziumantagonisten erforderlich.

## 5 Droperidol

Die Substanz wird, wenn überhaupt, nur noch in niedriger Dosierung in der Herzchirurgie eingesetzt.

**Blutdruck:** Kurz nach der Injektion von 2,5–10 mg Droperidol fällt der Blutdruck für etwa 5–10 min ab, bedingt durch eine Abnahme des peripheren Gefäßwiderstands. Auslösender Mechanismus soll eine partielle Blockade der α-Rezeptoren sein. Die blutdrucksenkende Wirkung ist jedoch meist zu gering und variabel, um die Substanz bei kardiovaskulären Reaktionen durch chirurgische Stimulation einsetzen zu können. Bei Hypovolämie oder Kombination von Droperidol mit Fentanyl kann der Blutdruckabfall stärker ausgeprägt sein.

- **Herzfrequenz.** Das Verhalten der Herzfrequenz ist variabel; meist steigt sie vorübergehend an.

- **Myokardkontraktilität.** Bei herzgesunden Freiwilligen ändern sich die Kontraktilitätsparameter nicht.

- **Koronardurchblutung und myokardialer $O_2$-Verbrauch.** Beide nehmen unter Droperidol vorübergehend zu, hauptsächlich bedingt durch den Anstieg der Herzfrequenz.

- **Antiarrhythmische Eigenschaften.** Droperidol schützt das Myokard vor katecholamininduzierten Arrhythmien. Als Mechanismus wird ein chinidinartiger Effekt auf die Herzmuskelzelle diskutiert.

## 6 Muskelrelaxanzien

Kardiovaskuläre Wirkungen von Muskelrelaxanzien entstehen v. a. durch Beeinflussung verschiedener Rezeptoren des autonomen Nervensystems. Daneben kann auch die Freisetzung von Histamin durch einige Substanzen eine klinisch bedeutsame Rolle spielen. Interaktionen mit Anästhetika und Adjuvanzien sind ebenfalls möglich.

### 6.1 Pancuronium

Pancuronium blockiert die vagalen muskarinartigen Rezeptoren des Herzens. Außerdem wird die Erregungsübertragung auf postganglionäre adrenerge Nervenendigungen durch die Blockade von muskarinartigen Rezeptoren gefördert. Daneben setzt Pancuronium Katecholamine frei und hemmt ihre Aufnahme in adrenerge Nervenendigungen. Klinisch können sich diese Wirkungen in folgender Weise manifestieren:
- Tachykardie mit Anstieg des Herzzeitvolumens,
- Blutdruckanstieg (selten),
- Venokonstriktion (wahrscheinlich).

Pancuronium gehört zu den häufigsten in der **Herzchirurgie** eingesetzten Muskelrelaxanzien, trotz der möglichen kardiovaskulären Wirkungen, zumal diese Reaktionen in ausgeprägter Form selten sind. Außerdem kann die vagolytische Wirkung von Pancuronium klinisch ausgenutzt werden, um einer durch hochpotente Opioide induzierten Bradykardie entgegenzuwirken. Kardiovaskuläre Interaktionen sind für *Imipramin (Tofranil)* beschrieben worden: Kombination mit Pancuronium kann eine additive Tachykardie auslösen. Im Tierexperiment sind unter der Kombination (in Halothannarkose) gehäuft ventrikuläre Rhythmusstörungen bis hin zum Kammerflimmern beobachtet worden.

## 6.2 Vecuronium

Beim Versuchstier sind selbst nach sehr hohen Dosen von Vecuronium (Norcuron) keine Wirkungen auf das Herz-Kreislauf-System und autonome Ganglien nachweisbar. Die indirekte sympathikomimetische Wirkung ist ebenfalls wesentlich geringer als die von Pancuronium. Beim Menschen sind nach hohen Dosen (0,15–0,2 mg/kg) zumeist keine Veränderungen von Herzfrequenz und arteriellem Blutdruck nachweisbar. Histaminfreisetzung spielt klinisch ebenfalls keine wesentliche Rolle. Hingegen sind bei kardiochirurgischen Patienten unter hochdosierter Opioidanästhesie – teilweise ausgeprägte – *Bradykardien* beobachtet worden. In dieser Hinsicht bietet der vagolytische Effekt von Pancuronium bei Opioidanästhesien deutliche Vorteile gegenüber Vecuronium.

## 6.3 Rocuronium

Rocuronium in Dosen von 0,6–1,2 mg/kg setzt kein Histamin frei, auch sind die kardiovaskulären Nebenwirkungen dieser Dosen gering: So wird allenfalls eine geringe, dosisabhängige Zunahme der Herzfrequenz (maximal 10 %) beobachtet, möglicherweise bedingt durch einen leichten vagolytischen Effekt.

## 6.4 Atracurium

Wie bei Vecuronium sind faßbare Wirkungen von Atracurium (Tracrium) auf das autonome Nervensystem von Tieren erst nach sehr hohen Dosen (2–4 mg/kg) zu beobachten. Sie manifestieren sich als Hypotension und leichte Bradykardie. Beim Menschen sind in klinischen Dosen unter verschiedenen Narkoseformen keine wesentlichen Veränderungen der Herzfrequenz und des arteriellen Blutdrucks beobachtet worden. Mit höheren Dosen (0,6 mg/kg) können *Blutdruckabfall und Tachykardie* auftreten, bedingt durch eine dosisabhängige Freisetzung von Histamin. Vorinjektion von $H_1$- und $H_2$-Blockern oder sehr langsame Injektion soll diese Reaktion verhindern.

■ **Cis-Atracurium.** Kardiovaskuläre Nebenwirkungen sind sehr selten, v. a. weil Cis-Atracurium wesentlich weniger Histamin freisetzt als Atracurium. Entsprechend werden auch seltener Hautreaktionen auf die Injektion von Cis-Atracurium beobachtet.

## 6.5 Mivacurium

Wie andere Benzylisochinolinverbindungen kann auch Mivacurium Histamin freisetzen. So kommt es besonders bei Anwendung der Intubationsdosis von 0,2–0,25 mg/kg häufig zur Histaminausschüttung, die sich klinisch als Hauterythem, oft im Bereich der Injektionsvene und als vorübergehender Blutdruckabfall um 12–59 % manifestieren kann. Bei Dosen von < 0,2 mg/kg sind die kardiovaskulären Reaktionen hingegen meist gering. Einige Autoren empfehlen die langsame Injektion über einen Zeitraum von 60–75 s oder fraktionierte Bolusinjektionen, um das Ausmaß der Histaminausschüttung zu vermindern. Allerdings wird hierdurch auch mehr Mivacurium der Aktivität der Pseudocholinesterase ausgesetzt als bei rascher Bolusinjektion und so die relaxierende Wirkung möglicherweise abgeschwächt. Sicherer wirksam als die empfohlenen Injektionstechniken ist die Prämedikation mit $H_1/H_2$-Rezeptorantagonisten.

In der Herzchirurgie ist der Einsatz von Mivacurium nicht üblich, da die entsprechende Indikation fehlt.

## 6.6 Succinylcholin

Die kardiovaskulären Nebenwirkungen von Succinylcholin beruhen v. a. auf der agonistischen Aktivität im autonomen Nervensystem: Die Substanz stimuliert alle cholinergen autonomen Ganglien, d. h. die nikotinartigen Rezeptoren in sympathischen und parasympathischen Ganglien, außerdem die muskarinartigen cholinergen Rezeptoren im Sinusknoten des Herzens. Die autonomen kardiovaskulären Wirkungen manifestieren sich als *Herzrhythmusstörungen:* Sinusbradykardie, Knotenrhythmen, ventrikuläre Extrasystolen, Kammerflimmern. Starke autonome Stimuli wie endotracheale Intubation, Hypoxie, Hyperkapnie und Operationsreize sollen das Auftreten von Rhythmusstörungen begünstigen. Wiederholte Injektion geht ebenfalls gehäuft mit Bradykardie einher. Außerdem senkt Succinylcholin im Tierexperiment die Schwelle für katecholamininduzierte Herzrhythmusstörungen. Weiterhin setzt Succinylcholin Kalium aus dem Skelettmuskel frei und begünstigt hierdurch das Auftreten ventrikulärer Rhythmusstörungen. Gefährdet sind v. a. Patienten mit Verbrennungskrankheit, Denervierungskrankheiten der Skelettmuskulatur, schweren abdominalen Infektionen oder Polytrauma. Bei diesen Patienten sollte Succinylcholin daher nicht eingesetzt werden. Bei den meisten anderen Patienten können die Herzrhythmusstörungen durch Vorgabe von Atropin oder etwa 2 mg Pancuronium verhindert oder zumindest in der Häufigkeit reduziert werden.

In der **Herzchirurgie** wird jedoch oft auf den Routineeinsatz von Succinylcholin verzichtet und statt dessen Intubationsdosen von Pancuronium oder einem anderen nichtdepolarisierenden Relaxans zugeführt.

## 6.7 Antagonisten

Die Antagonisten der nichtdepolarisierenden Muskelrelaxanzien, d. h. die *Cholinesterasehemmer* wie z. B. Neostigmin (Prostigmin), Edrophonium (Tensilon) oder Pyridostigmin (Mestinon), können ebenfalls kardiovaskuläre Reaktionen auslösen, die bei der Indikation für den Einsatz dieser Substanzen sorgfältig beachtet werden müssen. Beobachtet werden vielfältige *Herzrhythmusstörungen*; Herzstillstände sind ebenfalls beschrieben worden. Ursache der Herzrhythmusstörungen ist wahrscheinlich eine Stimulation der muskarinartigen cholinergen Rezeptoren des Herzens. Zur Prävention ist die gleichzeitige oder vorangehende Zufuhr eines Parasympathikolytikums wie z. B. Atropin in ausreichender Dosis erforderlich. Klinisch gilt:

> ! Der Einsatz von Cholinesterasehemmern zur Antagonisierung nichtdepolarisierender Muskelrelaxanzien sollte beim Herzkranken nur nach sehr strenger Indikationsstellung und unter kontinuierlicher EKG-Kontrolle erfolgen.

### Literatur

Al-Khudhairi D, Gordon G, Morgan M, Whitwam JG (1982) Acute cardiovascular changes following disoprofol. Effects in heavily sedated patients with coronary artery disease. Anaesthesia 37: 1007

Buffington CW, Romson JL, Levine A et al. (1987) Isoflurane induces coronary steal in a canine model of chronic coronary occlusion. Anesthesiology 66: 280

Chong JL, Grebenik C, Sinclair, M et al. (1993) The effect of a cardiac surgical recovery area on the timing of extubation. J Cardiothor Vasc Anesth 7: 137

Ferres CJ, Carson IW, Lyons SM et al. (1987) Haemodynamic effects of vecuronium, pancuronium and atracurium in patients with coronary artery disease. Br J Anaesth 59: 305

Jhaveri R, Joshi P, Batenhorst R, Baughman V, Glass PS (1997) Dose comparison of remifentanil and alfentanil for loss of consciousness. Anesthesiology 87(2): 253–259

Larsen R, Rathgeber J, Bagdahn A et al. (1988) Effects of propofol on cardiovascular dynamics and coronary blood flow in geriatric patients. A comparison with etomidate. Anaesthesia [Suppl] 43: 25

Larsen R, Lange H, Rathgeber J (1988) Myokardstoffwechsel unter Propofol bei geriatrischen Patienten. Ein Vergleich mit Etomidat. Anaesthesist 37: 510

Morris RB, Cahalan MK, Miller RD et al. (1983) The cardiovascular effects of vecuronium (ORG NC 45) and pancuronium in patients undergoing coronary artery bypass grafting. Anesthesiology 58: 438

Mulier JP, Wouters PF, van Aken H, et al. (1991) Cardiodynamics of propofol in comparison with thiopental: Assessment with a transesophageal echocardiographic approach. Anesth Analg 72: 28

Priebe HJ (1988) Isoflurane causes more severe regional myocardial dysfunction than halothane in dogs with critical coronary artery stenosis. Anesthesiology 69: 72

Reiz S, Balfors E, Sorensen MB et al. (1983) Isoflurane – a powerful coronary vasodilator in patients with coronary artery disease. Anesthesiology 59: 91

Royston D (1995) Remifentanil in cardiac surgery. Eur J Anaesthesiol 10 [Suppl 12]: 77

Salmenpara M, Peltola K, Takkunen O et al. (1983) Cardiovascular effects of pancuronium and vecuronium during high-dose fentanyl anesthesia. Anesth Analg 62: 1059

Servin F (1997) Remifentanil: when and how to use it. Eur J Anaesthesiol 14 [Suppl 15]: 41

Shapiro BA (1993) Inhalation-based anesthetic techniques are the key to early extubation of the cardiac surgical patient. J Cardiothor Vasc Anesth 7: 135

Sill JC, Bove AA, Nugent M et al. (1987) Effects of isoflurane on coronary arteries and coronary arterioles in the intact dog. Anesthesiology 66: 273

Sonntag H, Larsen R (1986) Cardiovascular actions of narcotic analgesics. In: Altura BM, Halevy S (eds) Cardiovascular actions of anesthetics and drugs used in anesthesia, vol I. Karger, Basel, p. 74

Stephan H, Sonntag H, Schenk HD et al. (1986) Effects of propofol on cardiovascular dynamics, myocardial blood flow and myocardial metabolism in patients with coronary artery disease. Br J Anaesth 48: 969

# 2 Kardiovaskuläre Medikamente

INHALTSÜBERSICHT

1 Inotrope Substanzen und Vasopressoren  42
1.1 Sympathikomimetika  42
1.1.1 Adrenalin  44
1.1.2 Noradrenalin  46
1.1.3 Isoprenalin  46
1.1.4 Dopamin  47
1.1.5 Dobutamin  48
1.1.6 Dopexamin  49
1.2 Phosphodiesterasehemmer  50
1.2.1 Amrinon  51
1.2.2 Milrinon  52
1.2.3 Enoximon  53
1.3 Digitalis  55
1.4 Kalzium  56
1.5 Glukagon  57

2 β-Rezeptorenantagonisten  57
2.1 Einteilung  57
2.2 Kardiovaskuläre Wirkungen  58
2.3 Nebenwirkungen und Gefahren  59
2.4 Klinische Anwendung  59
2.4.1 Esmolol  60

3 Kalziumantagonisten  61
3.1 Kardiovaskuläre Wirkungen  62
3.2 Anwendung in der Herzchirurgie  63
3.2.1 Nifedipin  63
3.2.2 Verapamil  64

4 Vasodilatatoren  65
4.1 Nitroglyzerin  66
4.1.1 Intraoperative Zufuhr von Nitroglyzerin  67
4.2 Nitroprussid  67
4.3 Phentolamin  68
4.4 Urapidil  69
4.5 ACE-Hemmer  70

5 Antiarrhythmika  71
5.1 Lidocain  75
5.2 Propafenon  75
5.3 Amiodaron  76

Literatur  77

Perioperative Störungen der Herz-Kreislauf-Funktion, die pharmakologisch behandelt werden müssen, treten bei herzchirurgischen Patienten häufig auf. Die wichtigsten Pharmaka, die hierfür angewendet werden, umfassen folgende Gruppen:
- inotrope Substanzen und Vasopressoren,
- β-Rezeptorenantagonisten,
- Kalziumantagonisten,
- Vasodilatatoren,
- Antiarrhythmika.

In diesem Kapitel wird die Pharmakologie dieser Substanzen nur so weit dargestellt, wie sie für den Anästhesisten in der Herzchirurgie von praktischer Bedeutung ist. Spezielle Gesichtspunkte bei einzelnen Herzerkrankungen sind in den entsprechenden Kapiteln beschrieben.

## 1 Inotrope Substanzen und Vasopressoren

Hauptwirkung dieser Pharmaka ist die Steigerung der Kontraktionskraft des Herzens. Sie werden daher v. a. zur Behandlung der Herzinsuffizienz bzw. des Low-output-Syndroms eingesetzt. Folgende Substanzen sind klinisch wichtig: Sympathikomimetika, Phosphodiesterasehemmer, Herzglykoside, Kalzium und Glukagon.

### 1.1 Sympathikomimetika

Diese Substanzen sind adrenerge Agonisten, d. h. sie stimulieren direkt oder indirekt die Erregungsübertragung adrenerger Rezeptoren. *Direkte* Agonisten reagieren selbst mit den Rezeptoren, während *indirekte* Agonisten Noradrenalin aus den postganglionären sympathischen Nervenendigungen freisetzen. Indirekte Agonisten besitzen beim chronisch Herzinsuffizienten keine starken inotropen Effekte, weil die Noradrenalinspeicher teilweise entleert sind. Da es verschiedene adrenerge Rezeptoren gibt ($\alpha_1$-, $\alpha_2$-, $\beta_1$-, $\beta_2$, $\beta_3$-Rezeptoren, Dopamin$_1$-, Dopamin$_2$-Rezeptoren) sind die Wirkungen der Sympathikomimetika komplex (Tabelle 1). Am Herzen wirken diese Substanzen positiv-inotrop und positiv-chronotrop (s. unten).

■ **β-Rezeptoren.** Derzeit werden 3 β-Rezeptortypen unterschieden: $\beta_1$, $\beta_2$ und $\beta_3$-Rezeptoren. $\beta_1$-Rezeptoren befinden sich hauptsächlich in Nachbarschaft der adrenergen Nervenendigungen peripherer Zielorgane, $\beta_2$-Rezeptoren hingegen präsynaptisch, aber auch postsynaptisch, z. B. im Gehirn, $\beta_3$-Rezeptoren im Fettgewebe.

■ **α-Rezeptoren.** 2 Hauptgruppen werden unterschieden: $\alpha_1$ und $\alpha_2$, von denen inzwischen je 3 Untertypen mit unterschiedlicher Gewebeverteilung identifiziert

**Tabelle 1.** Subtypen adrenerger Rezeptoren (Mod. nach Lefkowitz)

| Rezeptor | Agonist | Lokalisation | Reaktion |
|---|---|---|---|
| $\alpha_1$ | Adrenalin > Noradrenalin >> Isoproterenol; Phenylephrin | glatte Muskeln von Gefäßen und Urogenitaltrakt Leber Darmmuskel Herz | Kontraktion<br><br>Glykogenolyse, Relaxierung, Zunahme der Kontraktilität, Arrhythmien |
| $\alpha_2$ | Adrenalin > Noradrenalin >> Isoproterenol; Clonidin | Pankreaszellen ($\beta$)<br><br>Thrombozyten Gefäßmuskelzelle | Abnahme der Insulinsekretion<br><br>Aggregation Kontraktion |
| $\beta_1$ | Isoproterenol > Noradrenalin = Adrenalin | Herz<br><br><br><br><br><br><br>juxtaglomeruläre Zellen | Zunahme von Kontraktionskraft und -frequenz und AV-Überleitungsgeschwindigkeit, Steigerung der Reninsekretion |
| $\beta_2$ | Isoproterenol > Adrenalin > Noradrenalin; Terbutalin | glatte Muskeln: Gefäße, Bronchien, gastrointestinal, urogenital Skelettmuskulatur Leber | Dilatation<br><br><br><br><br>Glykogenolyse, $K^+$-Aufnahme, Glukoneogenese |
| $\beta_3$ | Isoproterenol = Noradrenalin > Adrenalin | Fettgewebe | Lipolyse |

worden sind, deren Wirkungsmechanismus und Gewebelokalisation allerdings noch nicht eindeutig definiert worden ist. Diese Untertypen werden als $\alpha_{1A}$, $\alpha_{1B}$, $\alpha_{1D}$ sowie $\alpha_{2A}$, $\alpha_{2B}$ und $\alpha_{2C}$ bezeichnet.

$\alpha_1$-Rezeptoren finden sich, wie die $\beta_1$-Rezeptoren, hauptsächlich in Nähe der adrenergen Nervenendigungen peripherer Organe, $\alpha_2$-Rezeptoren, wiederum wie die $\beta_2$-Rezeptoren, präsynaptisch sowie im Gehirn.

**Kardiale Wirkungen von Sympathikomimetika:**

*Zunahme der Kontraktilität*
- Zunahme der Kontraktionsgeschwindigkeit,
- Steigerung der Kontraktionskraft.

*Zunahme der Leitungsgeschwindigkeit in*
- Vorhöfen,
- AV-Knoten,
- His-Bündel und Purkinje-Fasern.

*Zunahme der Automatie von*
- Sinusknoten,
- AV-Knoten,
- His-Bündel und Purkinje-Fasern.

*Auswirkungen*
- Anstieg von Herzfrequenz, Schlagvolumen und Herzzeitvolumen.

*Nebenwirkungen*
- Tachyarrhythmien,
- Myokardischämie durch Steigerung des myokardialen $O_2$-Verbrauchs.

In Tabelle 2 sind wichtige Sympathikomimetika und ihre adrenergen Rezeptoren zusammengestellt.

**Tabelle 2.** Sympathikomimetika und ihre Rezeptoren

| Substanz | Rezeptor | Dosis |
|---|---|---|
| Adrenalin[a] | $\alpha, \beta_1, \beta_2, \beta_3$ | 2–20 µg/min |
| Noradrenalin[a] | $\alpha, \beta_1, \beta_2, \beta_3$ | 2–16 µg/min |
| Isoproterenol | $\beta$ | 1– 5 µg/min |
| Dopamin[a] | $DA_1, DA_2, \beta_1, \beta_2$ | 2–30 µg/kg KG/min |
| Dobutamin | $\beta$ | 1–10 µg/kg KG/min |
| Dopexamin | $\beta_2, \beta_1, DA_1, DA_2$ | 1– 4 µg/kg KG/min |

[a] Adrenalin, Noradrenalin und Dopamin werden auch als Katecholamine bezeichnet; *DA* Dopaminrezeptoren.

### 1.1.1 Adrenalin

Adrenalin (Suprarenin) ist ein natürliches Katecholamin, das im Nebennierenmark gebildet wird. Die Substanz wirkt nicht nur auf das Herz-Kreislauf-System, sondern auch auf den Stoffwechsel.

■ **Wirkungen.** Die Herz-Kreislauf-Wirkungen von Adrenalin entstehen durch Stimulation von α- und β-Rezeptoren. Welche Wirkung überwiegt, hängt v. a. von der Dosis ab (Tabelle 3).

**Tabelle 3.** Rezeptorwirkungen von Adrenalin

| Dosis [µg/min] | Wirkung |
|---|---|
| 1– 2 | Primär β-Stimulation |
| 2–10 | Gemischte α- und β-Stimulation |
| 10–20 | Primär α-Stimulation |

Stimulation der $\beta_1$-Rezeptoren des Herzens führt zu einer starken positiv-inotropen und -chronotropen Wirkung. Die Wirkung auf die Rezeptoren peripherer Gefäßgebiete hängt von den dort vorhandenen Rezeptoren ab. Die Haut- und Nierengefäße kontrahieren sich mit jeder Adrenalindosis. Mittlere Dosen (1–10 µg/min) erweitern die Splanchnikus- und Muskelgefäße aufgrund einer $\beta_2$-Stimulation; bei Dosen von über 10 µg/min überwiegt insgesamt die α-Stimulation mit Vasokonstriktion.

■ **Einsatz in der Herzchirurgie.** Hier wird die Substanz v. a. bei der Behandlung des Low-output-Syndroms angewandt, außerdem noch beim Herzstillstand. Adrenalin ist, abgesehen von der Behandlung des Herzstillstands, weitgehend durch Dopamin als primäre inotrope Substanz verdrängt worden, weil die Nebenwirkungen von Dopamin geringer sind. Nicht selten werden jedoch beide Substanzen beim Low-output-Syndrom miteinander kombiniert.

> **Praktische Grundsätze für die Anwendung:**
> ▶ Beim Low-output-Syndrom beträgt die Dosierung 2–20 µg/min per Infusionspumpe.
> ▶ Beim Herzstillstand werden 0,5–1 ml der 1:1000 bzw. 5–10 ml der 1:10 000 verdünnten Lösung, wenn erforderlich wiederholt, i. v. injiziert.
> ▶ Zur Stimulation des Herzens können Bolusinjektionen von 2–8 µg i. v. zugeführt werden. Bei dieser Dosierung tritt meist keine Hypertonie und Tachykardie auf. Die Wirkung hält etwa 1–5 min an.
> ▶ Adrenalin kann auch angewandt werden, um feines Kammerflimmern (kleine Amplitude) in grobes Kammerflimmern (hohe Amplitude) umzuwandeln. Hierdurch wird der Erfolg einer Defibrillation verbessert.

■ **Gefahren.** Der Einsatz von Adrenalin in der Herzchirurgie wird v. a. durch folgende Nebenwirkungen begrenzt:
● Tachykardie und Arrhythmien,
● periphere Vasokonstriktion mit Anstieg des Gefäßwiderstands.

Tachykardien sind besonders beim Koronarkranken gefährlich, weil hierdurch der $O_2$-Verbrauch des Myokards gesteigert wird. Eine ausgeprägte Vasokonstriktion wirkt dem erwünschten Anstieg des Herzzeitvolumens entgegen und verschlechtert die Durchblutung der Organe, v. a. der Niere. Patienten unter Erhaltungsdosen von β-Blockern sind besonders gefährdet.

Die Nebenwirkungen sind zumeist dosisabhängig. Treten sie auf, so muß die Dosis reduziert oder die Zufuhr der Substanz unterbrochen werden. Möglich ist auch die Kombination mit einer anderen inotropen Substanz bei reduzierter Dosis.

## 1.1.2 Noradrenalin

Noradrenalin (Arterenol) ist ebenfalls ein natürliches Katecholamin, der Transmitter postganglionärer sympathischer Nervenendigungen. Außerdem spielt die Substanz eine wichtige Rolle im zentralen Nervensystem.

■ **Wirkungen.** Die Herz-Kreislauf-Wirkungen von Noradrenalin entstehen durch periphere Stimulation von α-Rezeptoren und durch Stimulation der $β_1$-Rezeptoren des Herzens. Im Gegensatz zu Adrenalin tritt die α-adrenerge Stimulation bereits nach geringen Dosen von Noradrenalin auf:
- Eine ausgeprägte arterioläre Konstriktion mit Anstieg des Gefäßwiderstands ist die Folge. Die Venen kontrahieren sich ebenfalls.

Die $β_1$-Wirkungen von Noradrenalin, positive Inotropie und Chronotropie, entsprechen prinzipiell denen von Adrenalin, werden jedoch durch Gegenregulationsvorgänge überlagert. Der Anstieg des Blutdrucks durch Noradrenalin geht beim Gesunden mit einer *Reflexbradykardie* (Stimulation der Barorezeptoren) einher. Periphere Vasokonstriktion und Bradykardie wirken dem Anstieg des Herzzeitvolumens entgegen; aufgrund dieser Wirkungen kann das Herzzeitvolumen unter Noradrenalininfusion sogar abfallen.

■ **Einsatz in der Herzchirurgie.** Noradrenalin wird eingesetzt, wenn der Gefäßwiderstand und der arterielle Blutdruck so stark erniedrigt sind, daß mit einer Mangeldurchblutung des Myokards und des Gehirns gerechnet werden muß. Hierbei geht die verbesserte Durchblutung von Hirn und Myokard mit einer verminderten Durchblutung anderer Organe einher.

> **Grundsätze für die praktische Anwendung:**
> ▶ Die Dosierung bei schwerem Blutdruckabfall aufgrund eines stark verminderten Gefäßwiderstands beträgt 2–16 µg/min per Infusionspumpe.
> ▶ Die Dosierung sollte so niedrig wie möglich gewählt werden, d. h. der mittlere arterielle Druck sollte nur so weit gesteigert werden, wie für eine ausreichende Durchblutung der Vitalorgane erforderlich.
> ▶ Die Substanz sollte nur über einen zentralen Venenkatheter infundiert werden.
> ▶ Die Infusionszeit sollte so kurz wie möglich sein.

■ **Gefahren.** Hauptgefahr der Noradrenalinzufuhr ist die Ischämie der Niere und des Splanchnikusgebiets aufgrund der ausgeprägten Vasokonstriktion. Außerdem steigert die Substanz den myokardialen $O_2$-Bedarf.

## 1.1.3 Isoprenalin

Diese Substanz, das Stereoisomer zu Orciprenalin, ist ein synthetisches Sympathikomimetikum mit reiner β-adrenerger Wirkung. Sie besitzt die stärksten herzstimulierenden Eigenschaften unter den Katecholaminen.

■ **Wirkungen.** Die Herz-Kreislauf-Wirkungen von Isoprenalin entstehen ausschließlich durch eine Stimulation der β-Rezeptoren:
- Kontraktilität und Herzfrequenz nehmen zu,
- der periphere Widerstand fällt aufgrund einer Vasodilatation in den von β-Rezeptoren versorgten Gefäßgebieten ab,
- die Koronardurchblutung nimmt zu ($β_2$-Stimulation + Steigerung des Myokardmetabolismus),
- der diastolische Aortendruck kann aufgrund der vasodilatierenden Eigenschaften abnehmen (Abfall des koronaren Perfusionsdrucks),
- steigt der arterielle Blutdruck unter Isoprenalin an, so beruht dieser Anstieg ausschließlich auf einer Zunahme des Herzzeitvolumens, weil die Substanz keine vasokonstriktorischen Eigenschaften besitzt.

■ **Einsatz in der Herzchirurgie.** Isoprenalin ist bei bestimmten Formen der Herzinsuffizienz indiziert, z. B. wenn eine höhere Herzfrequenz und ein erniedrigter peripherer Widerstand erwünscht sind. Außerdem wird die Substanz bei akuter schwerer Bradykardie und beim AV-Block eingesetzt. Eine Wirksamkeit bei primärer pulmonaler Hypertonie (Dilatation der Pulmonalgefäße) ist nicht gesichert.

▶ Die Dosierung von Isoprenalin beträgt 1–5 µg/min per Infusionspumpe.

■ **Gefahren.** Die Hauptnebenwirkungen von Isoprenalin sind:
- Tachykardie und Arrhythmien,
- Blutdruckabfall.

Besonders gefährdet sind Patienten mit koronarer Herzkrankheit; hier kann Isoprenalin zu einer Myokardischämie führen, weil einerseits der myokardiale $O_2$-Bedarf durch Isoprenalin gesteigert wird und andererseits die Koronardurchblutung durch einen Abfall des mittleren diastolischen Aortendrucks abnehmen kann.

### 1.1.4 Dopamin

Dopamin ist ein natürliches Katecholamin, das in postganglionären sympathischen Nervenendigungen und im Nebennierenmark als Vorstufe von Noradrenalin gebildet wird. Außerdem spielt die Substanz eine wichtige Rolle als Überträgerstoff im zentralen Nervensystem.

■ **Wirkungen.** Die Herz-Kreislauf-Wirkungen von Dopamin entstehen durch Stimulation dopaminerger sowie β- und α-adrenerger Rezeptoren, und zwar in Abhängigkeit von der Dosis:
- Dosen von 1–3 µg/kg KG/min stimulieren v. a. die dopaminergen Rezeptoren in Nieren-, Splanchnikus- und Koronargefäßen. Die Durchblutung dieser Gefäßgebiete nimmt zu.
- Dosen zwischen 1–10 µg/kg KG/min stimulieren v. a. die $β_1$-Rezeptoren: Kontraktilität, Herzfrequenz und Herzzeitvolumen steigen mit zunehmender Dosis an. Der periphere Gefäßwiderstand fällt zunächst ab, die Nierendurchblutung nimmt zu.

- Dosen über 5–10 µg/kg KG/min stimulieren außerdem die α-Rezeptoren. Mit steigender Dosis nimmt der periphere Widerstand zu, die Nierendurchblutung ab.

Hierbei muß folgendes beachtet werden: Die Rezeptorwirkung von Dopamin ist nicht eng an bestimmte Dosisbereiche gebunden, so daß eine beträchtliche Variationsbreite der kardiovaskulären Wirkungen beim jeweiligen Patienten zu erwarten ist.

■ **Einsatz in der Herzchirurgie.** Dopamin ist gegenwärtig die inotrope Substanz der Wahl zur Behandlung einer leichten bis mäßig schweren Herzinsuffizienz. *Schwere* Störungen der Herzfunktion nach dem kardiopulmonalen Bypass können hingegen durch Dopamin allein meist nicht erfolgreich beseitigt werden. Bei schwerer Herzinsuffizienz kann Dopamin mit einer anderen positiv-inotropen Substanz, z. B. Adrenalin bzw. einem Vasodilatator, kombiniert werden.

---

**Praktische Grundsätze für die Anwendung von Dopamin:**
▶ Die Dosierung von Dopamin beträgt 2–30 µg/kg KG/min per Infusionspumpe.
▶ Wird der gewünschte inotrope Effekt mit Dosen zwischen 10–15 µg/kg KG/min nicht erreicht, sollte Dopamin mit einer anderen inotropen Substanz kombiniert oder die Zufuhr zugunsten eines stärker wirksamen Katecholamins (Adrenalin, Isoprenalin) unterbrochen werden.
▶ Bei Zufuhr anderer Katecholamine kann Dopamin in einer Dosis von 1–3 µg/kg KG/min infundiert werden, um die Nierendurchblutung zu steigern.
▶ Beim Low-output-Syndrom durch Myokardinfarkt ist Dopamin günstiger als Isoproterenol.

---

■ **Gefahren.** Je nach Dosis entsprechen die Nebenwirkungen denen anderer Katecholamine:
- Tachykardie und Arrhythmien,
- ausgeprägte Vasokonstriktion mit Abnahme der peripheren Durchblutung einschließlich der Niere,
- Steigerung des myokardialen $O_2$-Verbrauchs.

### 1.1.5 Dobutamin

Dobutamin (Dobutrex) ist ein synthetisches Sympathikomimetikum mit geringeren Wirkungen auf den peripheren Gefäßwiderstand und die Herzfrequenz als andere Katecholamine.

■ **Wirkungen.** Dobutamin stimuliert primär die β-Rezeptoren, setzt jedoch nicht, wie Dopamin, Noradrenalin aus sympathischen Nervenendigungen frei. Spezifische dopaminerge Rezeptoren in der Niere werden nicht stimuliert:

- Kontraktilität und Herzfrequenz steigen an, das Herzzeitvolumen nimmt zu,
- in der Peripherie wirkt Dobutamin primär vasodilatierend, vergleichbar dem Isoprenalin.

Entgegen den ursprünglichen Erwartungen besitzt Dobutamin nicht nur positiv-inotrope, sondern auch positiv-chronotrope und peripher vasodilatierende Eigenschaften.

■ **Einsatz in der Herzchirurgie.** Dobutamin wird v.a. zur Behandlung der Herzinsuffizienz eingesetzt; günstige Wirkungen sind zu erwarten, wenn der periphere Widerstand hoch und der Blutdruck normal ist. Bei Patienten mit niedrigem Blutdruck sollte Dobutamin vermieden werden. Die Substanz kann mit Vasodilatatoren und mit anderen positiv-inotropen Substanzen kombiniert werden.

> **Praktische Anwendung von Dobutamin:**
> ▶ Die Dosierung von Dobutamin beträgt 1–10 µg/kg KG/min per Infusionspumpe.
> ▶ Die positiv-chronotropen und peripher vasodilatierenden Wirkungen sind variabel.
> ▶ Reagiert das Herz unter Dobutamin nicht mit einem Anstieg des Herzzeitvolumens, so muß mit einem Abfall des arteriellen Blutdrucks gerechnet werden.

■ **Gefahren.** Abhängig von der Dosis sind folgende Nebenwirkungen zu erwarten:
- Tachykardie und Arrhythmien,
- Abnahme des Gefäßwiderstands mit Abfall des Blutdrucks,
- Anstieg des myokardialen $O_2$-Verbrauchs.

## 1.1.6 Dopexamin

Dieses synthetische Katecholamin ist strukturverwandt mit Dopamin und Dobutamin. Die Substanz stimuliert dopaminerge und β-adrenerge Rezeptoren, wobei die Affinität zu den $β_2$-Rezeptoren 10fach größer sein soll als zu den $β_1$-Rezeptoren. Entsprechend wirkt Dopexamin positiv-inotrop und chronotrop sowie vasodilatierend.

■ **Wirkungen.** Bei gesunden Freiwilligen steigert Dopexamin das Schlagvolumen und die Herzfrequenz, der periphere Widerstand fällt aufgrund der $β_2$-Rezeptorstimulation ab. Die Durchblutung im Splanchnikusgebiet bzw. von Darm, Leber, Milz und Niere nimmt zu, bedingt durch Stimulation der Dopamin-1-Rezeptoren.

Die Urinausscheidung wird gesteigert.
- Bei Patienten mit **chronischer Herzinsuffizienz** wirkt Dopexamin positiv-inotrop und vasodilatierend: das Schlagvolumen nimmt zu, das Afterload nimmt ab (durch Abnahme des peripheren Gefäßwiderstands); der pulmonale Gefäßwiderstand wird ebenfalls vermindert, die Nierendurchblutung gesteigert. Die Herzfrequenz nimmt weniger zu als bei gesunden Freiwilligen.
- Starke positiv-inotrope Wirkungen von Dopexamin sind v. a. bei *schwerer* chronischer Herzinsuffizienz zu erwarten, da hierunter die Anzahl der $\beta_2$-Rezeptoren zunimmt und das normale Verhältnis der $\beta_1$- zu den $\beta_2$-Rezeptoren im linken Ventrikel von etwa 4:1 einen Wert von etwa 1:1 erreicht. Daneben hemmt Dopexamin die neuronale Aufnahme von Noradrenalin und wirkt hierdurch vermutlich zusätzlich (indirekt) positiv-inotrop.
- Bei Patienten im **septischen Schock** steigert Dopexamin dosisabhängig das Herzzeitvolumen, das Schlagvolumen und die Herzfrequenz; der periphere Gefäßwiderstand fällt in der ersten Stunde ab und erreicht in den nächsten 2–3 h wieder die Ausgangswerte. Die Urinausscheidung nimmt signifikant zu. Ob die Substanz bei septischen Patienten durch Umverteilung des Herzzeitvolumens auch die Durchblutung des Splanchnikusgebietes steigert, ist derzeit nicht geklärt.

■ **Einsatz in der Herzchirurgie.** Hierzu liegen bisher nur wenige Untersuchungen vor. Bei Low-output-Syndrom in der Postbypassphase nach Koronarbypassoperationen oder Klappenersatz steigert Dopexamin das Herzzeitvolumen und das Schlagvolumen, die Herzfrequenz nimmt zu; peripherer Gefäßwiderstand und pulmonaler Gefäßwiderstand fallen ab. Der Anstieg des Herzzeitvolumens beruht bei diesen Patienten auf der positiv-chronotropen und vasodilatierenden Wirkung von Dopexamin. In Vergleichsuntersuchungen mit Dobutamin ergaben sich bei Patienten mit Low-output-Syndrom nach kardiopulmonalem Bypass keine Vorteile für Dopexamin.

> **Praktische Anwendung:**
> ▶ Dopexamin wird kontinuierlich über Perfusor infundiert.
> ▶ Die Dosierung beträgt 1–4 µg/kg KG/min.
> ▶ Dosen von 4 µg/kg KG/min sollten nicht überschritten werden.

■ **Gefahren.** Die Nebenwirkungen hängen vor allem von der Dosis ab:
- Tachykardie, besonders ab Dosen von > 4 µg/kg KG/min,
- Steigerung des myokardialen $O_2$-Verbrauchs,
- Myokardischämien bei Patienten mit koronarer Herzkrankheit.

## 1.2 Phosphodiesterasehemmer

Substanzen dieser Gruppe hemmen die Phosphodiesterase Typ III (PDE III). Ihre Wirkung beruht im wesentlichen auf einer Erhöhung des cAMP-Gehalts im Herzmuskel. Hierdurch wird der Einstrom von Kalzium über die langsamen Kanäle verstärkt und der Kalziumgehalt des sarkoplasmatischen Retikulums vermehrt. Kalzium aktiviert die kontraktilen Proteine, die Myokardkontraktilität nimmt zu. Wegen ihrer positiv-inotropen und vasodilatierenden Wirkungen auf Venen und Arterien werden die Phosphodiesterasehemmer auch als „Inodilatoren" bezeichnet. Primäre Indikation für ihren Einsatz ist gegenwärtig die Herzinsuffizienz bzw. in der Herzchirurgie das therapierefraktäre Low-output-Syndrom.

Zwei Gruppen von Phosphodiesterasehemmern können unterschieden werden: Bipyridinderivate wie Amrinon und Milrinon und Imidazolderivate wie Enoximon und Piroximon.

### 1.2.1 Amrinon

Amrinon (Wincoram) ist ein PDE-III-Inhibitor vom Bipyridintyp mit positiv-inotropen und vasodilatierenden Eigenschaften, der zur Behandlung der Herzinsuffizienz eingesetzt wird.

■ **Wirkungen.** Amrinon erhöht dosisabhängig die Kontraktionskraft des Herzens und wirkt direkt dilatierend auf periphere Arterien und Venen. Bei Patienten mit Herzinsuffizienz der Schweregrade III und IV sind folgende Wirkungen nachweisbar:
- Der Herzindex nimmt um 30–112 % zu, der Lungenkapillarenverschlußdruck (PCWP) um 16–53 % ab; der pulmonale Gefäßwiderstand fällt um 24–50 % ab, der rechte Vorhofdruck um 36–44 %.
- Der periphere Gefäßwiderstand wird vermindert.
- Der arterielle Mitteldruck nimmt ab oder ändert sich nicht wesentlich.
- Die Herzfrequenz bleibt unverändert oder nimmt leicht zu.

Die Wirkungen von Amrinon auf regionale Gefäßgebiete beim Versuchstier sind unterschiedlich: Die Koronardurchblutung sowie die Nieren-, Leber- und Splanchnikusdurchblutung nehmen zu, die Muskel-, Hirn- und Darmdurchblutung hingegen ab. Bei Patienten mit Herzinsuffizienz beruht die Steigerung der Nierendurchblutung wahrscheinlich auf der Zunahme des Herzzeitvolumens. Herzrhythmusstörungen scheinen durch Amrinon nicht begünstigt oder ausgelöst zu werden. Insgesamt sind die positiv-inotropen Wirkungen mit denen von Dopamin und Dobutamin vergleichbar; im Gegensatz zu Dopamin erhöht Amrinon bei Herzinsuffizienten nicht die Herzfrequenz und den arteriellen Blutdruck. Die gleichzeitige Zufuhr von Amrinon und Katecholaminen wirkt potenzierend und reduziert den Dosisbedarf an Katecholaminen. Die Kombination von Amrinon mit Vasodilatatoren könnte ebenfalls die Hämodynamik von Herzinsuffizienten verbessern. Die *Halbwertszeit* von Amrinon beträgt beim Gesunden etwa 2,6 h, bei schwerer Herzinsuffizienz 5–8 h. Die Elimination erfolgt primär über die Nieren.

■ **Einsatz in der Herzchirurgie.** Die bisherigen Erfahrungen mit Amrinon in der Herzchirurgie sind begrenzt. Amrinon kann zur Behandlung der akuten Herzinsuffizienz eingesetzt werden, um die erhöhten Füllungsdrücke zu senken und das Herzzeitvolumen zu steigern. Die Wirkung setzt sofort nach der i. v.-Injektion ein. Außerdem kann die Substanz bei akutem Infarkt mit linksventrikulären Funktionsstörungen angewendet werden, da der myokardiale $O_2$-Verbrauch abnimmt und der kollaterale Blutfluß im Myokard möglicherweise gesteigert wird. Weiterhin ist wegen der synergistischen Wirkung mit Katecholaminen der Einsatz von Amrinon beim katecholaminrefraktären kardiogenen Schock möglich. Die Wirkung setzt gewöhnlich nach mehreren Minuten ein.

---

**Praktische Anwendung von Amrinon:**
- Zu Beginn wird ein Bolus von durchschnittlich 0,75–1,5 mg/kg Amrinon (Bereich 0,5–3,5 mg/kg) über 3–5 min verabreicht, nach 15–30 min ein weiterer Bolus von etwa 0,75 mg/kg.
- Im Anschluß an den Bolus erfolgt eine Dauerinfusion in einer Dosierung von 5–10 µg/kg/min, bei therapierefraktärem kardiogenem Schock bis zu 20 µg/kg/min. Hierbei sollten keine anderen Substanzen in den venösen Zugang gegeben werden.
- Die Halbwertszeit post Bypass beträgt 210 min.
- Die Maximaldosis sollte 18 mg/kg/24 h nicht überschreiten.
- Unter der Therapie können die Füllungsdrücke des Herzens und nachfolgend der Blutdruck so weit abfallen, daß die Dosis reduziert werden muß.
- Bei schwerem kardiogenem Schock nach Herzoperationen kann Amrinon mit Katecholaminen kombiniert werden.

---

■ **Gefahren.** Die meisten Nebenwirkungen von Amrinon sind dosisabhängig:
- Blutdruckabfall durch Abnahme der Füllungsdrücke, v. a. nach höheren Dosen.
- Gelegentlich Tachykardie, ebenfalls bei hohen Dosen.
- Herzrhythmusstörungen, wahrscheinlich nicht durch die Substanz direkt hervorgerufen (Häufigkeit etwa 2,4 %).
- Thrombozytopenie, in erster Linie nach chronischer Einnahme, bedingt durch gesteigerten peripheren Verlust (Häufigkeit etwa 20 %). Nach akuter i. v.-Zufuhr wahrscheinlich nicht von Bedeutung.

### 1.2.2 Milrinon

Milrinon, ein PDE-III-Inhibitor der 2. Generation (Bypiridintyp), wirkt positiv-inotrop und vasodilatierend. Die hämodynamischen Wirkungen entsprechen im wesentlichen denen von Amrinon, allerdings ist Milrinon 12- bis 15mal stärker inotrop wirksam.

■ **Wirkungen.** Milrinon steigert die Myokardkontraktilität und senkt den peripheren und pulmonalen Gefäßwiderstand. Herzzeitvolumen und Schlagvolumen nehmen zu, der arterielle Blutdruck fällt ab.

Während für die orale Langzeitanwendung von Milrinon bei Patienten mit chronischer Herzinsuffizienz eine erhöhte Mortalität gefunden wurde, liegt für die kurzzeitige *intravenöse* Anwendung bei Herzinsuffizienz oder Ventrikelfunktionsstörungen nach kardiopulmonalem Bypass eine Vielzahl günstiger Untersuchungsergebnisse vor.

Bei akuter Herzinsuffizienz bewirkt Milrinon einen Anstieg des Herzzeitvolumens um bis zu 45 %, jedoch ohne Steigerung des globalen myokardialen $O_2$-Verbrauchs.

Bei Koronarpatienten fanden sich unter kontinuierlicher Infusion von Milrinon nach Abgehen vom kardiopulmonalen Bypass folgende Wirkungen:
- signifikanter Anstieg des Schlagvolumens und des Herzzeitvolumens,
- Abfall von rechtem Vorhofdruck, Pulmonalarteriendruck und Lungenkapillarenverschlußdruck,
- Abfall des arteriellen Blutdrucks und des peripheren Gefäßwiderstands.

Milrinon scheint auch die diastolische Herzfunktion günstig zu beeinflussen. Die Relaxation des Myokards soll verbessert werden, die linksventrikuläre Wandspannung abnehmen, die Ventrikelfüllung und die Koronardurchblutung zunehmen und das $O_2$-Angebot für das Myokard optimiert werden.

■ **Einsatz in der Herzchirurgie.** Milrinon wird derzeit v. a. nach Koronarbypassoperationen eingesetzt, um die Herzleistung zu normalisieren, z. B. bei erschwertem Abgehen vom kardiopulmonalen Bypass. Günstige Wirkungen sind insbesondere dann zu erwarten, wenn der Herzindex weniger als 2 l/min/m² beträgt und der Wedgedruck über 12 mm Hg liegt, weiterhin, wenn der pulmonale Gefäßwiderstand erhöht ist. Nach Mitralklappenersatz kann Milrinon einen erhöhten pulmonalen Gefäßwiderstand senken. Bei Patienten, die auf eine Herztransplantation warten, wurde Milrinon über 17 Tage erfolgreich eingesetzt, um die Hämodynamik zu verbessern.

> **Praktische Anwendung von Milrinon:**
> ▶ Milrinon wird kontinuierlich intravenös zugeführt.
> ▶ Die initiale Dosierung beim Low-output-Syndrom beträgt 50 μg/kg als Bolus i. v., gefolgt von einer kontinuierlichen Infusion in einer Dosierung von etwa 0,5 μg/kg KG/min.
> ▶ Die Halbwertszeit post Bypass beträgt etwa 50 min.
> ▶ Beim Auftreten von Arrhythmien muß die Dosis reduziert werden.

■ **Nebenwirkungen.** Sie entsprechen im wesentlichen denen von Amrinon.

### 1.2.3 Enoximon

Enoximon (Perphan) ist ein Imidazolderivat, dessen Wirkungen im wesentlichen denen anderer Phosphodiesterase-III-Hemmer entsprechen. Die Substanz kann oral und intravenös zugeführt werden; die Metabolisierung erfolgt v. a. in der

Leber, zu einem geringen Teil auch in der Niere. Die Halbwertszeit beträgt nach oraler Zufuhr bei Patienten mit Herzinsuffizienz etwa 13 h, nach intravenöser Zufuhr etwa 6 h.

■ **Wirkungen.** Enoximon wirkt vasodilatierend, besonders auf die Muskel- und Pulmonalgefäße, außerdem positiv-inotrop und positiv-chronotrop. Der positiv-inotrope Effekt und die pulmonale Gefäßdilatation sollen stärker ausgeprägt sein als bei Amrinon.

Bei Patienten mit Herzinsuffizienz steigt unter Enoximon das Herzzeitvolumen an, während systemischer Gefäßwiderstand und Lungenkapillarenverschlußdruck (PCWP) abfallen und mittlerer arterieller Druck und Herzfrequenz sich nicht wesentlich ändern.

Bei koronarchirurgischen Patienten treten unter Fentanyl-Midazolam-Anästhesie folgende kardiovaskulären Wirkungen auf:
- leichter Blutdruckabfall (um etwa 10 %),
- Abnahme des systemischen Gefäßwiderstands um etwa 25 %,
- geringe Zunahme der Herzfrequenz,
- Anstieg des Herzzeitvolumens um etwa 25 %.

Bei Zufuhr von Isofluran wird der vasodilatierende und blutdrucksenkende Effekt von Enoximon verstärkt, während das Herzzeitvolumen unverändert bleibt. Halothan bewirkt ebenfalls einen weiteren Abfall des Blutdrucks, außerdem wird das durch Enoximon erhöhte Herzzeitvolumen wieder um etwa 20 % vermindert.

■ **Einsatz in der Herzchirurgie.** Die Substanz wurde bisher v. a. bei Koronarbypassoperationen eingesetzt, um die Herzleistung zu normalisieren, insbesondere bei schwieriger Entwöhnung vom kardiopulmonalen Bypass. Bei zahlreichen Patienten können mit Enoximon das Herzzeitvolumen gesteigert und erhöhte Füllungsdrücke des Herzens gesenkt werden. Auch soll Enoximon eine akute Blockade der β-Rezeptoren wirkungsvoller beseitigen als Dobutamin.

Weiterhin ist die Substanz erfolgreich bei Patienten mit schwerem Low-output-Syndrom eingesetzt worden, das nicht mehr auf Katecholamine ansprach.

> **Praktische Anwendung von Enoximon:**
> ▶ Die initiale Dosierung beim Low-output-Syndrom beträgt etwa 0,5 mg/kg langsam i. v., gefolgt von einer kontinuierlichen Infusion in einer Dosierung von 2,5–10 µg/kg/min bzw. nach Wirkung.
> ▶ Die Halbwertszeit beträgt 1–2 h.
> ▶ Die Nebenwirkungen von Enoximon entsprechen im wesentlichen denen von Amrinon (s. dort).

## 1.3 Digitalis

Digoxin ist der Prototyp eines Digitalispräparats und die am häufigsten klinisch eingesetzte Substanz. Andere Digitalispräparate unterscheiden sich v. a. in ihren pharmakokinetischen Eigenschaften voneinander.

■ **Wirkungen.** Nach i. v.-Injektionen steigt die Serumkonzentration von Digoxin rasch auf einen Maximalwert an; innerhalb der nächsten 2–4 h tritt eine Umverteilung auf. Die Eliminationshalbwertszeit beträgt 30–36 h. Haupteliminationsweg ist die renale Ausscheidung der unveränderten Substanz. Die Initialdosis von Digoxin liegt zwischen 0,01 und 0,015 mg/kg KG. Bei schneller Aufsättigung wird diese Dosis meist in 3 Einzeldosen unterteilt und in 6stündigem Abstand zugeführt. Die Erhaltungsdosis liegt bei etwa 1/3 der Initialdosis, sofern die Nierenfunktion normal ist. Bei eingeschränkter Nierenfunktion muß die Dosis reduziert werden.

Die *kardiovaskulären Wirkungen* von Digoxin sind komplex:
- Bei normalen und insuffizienten Herzen nimmt die Kontraktilität zu.
- Bei herzinsuffizienten Patienten nimmt die Herzfrequenz ab, nicht hingegen bei normalen Herzen.
- Die Leitungsgeschwindigkeit im AV-Knoten und in den Purkinje-Fasern wird vermindert.
- EKG-Effekte: PR-Intervall verlängert, jedoch nicht über 0,25 s; QT-Intervall verkürzt; ST-Segment gesenkt; T-Welle abgeflacht oder negativ.
- Bei Patienten mit normaler Ventrikelfunktion nimmt der periphere Gefäßwiderstand zu, bei Patienten mit Herzinsuffizienz hingegen ab.

■ **Einsatz in der Herzchirurgie.** Digitalis wird bei der Behandlung der chronischen Herzinsuffizienz sowie bei bestimmten Herzrhythmusstörungen eingesetzt. Die Anwendung in der herzchirurgischen Anästhesie ist eng begrenzt. Präoperativ werden Digitalispräparate fast immer abgesetzt und erst einige Zeit nach der Operation wieder zugeführt.

> **Praktische Anwendung von Digitalis:**
> ▶ In der Herzchirurgie werden bei akuter Herzinsuffizienz Sympathikomimetika den Digitalispräparaten vorgezogen.
> ▶ Digitalis ist v. a. bei *supraventrikulären* Tachyarrhythmien indiziert, besonders bei Vorhofflimmern mit schneller Überleitung.
> ▶ Digitalis wird nicht prophylaktisch vor Herzoperationen zugeführt.

■ **Gefahren.** Im Rahmen der Herzchirurgie sind besonders die kardial toxischen Nebenwirkungen von Digitalis wichtig. Eine Vielzahl von Herzrhythmusstörungen kann durch Digitalis ausgelöst werden:
- Vorhoftachykardie, Vorhofflimmern und -flattern,
- AV-Block II. Grades,
- Knotentachykardie,
- ventrikuläre Extrasystolen, Kammertachykardie und -flimmern.

**Prädisponierende Faktoren** für eine Digitalistoxizität sind:
- Hypokaliämie; Hyperkalzämie, Hypomagnesiämie,
- Azidose,
- Hypoxämie,
- Niereninsuffizienz,
- Kardioversion,
- kardiopulmonaler Bypass.

## 1.4 Kalzium

Kalzium spielt u. a. eine Schlüsselrolle bei den Erregungsvorgängen in Nerv und Muskel. Über 90 % des körpereigenen Kalziums liegen im Knochen gebunden vor. Der Serumkalziumspiegel liegt bei etwa 2,5 mmol/l mit einem ionisierten Anteil von 1–1,5 mmol/l. Dieses ionisierte Kalzium ist die aktive Form. Die Zeichen der Hypokalzämie treten auf, wenn der ionisierte Anteil des Kalziums erniedrigt ist.

■ **Kardiovaskuläre Wirkungen.** Kalzium spielt eine wesentliche Rolle bei der Kontraktion des Herzmuskels. Exogen zugeführt wirkt die Substanz positiv-inotrop; die Herzfrequenz herzgesunder Versuchspersonen nimmt ab.

> **Praktische Anwendung von Kalzium:**
> ▶ Für eine sofortige kardiale Reaktion werden 5–10 mg/kg KG Kalzium i. v. über einige Minuten injiziert. Beachte: 10 ml Kalziumglukonat 10 % enthalten 2,25 mmol $Ca^{2+}$; 10 ml Kalziumchlorid 10 % enthalten 6,8 mmol $Ca^{2+}$.
> ▶ Ausgeprägte Wirkungen sind jedoch nur zu erwarten, wenn eine Hypokalzämie vorliegt.
> ▶ In jedem Fall hält die Wirkung einer Kalziuminjektion nur einige Minuten an. Für eine verlängerte Wirkung müssen daher andere positiv-inotrope Substanzen infundiert werden.

■ **Einsatz in der Herzchirurgie.** Kalzium wird relativ häufig unmittelbar nach dem kardiopulmonalen Bypass i. v. injiziert, um die Wirkungen der hyperkaliämischen Kardioplegielösung zu vermindern und eine durch den kardiopulmonalen Bypass nicht selten hervorgerufene Hypokalzämie zu beseitigen.

■ **Gefahren.** Bei *langsamer* Injektion sind die Nebenwirkungen gering, hingegen können bei zu rascher Injektion SA-Block, AV-Block oder eine gesteigerte ventrikuläre Erregbarkeit auftreten.

▶ Besonders gefährlich ist die Kalziuminjektion bei Patienten mit *Digitalisvergiftung:* Hier ist mit Herzrhythmusstörungen zu rechnen.

## 1.5 Glukagon

Glukagon ist ein Peptidhormon des Pankreas, das den Blutzuckerspiegel erhöhen kann.

■ **Kardiovaskuläre Wirkungen.** Glukagon steigert die Kontraktilität des Myokards und die Herzfrequenz. Der genaue Wirkungsmechanismus ist unklar. Myokardialer $O_2$-Verbrauch und Koronardurchblutung nehmen sekundär zu.

■ **Einsatz in der Herzchirurgie.** Glukagon wird nur selten in der Herzchirurgie angewandt. Günstige Berichte liegen von Patienten vor, die am 1. postoperativen Tag nach offener Herzchirurgie Glukagon erhielten. Die Substanz soll auch im kardiogenen Schock günstige Wirkungen besitzen, nicht hingegen bei Patienten mit chronischer Myokardinsuffizienz.

> ▶ Die Dosierung von Glukagon beträgt 1–5 mg als Bolus i. v. oder 2–5 mg/h per Infusion.
> ▶ Die Wirkung tritt nach etwa 3–5 min ein und hält bei Bolusinjektion 20–30 min an.
> ▶ Glukagon kann auch bei Patienten, bei denen β-Blocker überdosiert wurden, erfolgreich eingesetzt werden.

■ **Gefahren.** Gelegentlich wird eine leichte Tachykardie beobachtet. Außerdem kann der Blutzuckerspiegel ansteigen. Am häufigsten sind Übelkeit und Erbrechen zu erwarten.

## 2 β-Rezeptorenantagonisten

Diese Substanzen verbinden sich mit dem β-adrenergen Rezeptor, ohne daß eine Reaktion auftritt. Die Wirkung der β-adrenergen Agonisten wird kompetitiv gehemmt.

## 2.1 Einteilung

Als *kardioselektiv* wird ein β-Blocker bezeichnet, wenn er hauptsächlich auf die $β_1$-Rezeptoren des Herzens wirkt. Reine $β_1$-Blocker gibt es jedoch gegenwärtig nicht, vielmehr hängt die Wirkung auf die $β_2$-Rezeptoren v. a. von der Dosis ab.
- In klinischen Dosen besitzen alle β-Blocker kardioselektive und nichtselektive Wirkungen.

Neben der Selektivität können noch β-Blocker mit membranstabilisierenden Eigenschaften von solchen mit intrinsischer sympathikomimetischer Wirkung unterschieden werden. Einige β-Blocker verfügen über beide Eigenschaften.

**Tabelle 4.** Grundlegende Eigenschaften von β-Blockern

| Substanz | Handelsname | Selektiv | Agonistisch | Membranstabilisierend | Potenz (1 = Propranolol) | Plasmahalbwertszeit [h] |
|---|---|---|---|---|---|---|
| Propranolol | Dociton | nein | nein | ja | 1 | 3– 6 |
| Practolol | – | ja | ja | nein | 0,3 | 6– 8 |
| Oxprenolol | Trasicor | nein | ja | minimal | 0,5–1 | 2 |
| Alprenolol | Aptin | nein | ja | ja | 0,3 | 2– 3 |
| Pindolol | Visken | nein | ja | minimal | 6 | 3– 4 |
| Sotalol | Sotalex | nein | nein | nein | 0,3 | 5–13 |
| Timolol | Temserin | nein | nein | nein | 6 | 4– 5 |
| Acebutolol | Neptal Prent | ? | ja | ja | 0,3 | 8 |
| Atenolol | Tenormin | ja | nein | nein | 1 | 6– 9 |
| Metoprolol | Beloc | ja | nein | ± | 1 | 3– 4 |
| Nadolol | Solgol | nein | ? | ? | ? | 14–17 |
| Esmolol | Brevibloc | ja | nein | nein | ? | 9 min |

1. *Membranstabilisierende β-Blocker.* Diese Substanzen verzögern den Anstieg des Aktionspotentials: „spike" und Ruhepotential werden jedoch nicht beeinflußt. Die Wirkung ist unabhängig von einer kompetitiven Hemmung der β-adrenergen Agonisten; sie wird als chinidin- oder lokalanästhetikumartig bezeichnet.
2. β-Blocker mit intrinsischen *sympathikomimetischen Eigenschaften* wirken zusätzlich direkt *agonistisch* auf die β-Rezeptoren, allerdings in viel geringerem Ausmaß als die reinen Agonisten.

Die *Wirkungsstärke* von β-Blockern wird aus ihrer blockierenden Wirkung auf die herzfrequenzsteigernden Eigenschaften von Isoprenalin ermittelt.

In Tabelle 4 sind einige Eigenschaften von β-Blockern zusammengefaßt.

## 2.2 Kardiovaskuläre Wirkungen

β-Blocker vermindern die Herzfrequenz und das Herzzeitvolumen, verlängern die mechanische Systole und senken leicht den Blutdruck bei ruhenden Versuchspersonen. Bei hohem Sympathikotonus (Belastung) sind die Wirkungen ausgeprägter; bei Herzgesunden nimmt die maximale Belastbarkeit unter β-Blockern ab, sie kann hingegen bei Patienten mit Angina pectoris zunehmen. Bei entsprechender Dosierung wirken alle β-Blocker negativ-inotrop und negativ-chronotrop; sie vermindern außerdem die Wirkung exogen zugeführter β-adrenerger Agonisten. Hingegen werden die inotropen Wirkungen von Kalzium, Digitalis, Xanthinderivaten und Glukagon nicht beeinflußt.

■ **Herzrhythmus und Automatie.** Die Frequenz des Sinusknotens wird vermindert, ebenso die spontane Depolarisationsrate ektopischer Schrittmacher und die Leitungsgeschwindigkeit in Vorhöfen und AV-Knoten.

■ **Myokardialer $O_2$-Verbrauch.** Aufgrund der negativ-inotropen und -chronotropen Wirkung nimmt der myokardiale $O_2$-Verbrauch ab, ein Effekt, der besonders beim Koronarkranken erwünscht ist.

■ **Blutdruck.** β-Blocker wirken antihypertensiv. Die Wirkung tritt langsam ein und wird wahrscheinlich durch verschiedene Mechanismen hervorgerufen.

## 2.3 Nebenwirkungen und Gefahren

Die Hauptgefahr droht durch die β-Blocker selbst, besonders bei Patienten mit eingeschränkter Herzfunktion. Hier kann sich langsam oder akut eine Herzinsuffizienz entwickeln. Bei Patienten mit vorbestehendem partiellen Herzblock können β-Blocker eine AV-Dissoziation oder einen Herzstillstand auslösen.

Beim plötzlichen Absetzen von β-Blockern kann ein Entzugssyndrom auftreten, das beim Hypertoniker mit massivem Blutdruckanstieg und beim Koronarkranken mit schweren Angina-pectoris-Anfällen einhergeht.

Wichtig ist außerdem die Wirkung der β-Blocker auf den Atemwegswiderstand: β-Blockade führt zu Bronchokonstriktion mit Zunahme des Atemwegswiderstands. Darum sind die Substanzen beim *Asthmatiker* und *Emphysematiker* kontraindiziert.

## 2.4 Klinische Anwendung

β-Blocker werden zur Behandlung der Hypertonie und der koronaren Herzkrankheit sowie als Antiarrhythmika und bei obstruktiver Kardiomyopathie eingesetzt.

In der **Herzchirurgie** werden die β-Blocker perioperativ bei supraventrikulärer Tachykardie und bei bestimmten Patienten mit systolischer Hypertonie, die auf andere Maßnahmen nicht anspricht, angewandt.

> **Praktische Anwendung von β-Blocker:**
> ▶ Grundsätzlich dürfen die β-Blocker beim herzchirurgischen Patienten nur in *niedrigen* Dosen i. v. zugeführt werden, um eine schwere Beeinträchtigung der Herzfunktion zu vermeiden.
> ▶ Bei Patienten, die unter Erhaltungsdosen von β-Blockern stehen, sollten die Substanzen präoperativ nicht abgesetzt werden, um ein Entzugssyndrom zu vermeiden.
> ▶ β-Blocker potenzieren die herzkreislaufdämpfenden Wirkungen von Anästhetika.

### 2.4.1 Esmolol

Esmolol (Brevibloc) ist ein kardioselektiver Blocker, der primär auf die $\beta_1$-Rezeptoren wirkt und keine agonistischen oder membranstabilisierenden Eigenschaften aufweist. Die $\beta_2$-Rezeptoren der Gefäße werden nicht beeinflußt.

Wegen der raschen hydrolytischen Spaltung durch Erythrozyten-Esterasen beträgt die Plasmahalbwertszeit von Esmolol nur 9 min, so daß die Substanz besonders gut für die perioperative Phase geeignet ist. Die Wirkungsdauer einer Bolusinjektion beträgt nur wenige Minuten; bei kontinuierlicher Infusion sind etwa 30 min nach Unterbrechung der Zufuhr keine Effekte der Substanz mehr nachweisbar.

- **Wirkungen.** Sie entsprechen im wesentlichen denen anderer β-Blocker:
- Verminderung der Myokardkontraktilität mit Abfall des Herzzeitvolumens,
- Bradykardie,
- Blutdruckabfall.

Der **Blutdruckabfall** ist eine typische Nebenwirkung von Esmolol und tritt wesentlich häufiger auf als nach Propranolol, möglicherweise aufgrund der negativ-inotropen Wirkung bei fehlender Blockade der vasodilatierenden $\beta_2$-Rezeptoren. Esmolol soll den Bronchomotorentonus nicht wesentlich beeinflussen und daher auch bei Patienten mit obstruktiven Lungenerkrankungen geeignet sein; es empfiehlt sich jedoch, die Substanz bei diesen Patienten nur mit besonderer Vorsicht und zunächst in niedriger Dosierung anzuwenden.

- **Interaktionen.** Zu beachten ist, daß Esmolol die Wirkungsdauer von Succinylcholin verlängern und die blutzuckersenkende Wirkung von Insulin und oralen Antidiabetika verstärken kann, ebenso die kardiovaskulären Wirkungen von Kalziumantagonisten wie Verapamil oder Diltiazem, weiterhin die negativ-inotropen und blutdrucksenkenden Wirkungen von Inhalationsanästhetika, außerdem die Wirkung von Antihypertensiva. Daneben erhöhen Kumarinderivate und Morphin die Plasmakonzentrationen von Esmolol.

- **Einsatz in der Herzchirurgie.** Esmolol kann bei instabiler Angina pectoris, akutem Koronarverschluß, supraventrikulärer Tachykardie sowie bei Vorhofflimmern oder -flattern mit schneller Überleitung eingesetzt werden.

Außerdem wird die Substanz bei koronarchirurgischen Eingriffen intravenös zugeführt, um perioperativ eine Hypertonie, Tachykardie und Myokardischämie zu verhindern oder diese Störungen intraoperativ zu beseitigen.

**Praktische Anwendung von Esmolol:**
- Bei **kardiovaskulären Reaktionen (Tachykardie, Hypertonie):** Intraoperativ wird ein initialer Bolus von 0,5–1–1,5 mg/kg KG langsam (!) i. v. injiziert, danach kontinuierliche Infusion von 6–12 mg/min, maximal 0,2–0,3 mg/kg/min. Hiermit läßt sich eine Tachykardie und/oder Hypertonie durch chirurgische Stimulation beseitigen.
- Bei **supraventrikulärer Tachykardie:** Initialer Bolus 0,5 mg über 1 min, dann kontinuierliche Infusion von 0,1–0,2 mg/kg/min; bei Bedarf zusätzliche Boli von 0,5 mg/kg.
- Bei Patienten mit wesentlich eingeschränkter linksventrikulärer Funktion muß die Substanz sehr vorsichtig dosiert werden, um eine bedrohliche Myokardinsuffizienz zu vermeiden.
- Esmolol ist nicht kompatibel mit Furosemid, Diazepam, Thiopental und Natriumbicarbonat. Daher dürfen diese Substanzen nicht zusammen mit Esmolol infundiert werden.
- Bei Patienten mit Niereninsuffizienz bzw. erhöhter Serumkreatininkonzentration sollte die Substanz nicht länger als 4 h infundiert werden.
- Insgesamt darf die Infusionsdauer von Esmolol 24 h nicht überschreiten.

## 3  Kalziumantagonisten

Kalzium spielt eine Schlüsselrolle bei den Erregungsvorgängen und der Kontraktion des Herzens und der Gefäße. Kalziumantagonisten behindern den Einstrom von Kalzium aus dem Extrazellulärraum durch die Kalziumkanäle in die Zelle und beeinflussen auf diese Weise die Herz-Kreislauf-Funktion (= Kalziumkanäleblocker).

Die Blockade der Kalziumkanäle hat folgende **Auswirkungen:**
- Abnahme der kalziumabhängigen Energiebereitstellung für die Kontraktion des Myokards,
- dosisabhängige Hemmung der Automatie im Sinusknoten und der Erregungsleitung im AV-Knoten,
- Abnahme der Kontraktilität der glatten Gefäßmuskelzelle, besonders der peripheren Arterien und der Koronararterien.

Hieraus ergeben sich die wichtigsten therapeutischen Anwendungsmöglichkeiten der Kalziumantagonisten: koronare Herzkrankheit, akuter Myokardinfarkt, Herzrhythmusstörungen und arterielle Hypertonie. Kalziumantagonisten sind eine strukturell heterogene Gruppe, deren gemeinsame Wirkung der Einfluß auf den transmembranalen Kalziumstrom ist. Als wichtigste Vertreter werden hier Nifedipin (Adalat), Diltiazem (Dilzem) und Verapamil (Isoptin) beschrieben.

## 3.1 Kardiovaskuläre Wirkungen

Kalziumantagonisten beeinflussen elektrophysiologische Vorgänge des Herzens und die Hämodynamik:
- Alle Kalziumantagonisten wirken *negativ-chronotrop* bis hin zur vollständigen Unterbrechung der Impulsbildung in Sinus- und AV-Knoten. Beim Menschen ergeben sich Unterschiede in der Wirkung auf die Herzfrequenz: Diltiazem wirkt am stärksten negativ-chronotrop, unter Nifedipin kann eine Reflextachykardie auftreten; Verapamil bewirkt bei akuter Zufuhr einen Anstieg oder eine Abnahme der Herzfrequenz. Bei Erkrankungen des Sinusknotens können Verapamil und Diltiazem eine Bradykardie bis hin zum Herzstillstand hervorrufen.
- Verapamil und Diltiazem verlangsamen die *Erregungsleitung im AV-Knoten*; außerdem verlängert Verapamil in stärkerem Maße die *Refraktärzeit* des AV-Knotens. Nifedipin hingegen verkürzt die AV-Überleitungszeit und die Refraktärperiode. Die Leitungsgeschwindigkeit und Refraktärperiode im restlichen Reizleitungsgewebe wird beim Herzgesunden durch Kalziumantagonisten nicht beeinflußt; bei ischämischer Herzkrankheit ist jedoch eine Abnahme der Automatie und der Leitungsgeschwindigkeit nachweisbar, ebenso eine Zunahme der Refraktärzeit.
- Alle Kalziumantagonisten wirken am isolierten Herzmuskel *negativ-inotrop*, und zwar dosisabhängig. Ursache ist wahrscheinlich die geringere Verfügbarkeit von intrazellulärem Kalzium. Beim Menschen wird dieser Effekt jedoch durch sympathoadrenerge Gegenregulationsmechanismen überlagert. Verapamil scheint von den 3 Substanzen am stärksten negativ-inotrop zu wirken. Durch β-Blocker wird diese Wirkung verstärkt.
- Kalziumantagonisten wirken *peripher vasodilatierend*. Am ausgeprägtesten ist dieser Effekt bei Nifedipin, gefolgt von Verapamil, am geringsten bei Diltiazem.
- Kalziumantagonisten *dilatieren die Koronararterien* und steigern die Koronardurchblutung bzw. das $O_2$-Angebot an das Herz. Allerdings ist nicht endgültig geklärt, ob beim Koronarkranken die Durchblutung nur regional oder auch global zunimmt.

Die wichtigsten kardiovaskulären Wirkungen von Kalziumantagonisten sind vergleichend in Tabelle 5 zusammengefaßt.

**Tabelle 5.** Kardiovaskuläre Wirkungen von Kalziumantagonisten (− keine Veränderung)

|  | Diltiazem | Nifedipin | Verapamil |
|---|---|---|---|
| Herzfrequenz | ↓ | ↑ (reflektorisch) | ↓ oder ↑ |
| AV-Überleitung | ↓ | − oder ↑ (reflektorisch) | ↓↓ |
| Kontraktilität | − | − oder ↑ (reflektorisch) | ↓ oder ↑ |
| Arteriodilatation (peripher) | + | +++ | ++ |
| Koronardilatation | +++ | +++ | ++ |

## 3.2 Anwendung in der Herzchirurgie

In der perioperativen Phase werden v. a. Nifedipin und Verapamil i. v. eingesetzt. Über die i. v.-Zufuhr von Diltiazem bei herzchirurgischen Patienten liegen gegenwärtig keine umfassenden Untersuchungen vor.

### 3.2.1 Nifedipin

Für Nifedipin (Adalat) ergeben sich folgende Indikationen:

■ **Koronare Herzkrankheit.** Die Substanz wird bei verschiedenen Formen der Angina pectoris angewandt. Bei Belastungsangina reduziert Nifedipin die Häufigkeit von Anfällen sowie von ischämischen EKG-Veränderungen und den Bedarf an Nitroglyzerin. Diese günstigen Wirkungen beruhen auf der Abnahme des myokardialen $O_2$-Bedarfs (Nachlastsenkung durch Arteriodilatation) sowie einer Verbesserung des myokardialen $O_2$-Angebots aufgrund der koronardilatierenden Wirkung. Bei Prinzmetal-Angina und bei instabiler Angina beseitigt Nifedipin die zugrundeliegenden Koronarspasmen. Außerdem kann die Substanz zur *Prophylaxe* von Spasmen eingesetzt werden.

■ **Arterielle Hypertonie.** Nifedipin (und die anderen Kalziumantagonisten) senken den Blutdruck durch Relaxation der glatten Gefäßmuskelzelle. β-Blocker, Thiaziddiuretika und α-Methyldopa wirken hierbei additiv.

Für die präoperative Therapie mit Kalziumantagonisten gilt folgendes:

> Eine präoperative Behandlung mit Kalziumantagonisten kann bis zum Zeitpunkt der Operation ohne Gefährdung des Patienten fortgesetzt werden. Stärkere intraoperative Blutdruckabfälle sind hierdurch nicht zu erwarten.

Patienten, bei denen Nifedipin 24 h vor der Operation abgesetzt wurde, benötigten in einer Untersuchung nach dem kardiopulmonalen Bypass signifikant häufiger Vasodilatatoren als Patienten, die Nifedipin bis zum Morgen der Operation erhielten. Allerdings ist bei diesen Patienten der Volumenbedarf nach dem kardiopulmonalen Bypass größer, bedingt durch die anhaltende vasodilatierende Wirkung. Ob die präoperative Unterbrechung der Zufuhr von Kalziumantagonisten postoperativ vermehrt mit Koronarspasmen einhergeht, ist bisher nicht geklärt.

> **Praktische Anwendung von Nifedipin:**
> ▸ Nifedipin wird intraoperativ v. a. eingesetzt, um Blutdruckanstiege (> 20 %) zu beseitigen, z. B. durch Bolusinjektion von etwa 400 µg Nifedipin i. v.
> ▸ Kontinuierliche Infusion in einer durchschnittlichen Dosierung von 2–5 µg/kg/min ist ebenfalls möglich. Hierbei Infusion und Zuleitung vor Lichteinfall schützen.
> ▸ Die Interaktionen zwischen Nifedipin und Inhalationsanästhetika oder Opioiden müssen berücksichtigt werden. Sie sind jedoch zumeist gering: Der Blutdruck fällt ab, die Reflextachykardie wird abgeschwächt, das Herzzeitvolumen bleibt unverändert (trotz stärkerer negativ-inotroper Wirkung der Kombination mit Inhalationsanästhetika).
> ▸ Bei Patienten unter β-Blockern verändert sich die Herzfrequenz bei Nifedipinzufuhr nicht wesentlich. Mit additiver negativ-inotroper Wirkung muß allerdings gerechnet werden.
> ▸ Beim Koronarkranken ohne β-Blockertherapie müssen stärkere Blutdruckabfälle durch Nifedipin vermieden werden. Die hierdurch ausgelöste Reflextachykardie kann wegen der Steigerung des myokardialen $O_2$-Bedarfs eine Myokardischämie hervorrufen.

■ **Gefahren.** Wichtigste und gefährlichste Nebenwirkung von Nifedipin ist ein starker Blutdruckabfall. Außerdem könnte Nifedipin die hypoxische pulmonale Vasokonstriktion bei Patienten mit vorbestehenden Lungenerkrankungen aufheben und hierdurch die pulmonale Shuntdurchblutung erhöhen. Beim wachen Patienten können noch folgende Nebenwirkungen auftreten: Kopfschmerzen, Hitzegefühl und Gesichtsflush, Benommenheit, Übelkeit und Erbrechen.

### 3.2.2 Verapamil

Die Indikationen für Verapamil (Isoptin) entsprechen weitgehend denen von Nifedipin und Diltiazem. In der Herzchirurgie wird die Substanz jedoch v. a. als Antiarrhythmikum eingesetzt, in erster Linie zur Behandlung von *supraventrikulären* Tachykardien; weiterhin bei Vorhofflimmern oder -flattern mit Tachyarrhythmie (nicht beim WPW-Syndrom) sowie bei ischämiebedingten supra- und ventrikulären Extrasystolen. Daneben vermindert Verapamil die arrhythmogene Wirkung von Inhalationsanästhetika wie Halothan. Kammerflimmern nach Absetzen der Aortenklemmen am Ende des kardiopulmonalen Bypasses ist ebenfalls erfolgreich mit Verapamil beseitigt worden. Eine präoperative Verapamiltherapie kann bis zum Morgen der Operation fortgesetzt werden.

**Praktische Anwendung von Verapamil:**
- Die i.v.-Zufuhr von Verapamil sollte unter kontinuierlicher EKG-Kontrolle erfolgen. Die initiale Dosierung beträgt 5 mg langsam i.v. (> 2 min); wenn erforderlich, weitere 5 mg nach 5–10 min.
- Kontinuierliche Infusion ist ebenfalls möglich. Die Dosierung beträgt 5–10 mg/h.
- Während einer Opioidanästhesie kann Verapamil gefahrlos zugeführt werden (periphere Vasodilatation und leichter Blutdruckabfall sind zu erwarten).
- Bei Zufuhr von Verapamil während einer Inhalationsanästhesie mit Halothan, Enfluran oder Isofluran muß mit einer stärkeren Beeinträchtigung der Myokardkontraktilität und einem Abfall des Herzzeitvolumens gerechnet werden. Die Effekte sind für beide Substanzgruppen dosisabhängig. Entsprechende Vorsicht ist geboten, insbesondere bei Patienten mit eingeschränkter Ventrikelfunktion.
- Nicht ungefährlich ist die Kombination von Verapamil mit β-Blockern oder Digitalispräparaten: Asystolien, bedingt durch die additive Störung der Erregungsleitung, sind beschrieben worden. Außerdem kann durch die additive negativ-inotrope Wirkung von Verapamil und β-Blockern der Blutdruck und das Herzzeitvolumen in stärkerem Maße abfallen.
- Vorsicht ist auch bei der Kombination von Verapamil mit anderen Antiarrhythmika geboten: Beeinträchtigung der Myokardkontraktilität mit Blutdruckabfall können die Folge sein.
- Stärkere negativ-inotrope Wirkungen von Verapamil können durch Zufuhr von Kalziumchlorid oder Katecholaminen wie Dopamin beseitigt werden; Bradykardien oder höhergradiger AV-Block mit Isoprenalin oder Herzschrittmacherstimulation.

■ **Gefahren.** Die wichtigsten Komplikationen durch Verapamil sind:
- schwerer Blutdruckabfall,
- Bradykardie,
- AV-Überleitungsstörungen,
- ventrikuläre Asystolie.

Sie beruhen auf einer Überdosierung oder vorbestehenden Erkrankungen wie Erregungsleitungsstörungen, Ventrikelfunktionsstörungen oder schweren hypertrophen Kardiomyopathien.

## 4 Vasodilatatoren

Vasodilatatoren spielen eine wichtige Rolle in der **Herzchirurgie** bei der Behandlung des erhöhten Blutdrucks und der akuten oder chronischen Herzinsuffizienz verschiedener Ursache. Substanzen mit raschem Wirkungseintritt und guter Steuerbarkeit sollten bevorzugt werden. Hierzu gehören v.a. Nitroglyzerin und Natriumnitroprussid, während Phentolamin nur noch selten eingesetzt

**Tabelle 6.** Hämodynamische und myokardiale Wirkungen von Vasodilatatoren *beim Herzkranken*

| Substanz | Venodilatierend | Arteriodilatierend | Myokardialer $O_2$-Verbrauch | LVEDP | HZV |
|---|---|---|---|---|---|
| Nitroglyzerin | +++ | + | ↓ | ↓↓ | ↔↑ |
| Nitroprussid | ++ | +++ | ↓ | ↓↓ | ↑↑ |
| Phentolamin | + | +++ | ↓ | ↓ | ↑↑ |

wird. Die Auswahl des Vasodilatators richtet sich in erster Linie nach dem gewünschten hämodynamischen Effekt:
- *Dilatation der Arteriolen* senkt den mittleren arteriellen Blutdruck und die systolische Spannungsentwicklung in der Wand des linken Ventrikels (Afterload). Die Herzarbeit und der myokardiale $O_2$-Verbrauch nehmen ab.
- *Dilatation der Venen* führt zu venösem Pooling des Blutes und Abnahme des venösen Rückstroms zum Herzen. Die diastolische intramyokardiale Wandspannung (Preload) nimmt ab und nachfolgend der myokardiale $O_2$-Verbrauch.
- *Dilatation der Koronararterien* kann die Koronardurchblutung umverteilen und die myokardiale $O_2$-Versorgung verbessern.

Grundsätzlich bestehen jedoch bei der Vasodilatatortherapie drei **Gefahren:**
- zu starker Abfall des arteriellen Blutdrucks mit Abnahme des koronaren Perfusionsdrucks und nachfolgender Myokardischämie,
- zu starke Beeinträchtigung des venösen Rückstroms mit Abfalll des Herzzeitvolumens,
- Reflextachykardie mit Anstieg des myokardialen $O_2$-Verbrauchs.

Aufgrund dieser gefährlichen Nebenwirkungen darf die Vasodilatatorentherapie nur unter invasivem Monitoring des Patienten erfolgen. Außerdem müssen die Substanzen sorgfältig dosiert über eine Infusionspumpe zugeführt werden.

In Tabelle 6 sind die wichtigsten Wirkungen von Nitroglyzerin, Nitroprussid und Phentolamin zusammengefaßt.

### 4.1 Nitroglyzerin

Nitroglyzerin wird v. a. bei **ischämischer Herzerkrankung** eingesetzt. Die Substanz senkt den myokardialen $O_2$-Verbrauch aufgrund peripherer hämodynamischer Wirkungen.
- Primär dilatiert Nitroglyzerin die venösen Kapazitätsgefäße. Es tritt ein venöses Pooling des Blutes ein, der Rückstrom zum Herzen nimmt ab, nachfolgend das enddiastolische Ventrikelvolumen und die intramyokardiale Wandspannung, so daß insgesamt der $O_2$-Bedarf des Herzens durch eine Abnahme des Preloads vermindert wird.
- Bei intravenöser Infusion tritt jedoch zusätzlich eine arterioläre Dilatation mit Abnahme des Afterloads auf, so daß der $O_2$-Bedarf des Herzens weiter gesenkt wird.

- Außerdem wirkt Nitroglyzerin auf die epikardialen Koronararterien dilatierend. Zwar nimmt hierdurch die Koronardurchblutung insgesamt nicht zu, es tritt jedoch eine Umverteilung der Durchblutung und eine Zunahme des kollateralen Blutflusses auf, so daß die Durchblutung der Subendokardregion verbessert wird. Koronarspasmen werden ebenfalls günstig beeinflußt.

Gelegentlich löst die Nitroglyzerinzufuhr eine Reflextachykardie aus; sie ist jedoch meist geringer ausgeprägt als mit Nitroprussid.

### 4.1.1 Intraoperative Zufuhr von Nitroglyzerin

Nitroglyzerin wird häufig bei herzchirurgischen Eingriffen eingesetzt. Die wichtigsten Indikationen für die intraoperative Zufuhr von Nitroglyzerin sind:
- Blutdruckanstieg über 15–20 % vom Ausgangswert,
- Anstieg des Lungenkapillarenverschlußdrucks über 18 mm Hg,
- signifikante ST-Veränderungen im EKG (über 1 mm),
- akute rechts- oder linksventrikuläre Funktionsstörungen,
- Koronararterienspasmus.

Der Dosisbedarf für Nitroglyzerin ist sehr variabel. Im Durchschnitt sind Dosen von etwa 80 µg/min erforderlich, um den Blutdruck zu normalisieren.

Initial sollten etwa 30 µg/min zugeführt werden, danach wird die Dosis so lange gesteigert, bis die erwünschten hämodynamischen Wirkungen eintreten.

> **Hämodynamische Wirkungen von Nitroglyzerin:**
> Unter der Nitroglyzerininfusion nehmen systolischer und diastolischer Blutdruck, mittlerer arterieller Druck, zentraler Venendruck, pulmonaler Wedgedruck, peripherer Gefäßwiderstand und linksventrikulärer Schlagvolumenindex ab. Die Herzfrequenz kann reflektorisch ansteigen.

Ausgeprägter sind die Effekte, wenn eine *Hypovolämie* besteht. Dann ist besondere Vorsicht geboten!

Die wichtigste unerwünschte Nebenwirkung ist, neben der Reflextachykardie, eine Hypotension. Sie kann bei sorgfältiger Dosierung meist vermieden werden.

## 4.2 Nitroprussid

Nitroprussid (Nipride, Nipruss) wird v. a. zur Blutdrucksenkung bei schwerer Hypertonie sowie zur kontrollierten Blutdrucksenkung in der Anästhesie und zur Senkung des Afterloads bei Herzinsuffizienz eingesetzt.

Nitroprussid, $Na_2Fe(CN)_5 NO \cdot 2 H_2O$ dilatiert *alle* Gefäßmuskelzellen. Der Effekt wird durch die Nitrosogruppe hervorgerufen (NO-Freisetzung) und tritt unabhängig von der autonomen Innervation auf.
- Durch arterioläre Dilatation fällt der arterielle Blutdruck ab, das Afterload des linken Ventrikels wird vermindert.
- Dilatation der Venen führt zum venösen Pooling des Blutes mit Abnahme des venösen Rückstroms und des Preloads.

- Durch den Blutdruckabfall wird eine Reflextachykardie ausgelöst, die jedoch nicht ausreicht, um den Blutdruckabfall zu kompensieren.
- Bei Störungen der Ventrikelfunktion mit erhöhten Füllungsdrücken wird durch die Senkung des Afterloads mit Nitroprussid in niedriger Dosis das Schlagvolumen gesteigert und die Ventrikelfunktion verbessert. Afterloadverminderung senkt außerdem den myokardialen $O_2$-Verbrauch.

Die Wirkung von Nitroprussid ist außerordentlich flüchtig: Der Blutdruck fällt innerhalb von Sekunden ab und steigt nahezu ebenso schnell nach Unterbrechung der Zufuhr wieder an.

Die Substanz ist gut steuerbar und wird nur intravenös, am besten über eine Infusionspumpe, zugeführt.

---

**Praktische Anwendung von Nitroprussid:**
- ▶ Die Dosierung beträgt, je nach therapeutischem Zweck, in der Herzchirurgie etwa 25–200 µg/min bzw. maximal 8 µg/kg KG/min oder 1 mg/kg KG/Tag. Die Substanz kann als 0,01 %ige Lösung zugeführt werden.
- ▶ Die Lösung wird jeweils kurz vor der Anwendung frisch zubereitet und während der Infusion vor Lichteinfall geschützt. Zusatz von Thiosulfat mindert die Toxizität.
- ▶ Die Infusion wird am besten zunächst mit einer niedrigen Dosis begonnen und langsam gesteigert, bis der erwünschte hämodynamische Effekt eingetreten ist.

---

■ **Metabolismus und Toxizität.** Die 5 im Molekül der Substanz enthaltenen Zyanid-(CN-)Gruppen werden langsam und nichtenzymatisch im Organismus freigesetzt. Eine Zyanidgruppe verbindet sich mit Methämoglobin zum ungiftigen Zyanmethämoglobin, die anderen Gruppen werden häuptsächlich durch Leber- und Nierenrhodanase in Thiozyanat umgewandelt, wobei Thiosulfat als Schwefeldonator dient. Das entstandene Thiozyanat wird über die Nieren ausgeschieden. Die Menge des freigesetzten toxischen Zyanids hängt von der zugeführten Nitroprussidmenge ab, während bei der Umwandlung des Zyanids zu Thiozyanat die Verfügbarkeit von Schwefeldonatoren für das Enzym Rhodanase, das selbst im Überschuß vorhanden ist, der limitierende Faktor ist. Sind nicht genügend Schwefeldonatoren vorhanden, so reagiert Zyanid mit Zytochromoxidase und blockiert die Atmungskette: Eine Gewebshypoxie ist die Folge.

### 4.3 Phentolamin

Phentolamin (Regitin) ist ein α-adrenerger Blocker, der gelegentlich zur Blutdrucksenkung während herzchirurgischer Eingriffe eingesetzt wird (in Deutschland nicht mehr im Handel).
- Die Substanz senkt den arteriellen Blutdruck durch ihre blockierende Wirkung auf die α-Rezeptoren der Gefäße, zusätzlich noch durch einen direkten Effekt auf die Gefäßmuskelzelle.

- Außerdem wirkt Phentolamin positiv-chronotrop: Die Herzfrequenz steigt an.
- Der Venentonus nimmt unter Phentolamin ebenfalls ab, so daß die Substanz Afterload und Preload senkt.

■ **Einsatz in der Herzchirurgie.** Die Substanz wird v. a. während des kardiopulmonalen Bypasses zugeführt, um einen erhöhten Perfusionsdruck zu senken.

> **Praktische Anwendung von Phentolamin:**
> ▶ Die Zufuhr erfolgt entweder als Bolus oder (am besten) per kontinuierlicher Infusion.
> ▶ Bei Bolusinjektionen (etwa 1–3 mg wiederholt) tritt die Wirkung nach etwa 2–3 min ein und hält etwa 15–30 min an.
> ▶ Bei Infusion müssen etwa 50–500 µg/min zugeführt werden, um die hämodynamischen Wirkungen aufrechtzuerhalten.

Die Hauptkomplikationen von Phentolamin sind:
- Tachykardie,
- Hypotension.

## 4.4 Urapidil

Urapidil (Ebrantil) wirkt vasodilatierend durch Blockade der peripheren $\alpha_1$-Rezeptoren; ein zentraler Effekt, nämlich die Stimulation von Serotonin$_{1A}$-Rezeptoren, spielt hierbei jedoch ebenfalls eine Rolle. Das arterielle System ist von der Dilatation stärker betroffen als das venöse.

■ **Indikationen.** Die Substanz wird vor allem für die Behandlung akuter perioperativer Blutdruckanstiege eingesetzt, so z. B. auch bei stark erhöhten Perfusionsdrücken während der extrakorporalen Zirkulation.

> **Praktische Anwendung von Urapidil:**
> ▶ Bei stark erhöhten Blutdruckwerten initial 10–50–(100) mg i. v.; Injektion evtl. nach 5 min wiederholen.
> ▶ Bei Verwendung eines Perfusors: initial 2 mg/min, durchschnittliche Erhaltungsdosis 9 mg/h.
> ▶ Zur kontrollierten Hypotension initial 25 mg langsam i. v. injizieren, bei Bedarf weitere 25 mg, danach 50 mg; anschließend kontinuierliche Infusion, Dosierung je nach gewünschten Blutdruckwerten.

■ **Nebenwirkungen.** Volumenmangel verstärkt die blutdrucksenkende Wirkung, ebenso volatile Inhalationsanästhetika, Alkohol, Cimetidin, β-Blocker und Kalziumantagonisten. Eine Tachykardie wie bei Phentolamin tritt unter Urapidil nicht auf.

**Nifedipin (Adalat)** s. Seite 63.
Durch Tachykardie und/oder Hypotension besteht die Gefahr einer Myokardischämie.

## 4.5 ACE-Hemmer

ACE-Hemmer (Tabelle 7) blockieren das Angiotensin-I-Konversionsenzym (ACE/Kinase II); dadurch wird die Umwandlung des inaktiven Angiotensin I in das aktive Angiotensin II reduziert. Die Abnahme der Angiotensin-II-Konzentration führt zu folgenden **Wirkungen:**
- Anstieg von Renin,
- Anstieg von Angiotensin I durch die erhöhte Reninkonzentration,
- Abnahme von Angiotensin II und damit von dessen Wirkungen:
  – Vasodilatation (Arterien und Venen),
  – Abnahme von Aldosteron,
  – verminderte renale Natrium- und Wasserrückresorption,
  – verminderte ADH/Vasopressin-Sekretion,
  – Reduktion der mitogenen Effekte an der Gefäßmuskel- und Herzmuskelzelle,
  – Abnahme der Katecholaminsekretion im sympathischen Nervensystem.

Weiterhin kommt es zur lokalen Erhöhung der Bradykininkonzentration mit Vasodilatation und Stimulierung der Prostaglandinsynthese, die zu direkter Vasodilatation, Steigerung der Natriurese und Verminderung der Thrombozytenaggregation führt.

■ **Indikationen.** Aufgrund ihrer komplexen Wirkungen können die ACE-Hemmer bei einer Reihe unterschiedlicher Erkrankungen eingesetzt werden und das Morbiditäts- und Mortalitätsrisiko senken. Hierzu gehören nach derzeitigem Kenntnisstand:
- manifeste Herzinsuffizienz,
- asymptomatische Myokardfunktionsstörungen,
- akuter Myokardinfarkt,
- arterielle Hypertonie,
- metabolisches Syndrom,
- Nephropathie (protektive Wirkung, besonders bei diabetischer Genese).

■ **Hämodynamische Wirkungen.** Ist die Myokardfunktion gestört, so bewirken ACE-Hemmer eine deutliche Senkung der Vor- und Nachlast des Herzens. Der periphere und der pulmonale Gefäßwiderstand werden erniedrigt, die Herzfrequenz bleibt gleich oder nimmt gering ab, das Herzzeitvolumen steigt aufgrund einer Zunahme des Schlagvolumens an. Der arterielle Blutdruck fällt ab, wobei das Ausmaß vom Elektrolytstatus und vom Blutvolumen abhängt.

> **!** Bei Hypovolämie (Diuretikavorbehandlung, Natriumrestriktion) können die ACE-Hemmer zu einem ausgeprägten Blutdruckabfall führen.

**Tabelle 7.** Eigenschaften gebräuchlicher ACE-Hemmer (Auswahl)

| Substanz | Prodrug* | Tages-dosis (mg) | Wirk-dauer (h) | Effektive Plasma-halbwerts-zeit (h) | Kumulation bei Nieren-insuffizienz |
|---|---|---|---|---|---|
| Captopril (Loprin, Tensobon) | – | 2–3 × 25–75 mg/Tag | 8–10 | 1– 2 | + |
| Enalapril (Xanef, Pres) | Enalaprilat | 1–2 × 5–20 mg/Tag | 8–10 | 11 | + |
| Ramipril (Delix, Vesdil) | Ramiprilat | 1 × 1,5–10 mg/Tag | 24 | 12–27 | + |
| Cilazapril (Dynorm) | Cilazaprilat | 1 × 2,5–10 mg/Tag | 24 | 7– 9 | + |
| Perindopril (Coversum) | Perindoprilat | 1 × 2–8 mg/Tag | 24 | 3– 5 | |
| Quinapril (Acupro) | Quinaprilat | 1–2 × 2,5–40 mg/Tag | 24 | 2 | + |

\* Wirkmetabolit.

■ **Nebenwirkungen.** Zu den wichtigsten Nebenwirkungen der ACE-Hemmer gehören:
- Hypotension,
- Nierenfunktionsstörungen,
- Hyperkaliämie.

■ **Einsatz in der Herzchirurgie.** ACE-Hemmer werden gewöhnlich nicht als primäre Substanzen in der Herzchirurgie eingesetzt. Meist handelt es sich um Patienten, die wegen einer Herzinsuffizienz mit ACE-Hemmern eingestellt sind. Diese Patienten sind während der Narkose und in der frühen postoperativen Phase durch Hypotonien gefährdet. Daher sollte, wenn erforderlich, die Dosis unmittelbar präoperativ, je nach Halbwertszeit der verwendeten Substanz, reduziert werden.

Bei Patienten mit volumenbelasteten Herzklappenfehlern und Herzinsuffizienz (Mitral- und Aorteninsuffizienz) kann die präoperative Senkung der Nachlast mit ACE-Hemmern indiziert sein.

# 5 Antiarrhythmika

Herzrhythmusstörungen treten bei Herzoperationen relativ häufig auf. Die meisten davon sind durch direkte Stimulation des Herzens bedingt und verschwinden nach Unterbrechung der Stimulation, anderen liegt eine Herzerkrankung zugrunde, z. B. koronare Herzkrankheit oder Herzinfarkt, Myokarditis, Kardiomyopathie, Long-QT-Syndrom oder Präexzitationssyndrom. Während die durch Stimulation bedingten Rhythmusstörungen gewöhnlich keiner medikamentösen Therapie bedürfen, ist bei kardial bedingten Herzrhythmusstörungen die Zufuhr von Antiarrhythmika indiziert, wenn sie mit Symptomen oder hämodynamischen Störungen (Herzinsuffizienz, Hypotension oder kardiogener Schock) einhergehen oder die Prognose des Patienten ungünstig beeinflussen.

---

**Behandlungsbedürftige Herzrhythmusstörungen**

**Bradykarde Rhythmusstörungen**
- Sinusbradykardie (pathologische)
- Bradyarrhythmia absoluta
- sinuatriale Blockierungen
- atrioventrikuläre Blockierungen
- Karotissinussyndrom
- Bradykardie-Tachykardie-Syndrom

**Tachykarde Rhythmusstörungen**
- supraventrikuläre Tachykardie
- Vorhofflattern, -flimmern
- ventrikuläre Extrasystolie
- Kammertachykardie
- Kammerflattern, Kammerflimmern

---

Grundsätzlich muß jede *anhaltende* supraventrikuläre oder ventrikuläre Tachykardie behandelt werden; demgegenüber muß bei den nicht anhaltenden Rhythmusstörungen individuell entschieden werden. Als unstrittige **Indikationen** für eine medikamentöse Behandlung gelten:
- mit Symptomen und hämodynamischen Störungen einhergehende Arrhythmien,
- prognostisch belastende Rhythmusstörungen,
- Warnarrhythmie bei Myokardinfarkt,
- frühzeitiger Einfall der Extrasystole: „R-auf-T-Phänomen",
- Vorzeitigkeitsindex von QRS zu QT $< 0{,}85$,
- salvenartige Extrasystolen,
- polymorphe Extrasystolen,
- gehäuft auftretende Extrasystolen $> 5$/min.

Tabelle 8 gibt eine Übersicht der gebräuchlichen Antiarrhythmika in der Klassifikation nach Vaughan/Williams. Die wichtigsten bei herzchirurgischen Eingriffen verwendeten Antiarrhythmika sind Lidocain, Propafenon, β-Blocker und Kalziumantagonisten.

Beim Einsatz von Antiarrhythmika im Zusammenhang mit herzchirurgischen Eingriffen müssen deren unerwünschte elektrophysiologische und hämodynamische Nebenwirkungen ganz besonders beachtet werden. Hierzu gehören (s. auch Tabelle 9):

**Tabelle 8.** Einteilung der Antiarrhythmika nach Vaughan/Williams

| Gruppe | | Freiname |
|---|---|---|
| I | Na⁺-Kanal-inhibitorisch | |
| Ia | Chinidinartig | Chinidin<br>Disopyramid<br>Ajmalin<br>Prajmalin<br>Procainamid |
| Ib | Lidocainartig | Lidocain<br>Mexiletin<br>Phenytoin<br>Tocainid |
| Ic | Mischtyp | Flecainid<br>Propafenon |
| II | β-Rezeptorenblocker | Propranolol<br>Metoprolol<br>Atenolol<br>Bisoprolol u.a.m. |
| III | K⁺-Kanal-inhibitorisch | Amiodaron<br>Sotalol |
| IV | Ca²⁺-Antagonisten | Verapamil<br>Gallopamil |

**Tabelle 9.** Hämodynamische Auswirkungen der Antiarrhythmika, geordnet nach Wirkstoffklassen. (Nach Lüderitz 1998)

| Substanz | | Myokardiale Kontraktion | Gefäßwiderstand | Herzzeitvolumen | Blutdruck |
|---|---|---|---|---|---|
| Ia | Chinidin | | | | |
| | intravenös | ↓↓ | ↓↓↓ | ↓→↑ | ↓↓ |
| | oral | →↓ | →↓ | → | →↓ |
| | Procainamid | | | | |
| | intravenös | ↓ | ↓↓ | → | ↓↓ |
| | oral | ↓ | ↓ | → | → |
| | Ajmalin | →↓ | →↓ | →↓ | ↓ |
| | Disopyramid | ↓↓↓ | ↑↑ | ↓↓↓ | ↑ |
| Ib | Lidocain | → | → | → | → |
| | Mexiletin | → | → | → | → |
| | Tocainid | → | ↑ | → | → |
| Ic | Flecainid | →↓ | ?→ | ?→ | → |
| | Propafenon | ↓↓ | ↓↓ | ↓ | →↓ |
| | Encainid | → | → | → | → |
| II/III | Amiodaron | ↓ | ↓ | ↓→↑ | ↓ |
| | Sotalol | ↓↓ | ↓ | ↓ | ↓ |
| IV | Verapamil | ↓↓ | ↓↓ | ↓→↑ | ↓↓ |
| | Diltiazem | ↓ | ↓ | →↑ | ↓ |
| | Phenytoin | ↓ | ↓ | → | ↓ |
| | Diprafenon | ↓↓ | ↓↓ | ↓ | ↓↓↓ |

↓ Abnahme, ↑ Zunahme, → keine Änderung

- Beeinträchtigung der Myokardkontraktilität (negativ-inotrope Wirkung),
- Sinusknotendepression,
- atrioventrikuläre und intraventrikuläre Leitungsstörungen mit Bradykardien, aber auch Tachyarrhythmien (proarrhythmogene Effekte), z. B. Torsade-de-pointes-Tachykardien bei inhomogener Kammerrepolarisation.

In der nachfolgenden Übersicht ist die allgemeine Differentialtherapie von Herzrhythmusstörungen zusammengefaßt.

---

**Allgemeine Differentialtherapie von Herzrhythmusstörungen:**

| | |
|---|---|
| Sinustachykardie: | β-Rezeptorenblocker, Sedierung, Herzglykoside |
| Sinusbradykardie: | Atropin, Orciprenalin, elektrischer Schrittmacher |
| Supraventrikuläre Extrasystolie: | β-Rezeptorenblocker, Verapamil, Propafenon, Chinidin, Disopyramid, Flecainid, Prajmalin |
| Supraventrikuläre Tachykardie: | Sedierung, Vagusreiz (Karotisdruck, Preßatmung), Verapamil, Adenosin, β-Rezeptorenblocker bzw. Sotalol, Herzglykoside, Chinidin, Disopyramid, Ajmalin/Prajmalin, Propafenon; Elektrotherapie (Hochfrequenzstimulation, programmierte Stimulation, Elektroschock); Katheterablation (z. B. bei Präexzitationssyndrom); His-Bündelablation; ggf. chirurgische Maßnahmen |
| Vorhofflattern/-flimmern: | Herzglykoside, Verapamil, β-Rezeptorenblocker, Chinidin, Disopyramid, Flecainid, Propafenon, Elektrotherapie, Ablation, atriale Defibrillation bzw. implantierbarer Atrioverter |
| SA-/AV-Blockierungen, Bradyarrhythmia absoluta, Karotissinussyndrom: | Elektrischer Schrittmacher |
| Ventrikuläre Extrasystolie: | Lidocain, Mexiletin, β-Rezeptorenblocker bzw. Sotalol, Tocainid, Propafenon, Chinidin, Flecainid, Aprindin, Amiodaron, Ajmalin/Prajmalin |
| Kammertachykardie: | *Akut:* Lidocain, Ajmalin *Dauertherapie:* Sotalol, Mexiletin, Amiodaron, Propafenon, Flecainid, Disopyramid, Tocainid, Aprindin Elektrotherapie, Katheterablation und chirurgische Maßnahmen bei Therapieresistenz |
| Kammerflimmern: | Defibrillation (200–400 J) bzw. implantierbarer Kardioverter-Defibrillator (ICD) |

## 5.1 Lidocain

Lidocain (Xylocain) ist die am häufigsten intraoperativ eingesetzte Substanz zur Behandlung *ventrikulärer* Herzrhythmusstörungen. Wegen der kurzen Wirkungsdauer muß die Substanz nach einer Bolusinjektion kontinuierlich zugeführt werden:

> ▶ Die initiale Bolusdosierung beträgt 1–1,5 mg/kg KG i. v.
> ▶ Anschließend wird die Substanz kontinuierlich in einer Dosierung von 1–5 mg/min über eine Infusionspumpe infundiert. Die genaue Dosis muß individuell ermittelt werden.

Bei Überdosierung treten *toxische Reaktionen* auf: Stimulation des ZNS mit Krämpfen, Dämpfung der Herzfunktion mit Blutdruckabfall und Bradykardie; bei sehr hohen Dosen auch Kreislaufkollaps und schließlich Herzstillstand.

## 5.2 Propafenon

Propafenon (Rytmonorm) vermindert konzentrationsabhängig die maximale Anstiegsgeschwindigkeit des Aktionspotentials und des sog. Overshootpotentials, wobei die Wirkungen auf die Purkinje-Fasern wesentlich stärker ausgeprägt sind als auf das Ventrikelmyokard. Propafenon beeinflußt die Vorhöfe und Kammern sowie das Erregungsleitungssystem:
- die Frequenz ektoper und notoper Schrittmacherzentren einschließlich Sinusknoten wird vermindert;
- die atrioventrikuläre und intraventrikuläre Erregungsleitung wird verzögert.

■ **Indikationen.** Vor allem ventrikuläre Extrasystolen, außerdem paroxysmale Tachykardien (Mittel der Wahl bei Präexzitationssyndrom), paroxysmale supraventrikuläre Reentrytachykardien, symptomatisches WPW-Syndrom.

■ **Dosierung.** Während der Narkose wird die Substanz i. v. injiziert: 0,5–1 mg/kg i. v., am besten unter kontinuierlicher EKG-Kontrolle.

■ **Gefahren.** Überdosierung kann zu Kammerflimmern oder Asystolie führen. Verbreiterung des QRS-Komplexes weist auf toxische Wirkungen von Propafenon hin.

**Verapamil (Isoptin)** s. S. 64.

### Anhang
Tabelle 10 faßt wichtige kardiovaskuläre Medikamente und ihre Dosierung (Richtwerte) zusammen.

**Tabelle 10.** Kardiovaskuläre Medikamente – Dosierungen

| Medikament | Dosierung per Infusion |
|---|---|
| Noradrenalin | 2–16 µg/min |
| Dopamin | 2–30 µg/kg/min |
| Dobutamin | 1–10 µg/kg/min |
| Isoproterenol | 1–5 µg/min |
| Adrenalin | 2–20 µg/min |
| Lidocain | 1–5 mg/min |
| Nitroglyzerin | 25–300 µg/min |
| Nitroprussid[a] | 25–100 µg/min (max. 8 µg/kg/min) (max. 1 mg/kg/Tag) |
| Phentolamin | 50–500 µg/min |

[a] Nitroprussid darf *nur* in Glukose 5 % gelöst werden.

## 5.3 Amiodaron

Dieses Antiarrhythmikum der Klasse III ist ein jodiertes Benzofuran und strukturell dem Procainamid und Thyroxin verwandt. Die antiarrhythmische Wirkung beruht auf einer Verlängerung der Repolarisationsphase. Als **Indikationen** gelten:
- therapierefraktäre salvenartige Eytrasystolen und Kammertachykardien,
- Vorhofflimmern, besonders bei eingeschränkter Ventrikelfunktion,
- tachykarde supraventrikuläre Herzrhythmusstörungen.

> ❗ Wegen seiner hohen Toxizität darf Amiodaron nur dann bei diesen Herzrhythmusstörungen eingesetzt werden, wenn andere Therapiemaßnahmen versagt haben.

■ **Einsatz in der Anästhesiologie.** Im Zusammenhang mit Narkosen wird die Substanz nur äußerst selten angewandt, z. B. als letzter Versuch bei Patienten mit lebensbedrohlichen Herzrhythmusstörungen nach Abgehen vom kardiopulmonalen Bypass. Für den perioperativen Einsatz bei therapierefraktärer ventrikulärer Tachykardie oder Kammerflimmern steht die Substanz als Injektionslösung zur Verfügung.

Wird Amiodaron während einer Anästhesie mit den volatilen Anästhetika Halothan, Enfluran, Isofluran, Desfluran oder Sevofluran zugeführt, können schwerwiegende kardiovaskuläre Komplikationen wie Herzrhythmusstörungen, Blutdruckabfall, HZV-Abfall und Abnahme des peripheren Gefäßwiderstands auftreten. Bei Patienten, die β-Blocker, Kalziumantagonisten oder Lidocain erhalten, kann sich eine bedrohliche Bradykardie entwickeln.

> **Dosierung von Amiodaron bei lebensbedrohlichen Herzrhythmusstörungen:**
> - initial 5 mg/kg langsam über mindestens 3 min i. v. (dabei EKG-Überwachung und Blutdruckkontrolle); keine zweite Injektion vor Ablauf von 15 min;
> - einmalige Infusion von 300 mg innerhalb von 20 min bis 2 h;
> - Dauerinfusion: 10–20 mg/kg/24 h.

■ **Kontraindikationen.** Amiodaron ist kontraindiziert bei Sinusknotensyndrom sowie bei AV-Block II. und III. Grades. Bei Schilddrüsenfunktionsstörungen ist Vorsicht geboten.

## Literatur

Amrinon-Symposium (1985). Am J Cardiol 56
Boldt J, Kling D, Zickmann B et al. (1990) Haemodynamic effects of the phosphodiesterase inhibitor enoximone in comparison with dobutamin in esmolol-treated cardiac surgery patient. Br J Anaesth 64: 611
Casson WR, Jones RM, Parsons RS (1984) Nifedipin and cardiopulmonary bypass. Anaesthesia 39: 1197
Dagigno J, Prys-Roberts C (1985) Assessment of β-adrenoceptor blockade during anesthesia in humans. Anesth Analg 64: 305
Feneck RO (1992) The European Milrinone Multicentre Trial Group: Intravenous Milrinon following cardiac surgery I and II. J. Cardiothorac Vasc Anesth 6: 554–562 and 6: 563–567
Foex P (1983) Beta-blockade in anaesthesia. J Clin Hosp Pharm 8: 183
Johns VJ (1984) Beta-blocking drugs for arrhythmias, hypertension, and ischemic heart disease. Am J Surg 147: 725
Kapur PA, Bloor BC, Flacke WE et al. (1984) Comparison of cardiovascular responses to verapamil during enflurane, isoflurane, or halothane anesthesia in the dog. Anesthesiology 61: 156
Kates RA, Kaplan JA (1983) Cardiovascular responses to verapamil during coronary artery bypass graft surgery. Anesth Analg 62: 821
Lüderitz B (1998) Herzrhythmusstörungen. Diagnostik und Therapie, 5. Aufl. Springer, Berlin Heidelberg New York Tokyo
Molter G, Larsen R, Peters U et al. (1993) Haemodynamic changes produced by inhalation anaesthetics in the presence of phosphodiesterase inhibition. Br J Anaesth 70: 1993
Ram CVS (1985) Southwestern internal medical conference: Calcium antagonists in the treatment of hypertension. Am J Med Sci 290: 118
Roskamm H, Reindell H (Hrsg) Herzkrankheiten, 4. Aufl. Springer, Berlin Heidelberg New York Tokyo 1996.
Schulte-Sasse U, Hess W, Markschiess-Hornung A et al. (1984) Combined effects of halothane anesthesia and verapamil on systemic hemodynamics and left ventricular myocardial contractility in patients with ischemic heart disease. Anesth Analg 63: 791
Tobias MA (1981) Comparison of nitroprusside and nitroglycerin for controlling hypertension during coronary artery surgery. Br J Anesth 53: 891

# 3 Kardiopulmonaler Bypass

**INHALTSÜBERSICHT**

1     Definitionen  *80*

2     Anwendung  *80*

3     Zubehör der Herz-Lungen-Maschine  *81*
3.1    Pumpen  *81*
3.1.1  Wie wirkt sich die Pumptätigkeit auf das Blut aus?  *82*
3.2    Oxygenatoren  *83*
3.2.1  Bubbleoxygenator  *83*
3.2.2  Membranoxygenator  *85*
3.2.3  Was ein Oxygenator leisten muß  *87*
3.3    Schläuche und sonstiges Zubehör  *88*

4     Physiologie und Pathophysiologie der extrakorporalen Zirkulation  *90*
4.1    Füllvolumen der Herz-Lungen-Maschine  *90*
4.2    Womit die Maschine gefüllt wird  *90*
4.3    Blutgerinnung und kardiopulmonaler Bypass  *91*
4.3.1  Aufhebung der Blutgerinnung mit Heparin  *92*
4.3.2  Wiederherstellung der Blutgerinnung  *95*
4.4    Hypothermie  *97*
4.4.1  Wie stark senkt Hypothermie den $O_2$-Bedarf?  *98*
4.4.2  Nimmt der $O_2$-Verbrauch linear mit der Hypothermie ab?  *98*
4.4.3  $O_2$-Bindungskurve  *99*
4.4.4  Blutviskosität  *99*
4.4.5  Blutgase und pH-Wert  *99*
4.4.6  Hypothermiegrade  *100*
4.5    Hirndurchblutung und Hirnstoffwechsel  *100*
4.6    Myokardprotektion  *102*
4.6.1  Myokardschädigende Faktoren  *102*
4.6.2  Myokardhypothermie  *104*
4.6.3  Kardioplegie  *105*
4.7    Spezielle hämatologische Auswirkungen  *106*
4.7.1  Proteine  *106*
4.7.2  Erythrozyten  *107*
4.7.3  Leukozyten  *107*
4.7.4  Thrombozyten  *108*
4.8    „Streßreaktion"  *108*
4.9    Narkose während des kardiopulmonalen Bypasses  *109*

**Abb. 2.** Funktionsprinzip des Bubbleoxygenators. $O_2$-Blasen und venöses Blut stehen in direktem Kontakt miteinander. Der Gasaustausch erfolgt durch Diffusion. Nach Entschäumung wird das arterialisierte Blut in den Patienten zurückgepumpt

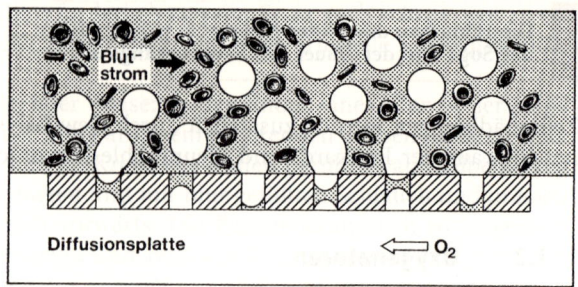

Die $O_2$-**Aufnahme** in das venöse Blut hängt von folgenden Faktoren ab:
- Größe der durch den „Bubbleprozeß" entstehenden Austauschoberfläche,
- Dicke des Blutfilms,
- Transitzeit des Sauerstoffs in den Erythrozyten,
- Sauerstoffpartialdruck ($pO_2$).

1. *Austauschoberflläche.* Die Blut-Gas-Berührungsfläche beträgt beim Bubbleoxygenator etwa 15 m²; sie ist abhängig vom Gesamtgasfluß und von der Größe der Gasblasen. Je größer die Anzahl der kleinen Gasblasen, desto größer die Oberfläche für den Gasaustausch, aber: desto schlechter die $CO_2$-Elimination und die Entfernung der Gasblasen, denn kleine Blasen sind stabiler als große. Aus diesem Grund werden größere Blasen verwendet.
2. *Dicke des Blutfilms.* Sie hängt v. a. ab vom Grad der Turbulenz, der durch die einströmenden Atemgase und den Aufbau des Geräts entsteht. Größere Blasen erzeugen einen dickeren Film.
3. *Transitzeit.* Die mittlere Transitzeit des Sauerstoffs in den Erythrozyten beträgt im Oxygenator 1–2 s, in der menschlichen Lunge hingegen 0,1–0,75 s. Die Transitzeit im Oxygenator hängt v. a. von der Dicke des Blutfilms ab.
4. *Sauerstoffpartialdruck.* Arterielle $pO_2$-Werte zwischen 100–150 mm Hg reichen aus, um das Blut genügend mit Sauerstoff zu sättigen. Sehr hohe $pO_2$-Werte sollten wegen der Gefahr des „Ausperlens" von $O_2$-Bläschen beim Wiedererwärmen vermieden werden (Emboliegefahr!). Beim Bubbleoxygenator müssen Blutfluß und $O_2$-Fluß gewöhnlich gleich groß sein, um einen ausreichenden Gasaustausch zu bewirken. Häufig liegt der $O_2$-Fluß sogar höher als der Blutfluß. Hoher $O_2$-Fluß hat jedoch Nachteile; es sind große Oxygenatorkammern erforderlich; der Schaum wird ziemlich trocken und dadurch das Blut mehr traumatisiert; außerdem wird zuviel $CO_2$ eliminiert („Hyperventilation").

> **Der für eine ausreichende Oxygenierung des Blutes erforderliche $O_2$-Fluß beträgt für die meisten Oxygenatoren 6 l/min.**

Ist die Muskelmasse sehr groß oder der periphere $O_2$-Bedarf gesteigert, so reichen u. U. 6 l $O_2$/min nicht aus. $CO_2$ s. S. 99.

Wichtigster Nachteil des Bubbleoxygenators ist die erhebliche Traumatisierung des Blutes, v. a. bedingt durch den direkten Kontakt von Gas und Blut. Entsprechend sollte die kardiopulmonale Bypasszeit mit Bubbleoxygenatoren 6 h nicht überschreiten.

### 3.2.2 Membranoxygenator

Bei diesem Oxygenator steht das Blut nicht in direktem Kontakt mit dem Gas; beide Phasen sind vielmehr durch Membranen voneinander getrennt. Der Gasaustausch ist mit dem der menschlichen Lunge vergleichbar (Abb. 3).

Zwei Arten von Membranen können unterschieden werden: Plattenmembranen und Kapillarmembranen.

■ **Plattenmembranen.** Sie bestehen gewöhnlich aus Gummi und Silikon. Die rechteckigen Platten sind parallel aufeinander geschichtet (Abb. 4), wobei auf der einen Seite der Membran das Blut strömt, auf der anderen hingegen das Gas. Die Gasaustauschkapazität der Membran hängt v. a. von der Art des Materials und von der Dicke ab. Einerseits muß die Membran dünn genug sein, um einen ausreichenden Gasaustausch zu ermöglichen. Andererseits muß sie jedoch so dick sein, daß ihre Struktur während der Gasaustauschfunktion erhalten bleibt.

Der Gasaustausch an der Membran wird während des Gebrauchs durch Bildung einer Grenzschicht (Abb. 5) beeinträchtigt. Diese Grenzschicht entsteht durch den im Vergleich zum zentralen Blutstrom langsameren Randstrom. Um die Grenzschicht zu beseitigen, sind bestimmte Maßnahmen erforderlich (z. B. Schüttler, Pulsatoren, Mischgitter), die selbst wieder mit zusätzlichen Nachteilen einhergehen können.

*Rollenmembranen.* Bei dieser Variante sind die Plattenmembranen in Rollen oder Windungen aufgewickelt (Abb. 6). Allerdings strömt das Atemgas hierbei in einer Spirale durch die Membranplatten, während das Blut in einer hierzu parallelen Achse durch einen Zylinder fließt. Auch bei dieser Anordnung tritt eine Grenzschichtbildung auf.

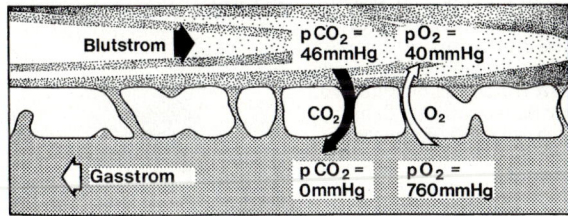

**Abb. 3.** Funktionsprinzip des Membranoxygenators. Zwischen Gas und Blut befindet sich eine dünne, hochpermeable Membran, an deren einer Seite das venöse Blut, an deren anderer Seite $O_2$ strömt. Das Gas strömt aufgrund des höheren Partialdrucks durch die Membran in das Blut, $CO_2$ hingegen heraus

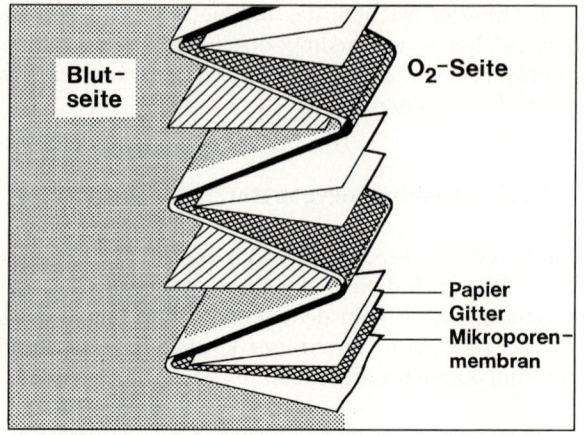

**Abb. 4.** Aufbau einer Plattenmembran: Blut und Gas sind durch rechteckige Platten voneinander getrennt

■ **Kapillarmembranen.** Beim Kapillaroxygenator fließt das Blut durch Tausende zylindrischer Hohlfasern (Kapillaren), während das Gas um die Fasern herum strömt. Der Gasaustausch erfolgt über Mikroporen (Abb. 7), wobei jede einzelne Faser am Austausch beteiligt ist. Das System verhält sich so, als ob keine Berührungsfläche zwischen Blut und Gas vorhanden sei und wirkt damit wie eine echte Membran. Von wesentlichem Vorteil für den Gasaustausch ist die konstant geringe Dicke des Blutfilms, die maximal 100 μm beträgt.

> Besitzt der Membranoxygenator gegenüber den anderen Oxygenatortypen Vorteile? Ja, das Blut wird weniger traumatisiert. Grundsätzlich ist daher das Blutungsrisiko geringer; Membranoxygenatoren sind deswegen besonders für die Langzeitperfusion geeignet (längere HLM-Operationen, extrakorporale Membranoxygenierung).

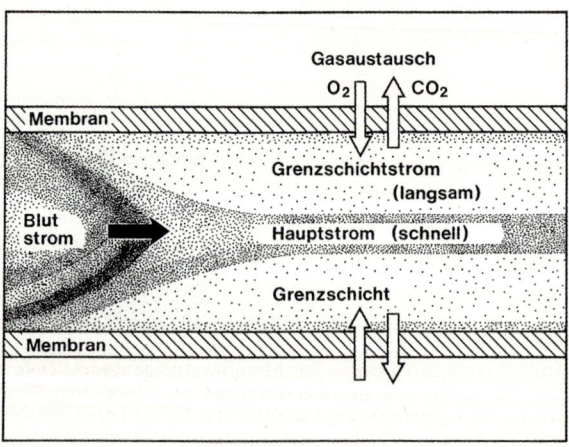

**Abb. 5.** Grenzschichteffekt bei Plattenmembranen. Das Blut in unmittelbarer Nähe der Membran „schleift" daran entlang und strömt langsamer als in der Mitte des Blutstroms. Auf diese Weise bildet das langsamere Blut ein Diffusionshindernis für Sauerstoff aus dem (schnelleren) Hauptstrom

Allerdings ist dieser Vorteil bei der Kurzzeitperfusion von geringerer Bedeutung, weil die wesentliche Traumatisierung des Blutes sehr wahrscheinlich durch die Absaugsysteme hervorgerufen wird – und die sind die gleichen wie beim Bubbleoxygenator.

### 3.2.3 Was ein Oxygenator leisten muß

Der $O_2$-Bedarf des Menschen beträgt in Ruhe und bei normaler Temperatur etwa 250–300 ml/min. Dieser Basisbedarf muß vom Oxygenator gedeckt werden. Viele Oxygenatoren können jedoch nur zwischen 150–250 ml $O_2$/min aufnehmen, so daß bei Normothermie des Patienten mit einer ungenügenden $O_2$-Versorgung gerechnet werden muß, auch wenn die venöse $O_2$-Ausschöpfung zunimmt. Störungen der $O_2$-Versorgung sind weiterhin zu erwarten, weil meist eine *Hämodilutionsperfusion* durchgeführt wird. Durch die Hämodilution wird die $O_2$-Transportkapazität des Blutes erniedrigt. Aus diesen Gründen müßte eine $O_2$-Unterversorgung der Gewebe auftreten, wenn nicht der Blutfluß bzw. die Pumpleistung der Maschine erhöht (nur begrenzt möglich) oder aber der $O_2$-Bedarf des Patienten künstlich gesenkt würde.

> Um den $O_2$-Verbrauch zu senken, wird der Patient mit Hilfe des Wärmeaustauschers der Herz-Lungen-Maschine abgekühlt, so daß auch mit niedrigeren Blutflußraten keine Unterversorgung der Gewebe auftritt.

> **Die Standardblutflußraten mit der Herz-Lungen-Maschine sind** (s. auch Kap. 5):
> - Erwachsene:     2,2–2,5 l/min/m², 
>                   50–80 ml/kg KG/min;
> - Kinder:         2,2–2,6 l/min/m².
> 
> Die Werte gelten für Normothermie: pro Grad Temperatursenkung kann der Blutfluß um rund 7% vermindert werden. Einzelheiten s. S. 97.

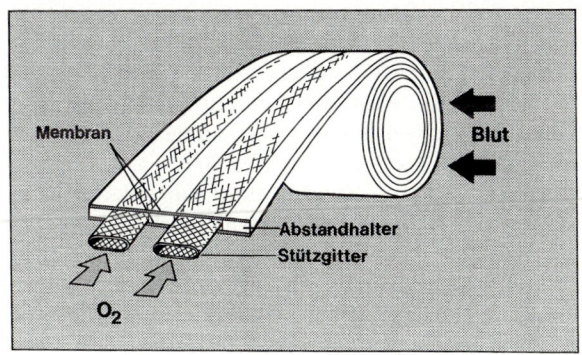

Abb. 6. Rollenmembran. Hierbei sind die Membranen rollenförmig gewickelt. Das Funktionsprinzip entspricht der Plattenmembran

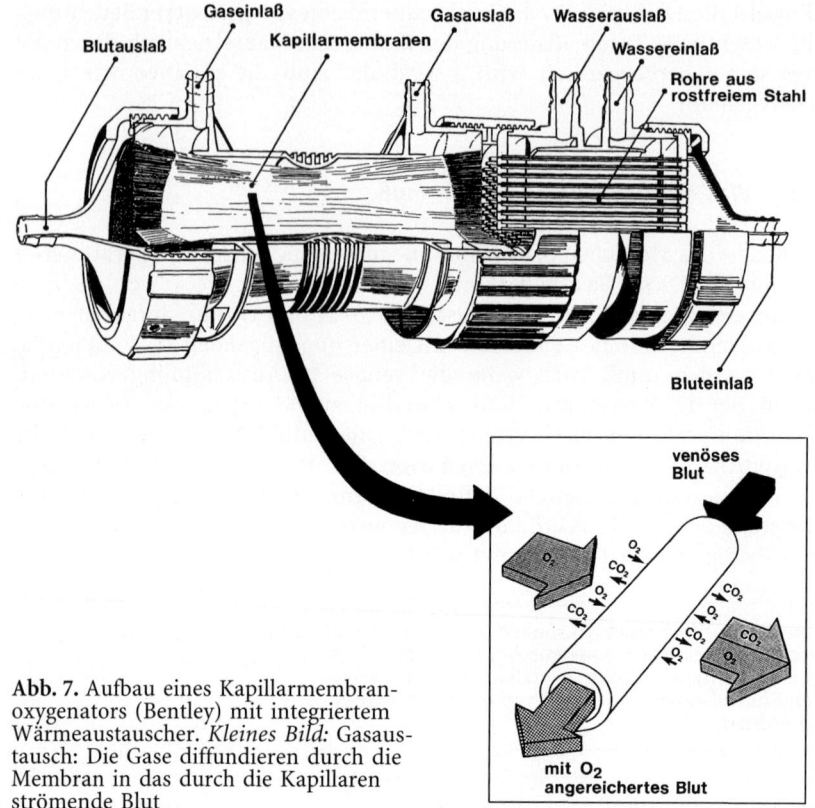

**Abb. 7.** Aufbau eines Kapillarmembranoxygenators (Bentley) mit integriertem Wärmeaustauscher. *Kleines Bild:* Gasaustausch: Die Gase diffundieren durch die Membran in das durch die Kapillaren strömende Blut

## 3.3 Schläuche und sonstiges Zubehör

**Schläuche** sollten nicht benetzbar sein, eine niedrige Oberflächenspannung besitzen, chemisch inert sein, keine Gerinnungsvorgänge auslösen, dem Blutfluß wenig Widerstand entgegensetzen, ein geringes Füllvolumen erfordern und die Kräfte der Rollerpumpe aushalten, ohne zu zerreißen oder Partikel freizusetzen. Durch die ständige Einwirkung der Rollerpumpe auf die Schläuche kann deren innere Oberfläche beschädigt werden, so daß stromabwärts eine Embolisierung von Plastikteilchen auftreten kann.

**Filter** sind im Kreislauf der Herz-Lungen-Maschine erforderlich, um Partikel zurückzuhalten. Diese Partikel bestehen v. a. aus Erythrozytenfragmenten und Aggregaten aus Thrombozyten und Leukozyten. Histologisch sind auch Fett, Luft, Silikon- und Stoffpartikel in allen Geweben des *Patienten* nachgewiesen worden. Sie stammen wahrscheinlich zum größten Teil aus dem Operationsgebiet und können durch Filter im Absaugsystem weitgehend beseitigt werden. Der überwiegende Teil der verbliebenen Partikel wird durch Filter auf der *arteriellen* Seite zurückgehalten. Dennoch können kleine Luftblasen und Entschäumungsmate-

**Abb. 8.** Wärmeaustauscher eines Membranoxygenators (Bentley). Das venöse Blut strömt an der Basis ein und fließt um und über die Spiralen des Wärmeaustauschers, in dem es gleichmäßig abgekühlt oder erwärmt wird

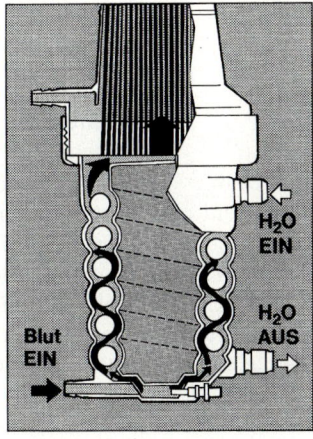

rial in den Patienten gelangen. Neuere Filter (z. B. Pall) sollen auch diese Teilchen weitgehend zurückhalten.

**Wärmeaustauscher** (Abb. 8) sind unverzichtbarer Bestandteil jeder Herz-Lungen-Maschine. Sie dienen dazu, die Körpertemperatur des Patienten aufrechtzuerhalten, denn auf dem Weg durch die Herz-Lungen-Maschine würde die Temperatur des Patientenblutes unkontrollierbar abfallen. Bei Einmaloxygenatoren ist der Wärmeaustauscher meist in den Oxygenator integriert und über Schläuche mit einer Warm- und Kaltwasserquelle verbunden.

Zur Abkühlung und zum Wiedererwärmen werden hingegen externe Wärmeaustauscher verwendet, die in den extrakorporalen Kreislauf eingeschaltet sind. Die Abkühlung und Wiedererwärmung erfolgt mit Wasser.

**Bei der Wiedererwärmung sollte folgendes beachtet werden:**
- Beim Wiedererwärmen darf die Wassertemperatur des Wärmeaustauschers 42 °C nicht überschreiten, damit das Blut nicht geschädigt wird.
- Beim Erwärmen nimmt die Löslichkeit der Gase im Blut ab. Darum muß der Wärmeaustauscher im Kreislauf *vor* den Entschäumer geschaltet werden, so daß keine Gasblasen in den Patienten gelangen können.

**Verbindungsstücke** innerhalb des Systems sollten möglichst so konstruiert sein, daß ein laminarer Blutfluß aufrechterhalten wird. Störungen des Blutflusses können z. B. bei der Aortenkanüle auftreten: Diese Kanülen sind meist gebogen und gehen in ein verengtes Segment über, das in die Aorta eingeführt wird. Solche Stenosen erfordern häufig einen hohen Druck, damit die nötige Blutmenge gepumpt werden kann. Der Fluß der Erythrozyten wird dadurch an dieser Stelle sehr stark beschleunigt. Beim Einstrom in die Aorta treten dann Scherkräfte und Wirbelbildungen auf, die das Blut traumatisieren können. Außerdem werden u. U. Mikroblasen gebildet.

## 4 Physiologie und Pathophysiologie der extrakorporalen Zirkulation

### 4.1 Füllvolumen der Herz-Lungen-Maschine

Vor Beginn des kardiopulmonalen Bypasses muß die Herz-Lungen-Maschine mit einem bestimmten Volumen an Flüssigkeit aufgefüllt werden. Denn: Jede Unterbrechung des venösen Rückstroms aus dem Patienten würde sonst innerhalb ganz kurzer Zeit zu einer Entleerung der Herz-Lungen-Maschine mit nachfolgender Luftembolie führen. Aus diesem Grund werden die Oxygenatoren mit einer Mindestmenge von etwa 1/4 des Herzzeitvolumens an Flüssigkeit gefüllt. Dieses sog. *Primevolumen* beträgt beim Erwachsenen zwischen 2 und 4 l für das gesamte System.

### 4.2 Womit die Maschine gefüllt wird

Früher war man der festen Überzeugung, eine Herz-Lungen-Maschine werde am besten mit Spenderblut gefüllt. Diese Ansicht ist verlassen worden, denn einige postoperative Störungen werden mit der primären Blutfüllung der Herz-Lungen-Maschine in Zusammenhang gebracht. Daneben spielt auch der Kostenfaktor eine wichtige Rolle. Viele Herzzentren führen darum eine *Hämodilutionsperfusion* durch. Hierbei wird das Blut des Patienten bis zu einer bestimmten unteren Grenze mit Flüssigkeit verdünnt.

■ **Blut.** Blut wird heutzutage nur noch dem Primevolumen zugesetzt, um die $O_2$-Transportkapazität auf einen Mindestwert anzuheben, z. B. beim deutlich anämischen Patienten oder aber, wenn das Volumen der Herz-Lungen-Maschine im Vergleich zum Blutvolumen des Patienten sehr groß ist, z. B. bei Kleinkindern.

> Bei Füllung der Maschine mit Blut sollte das Blutvolumen im Bypass-System nicht größer als 30–40 % des Patientenblutvolumens sein.

■ **Hämodilution.** Durch Verdünnung des Patientenblutes mit bestimmten Flüssigkeiten werden die Fließeigenschaften des Blutes verbessert. Dies ist v. a. wichtig bei Hypothermie, denn die Unterkühlung steigert die Viskosität des Blutes. Außerdem wird insgesamt die Organperfusion durch die Hämodilution verbessert.

Für die Hämodilution bzw. primäre Füllung der Herz-Lungen-Maschine werden gewöhnlich balancierte, annähernd plasmaisotone Elektrolytlösungen verwendet, oft mit Zucker anderer Flüssigkeiten wie Glukose, $NaHCO_3$, Mannitol, Albumin, Dextran oder Hydroxyäthylstärke. Das Primevolumen muß vor Beginn des kardiopulmonalen Bypasses im System zirkulieren, um Blasen und Leckagen zu beseitigen und die Temperatur anzugleichen.

Wird eine Flüssigkeit mit niedrigem onkotischen Druck gewählt, so sind größere Mengen für die Perfusion erforderlich. Bei länger dauernder Bypasszeit können wegen der Verdünnung der Proteine Störungen des kapillären Flüssigkeitsaustausches auftreten; allerdings soll die Perfusion mit onkotisch wirksamen Substanzen auch keine wesentlichen Vorteile bieten. Außerdem muß bei Verwendung größerer Mengen von Dextranen mit Störungen der Blutgerinnung gerechnet werden.

Insgesamt gilt:

> Eine Hämodilution kann meist gefahrlos bis zu einem Hämotokritwert von 20–25 % durchgeführt werden, obwohl hierdurch die $O_2$-Transportkapazität erheblich eingeschränkt wird.

Dies ist v. a. möglich, weil durch die Hypothermie der $O_2$-Bedarf der Organe vermindert wird. Hämodilution ermöglicht Routineherzoperationen auch ohne die Zufuhr von Fremdblut (wichtig für Patienten, die Transfusionen verweigern, z. B. Zeugen Jehovas).

Allerdings hat die Hämodilution auch bestimmte Auswirkungen, die sich klinisch bemerkbar machen können:
- Die Serumproteinkonzentration wird vermindert; hierdurch nimmt die transkapilläre Flüssigkeitsverschiebung in die Gewebe zu. Exzessive Flüssigkeitsverschiebungen sind daran zu erkennen, daß fortlaufend Flüssigkeit in die Herz-Lungen-Maschine nachgegeben werden muß. Zugabe onkotisch wirksamer Substanzen (z. B. Humanalbumin, Mannit) soll die Flüssigkeitsverschiebungen vermindern.
- Der Extrazellulärraum nimmt insgesamt zu. Das Ausmaß der Zunahme hängt besonders von der Dauer des Bypasses und dem onkotischen Druck des Füllvolumens ab.
- Die perioperativen Kaliumverluste sind meist gesteigert. Die genaue Ursache der Kaliumverluste ist nicht geklärt.
- Kalzium, Magnesium, Phosphat und Zink können ebenfalls vermindert sein.
- Die $O_2$-Transportkapazität nimmt ab.

*Beachte:* Wird bei Normothermie die Hämoglobinkonzentration um 50 % vermindert, so muß das Herzzeitvolumen verdoppelt werden, um die $O_2$-Versorgung der Gewebe aufrechtzuerhalten. Solche hohen Pumpleistungen werden aber während der extrakorporalen Zirkulation nicht angewandt. Darum muß der $O_2$-Bedarf der Gewebe durch *Hypothermie* herabgesetzt werden.

## 4.3 Blutgerinnung und kardiopulmonaler Bypass

Ließe man das Blut des Patienten einfach in die Herz-Lungen-Maschine einströmen, so würde es innerhalb kurzer Zeit gerinnen: Einschleusung embolischer Partikel, Verstopfung des Oxygenators und der Filter oder vollständige Defibrinierung mit unstillbaren Blutungen wären die Folgen. Darum wird vor der

Kanülierung der großen Gefäße die Blutgerinnung mit Heparin vollständig aufgehoben.

> Die vollständige Aufhebung der Blutgerinnung für die extrakorporale Zirkulation erfolgt initial mit 200–400 I.E./kg KG Heparin i. v.

### 4.3.1 Aufhebung der Blutgerinnung mit Heparin

Heparin ist ein Mukopolysaccharid, die stärkste Säure des Organismus überhaupt. Die Substanz führt bei Anwesenheit ihres Kofaktors sofort nach der Injektion zur Bildung eines Thrombin-Antithrombin-III-Komplexes, der das Thrombin inaktiviert, zusätzlich wahrscheinlich auch noch die Faktoren $IX_a$, $XI_a$ und $XII_2$. Daneben wirkt Heparin auch noch auf die Thrombozyten: die thrombininduzierte Thrombozytenaggregation wird verhindert. Außerdem kann Heparin eine Thrombozytopenie auslösen.

Nur etwa 60 % der initial injizierten Dosis wirken aktiv gerinnungshemmend. Die *Halbwertszeit* von Heparin beträgt, unabhängig von der Dosis, etwa 90 min.

> **Bei der Zufuhr von Heparin muß jedoch folgendes beachtet werden:**
> - Die Halbwertszeit wird durch niedrige Temperaturen verlängert.
> - Die Reaktion des Gerinnungssystems auf die injizierte Heparindosis ist großen individuellen Schwankungen unterworfen. Sie wird u. a. beeinflußt von Körpertemperatur, Alter, Muskelmasse bzw. Körpergewicht, Leberdurchblutung. Mit stärkerer Resistenz ist zu rechnen bei anhaltenden Gerinnungsvorgängen, AT-III-Mangel, Thrombozytosen bzw. erhöhtem Gehalt an Plättchenfaktor 4 im Plasma, früherer Heparintherapie, Interaktion mit oralen Kontrazeptiva, Koronarkrankheit, hohem Alter, thrombophilen Erkrankungen (frische Venenthrombose bzw. Lungenembolien, Tumoren, Autoimmunerkrankungen), postoperative Zustände.
> - Ausgeprägte Thrombozytopenien verstärken den Heparineffekt und erhöhen die Blutungsbereitschaft.
> - Daher ist es schwierig, die für jeden Patienten optimale Heparindosierung herauszufinden, zumal absolut zuverlässige Laborparameter bzw. Gerinnungstests nicht zur Verfügung stehen.

Die genaue Kontrolle der aufgehobenen Gerinnung ist während der Bypasszeit prinzipiell von großer Wichtigkeit, denn
▶ zu wenig Heparin führt zur disseminierten Gerinnung mit nachfolgenden Störungen der Mikrozirkulation.
▶ zu viel Heparin beeinträchtigt die Thrombozytenfunktion und führt zu postoperativen Blutungskomplikationen (Hirnblutungen!).

Praktisch gilt folgendes:

> **!** Eine zu geringe Heparindosis mit nachfolgender disseminierter Gerinnung ist eine wesentlich größere Gefahr als eine zu hohe Dosis!

In den meisten Zentren wird heutzutage der ACT-Test angewandt, um die Wirksamkeit der Heparindosis für den kardiopulmonalen Bypass sowie die Antagonisierung von Heparin mit Protamin nach Beendigung des Bypasses zu überwachen. Messungen der Heparinkonzentration im Blut sind hierfür nicht geeignet, da hiermit nicht die antikoagulatorische Aktivität erfaßt wird. Messungen der partiellen Thrombinzeit (PTT), Thrombinzeit (TZ) und des Quick-Werts sind ebenfalls nicht von Nutzen, da sie keine genaue Quantifizierung des gerinnungshemmenden Effekts ermöglichen (liegt der ACT im therapeutischen Bereich, so sind diese Parameter in den nicht mehr meßbaren Bereich verlängert).

■ **ACT-Test** („activated coagulation time"). Dieser Test wird in seiner automatisierten Form mit Vollblut direkt am Patienten durchgeführt; die Werte stehen praktisch innerhalb weniger Minuten zur Verfügung. Allerdings mißt der Test die Gerinnungsaktivität von Vollblut und nicht die Heparinkonzentration im Blut:
- Normalwert: 80–100 s.
- Erwünschte Werte für den Bypass: 400–600 s.

Praktisch kann in folgender Weise vorgegangen werden:

> **Steuerung der Heparinzufuhr mit dem ACT-Test:**
> ▶ Messung des Kontrollwerts unmittelbar vor dem Bypass.
> ▶ Zufuhr der Initialdosis von Heparin, z. B. 300 I.E./kg i.v. in einen zentralen Venenkatheter.
> ▶ Erneute Kontrolle des ACT-Wertes.
> ▶ Wenn ACT > 400 s: Beginn des kardiopulmonalen Bypasses.
> ▶ Alle 30 min erneute Kontrolle der Blutgerinnung.
> ▶ Oft reicht die initiale Heparindosis für die gesamte Bypasszeit aus, zumal durch Hypothermie der ACT-Wert ebenfalls verlängert und der Heparinbedarf vermindert wird. Daher sollte vor der Nachinjektion zunächst der ACT-Wert kontrolliert werden.

Als Faustregel gilt:

> Für die *Nachheparinisierung* werden etwa 1/3–1/2 der Initialdosis in die Maschine gegeben.

In der Aufwärmphase ist zu beachten, daß der ACT-Wert durch das Erwärmen um etwa 10–30 % verkürzt wird.

■ **Heparinresistenz.** Unter kontinuierlicher Heparintherapie, z. B. bei Thrombosen, kann sich eine zunehmende Heparinresistenz entwickeln, so daß immer höhere Dosen erforderlich sind, um die PTT in den gewünschten Bereich zu verlängern. In ähnlicher Weise reagieren Patienten, bei denen bereits vor der Operation eine Antikoagulanzientherapie mit einer kontinuierlichen Heparininfusion begonnen wurde, oft auch weniger empfindlich im ACT-Test auf die für den kardiopulmonalen Bypass errechnete Heparindosis und benötigen oft erheblich höhere Dosen (z. B. bis zu 800 I.E./kg), um den ACT-Wert in den gewünschten Bereich von > 400 s zu verlängern. Die genauen Ursachen der Heparinresistenz sind nicht bekannt; diskutiert werden Veränderungen bzw. eine Abnahme von Antithrombin im Plasma. Nicht immer ist das verminderte Ansprechen auf Heparin jedoch durch eine Resistenz bedingt, sondern lediglich Ausdruck des großen individuellen Dosisbedarfs.

Vorgehen bei Heparinresistenz:
▶ Spricht der Patient im ACT-Test nur ungenügend auf die errechnete Heparindosis an, so wird so lange Heparin nachinjiziert, bis die gewünschte Verlängerung der ACT erreicht worden ist. Hierfür können Dosen bis zu 800 I.E./kg erforderlich sein. Die Zufuhr von Antithrombin ist nur gerechtfertigt, wenn auch mit sehr hohen Heparindosen kein Effekt zu erreichen ist.

■ **Heparin-induzierte Thrombozytopenie (HIT).** Klinisch wichtig ist der Typ II des HIT-Syndroms; er entsteht durch Antikörperbildung gegen einen Heparin-Protein-Komplex. Diese Antikörper bewirken eine Agglutination der Thrombozyten mit Thromboembolien, seltener auch Blutungen. Etwa 0,1–10 % aller Patienten, die Heparin selten erhalten, entwickeln Antikörper, ganz überwiegend gegen unfraktioniertes Heparin, selten gegen niedermolekulares. Bei etwa 10–30 % dieser Patienten entwickeln sich Thrombosen mit einer Letalität von etwa 30 %.

Die Antikörper gegen den Heparin-Protein-Komplex entstehen mehrere Tage nach Beginn einer erstmaligen Heparintherapie und induzieren eine Agglutination und Aktivierung der Thrombozyten. Sie führt zur Ablagerung der Thrombozyten an den für eine Thrombose prädestinierten Stellen in Venen und Arterien. Es entwickelt sich ein sog. „white clot syndrome".
Das **klinische Bild** des HIT-Syndroms ist in folgender Weise gekennzeichnet:
● Gefäßverschlüsse in Extremitäten, Herz und Gehirn; bei s. c. Injektion von Heparin evtl. hämorrhagische Hautnekrosen,
● Tachyphylaxie gegenüber Heparin,
● Abfall der Thrombozyten innerhalb von 1–2 Tagen auf weniger als 50 % des Ausgangswerts.

Eine zunehmende Thrombozytopenie unter Heparintherapie mit gleichzeitig auftretender Thrombose spricht für ein HIT-Syndrom Typ II, während eine zunehmende Thrombozytopenie bei gleichzeitiger Blutung ein HIT praktisch ausschließt.
Bereits bei Verdacht auf ein HIT-Syndrom muß die Heparintherapie sofort unterbrochen und der Patient mit einem nicht kreuzreagierenden Antikoagu-

lans, z. B. Hirudin (Refludan) oder Orgaran, weiterbehandelt werden. Thrombozytenaggregationshemmer sind in der akuten Phase wirkungslos und somit nicht indiziert. Kumarinderivate sind kontraindiziert, da sich hierunter eine Kumarinnekrose entwickeln kann.

Elektive Herzoperationen dürfen während eines bestehenden HIT-Syndroms nicht durchgeführt werden. Bei Patienten mit HIT-Syndrom in der Vorgeschichte darf für den kardiopulmonalen Bypass auf keinen Fall Heparin eingesetzt werden. Vielmehr gilt folgendes:

> **!** Beim HIT-Syndrom muß die Aufhebung der Blutgerinnung für die extrakorporale Zirkulation mit Hirudin erfolgen. Heparin ist absolut kontraindiziert.

Zu beachten ist, daß Hirudin nicht mit Protamin antagonisiert werden kann. Soll die Hirudinwirkung aufgehoben werden, so kann am Ende der extrakorporalen Zirkulation ein Hämofilter eingesetzt werden.

Besteht ein akutes HIT-Syndrom und muß der Patient dringlich operiert werden, so kann der zirkulierende Heparin-Antikörper-Komplex durch Plasmapherese entfernt und die Blutgerinnung für die extrakorporale Zirkulation durch Hirudin aufgehoben werden. Orgaran ist hierfür nicht geeignet, da die Substanz nach der Beendigung der extrakorporalen Zirkulation nicht antagonisiert werden kann.

### 4.3.2 Wiederherstellung der Blutgerinnung

Ist der kardiopulmonale Bypass beendet und sind die Kanülen entfernt worden, so wird die Blutgerinnung wiederhergestellt. Dies geschieht mit Protamin:

> **!** Protamin ist der Antagonist von Heparin!
> 1 ml Protaminsulfat inaktiviert 1000 I.E. Heparin.

Für die Dosierung von Protamin können keine festen Richtlinien angegeben werden, weil die Inaktivierung von Heparin im Organismus aus den zuvor angegebenen Gründen variabel verläuft. Mit der oben angegebenen Dosis erhalten einige Patienten zuviel Protamin, andere hingegen zu wenig. Wiederum ist eine zu niedrige Protamindosis wegen der anhaltenden Blutungsgefahr ein größeres Risiko als eine zu hohe. Es gilt aber:

> **!** Grundsätzlich sollte die Protamindosis so niedrig wie möglich gehalten werden.

> **Bei der Dosierung von Protamin sollte folgendes beachtet werden:**
> ▸ Bei zu wenig Protamin sind ACT, PTT und TZ verlängert.
> ▸ Zu hohe Dosen Protamin verlängern die PTT, nicht jedoch die TZ.
> ▸ Darum müssen für eine genauere Differenzierung beide Gerinnungstests durchgeführt werden.
> *Beachte jedoch:* Fibrinogenmangel und Fibrinspaltprodukte (Fibrinolyse) verlängern die TZ.

Persistiert die Blutung nach der Protaminzufuhr, so sollten ACT, PTT und TZ kontrolliert werden.

Zu beachten ist, daß der ACT-Wert durch *Hypothermie* verlängert wird, und zwar unabhängig vom Heparinblutspiegel. Darum sollte der Test bei 37 °C Körpertemperatur durchgeführt werden. Rückkehr des ACT-Wertes in den Bereich vor der Heparinisierung ist ein guter Indikator für die vollständige Antagonisierung von Heparin.

■ **Komplikationen der Protaminzufuhr.** Protamin kann, besonders bei rascher Zufuhr, eine Herz-Kreislauf-Depression mit Blutdruckabfall, Tachykardie und Anstieg des linksventrikulären enddiastolischen Drucks hervorrufen, außerdem eine pulmonale Vasokonstriktion mit pulmonaler Hypertonie, Dilatation des rechten Ventrikels und evtl. auch Rechtsherzinsuffizienz. Der genaue Mechanismus ist unbekannt, eine negativ-inotrope Wirkung jedoch wahrscheinlich. Die Wirkungen sind geringer ausgeprägt, wenn die Substanz langsam infundiert wird. Einige Herzchirurgen verzichten wegen der Kreislaufdepression vollständig auf die Antagonisierung des Heparins nach dem Bypass.

■ **Heparinrebound.** Das Wiederauftreten einer verminderten Gerinnbarkeit 1–18 h nach der Antagonisierung von Heparin durch Protamin wird als Heparinreboundeffekt bezeichnet. Existenz und Mechanismus dieses Effekts sind umstritten. Diskutiert wird die Freisetzung von Heparin aus Erythrozyten und anderen Depots. Die häufigste Ursache scheint ein Überschuß an Heparin bei zu geringer Protamindosierung zu sein. Die Verdachtsdiagnose kann bei einem erneuten Anstieg des ACT-Wertes gestellt werden.

■ **Exzessive Nachblutungen.** Bei etwa 10–20 % aller Patienten treten nach Beendigung des kardiopulmonalen Bypasses mehr oder weniger starke Blutungen auf, die therapeutische Maßnahmen, insbesondere die Transfusion von Blutbestandteilen, erfordern. Die wichtigsten Ursachen von *Gerinnungsstörungen* bzw. *nichtchirurgischen Blutungen* sind:
- Hyperfibrinolyse,
- verminderte Aktivität der Faktoren V, VIII and XIII,
- Fibrinogenmangel,
- vermindertes Plasminogen,
- Abfall von Thrombozyten (Thrombozytopenie) und Thrombozytenfunktionsstörungen,

- Aktivierung des Komplementsystems (durch den kardiopulmonalen Bypass),
- Verbrauchskoagulopathie bei Schockzuständen.

Nicht chirurgisch bedingte Blutungen bzw. Gerinnungsstörungen manifestieren sich als diffuses „Schweißen" im Operationsgebiet, oft auch aus Gefäßpunktionsstellen und gelegentlich in Gebieten, die operativ nicht betroffen waren, z. B. aus der Harnblase.

Diagnostisch hilft ein Gerinnungsstatus weiter, allerdings sollte beachtet werden, daß nach dem kardiopulmonalen Bypass die TZ und PTT zumeist verlängert sind und erst Abweichungen um das 1,5fache des Normwerts auf eine Koagulopathie hinweisen. Der ACT-Wert kann aus 2 Gründen verlängert sein:
- ungenügende Inaktivierung von Heparin,
- Mangel an Blutgerinnungsfaktoren.

Eine niedrige Fibrinogenkonzentration im Plasma weist auf Verdünnung oder Faktorenverbrauch hin.

> **Das Vorgehen bei exzessiven Blutungen nach dem kardiopulmonalen Bypass richtet sich nach den zugrundeliegenden Mechanismen:**
> ▶ Bei operativ bedingten Blutungen: chirurgische Maßnahmen.
> ▶ Bei ungenügender Inaktivierung von Heparin: Zufuhr von Protamin.
> ▶ Wenn TZ oder PTT um mehr als das 1,5fache verlängert: Frischplasma (etwa 15 ml/kg KG).
> ▶ Bei Thrombozytopenie (< 100 000/μl) mit Blutungen: Thrombozytenkonzentrate (etwa 7 Einheiten).
> ▶ Bei Fibrinogen < 100 mg/dl: Frischplasma, Fibrogen.
> ▶ Bei Fibrinspaltprodukten (> 40 μg/ml): zusätzlich Aminocapronsäure, 100–150 mg/kg, oder Tranexamsäure, 10–20 mg/kg.

## 4.4 Hypothermie

Während der extrakorporalen Zirkulation besteht die Gefahr, daß die einzelnen Organe wegen des relativ niedrigen Blutflusses der Herz-Lungen-Maschine und der Hämodilution ungenügend mit $O_2$ versorgt und dadurch in Struktur und Funktion geschädigt werden. Darum muß der $O_2$-Bedarf der Gewebe während der extrakorporalen Zirkulation herabgesetzt werden. Hierzu eignet sich die globale Unterkühlung des gesamten Organismus, denn:

> **Hypothermie senkt den Stoffwechsel und erhöht die Ischämietoleranz der Gewebe.**

Prinzipiell kann der Körper von außen durch Oberflächenkühlung oder von innen durch Kühlung des Blutes abgekühlt werden. Die **Oberflächenkühlung** ist umständlich und zeitraubend. Abgekühlt werden hierbei zuerst die Muskulatur und das Fettgewebe, während die Vitalorgane weniger günstig beeinflußt werden.

**Innere Abkühlung** ist heute das Verfahren der Wahl bei der extrakorporalen Zirkulation. Bei dieser Methode wird ein Wärmeaustauscher in den Kreislauf geschaltet, durch den das Blut bzw. der Körper innerhalb kurzer Zeit auf beliebige Temperaturen abgekühlt und wieder erwärmt werden kann. Die am besten durchbluteten Organe – das sind v. a. die Vitalorgane – werden den größten Temperaturunterschieden ausgesetzt; sie kühlen sich daher rascher ab und wärmen sich auch schneller wieder auf als Muskulatur und Fettgewebe.

Beim *totalen Kreislaufstillstand* werden Oberflächenkühlung und innere Abkühlung miteinander kombiniert.

### 4.4.1 Wie stark senkt Hypothermie den $O_2$-Bedarf?

Diese Frage ist nicht leicht zu beantworten, denn der Abkühlungsvorgang verläuft nicht gleichmäßig, d. h. es stellt sich kein Gleichgewicht ein. Die einzelnen Gewebe werden unterschiedlich schnell abgekühlt. Auch bestehen individuelle Unterschiede bei den einzelnen Patienten, weil die Zusammensetzung ihrer Körper sich voneinander unterscheidet. Darum können die einzelnen Organtemperaturen klinisch nur grob eingeschätzt werden. Temperaturmessungen in Rektum, Nasopharynx, Gehörgang, Ösophagus, Blut oder an der Haut können nur Näherungswerte liefern.

Exakte Aussagen sind nur möglich, wenn der Gesamt-$O_2$-Verbrauch des Organismus direkt bestimmt wird; hieraus läßt sich eine Durchschnittstemperatur festlegen.

### 4.4.2 Nimmt der $O_2$-Verbrauch linear mit der Hypothermie ab?

Nein, es besteht keine lineare Beziehung zwischen Abnahme der Körpertemperatur und Abnahme des Gesamt-$O_2$-Verbrauchs. Klinisch können folgende Richtwerte verwandt werden, um die Abnahme des $O_2$-Verbrauchs einzuschätzen:

> **$O_2$-Verbrauch und Körpertemperatur:**
> - 30 °C: Abnahme des $O_2$-Verbrauchs auf 50 % des Ausgangswerts,
> - 25 °C: Abnahme auf 25 %,
> - 15 °C: Abnahme auf 10 %.

Neben der Abnahme des $O_2$-Verbrauchs hat die Hypothermie jedoch auch noch andere Auswirkungen auf den Organismus:
- die $O_2$-Bindungskurve wird nach links verschoben,
- die Viskosität des Blutes nimmt zu,
- die Gerinnungsaktivität wird vermindert,
- die Löslichkeit der Blutgase und der pH verändern sich in Hypothermie.

### 4.4.3 O$_2$-Bindungskurve

Hypothermie verschiebt die O$_2$-Bindungskurve nach links, d. h. bei einem gegebenen p$_a$O$_2$ wird mehr O$_2$ an Hämoglobin gebunden als bei Normothermie. Hierdurch wird der Diffusionsgradient von O$_2$ nach intrazellulär vermindert. Allerdings scheint diese Veränderung nur theoretisch von Bedeutung zu sein.

### 4.4.4 Blutviskosität

Unter Hypothermie nimmt die Viskosität des Blutes zu, besonders bei niedrigem Blutfluß. Ein höherer Hämatokritwert wirkt zusätzlich verstärkend, so daß eine kapilläre Stase auftreten kann. Diese unerwünschten Wirkungen werden durch die Hämodilutionsperfusion wieder aufgehoben.

### 4.4.5 Blutgase und pH-Wert

Hypothermie steigert die Löslichkeit der Blutgase: pCO$_2$ und pO$_2$ fallen ab. Der pH-Wert hingegen nimmt mit fallender Temperatur wegen der geringeren Dissoziation zu und umgekehrt. Die Auswirkungen der hypothermiebedingten Veränderungen des Säure-Basen-Haushalts auf die Struktur und Funktion der Organe sind bisher nur unzureichend bekannt. Entsprechend ist nach wie vor umstritten, ob die bei 37 °C im Gerät bzw. aufgewärmten Blut gemessenen Blutgas- und pH-Werte auf die aktuelle Körpertemperatur des Patienten korrigiert werden sollen.

Zwei Vorgehensweisen können bei der Handhabung des Säure-Basen-Haushalts während des kardiopulmonalen Bypasses unterschieden werden: Alphastat- und pH-stat-Regulation.

■ **pH-stat-Regulation.** Bei diesem (älteren) Vorgehen werden in dem auf 37 °C angewärmten Blut die Blutgase und pH-Werte gemessen, dann mit Hilfe von Nomogrammen auf die aktuelle Körpertemperatur des Patienten korrigiert und anschließend den Normalwerten bei Normothermie (37 °C), d. h. pH = 7,4 und p$_a$CO$_2$ = 40 mm Hg bei jeder beliebigen Temperatur angeglichen.

Entsprechend muß hierbei CO$_2$ in den Oxygenator geleitet werden, zum einen, weil die Löslichkeit von CO$_2$ mit fallender Temperatur zunimmt, und zum anderen die CO$_2$-Produktion abnimmt.

Bei der pH-stat-Regulation kommt es zur Anhäufung von CO$_2$, relativen intrazellulären Azidose und Dämpfung des Stoffwechsels und der Funktion der Organe. Außerdem ist zu erwarten, daß bei diesem Verfahren die Hirndurchblutung wegen der CO$_2$-bedingten zerebralen Vasodilatation im Übermaß zunimmt.

■ **Alpha-stat-Regulation.** Bei diesem, neuerdings zunehmend eingesetzten Verfahren werden die Blutgase und der pH-Wert im Gerät bei 37 °C gemessen und nicht auf die aktuelle Körpertemperatur korrigiert, sondern von vornherein im Normbereich von 37 °C (pH 7,4 und pCO$_2$ 40 mm Hg) gehalten.

Dieses Vorgehen basiert auf der Annahme, daß ein pH-Wert von 7,4 nur für eine Körpertemperatur von 37 °C als „normal" gilt und bei tieferen Temperaturen eine entsprechende Anzahl weiterer „normaler" pH-Werte existiert.

Unter Alpha-stat-Regulation tritt eine respiratorische Alkalose ein. $CO_2$ wird der Herz-Lungen-Maschine nicht zugesetzt.

#### 4.4.6 Hypothermiegrade

Klinisch können folgende – nicht einheitlich verwendete – Hypothermiegrade unterschieden werden:

| Hypothermiegrad | | Tolerierter Kreislaufstillstand |
|---|---|---|
| • Leichte Hypothermie | 37–32 °C | 4–10 min |
| • Mäßige Hypothermie | 32–28 °C | 10–16 min |
| • Tiefe Hypothermie | 28–18 °C | 16–60 min |
| • Ausgeprägte Hypothermie | 18– 4 °C | 60–90 min |

Klinisch ist wichtig, daß der protektive Effekt der Hypothermie begrenzt ist. Mit zunehmender Tiefe und Dauer der Hypothermie wird die Gefahr einer Schädigung des Organismus größer. Ausgeprägte Hypothermie wird nur wenige Stunden toleriert, leichte Hypothermie hingegen einige Tage.

> **!** Der totale Kreislaufstillstand sollte aus Sicherheitsgründen 60 min bei 18–20°C nicht überschreiten!

Die meisten Operationen mit der Herz-Lungen-Maschine werden in *mäßiger Hypothermie* durchgeführt. In diesem Temperaturbereich treten die geringsten Komplikationen auf. Die Kühlung erfolgt intern mit dem Wärmeaustauscher der Herz-Lungen-Maschine. Mit dem Wiedererwärmen wird etwa 10 min vor dem Öffnen der Aortenklemme begonnen, damit am Ende des Bypasses die Bluttemperatur im Normbereich liegt.

### 4.5 Hirndurchblutung und Hirnstoffwechsel

Die Hirndurchblutung unterliegt normalerweise der *Autoregulation,* d.h. sie wird innerhalb bestimmter Grenzen, unabhängig von der Höhe des zerebralen Perfusionsdrucks (CPP = mittlerer Aortendruck minus intrakraniellem Druck), konstant gehalten bzw. ändert sich entsprechend dem jeweiligen metabolischen Bedarf: Zunahme bei Steigerung des Hirnstoffwechsels und umgekehrt.

Am kardiopulmonalen Bypass und auch unter Hypothermie bleibt diese Autoregulation bzw. enge Kopplung zwischen Hirndurchblutung und Hirnstoffwechsel erhalten, vorausgesetzt, die Handhabung des Säure-Basen-Haushalts erfolgt nach der Alpha-stat-Regulation, d. h. keine Temperaturkorrektur des $p_aCO_2$! Hypothermie bewirkt eine Abnahme des zerebralen $O_2$-Verbrauchs um etwa 7 % pro 1°C, begleitet von einer entsprechenden Abnahme der Hirndurchblutung (am Bypass von 27 °C mit nichtpulsatilem Flow etwa um 30 %). Wird hingegen der arterielle $pCO_2$ auf die jeweilige Körpertemperatur korrigiert und $CO_2$ in die Herz-Lungen-Maschine geleitet, so tritt eine zerebrale Vasodilatation mit einer Zunahme der Hirndurchblutung auf. Denn: Die $CO_2$-Reaktivität der Hirngefäße bleibt auch in Hypothermie erhalten.

Daneben wird auch am hypothermen kardiopulmonalen Bypass die Hirndurchblutung und der zerebrale $O_2$-Verbrauch durch die jeweils verwendeten Anästhetika beeinflußt: Anästhetika, die den Hirnstoffwechsel und die Hirndurchblutung senken, zeigen diese Wirkung auch während des kardiopulmonalen Bypasses und können auf diese Weise den Effekt der Hypothermie auf den Hirnkreislauf und -stoffwechsel verstärken.

> **Wegen dieser komplexen Interaktionen gilt folgendes:**
> Die untere kritische Grenze des zerebralen Perfusionsdrucks, bei der mit Hirnischämie und neurologischen Schäden gerechnet werden muß, ist nicht bekannt. Dies gilt in gleicher Weise für den minimalen Fluß der Herz-Lungen-Maschine.

Entsprechend uneinheitlich ist das Vorgehen beim kardiopulmonalen Bypass: Einigen gilt ein Perfusionsdruck von 50 mm Hg als unterste Grenze, unabhängig vom Maschinenflow und der Temperatur; andere wagen sich unter mäßiger Hypothermie in Bereiche, die als Low-flow-/Low-pressure-Technik bezeichnet werden (z. B. Perfusionsdruck 30–50 mm Hg, Flow 1,2 l/min/m²). Ein flexibles Vorgehen wäre v. a. dann möglich, wenn ein entsprechendes zuverlässiges Überwachungsgerät für die Hirnfunktion zur Verfügung stände.

■ **EEG-Überwachung am Bypass.** Die Routineüberwachung des EEG während des kardiopulmonalen Bypasses, früher vielfach gefordert, ist heutzutage in den meisten Zentren verlassen worden. Ursache ist der *fragliche Nutzen* beim Erkennen einer ungenügenden $O_2$-Versorgung des Gehirns, da am kardiopulmonalen Bypass zahlreiche andere Faktoren die EEG-Aktivität beeinflussen können, so z. B. Hypothermie, chirurgische Stimulation, Ödem, Anästhetika und Sedativa. Auch der Einsatz evozierter Potentiale hat sich bisher nicht durchgesetzt.

Vor allem wegen dieser komplexen Interaktionen ist es bisher nicht möglich, die untere kritische Grenze des zerebralen Perfusionsdrucks während des kardiopulmonalen Bypasses zu definieren, bei der mit einer Hirnischämie und nachfolgenden neurologischen Schäden gerechnet werden muß. Dies gilt in gleicher Weise für die untere Grenze des Flows der Herz-Lungen-Maschine.

## 4.6 Myokardprotektion

Struktur und Funktion des Herzens werden durch die extrakorporale Zirkulation in hohem Maße gefährdet. So entsteht z. B. das Low-output-Syndrom nach dem kardiopulmonalen Bypass fast immer durch eine Myokardnekrose. Gute Operationsergebnisse sind daher nur zu erwarten, wenn während der Operation eine ausreichende Myokardprotektion durchgeführt wird.

>  Myokardschäden entstehen v. a. durch ungenügende Myokardprotektion während des kardiopulmonalen Bypasses.

### 4.6.1 Myokardschädigende Faktoren

Für Myokardschäden kommen grundsätzlich 2 Mechanismen in Frage: Hypoxie und Ischämie.

■ **Myokardhypoxie.** Ein $O_2$-Mangel des Myokards entsteht durch verminderte $O_2$-Zufuhr im Verhältnis zum Bedarf, und zwar aufgrund eines verminderten $O_2$-Gehalts im Koronarblut.

■ **Myokardischämie.** Dies ist eine verminderte $O_2$-Zufuhr im Verhältnis zum Bedarf aufgrund einer herabgesetzten *Koronardurchblutung*. Der $O_2$-Gehalt des Koronarblutes ist hierbei normal.

Eine Myokardischämie, also eine Mangeldurchblutung, scheint gefährlicher zu sein als eine Myokardhypoxie, weil Stoffwechselprodukte nicht ausreichend abtransportiert werden und hierdurch die Produktion energiereicher Phosphate stärker beeinträchtigt wird als bei Hypoxie.

Die durch Myokardischämie oder Myokardhypoxie entstehenden strukturellen Schäden können zu Störungen der Herzfunktion führen.

> **Funktionsstörungen durch Myokardischämie oder -hypoxie:**
> - Low-output-Syndrom,
> - anhaltende ventrikuläre Herzrhythmusstörungen,
> - ischämische Kontraktur des Myokards („stone heart").

Folgende Faktoren *prädisponieren* u. a. zu Myokardnekrose und anhaltenden Funktionsstörungen:
- persistierendes Kammerflimmern,
- ungenügende Myokardperfusion,
- Überdehnung der Ventrikel,
- Ventrikelkollaps,
- Koronarembolie.

■ **Kammerflimmern** während des kardiopulmonalen Bypasses erhöht die intramyokardiale Wandspannung und den myokardialen $O_2$-Verbrauch und beeinträchtigt die subendokardiale Durchblutung. Tritt Kammerflimmern auf, sollte sofort die Aorta abgeklemmt und kardioplegische Lösung infundiert werden. Nach der Korrektur des Herzfehlers wird Flimmern durch Defibrillation beseitigt, hierbei sollte die Stromstärke so niedrig wie möglich gewählt werden (unter 30 J), um weitere Schädigungen zu vermeiden. Meist reichen 5-10 J aus.

Bleibt das Kammerflimmern nach der Defibrillation bestehen, so liegen meist folgende Ursachen, einzeln oder kombiniert, zugrunde:
- mangelhafte Korrektur des Herzfehlers,
- Embolie der Koronararterien,
- wesentliche Schädigung des Myokards.

■ **Ungenügende Myokardperfusion** während der extrakorporalen Zirkulation beruht im wesentlichen auf folgenden Mechanismen:
- zu niedriger Perfusionsdruck,
- zu hoher Koronarwiderstand,
- nicht einheitliche Verteilung des Koronarperfusats.

Als koronarer Perfusionsdruck gilt bei normalem Koronargefäßsystem der Druckgradient zwischen dem mittleren diastolischen Aortendruck und dem Druck im Sinus coronarius (klinisch vereinfacht auch die Differenz zwischen mittlerem Radialarteriendruck und linkem Vorhofdruck bzw. Wedgedruck).

Der Normalbereich für den koronaren Perfusionsdruck wird etwas willkürlich mit 50-70 mm Hg angegeben. Höhere Perfusionsdrücke sind z. B. erforderlich bei Stenosen der Koronararterien, konzentrischer Hypertrophie des linken Ventrikels oder Kammerflimmern. Während des kardiopulmonalen Bypasses kann der Perfusionsdruck bei Bedarf durch Steigerung der Pumpleistung oder Zufuhr von Vasopressoren erhöht werden.

Der Koronarwiderstand ist für die Perfusion ebenfalls von großer Bedeutung. Zu hoher Widerstand führt zu ungenügender oder ungleichmäßig verteilter Perfusion, so z. B. bei Stenosen der Koronararterien oder Myokardödem. Eine ungleichmäßige Perfusion kann andererseits auch durch Überdehnung oder Kollaps der Ventrikel, Kammerflimmern oder technische Schwierigkeiten auftreten.

■ **Ventrikelüberdehnung** steigert die myokardiale Wandspannung und den myokardialen $O_2$-Bedarf und vermindert gleichzeitig die Durchblutung der Subendokardregion. Folgende Faktoren können u. a. die Ventrikeldehnung während des Bypasses steigern:
- Kammerflimmern,
- Aorteninsuffizienz,
- ungenügender venöser Rückstrom,
- Infusion kardioplegischer Lösung,
- gesteigerter Kollateralblutfluß zum nicht schlagenden Herzen,
- Herzinsuffizienz nach der Operation.

■ **Ventrikelkollaps.** Ein Kollaps des perfundierten, leer schlagenden Herzens kann ebenfalls zu Schäden führen, v. a. bei kleinen, konzentrisch hypertrophierten Ventrikeln. Ursache ist eine verminderte Subendokarddurchblutung. Ein Kollaps wird durch Manipulation am Vent beseitigt.

■ **Koronarembolie.** Sie entsteht durch Gas oder Partikel in den Koronararterien und führt zu verminderter Koronardurchblutung. Die Gefahr des Kammerflimmerns ist erhöht!

Die *Empfindlichkeit des Myokards* gegenüber einer ischämischen Schädigung hängt v. a. von folgenden Faktoren ab:
- funktioneller Schweregrad der Herzerkrankung (am empfindlichsten reagieren Patienten des Schweregrades IV),
- Ventrikelhypertrophie,
- koronare Herzkrankheit,
- wesentliche Ischämie vor dem Bypass.

*Myokardprotektive Maßnahmen* während des kardiopulmonalen Bypasses sind im wesentlichen darauf ausgerichtet, die Bildung energiereicher Phosphate in der Herzmuskelzelle aufrechtzuerhalten und deren Abbau sowie die intrazelluläre Anhäufung von Kalzium auf ein Mindestmaß herabzusetzen. Hierzu werden 2 grundlegende Verfahren angewandt:
- Myokardhypothermie,
- Kardioplegie.

Durch diese myokardprotektiven Maßnahmen kann auch die kardiopulmonale Bypasszeit verlängert werden.

### 4.6.2 Myokardhypothermie

Abkühlung des Myokards hemmt den Abbau energiereicher Phosphate in der Herzmuskelzelle, weil die elektromechanische und die basale Stoffwechselaktivität vermindert werden. Hierdurch wird die Toleranz des Myokards gegenüber einer Ischämie für eine begrenzte Zeit erhöht. Als einziges Verfahren der Myokardprotektion reicht jedoch die Hypothermie nicht aus, weil durch die Hemmung der energetischen Prozesse intrazellulär Natrium und Kalzium angehäuft werden, so daß ein *Myokardödem* mit Zunahme der myokardialen Wandspannung entsteht.

Die Abkühlung des Herzens wird erreicht durch:
- Übergießen des Herzens mit kalter Elektrolytlösung,
- innere Kühlung durch Perfusat über die Aortenwurzel,
- direkte Infusion kalter Kardioplegielösung in die Koronararterien.

Nicht selten werden diese Verfahren miteinander kombiniert. Das Myokard wird hierbei auf etwa 14–16 °C abgekühlt. Bei zu tiefen Temperaturen muß mit direkten Kälteschäden gerechnet werden.

### 4.6.3 Kardioplegie

Kardioplegie ist ein pharmakologisch induzierter schlaffer Herzstillstand, durch den die Ischämietoleranz des Myokards weiter verbessert wird. Die Kombination von Kardioplegie und Myokardhypothermie führt zu einer größeren Energieerhaltung des Herzens als eines der Verfahren allein.

Kardioplegie wird erreicht durch die Infusion sog. kardioplegischer Lösungen in den Koronarkreislauf. Die Kardioplegielösung bewirkt eine sofortige und anhaltende Unterbrechung jeglicher elektrischer und mechanischer Aktivität des Herzens. Das Herz wird relaxiert, die Operationsbedingungen dadurch verbessert. Durch den sofort herbeigeführten Herzstillstand wird eine unnötige Entleerung der myokardialen Energiespeicher verhindert.

■ **Technisches Vorgehen.** Nach Beginn des kardiopulmonalen Bypasses wird der Patient zunächst auf etwa 28 °C abgekühlt. Danach wird die Aorta abgeklemmt und etwa 2–3 l kalte Kardioplegielösung über die Aortenwurzel in die Koronararterien infundiert. Zunächst wird hierbei ein Druck von etwa 110 mm Hg angewandt, der nach Eintritt des Herzstillstands auf etwa 40–60 mm Hg reduziert wird. Nach Passage des Koronarkreislaufs gelangt die Lösung über den Sinus coronarius in den rechten Vorhof, von wo sie über eine kleine Inzision abgesaugt wird. Die Infusionszeit sollte mindestens 8 min betragen. Die Kardioplegielösung depolarisiert die Herzmuskelzellen und ruft innerhalb von 30–60 s eine anhaltende Diastole hervor. Bei längerer Bypasszeit muß die Kardioplegieinfusion wiederholt werden. Am Ende der Operation wird der Patient aufgewärmt und das Herz mit 10–40 J defibrilliert, wenn keine Spontandefibrillation auftritt. Nach Öffnen der Aortenklemme steigt die Temperatur des Septums rasch an; die normale elektrische und mechanische Aktivität des Herzens kehrt meist nach 4–5 min zurück. In dieser Phase der Reperfusion werden die verbrauchten Metabolite ersetzt. Danach kann der Bypass zumeist innerhalb der nächsten 5–15 min beendet werden.

■ **Kardioplegische Lösung.** Über die ideale Zusammensetzung einer kardioplegischen Lösung besteht keine Einigkeit, hingegen sind die Anforderungen klar definiert:
- die kardioplegische Lösung soll den Herzstillstand sofort hervorrufen, um den Energieverbrauch des Myokards und die Entleerung der Energiespeicher auf ein Mindestmaß herabzusetzen,
- sie muß Substrate für die aerobe oder anaerobe Energiegewinnung nach Abklemmen der Aorta enthalten,
- es müssen Puffer zugesetzt werden, um die anaerobe Azidose auszugleichen,
- die Lösung muß hyperosmolar sein, damit das durch die Ischämie und Hypothermie entstehende Myokardödem vermindert wird,
- sie muß Zusätze für die Membranstabilisierung enthalten.

Am häufigsten werden *hyperkaliämische* Lösungen angewandt, um einen diastolischen Herzstillstand (Membrandepolarisation) hervorzurufen. Eine gebräuchliche Lösung ist z. B. die Kardioplegielösung (HTK) nach Bretschneider, die wie folgt zusammengesetzt ist:

1000 ml Lösung enthalten:
- Natriumchlorid — 15 mmol
- Kaliumchlorid — 9 mmol
- Magnesiumchlorid · 6H$_2$O — 9 mmol
- Histidin · HCl · H$_2$O — 16 mmol
- Histidin — 170 mmol
- Tryptophan — 2 mmol
- Mannit — 20 mmol
- Kaliumhydrogen-2-oxoglutarat — 1 mmol

Elektrolyte: Na$^+$ 15 mmol, K$^+$ 11 mmol, Mg$^{2+}$ 9 mmol, Cl$^-$ 60 mmol.

Die optimale Kaliumkonzentration ist nicht bekannt. Zu geringe Konzentration bewirkt ungenügende Kardioplegie und geringen Myokardschutz, zu hohe Konzentration steigert die myokardiale Wandspannung und den Energieverbrauch. Nach allgemeiner Auffassung sollten Kaliumkonzentrationen von 40 mmol/l nicht überschritten werden.

Abgesehen von der richtigen Zusammensetzung ist für einen optimalen Myokardschutz außerdem eine *homogene Verteilung* der Lösung im Myokard erforderlich. *Verteilungsstörungen* sind besonders zu erwarten bei Patienten mit Hypertrophie der Ventrikel oder erheblicher proximaler Koronararterienstenose. Auch kann bei wesentlicher Aorteninsuffizienz die Kardioplegielösung nicht in die Aortenwurzel infundiert werden. Hier muß die Aortenwurzel eröffnet und die Lösung selektiv in jedes Koronarostium infundiert werden. Außerdem muß bei erheblichem nichtkoronarem Kollateralblutfluß über Mediastinal- und Bronchialgefäße mit einem beschleunigten Auswaschen der Kardioplegielösung gerechnet werden. Hier sind wiederholte Infusionen erforderlich, um eine wirksame Kardioplegiekonzentration aufrechtzuerhalten.

### 4.7 Spezielle hämatologische Auswirkungen

Das Patientenblut tritt in der Herz-Lungen-Maschine mit fremden Oberflächen in Kontakt, die zu Veränderungen der Proteine und der zellulären Bestandteile des Blutes führen.

### 4.7.1 Proteine

Eiweiße haften an den Plastikteilen der Herz-Lungen-Maschine und werden denaturiert. An der denaturierten Proteinschicht haften dann die Thrombozyten, so daß ein Verlust an Gerinnungsproteinen und Thrombozyten auftritt. Allerdings ist dieser Vorgang selbstbegrenzend, denn sobald die Plastikschicht mit Proteinen überzogen ist, wird er nahezu vollständig unterbrochen. An der Gas-Blut-Austauschfläche des Bubbleoxygenators läuft hingegen der Verbrauch von Gerinnungsfaktoren und Thrombozyten weiter, solange der Oxygenator in Funktion ist. Günstiger ist in dieser Hinsicht der Membranoxygenator, weil ein direkter Kontakt des Blutes mit Gasen vermieden wird.

Allerdings gilt:

> Bei kurzen Bypasszeiten entstehen Gerinnungsstörungen v. a. durch die Kardiotomiesauger – unabhängig vom verwendeten Oxygenatortyp!

### 4.7.2 Erythrozyten

Die Störungen durch die extrakorporale Zirkulation reichen von einer Verkürzung der Erythrozytenlebenszeit bis hin zur vollständigen Zerstörung der Zellen. Hauptursache für die Schädigung sind die verwendeten Sauger. Schädlich sind vermutlich auch hohe $pO_2$-Werte im arteriellen Schenkel. Ergänzende Faktoren können sein: Kontakt mit dem Fremdmaterial der Herz-Lungen-Maschine, Blut-Gas-Austauschfläche, mechanisches Trauma durch die Pumpen der Herz-Lungen-Maschine. Diese Faktoren spielen im Routinegebrauch jedoch eine untergeordnete Rolle. Der Membranoxygenator schädigt Erythrozyten nur in geringem Ausmaß.

> Die Überlebenszeit der Erythrozyten ist dann verkürzt, wenn die Zerstörung unvollständig war. Erkennbar ist dieses Phänomen in der frühen postoperativen Phase: Abfall des Hämatokritwerts, obwohl keine Blutung besteht.

Größere Zellschädigungen führen zur Aggregatbildung. Diese Aggregate dürfen nicht in den Körperkreislauf gelangen, weil die Lunge, der natürliche Filter, aus dem Kreislauf ausgeschaltet ist, so daß die Aggregate direkt in den Hirnkreislauf gelangen und zu neurologischen Schäden führen können. Die Aggregate werden durch Filter in der Herz-Lungen-Maschine zurückgehalten.

■ **Hämoglobinfreisetzung.** Die Zerstörung von Erythrozyten führt auch zur *Hämolyse:* Das freiwerdende Hämoglobin wird zunächst an Haptoglobin gebunden und dann durch das retikuloendotheliale System geklärt. Sobald die Bindungskapazität des Haptoglobins erschöpft ist, tritt freies Hämoglobin im Blut auf. Ab einer Serumkonzentration von etwa 100 mg% ist eine *Hämaturie* zu erwarten. Bei niedriger Nierendurchblutung und azidotischen pH-Werten kann das Hämoglobin in der Niere auskristallisieren und tubuläre Schäden hervorrufen. Bei Hämaturie wird die Steigerung der Diurese und Alkalisierung des Urins empfohlen.

### 4.7.3 Leukozyten

Die Leukozyten sind zu Beginn des Bypasses stärker erniedrigt, als aufgrund der Hämodilution zu erwarten wäre.

#### 4.7.4 Thrombozyten

Die Thrombozytenzahl fällt durch den Kontakt mit den fremden Oberflächen der Herz-Lungen-Maschine drastisch ab. Neuere Plastikmaterialien vermindern zwar den Abfall der Thrombozyten, können ihn aber nicht vollständig verhindern. Neben Adhäsion, Aggregation und Freisetzungsreaktion können die Thrombozyten zusätzlich traumatisch geschädigt werden.

---

**Klinische Bedeutung:**
- Die Zahl der Thrombozyten fällt bei allen verwendeten Oxygenatoren ab, am wenigsten mit dem Membranoxygenator.
- Die Thrombozytopenie führt jedoch selten zu einer hämorrhagischen Diathese.
- Die Transfusion von Thrombozytenkonzentraten hat zumeist keinen Einfluß auf die perioperativen Blutverluste und ist darum nicht routinemäßig indiziert. Sie ist vielmehr speziellen Indikationen vorbehalten.
- Die Zufuhr von Gerinnungsfaktoren, z. B. in Form von frisch gefrorenem Plasma, ist ebenfalls nicht routinemäßig erforderlich. So konnte zwar gezeigt werden, daß die Gerinnungsparameter aus der Sicht des Laborarztes besser waren, wenn frisch gefrorenes Plasma und Thrombozyten zugeführt wurden. Die Anzahl der erforderlichen Bluttransfusionen war jedoch deutlich höher als in einer Vergleichsgruppe, die lediglich Blut erhielt.

---

### 4.8 „Streßreaktion"

Der (unphysiologische) kardiopulmonale Bypass löst eine sympathoadrenerge Reaktion aus, die zur Freisetzung von vasoaktiven Substanzen und Hormonen führt und als „Streßreaktion" gedeutet wird. Besonders ausgeprägt ist die Ausschüttung von Katecholaminen: Die Plasmaspiegel von Noradrenalin und Adrenalin steigen um ein Vielfaches der Werte vor Beginn der extrakorporalen Zirkulation an, besonders stark in der Wiederaufwärmphase. In dieser Phase steigt oft auch der Blutzuckerspiegel an, vermutlich aufgrund der erhöhten Katecholaminkonzentrationen.

Daneben wird vermehrt Kortisol freigesetzt und die Prostaglandin- und Thromboxanproduktion gesteigert, außerdem das Komplementsystem aktiviert.

Die „Streßreaktion" am kardiopulmonalen Bypass tritt unabhängig vom angewandten Anästhesieverfahren ein. Durch tiefe Narkose soll diese Reaktion abgeschwächt werden, allerdings bleibt unklar, ob dies für die postoperative Morbidität und Mortalität von wesentlicher Bedeutung ist.

## 4.9 Narkose während des kardiopulmonalen Bypasses

Während des normothermen kardiopulmonalen Bypasses ist weiterhin die Zufuhr von Anästhetika erforderlich, damit der Patient schmerzfrei bleibt und nicht erwacht.

Anders hingegen bei Hypothermie: Abfall der Hirntemperatur auf Werte von weniger als 30 °C führt zur Bewußtlosigkeit, ausgeprägte Hypothermie sogar zu tiefem Koma mit vollständiger Reaktionslosigkeit. Es kann daher davon ausgegangen werden, daß mit zunehmender Hypothermie der Bedarf an Anästhetika und Sedativa abnimmt und bei tiefer Hypothermie mit totalem Kreislaufstillstand keinerlei Medikamente mehr erforderlich sind.

Bei Temperaturen um 28 °C sind jedoch sehr wahrscheinlich weiterhin Anästhetika erforderlich, um die sympathoadrenerge Reaktion auf den kardiopulmonalen Bypass zu dämpfen. Diese Reaktion manifestiert sich klinisch als Blutdruckanstieg, evtl. auch als Schwitzen.

Mit zunehmender Wiedererwärmung steigt der Bedarf an Anästhetika und Adjuvanzien wieder an. Hierbei muß beachtet werden, daß die Temperatur des Gehirns wesentlich rascher normalisiert wird als die der Körperperipherie. Werden in dieser Phase keine Anästhetika zugeführt, so muß damit gerechnet werden, daß einige Patienten erwachen (und sich erinnern) oder sogar Schmerzen empfinden. Praktisches Vorgehen Kap. 5.

■ **Wahl der Anästhetika.** Grundsätzlich können Inhalationsanästhetika oder i. v.-Anästhetika für die Zeit der extrakorporalen Zirkulation eingesetzt werden.

■ **Inhalationsanästhetika.** Volatile Anästhetika senken am kardiopulmonalen Bypass den arteriellen Blutdruck durch periphere Vasodilatation mit Abnahme des systemischen Gefäßwiderstandes. Die Zufuhr erfolgt über einen Verdampfer, der in den extrakorporalen Kreislauf eingeschaltet wird, die Elimination über den Oxygenator in die Atmosphäre. Vorteile: gute Steuerbarkeit, zuverlässige Wirkung.

Wichtigster Nachteil:

> ❗ Die Zufuhr der Inhalationsanästhetika muß rechtzeitig (etwa 15 min) vor Beendigung des Bypasses unterbrochen werden, da Restkonzentrationen zur Beeinträchtigung der Myokardfunktion in der frühen Postbypassphase führen können.

*Lachgas* wird während der extrakorporalen Zirkulation wegen der Emboliegefahr nicht zugeführt.

■ **Intravenöse Anästhetika.** Am häufigsten werden Opioide in Kombination mit einem Hypnotikum (z. B. Flunitrazepam, Midazolam, Propofol) zugeführt, am besten in das Reservoir der Herz-Lungen-Maschine. Hierbei müssen die Einflüsse des kardiopulmonalen Bypasses auf die Pharmakokinetik berücksichtigt werden: Mit Beginn des Bypasses fallen die Plasmakonzentrationen der meisten

Substanzen abrupt ab, so daß entsprechend höher dosiert werden muß. In der postoperativen Phase muß mit verlängerter Atemdepression gerechnet werden, besonders wenn eine hochdosierte (sog. streßfreie) Opioidanästhesie durchgeführt wird. Lange Bypasszeiten (> 2 h) führen zu Funktionsstörungen der renalen Tubulusmembranen mit Einschränkung der Clearance von renal eliminierten Pharmaka.

Im Gegensatz zu den Inhalationsanästhetika wird der periphere Widerstand am kardiopulmonalen Bypass durch Opioide weniger beeinflußt. Hieraus ergibt sich folgender Nachteil:

> ! Selbst mit hohen Dosen von Opioiden gelingt es bei einigen Patienten nicht, einen unerwünscht hohen Perfusionsdruck am kardiopulmonalen Bypass zu normalisieren, so daß der Einsatz von Vasodilatatoren erforderlich ist. Auch muß bei einigen Patienten, besonders in der Wiedererwärmungsphase, mit Wachheitszuständen (bei ausreichender Analgesie) gerechnet werden.

## 5 Komplikationen der extrakorporalen Zirkulation

Die durch die extrakorporale Zirkulation hervorgerufenen Veränderungen sind meist vorübergehend und bedürfen gewöhnlich keiner spezifischen Therapie. Allerdings können bei manchen Patienten auch schwerwiegende und u. U. tödliche Komplikationen entstehen. Auftreten und Schweregrad stehen meist in enger Beziehung zu Dauer des kardiopulmonalen Bypasses, Ausmaß vorbestehender Organschäden und dem Grad der operativen Korrigierbarkeit des Herzfehlers.

### 5.1 Gerinnungsstörungen

Nach dem kardiopulmonalen Bypass können nicht chirurgisch bedingte Blutungskomplikationen auftreten. Die wichtigsten Ursachen sind:
- Thrombozytopenie,
- ungenügende Antagonisierung von Heparin,
- Überdosierung von Protamin,
- Mangel an Gerinnungsfaktoren,
- disseminierte intravasale Gerinnung mit Verbrauchskoagulopathie.

Folgende Faktoren können noch zu einer Blutungsneigung beitragen: zyanotische Herzfehler, verlängerte Bypasszeit, Verschluß der Ventrikulotomie mit einem Patch, anhaltende Hypothermie, extreme Hämodilution.

Eine ausgeprägte Thrombopenie kann mit Thrombozytenkonzentraten behandelt werden, ein Mangel an Gerinnungsfaktoren mit frisch gefrorenem Plasma.

Grundsätzlich muß beachtet werden:

> Die meisten Blutungen nach extrakorporaler Zirkulation sind chirurgisch bedingt und bedürfen der chirurgischen Therapie.

### 5.1.1 Blutungsprophylaxe

Angesichts der Gefahren von Fremdblut und dessen Komponenten sind fremdblutsparende und blutungsprophylaktische Maßnahmen in der Herzchirurgie besonders wichtig. Zu den fremdblutsparenden Maßnahmen gehören vor allem die präoperative Eigenblutspende, präoperative isovolämische Hämodilution und der perioperative Einsatz der maschinellen Autotransfusion. Hierzu sei auf die Lehrbücher der allgemeinen Anästhesie verwiesen.

> Zur **Prophylaxe von Blutungen nach dem kardiopulmonalen Bypass** werden verschiedene Maßnahmen mit wechselndem Erfolg eingesetzt:
> - Abklärung und Behandlung präoperativ bestehender Störungen der Blutgerinnung.
> - Rechtzeitiges Absetzen von Antikoagulanzien und Thrombozytenaggregationshemmern vor der Operation: Azetylsalizylsäure mindestens 7 Tage vor der Operation, andere nichtsteroidale antiinflammatorische Substanzen 3 Tage vor der Operation.
> - Sparsamer Einsatz des Kardiotomiesaugers.
> - Verwendung von Membranoxygenatoren bei längeren Eingriffen.
> - Ausgiebige Hämodilution führt zur Verdünnung der Gerinnungsfaktoren im Plasma und begünstigt so die Blutungsneigung nach dem Bypass. Daher sollte das Füllvolumen der Herz-Lungen-Maschine begrenzt und außerdem eine zu ausgiebige Flüssigkeitssubstitution während der extrakorporalen Zirkulation vermieden werden. Additiv können Osmotherapeutika oder Diuretika eingesetzt werden, um das Blut zu konzentrieren.
> - Hypothermie verlangsamt die Enzymtätigkeit der Gerinnungskaskade, sequestriert Thrombozyten in der Milz, verstärkt die Fibrinolyse und setzt Thromboplastin aus dem Endothel frei. Hierdurch werden postoperative Blutungen begünstigt oder verstärkt. Darum sollte der gesamte Körper vor Abgehen vom kardiopulmonalen Bypass ausreichend wiedererwärmt werden!
> - Insuffiziente chirurgische Nahttechnik, vor allem beim Einnähen von prothetischem Material oder Anastomosierung, führt nicht selten zu erheblichen Nachblutungen. Daher sorgfältige Nahttechnik!
> - Hohe Aortendrücke können an der Aorta zur Nahtinsuffizienz mit Blutungen führen und müssen daher postoperativ vermieden werden.
> - Ausreichende Inaktivierung von Heparin mit Protaminsulfat.
> - Medikamentöse Blutungsprophylaxe: Desmopressin, Antifibrinolytika, Aprotinin.

■ **Desmopressin** (Minirin). Dieses Vasopressinanalogon wirkt nicht nur antidiuretisch, sondern auch blutstillend. Die prokoagulatorische Wirkung von Desmopressin beruht auf der Freisetzung von Mediatoren des Gerinnungssystems aus dem Gefäßendothel. Hierdurch steigt u. a. die Konzentration von Faktor VIII, Faktor XII und des v. Willebrand-Faktors im Plasma an; Prostazyklin wird ebenfalls freigesetzt, insgesamt ergibt sich aber ein blutstillender Effekt. Von Nutzen ist der blutstillende Effekt von Desmopressin bei urämischen Blutungen, Leberzirrhose, Aspirintherapie und bestimmten (seltenen) Thrombozytenerkrankungen. Für Herzoperationen konnte keine günstige Wirkung auf die Blutstillung festgestellt werden; auch ließen sich hiermit die blutungsfördernden Effekte von Azetylsalizylsäure bei kardiochirurgischen Patienten nicht aufheben. Daher sollte Desmopressin nicht routinemäßig, sondern nur bei speziellen Indikationen (s. oben) in der Herzchirurgie eingesetzt werden.
▶ Dosierung: 0,3 µg/kg, > 20 min intravenös.
Bei zu rascher i. v.-Injektion kann ein Blutdruckabfall auftreten.

■ **Synthetische Antifibrinolytika.** Diese Substanzen, wie z. B. ε-Aminocapronsäure oder Tranexamsäure (Cyklocapron, Ugurol) binden sich an Plasminogen und Plasmin und verhindern auf diese Weise eine Bindung zwischen Plasmin und Fibrinogen. Da bei herzchirurgischen Eingriffen die Fibrinbildung in wechselndem Ausmaß mit einer Aktivierung der Fibrinolyse einhergeht, wurden schon frühzeitig Antifibrinolytika eingesetzt, um einen hämostyptischen Effekt zu erreichen. Nach neueren Untersuchungen soll die prophylaktische Zufuhr von Antifibrinolytika bei Herzoperationen die Blutverluste und auch den Bedarf an Bluttransfusionen vermindern. Die Thrombozytenfunktion soll aufgrund der Plasminhemmung ebenfalls günstig beeinflußt werden.
▶ Dosierung: initial 100–150 mg/kg KG ε-Aminocapronsäure oder 10 mg/kg KG Tranexamsäure; danach kontinuierliche Infusion mit $^1/_{10}$ der initialen Dosis pro Stunde.
Bei Blutungen aus dem oberen Gastrointestinaltrakt und bei DIC darf die Substanz nicht zugeführt werden.

■ **Aprotinin** (Trasylol). Dieser aus Rinderlungen gewonnene Proteaseninhibitor hemmt die Aktivität von Trypsin, Kallikrein und Plasmin, außerdem die Aktivierung von Faktor XII a des Komplementsystems.

In hohen Dosen begünstigt Aprotinin die Blutstillung bei herzchirurgischen Eingriffen; die Abnahme des Transfusionsbedarfs wird mit 30–50 % angegeben. Für den blutstillenden Effekt werden mehrere Mechanismen diskutiert: Abnahme der Fibrinolyse, Erhaltung des Thrombozyten-Glykoprotein-Rezeptors I b oder Blockierung eines durch Plasmin vermittelten Thrombozytendefekts. Die Eliminationshalbwertszeit von Aprotinin beträgt 7 h.
▶ Dosierungsempfehlung für Erwachsene: 2 Mio. KIE (Kallikrein-Inaktivator-Einheiten) per Infusion über etwa 20 min mit Beginn der Narkoseeinleitung; danach 500 000 KIE/h sowie 2 Mio. KIE in das Füllvolumen der Herz-Lungen-Maschine.

Aprotinin kann allergische Reaktionen hervorrufen (Häufigkeit < 0,5 %), gelegentlich auch eine gesteigerte Gerinnung. Hohe Dosen verlängern den ACT-Wert.

Bei tiefer Hypothermie mit Kreislaufstillstand ist Vorsicht geboten: Es liegen Berichte vor, daß Aprotinin die Morbidität und das Risiko eines akuten Nierenversagens erhöht.

## 5.2 Wasser- und Elektrolytstörungen

Die Urinausscheidung wird während der extrakorporalen Zirkulation meist aufrechterhalten, solange Blutfluß und Perfusionsdruck der Herz-Lungen-Maschine ausreichen. Diuretika sind häufig nicht erforderlich.

Eine **Polyurie** entsteht meist, wenn Glukoselösungen zur Füllung der Herz-Lungen-Maschine verwendet wurden. Übertriebene Anwendung von Diuretika kann ebenfalls eine massive Polyurie auslösen.

■ **Wasserretention.** Der kardiopulmonale Bypass bewirkt eine Wasser- und Natriumretention mit Zunahme des Gesamtkörperwassers und der extrazellulären (v. a. interstitiellen) Flüssigkeit. Die durchschnittliche Gewichtszunahme durch den Bypass beträgt beim sonst Gesunden etwa 5 %. Je länger die Bypassdauer, desto ausgeprägter die Flüssigkeitsrentention. Bei Patienten mit Niereninsuffizienz empfiehlt sich der Einsatz eines Hämofilters während des Bypasses.

■ **Hyponatriämie** entsteht durch die Hämodilution. Eine spezielle Therapie ist gewöhnlich nicht erforderlich, solange ein Wert von 120 mmol/l nicht unterschritten wird.

■ **Hypokaliämie** wird häufig nach dem Bypass beobachtet. Die Ursache ist nicht genau bekannt. Diskutiert werden: Hämodilution, Urinverluste und intrazelluläre Verschiebungen.

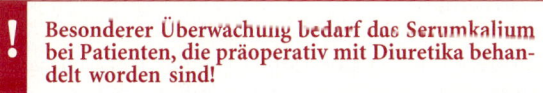

> **!** Besonderer Überwachung bedarf das Serumkalium bei Patienten, die präoperativ mit Diuretika behandelt worden sind!

Häufig muß während des Bypasses Kalium ersetzt werden.

■ **Kalzium und Magnesium** sind ebenfalls häufig während und nach dem Bypass erniedrigt. Ein normaler Kalziumspiegel ist v. a. für die Myokardfunktion nach dem Bypass von großer Bedeutung.

Der **kolloidosmotische Druck** fällt während der extrakorporalen Zirkulation durch Hämodilution und Hypothermie ab, normalisiert sich jedoch meist innerhalb von 90 min nach Beendigung des Bypasses.

## 5.3 Hyperglykämie

Während der extrakorporalen Zirkulation tritt häufig eine Hyperglykämie auf, durch die eine osmotische Diurese ausgelöst werden kann. Allgemein wird empfohlen, den Blutzucker nicht über etwa 300 mg/dl ansteigen zu lassen.

## 5.4 Embolien

Während der extrakorporalen Zirkulation können Embolien auftreten. Die Emboli bestehen aus Luft, Aggregaten von Blutbestandteilen, Fett, Gewebe aus Operationstüchern, Prothesenmaterial oder Kalk.

> **Die Luftembolie ist eine typische Komplikation des Bubbleoxygenators. Die Gefahr ist besonders groß, wenn hohe $pO_2$-Werte angewandt werden.**

Auch die Pumpe der Herz-Lungen-Maschine kann Quelle von Luftembolien sein, außerdem noch Luftansammlungen in Pulmonalvenen, linkem Ventrikel oder Aortenwurzel.

> **Die Gefahr einer Luftemboliebildung im Oxygenator ist geringer, wenn der Blutfluß bei 3 l/min und der $O_2$-Fluß bei 6 l/min oder weniger liegt. Je höher der $O_2$-Fluß, desto größer die Luftemboliegefahr.**

Eine Luftembolie droht auch bei Unterbrechung des venösen Rückstroms zur Herz-Lungen-Maschine: In diesem Fall entleert sich rasch das Reservoir, und große Mengen Luft werden über die arterielle Kanüle in den Patienten gepumpt.

## 5.5 Lungenfunktionsstörungen

Störungen der Lungenfunktion treten nach Operationen mit der Herz-Lungen-Maschine häufiger als nach anderen großen Operationen auf (s. auch Kap. 9). Wenige Stunden nach dem Bypass finden sich in den Lungen ein interstitielles Ödem und gestaute Lungenkapillaren; Endothelschäden sind ebenfalls nachweisbar. Das Ausmaß der Schädigung hängt v. a. von der Dauer der extrakorporalen Zirkulation und dem Grad einer vorbestehenden pulmonalen Hypertonie ab. Bei den meisten Patienten treten postoperativ Störungen der Lungenfunktion auf, die sich in folgender Weise manifestieren können:
- gesteigerte Atemarbeit,
- Hypoxämie bei Luftatmung (Abfall des $p_aO_2$),
- gesteigerte Flüssigkeitssekretion im Tracheobronchialsystem,
- erhöhter intrapulmonaler Rechts-links-Shunt durch venöse Beimischung und Alveolarkollaps,

- Störungen der Atemmechanik durch Zunahme des extravasalen Lungenwassers.

Die Ursachen für postoperative Störungen der Lungenfunktion sind vielfältig. Möglicherweise spielt die Unterbrechung der Lungendurchblutung während der extrakorporalen Zirkulation eine wichtige Rolle.

## 5.6 Nierenfunktionsstörungen

Die Nierenfunktion wird durch den kardiopulmonalen Bypass erheblich beeinträchtigt, normalisiert sich jedoch meist rasch nach Wiederaufnahme der spontanen Herzaktion. Ein postoperatives Nierenversagen durch unzureichenden kardiopulmonalen Bypass scheint sehr selten zu sein.

## 5.7 Neurologische Störungen

Die Häufigkeit wesentlicher neurologischer Schäden durch die extrakorporale Zirkulation beträgt bei Koronarbypassoperationen etwa 1,8 %, bei intrakardialen Eingriffen hingegen zwischen 7 und 13 %. Die Störungen manifestieren sich als irreversibles Koma, Schlaganfälle, fokale neurologische Ausfälle, Verwirrtheit, Desorientiertheit, verzögertes Erwachen, vorübergehende Persönlichkeitsveränderungen. Besonders gefährdet sind Patienten mit präoperativen Erkrankungen der Hirngefäße oder zuführender großer extrakranieller Arterien. Als erheblicher Risikofaktor für einen postoperativen Schlaganfall gilt hierbei v. a. die mit Symptomen einhergehende *Karotisstenose*, während asymptomatische Stenosen das Risiko offenbar nicht erhöhen.

Zu den häufigsten Ursachen neurologischer Störungen gehören Embolisierungen der Hirngefäße, v.a. die Luftembolie. Sie ist i. allg. vermeidbar, wenn alle Luftansammlungen in Herzkammern, Blutgefäßen und in der Herz-Lungen-Maschine sorgfältig beseitigt werden. Die Embolisierung von Fett, Mikroaggregaten, Fibrin und Kalk wie auch von Plaques aus der Aorta und den großen Gefäßen bei Koronarpatienten kann durch Verwendung von Filtern ebenfalls erheblich vermindert werden.

Eine ungenügende Hirndurchblutung während des kardiopulmonalen Bypasses scheint hingegen bei normalen Hirngefäßen keine wesentliche Rolle zu spielen, solange der Perfusionsdruck ausreichend hoch ist, der $p_a CO_2$ im Normbereich liegt und eine extreme Hämodilution vermieden wird.

> In Normothermie reicht bei nichthypertonen Patienten ein zerebraler Perfusionsdruck (CPP = mittlerer Aortendruck minus intrakraniellem Druck) von 40–50 mm Hg aus, um die Hirndurchblutung aufrechtzuerhalten. In Hypothermie werden niedrigere Werte toleriert.

▶ Hingegen sind bei Hypertonikern mit Arteriosklerose und bei Patienten mit Stenosen der zuführenden oder intrakraniellen Gefäße höhere Perfusionsdrücke erforderlich.

**Psychische und psychiatrische Störungen** treten nach Herzoperationen häufig auf. Sie manifestieren sich u. a. als affektive Veränderungen, Verwirrtheit, Schlaflosigkeit, Unruhe, Agitiertheit, Depression, Delir, Alpträume. Die genaue Ursache ist im einzelnen nicht bekannt.

**Postperfusionssyndrom** Kap. 9.

### 5.7.1 Hirnprotektion

Höchste Sorgfalt beim Operieren und der Einsatz von Filtern auf der arteriellen Seite des kardiopulmonalen Bypass gelten als wesentliche Maßnahmen der Hirnprotektion. Da in zahlreichen Untersuchungen eine Korrelation zwischen Bypassdauer und neurologischen Schäden gefunden wurde, sollte die Bypasszeit nicht unnötig verlängert werden. Demgegenüber haben Anästhetika (z. B. Barbiturate), Kortikosteroide, die Art der pH-Regulation während des Bypass (pH-stat gegenüber α-stat), der Einsatz von „Neuromonitoren" (EEG, prozessiertes EEG, evozierte Potentiale) oder die Messung der jugularvenösen $O_2$-Sättigung keinen nachweisbaren Einfluß auf die Häufigkeit neurologischer Schäden nach hypothermem kardiopulmonalem Bypass.

Pharmakologische Verfahren der Hirnprotektion wie der Einsatz von Glutamatantagonisten, Kalziumantagonisten oder Radikalfängern sind bisher über das experimentelle Stadium nicht hinausgekommen.

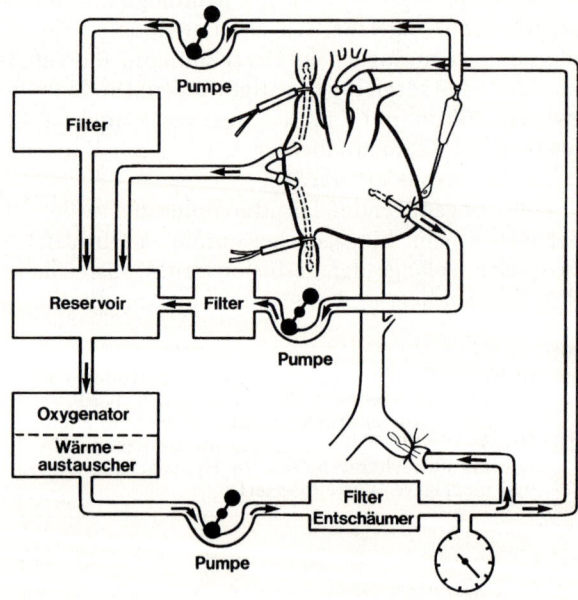

**Abb. 9.** Totaler Herz-Lungen-Bypass. Herz und Lunge sind aus der normalen Zirkulation ausgeschaltet. Die *Pfeile* geben die Richtung des Blutstroms an. Der arterielle Einstrom erfolgt entweder über die Aorta ascendens oder die A. femoralis

# 6 Bypassarten

## 6.1 Totaler kardiopulmonaler Bypass

Beim totalen Herz-Lungen-Bypass fließt das gesamte Blut aus den zentralen Venen in die Herz-Lungen-Maschine und wird von dort nach dem Gasaustausch in eine große Arterie des Körpers (Aorta, A. femoralis) zurückgepumpt. Herz und Lunge sind beide aus der normalen Zirkulation ausgeschaltet (Abb. 9).

### 6.1.1 Technisches Vorgehen

■ **Drainage des venösen Blutes.** Das venöse Blut wird über den rechten Vorhof drainiert; 3 Verfahren sind gebräuchlich:
- Einführen von 2 getrennten Kanülen über den rechten Vorhof in die V. cava inferior und die V. cava superior (bikavaler Zugang),
- Einführen von 1 Kanüle in den rechten Vorhof (singulärer atrialer Zugang),
- Einführen einer Doppelkanüle, deren offene Spitze in der unteren Hohlvene und deren 2. Öffnung im rechten Vorhof liegt (kavoatrialer Zugang).

Bei Operationen mit Eröffnung des rechten Herzens muß der **bikavale Zugang** gewählt werden. Von Nachteil ist die Behinderung des venösen Abstroms, wenn der Bypass noch nicht begonnen hat oder beendet wurde; außerdem wird nach Anschlingen der Kanülen das rechte Herz nicht dekomprimiert (anhaltender venöser Rückstrom über den Sinus coronarius). Nach Abklemmen der Aorta nimmt der Blutfluß im Sinus coronarius ab; bei Infusion der Kardioplegielösung oder direkter Perfusion der Koronararterien erfolgt aber ein erneuter Abfluß über den Sinus, der durch Absaugen des rechten Herzens oder Lockern der Zügel um die Hohlvenenkanülen drainiert werden muß.

Der **atriale Zugang** mit einer Vorhofkanüle ist technisch am einfachsten und mit der geringsten Traumatisierung verbunden; auch wird der venöse Abstrom aus den beiden Hohlvenen nur wenig behindert, wenn die Herz-Lungen-Maschine nicht oder nicht mehr läuft. Allerdings hängt die Qualität der Drainage aus dem Vorhof sehr stark von der Lage der Kanüle ab. So kann besonders beim Anliften des Herzens, z. B. für das Annähen der Anastomosen an die posterioren Koronararterien, der venöse Abstrom sehr stark beeinträchtigt werden.

Der **kavoatriale Zugang** drainiert im Vergleich zum singulären atrialen Zugang das rechte Herz besser, besonders beim Anliften. Allerdings wird gerade hierbei der Rückfluß aus der oberen Hohlvene stärker beeinträchtigt. Für eine optimale Drainage ist die korrekte Lage der atrialen Kanülenöffnungen von wesentlicher Bedeutung.

■ **Arterieller Einstrom.** Der arterielle Einstrom des in der Herz-Lungen-Maschine oxygenierten Blutes erfolgt über die Aorta, ausnahmsweise auch retrograd über die A. femoralis. Hierzu wird eine „High-flow-Kanüle" (äußerer Durchmesser meist 8 mm) etwa 1–2 cm in die *Aorta ascendens* eingeführt und mit einer Tabakbeutelnaht fixiert. Die korrekte Lage der Kanülenspitze in der Aorta ist für den arteriellen Einstrom von entscheidender Bedeutung. Zu hohe Perfusionsdrücke der Herz-Lungen-Maschine sind häufig durch Fehllage der Kanülenspitze bedingt. Zu den wichtigsten Komplikationen der Aortenkanülierung gehören: intramurale Lage; Ablösung atheromatöser Plaques (Embolie!); Beeinträchtigung der Hirndurchblutung durch falsche Lage; Aortendissektion; Obstruktion der Aorta bei Kindern; versehentliche Kanülierung von Gefäßen des Aortenbogens.

Im Gegensatz zur Aortenkanülierung wird die Kanülierung der A. *femoralis* nur selten durchgeführt, z. B. bei Aneurysmen der Aorta ascendens oder wenn die Kanülierung der Aorta aus verschiedenen Gründen nicht gelingt. Schwerwiegendste Komplikation dieser Technik ist die retrograde Dissektion der Arterie mit retroperitonealem Hämatom oder Ausbreitung der Dissektion bis in die Aortenwurzel.

In extremen Ausnahmefällen kann auch die A. *subclavia* für den kardiopulmonalen Bypass kanüliert werden. Jedoch: Gefahr der Hirnischämie oder einer Ischämie der oberen Extremität!

Nach Kanülierung des Vorhofs und der Aorta kann mit dem kardiopulmonalen Bypass begonnen werden.

Der Bypass ist total, sobald die Bänder um die beiden Hohlvenenkanülen oder den Schlauch im rechten Vorhof fest angezogen werden; jetzt kann kein Blut mehr in den rechten Vorhof einströmen. Das gesamte venöse Blut fließt vielmehr aufgrund der Schwerkraft in den Oxygenator der Herz-Lungen-Maschine und wird von dort, nach dem Gasaustausch, über die Aorta (oder A. femoralis) in den Systemkreislauf des Patienten zurückgepumpt. Allerdings strömt auch während des totalen Bypasses noch eine gewisse Blutmenge über Vv. thebesi und periphere Bronchialvenen (über Lungenvenen) in das linke Herz ein, aus dem sie über einen Vent abgesaugt wird, um das Herz nicht zu überdehnen.

Während des totalen Bypasses ist eine Beatmung der Lungen nicht erforderlich.

## 6.2 Partieller Bypass

Beim partiellen Bypass sind, im Gegensatz zum totalen Bypass, die Bänder um die Hohlvenenkanülen noch nicht fest angezogen, so daß ein Teil des venösen Blutes wie bisher über den rechten Vorhof in den rechten Ventrikel und von dort in den Lungenkreislauf sowie über den linken Ventrikel in den systemischen Kreislauf gelangt. Die Pumpfunktion des Herzens wird also aufrechterhalten. Der restliche Anteil des Blutes fließt hingegen in die Herz-Lungen-Maschine und wird von dort, nach Oxygenierung, in den Systemkreislauf gepumpt (Abb. 10). Während des partiellen Bypasses wird mit der Kühlung des Patienten begonnen und außerdem der Vent in den linken Ventrikel eingeführt.

Der partielle Bypass ist eine Übergangsphase von jeweils wenigen Minuten vor Beginn und nach Beendigung des totalen Bypasses. Außerdem kann der partielle Bypass unmittelbar nach dem operativen Eingriff zur Unterstützung des Herzens beim Low-output-Syndrom vorübergehend eingesetzt werden.

Während des partiellen Bypasses müssen die Lungen des Patienten weiter beatmet werden; die Lachgaszufuhr wird hierbei unterbrochen.

**Abb. 10.** Partieller Herz-Lungen-Bypass. Die beiden Hohlvenenschläuche sind noch nicht fest angeschlungen, so daß nur ein Teil des Blutes in die Maschine fließt und von dort in den Körper zurückgepumpt wird. Der andere Teil des Blutes wird vom Herzen weiter selbst gepumpt; hierbei müssen die Lungen des Patienten weiter beatmet werden

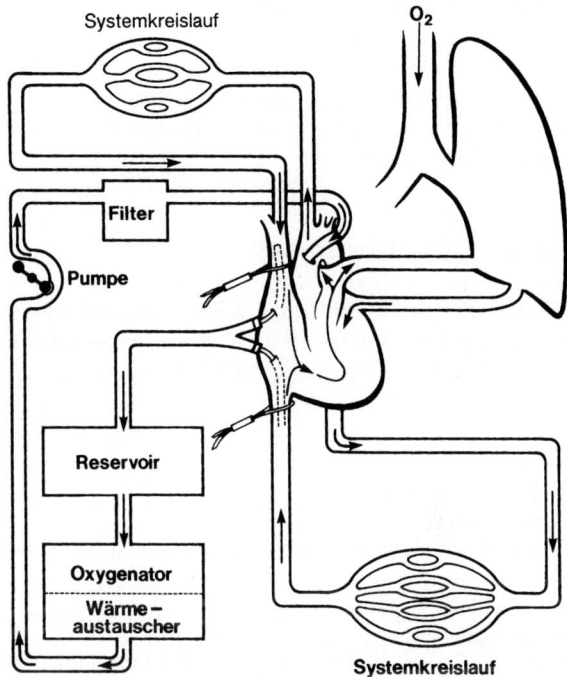

## 6.3 Linker atriofemoraler Bypass

Diese Form des Bypasses wird bei Operationen an der Aorta descendens eingesetzt, um während der Abklemmphase der Aorta die Durchblutung der Nieren und des Rückenmarks aufrechtzuerhalten. Hierzu wird arterielles Blut aus dem linken Vorhof entnommen und über eine Kanüle in der A. femoralis dem Aortenanteil unterhalb der Klemme zugeführt. Die Durchführung der oberen Körperhälfte erfolgt durch das schlagende Herz.

## 6.4 Femorofemoraler Bypass

Dies ist eine alternative Methode für Operationen an der Aorta ascendens. Hierzu werden Katheter in die A. und V. femoralis eingeführt. Das Blut aus der V. femoralis wird in den Oxygenator geleitet und nach dem Gasaustausch über die A. femoralis in die Aorta unterhalb der Klemme zurückgepumpt. Die Kanülierung kann unter Lokalanästhesie erfolgen.

## 6.5 Linksherzbypass

Hierbei wird in der Lunge des Patienten *arterialisiertes* Blut am Einstrom in das linke Herz gehindert, statt dessen in ein Reservoir geleitet und von dort mit einer Pumpe in das arterielle System befördert. Die Pumpfunktion des rechten Herzens bleibt erhalten.

## 6.6 Rechtsherzbypass

Hierbei wird das *venöse* Blut am Einstrom in das rechte Herz gehindert und statt dessen mit einer Pumpe in die Pulmonalarterie befördert, von wo es dann normal weiterströmt. Die Pumpfunktion des linken Herzens bleibt erhalten.

### Literatur

Ellison N, Jobes DR (eds) (1988) Effective hemostasis in cardiac surgery. Saunders, Philadelphia

Drop LS (1985) Ionized calcium, the heart and hemodynamic function. Anesth Analg 64: 432

Havel M, Teufelsbauer H, Knöbl P et al. (1991) Effect of intraoperative aprotinin administration on postoperative bleeding in patients undergoing cardiopulmonary bypass operation. J Thorac Cardiovasc Surg 101: 968

Hearse DJ, Braimbridge MV, Jynge P (1981) Protection of the ischemic myocardium: cardioplegia. Raven Press, New York

Hilberman M (1988) Brain injury and protection during heart surgery. Nijhoff, Boston

Koren G, Crean P, Klein J et al. (1984) Sequestration of fentanyl by the cardiopulmonary bypass (CPBP). Eur J Clin Pharmacol 27: 51

Murkin JM, Farrar JK, Twee A et al. (1987) Cerebral autoregulation and flow/metabolism coupling during cardiopulmonary bypass: The influence of $p_aCO_2$. Anesth Analg 66: 825

Prough DS, Stump DA, Roy RC et al. (1986) Response of cerebral blood flow to changes in carbon dioxide tension during hypothermic cardiopulmonary bypass. Anesthesiology 64: 576

Radke J (1988) Das ionisierte Calcium im Extrazellulärraum bei Hypothermie und Azidose. Anaesthesiol Intensivmed 207

Swan H (1985) Metabolic rate, temperature, and acid base control: The best strategy and our methods to achieve it. J Extra-Corp Tech 17: 65

Tinker JH (ed) (1989) Cardiopulmonary bypass: current concepts and controversies. Saunders, Philadelphia

# 4 Überwachung der Herz-Kreislauf-Funktion bei Herzoperationen

**INHALTSÜBERSICHT**

1 Elektrokardiogramm  *122*

2 Arterielle Druckmessung  *123*
2.1 Bestandteile einer Druckmeßeinrichtung  *123*
2.2 Arterielle Kanülierung  *124*
2.3 Störungen der Druckmessung  *126*

3 Zentraler Venendruck  *127*
3.1 Zentrale Venendruckkurve  *127*
3.2 Aussage des zentralen Venendrucks  *128*
3.3 Zentrale Venenkatheter  *128*
3.4 Messung des zentralen Venendrucks  *129*

4 Pulmonalarteriendrücke  *129*
4.1 Pulmonaliskatheter  *130*
4.2 Indikationen  *131*
4.3 Einführen des Pulmonaliskatheters  *131*
4.4 Messungen mit dem Pulmonaliskatheter  *133*
4.5 Komplikationen des Pulmonaliskatheters  *135*

5 Linker Vorhofdruck  *136*

Literatur  *137*

Wie bei kaum einer anderen Operation steht bei Eingriffen am Herzen die Herz-Kreislauf-Funktion im Mittelpunkt aller Überwachungsmaßnahmen. Zur Überwachung ist ein invasives Vorgehen erforderlich, v. a. weil die Patienten häufig schwer krank sind und zudem bei der Narkoseeinleitung sowie intraoperativ und nach dem Eingriff erhebliche Störungen der Herz-Kreislauf-Funktion auftreten können. Nachfolgend sind die wichtigsten kardiovaskulären Überwachungsmaßnahmen für Herzoperationen zusammengefaßt:
- EKG-Monitor,
- arterielle Druckmessung,
- zentraler Venendruck,
- Pulmonalarteriendrücke,
- linker Vorhofdruck,
- Herzzeitvolumen.

## 1 Elektrokardiogramm

Bei jeder Herzoperation wird das EKG kontinuierlich überwacht; mit der Überwachung wird sofort nach Ankunft des Patienten im Narkoseeinleitungsraum begonnen. Der EKG-Monitor informiert über:
- Herzfrequenz und Herzrhythmus,
- Störungen von Rhythmus und Frequenz,
- Myokardischämie, Myokardinfarkt,
- Herzblock,
- Wirkungen von Medikamenten,
- Elektrolytstörungen,
- Art des Herzstillstands: Asystolie, Kammerflimmern, elektromechanische Entkoppelung.

■ **Monitore.** EKG-Monitore müssen wenig störanfällig sein, besonders gegenüber Elektrokautern. Leider geht geringe Störanfälligkeit mit Beeinträchtigung der Wiedergabequalität einher.

Hilfreich sind Monitore mit Speicheroszilloskop und Schreiber zur Beurteilung von Arrhythmien.

■ **Elektroden.** In der Herzchirurgie werden grundsätzlich Hautelektroden zum Einmalgebrauch mit aufgetragenem Elektrodengel aufgeklebt. Ein gutes Elektrodensystem ist erforderlich, damit der elektrische Impuls störungsfrei auf den Monitor übertragen wird. Reinigung der Haut im Bereich der Ableitungsstellen verbessert die Qualität der Ableitungen.

■ **Ableitungen.** Am häufigsten wird intraoperativ die bipolare Standardableitung II angewandt: Sie registriert die Potentialdifferenzen zwischen rechtem Arm und linkem Beim. Die Achse dieser Ableitung verläuft parallel zur Achse zwischen Sinusknoten und AV-Knoten, so daß die P-Welle groß und leicht auffindbar ist. Auf diese Weise können supraventrikuläre Rhythmusstörungen leichter von ventrikulären unterschieden werden.

Bei Patienten mit koronarer Herzkrankheit wird eine modifizierte $V_5$-*Ableitung* empfohlen, weil in Ableitung II Ischämien der Vorderwände und der Seitenwand weniger gut entdeckt werden können. Die $V_5$-Elektrode wird im 5. ICR in der linken vorderen Axillarlinie angebracht (Abb. 1); sie kann auch bei medianer Sternotomie am Thorax verbleiben.

Um Interferenzen des EKG-Monitors mit dem Elekrokauter zu vermindern, sollte die Elektrokautererdungsplatte so nahe wie möglich am Operationsgebiet plaziert werden.

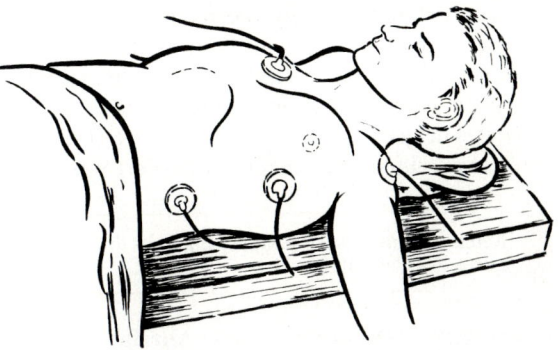

**Abb. 1.** $V_5$-Ableitung bei Patienten mit Koronarkrankheit. Die $V_5$-Elektrode wird im 5. ICR in der linken vorderen Axillarlinie angebracht

## 2 Arterielle Druckmessung

Bei allen Herzoperationen wird der Blutdruck kontinuierlich intraarteriell gemessen. Der arterielle Mitteldruck (MAP) hängt vom Herzzeitvolumen (HZV) und vom totalen peripheren Widerstand ab:

▶ MAP = HZV · TPR

Aus dieser Formel ergeben sich die Grenzen der arteriellen Druckmessung: Sie ermöglicht keine exakten Aussagen über den *Blutfluß;* so kann der arterielle Blutdruck normal sein, weil der Widerstand angestiegen ist, während gleichzeitig das Herzzeitvolumen abgefallen ist. Der arterielle Mitteldruck kann daher nur als grober Indikator der Organdurchblutung angesehen werden. Er wird elektronisch bestimmt oder nach folgender Formel errechnet:

▶ MAP = diastolischer Druck + 1/3 (systolischer Druck − diastolischer Druck).

Die direkte arterielle Druckmessung weist folgende Vorteile auf:
- kontinuierliche Schlag-für-Schlag-Registrierung,
- dauerhafte Meßgenauigkeit,
- rasches Erkennen hämodynamischer Störungen,
- direkte Beobachtung der hämodynamischen Auswirkungen von Herzrhythmusstörungen,
- Beurteilung der Myokardkontraktilität aus der Druckanstiegsgeschwindigkeit der Aortenkurve ($dp/dt_{max}$),
- Ableitung des Schlagvolumens aus dem systolischen Anteil der Druckkurve,
- Zugang für arterielle Blutproben.

### 2.1 Bestandteile einer Druckmeßeinrichtung

Die wichtigsten Bestandteile des Druckmeßsystems sind:
- Druckaufnehmer (Transducer),
- Verstärker,
- Anzeige,
- arterielle Kanüle oder Katheter mit Zuleitungen.

**Druckaufnehmer** wandeln mechanische in elektrische Energie um: Der in der Arterie durch den Auswurf von Blut aus dem Herzen entstehende Druck wird über die arterielle Kanüle auf die Membran des Druckaufnehmers übertragen, in ein elektrisches Signal umgewandelt und auf diese Weise zum Verstärker geleitet. Für genaue und reproduzierbare Druckmessungen muß der Druckaufnehmer an einen Referenzpunkt plaziert werden:

> **Referenzpunkt für Druckmessungen ist die Thoraxmitte des Patienten.**

■ **Verstärker (Druckmodul) und Anzeige.** Der Verstärker nimmt das schwache elektrische Signal des Transducers auf und verstärkt es. Das verarbeitete Signal wird analog als Kurve auf Bildschirm und/oder Schreiber aufgezeichnet oder digital als Druckwert in Millimeter-Quecksilbersäule (mm Hg) angezeigt. Die meisten Geräte verfügen über beide Anzeigen.

Vor der Druckmessung sind 2 Maßnahmen erforderlich:
*Nullabgleich:* Um den Nullpunkt festzulegen, wird der Druckaufnehmer zur Atmosphäre (Operationssaal) hin geöffnet, zum Gefäß hin verschlossen. Der nun auf der Transducermembran lastende Atmosphärendruck wird als Nulldruck bezeichnet. Für den Nullabgleich wird ein entsprechend gekennzeichneter Knopf am Verstärker gedrückt.
*Kalibrierung:* Bei der Kalibrierung wird festgelegt, welcher Ausschlag des elektrischen Signals (Höhe der Druckkurve) einem bestimmten Blutdruckwert in Millimeter-Quecksilbersäule (mm Hg) entsprechen soll, z. B. 1 cm Amplitude entspricht 10 mm Hg. Für die Kalibrierung wird der Kalibrierungsknopf des Verstärkers gedrückt. Sollen niedrige Drücke gemessen werden (z. B. Pulmonalisdruck oder zentraler Venendruck), so wird ein höherer Ausschlag des Kurvensignals gewählt (hierzu Schalter „Verstärkung" betätigen).

## 2.2 Arterielle Kanülierung

Am häufigsten werden 18- oder 20-gg.-Teflonkanülen für die arterielle Druckmessung eingesetzt, gelegentlich auch 17-, 18- oder 20-gg.-Katheter.

■ **A. radialis.** Dies ist das Gefäß der 1. Wahl für die arterielle Druckmessung in der Herzchirurgie. Grund: einfach zu kanülieren, guter Kollateralkreislauf, intraoperativ leicht zugänglich. Bevorzugt wird die nichtdominante Hand kanüliert, sofern keine operativen Gesichtspunkte dagegen sprechen. Vor der Kanülierung kann der Allen-Test durchgeführt werden.

*Allen-Test.* Der Patient ballt die Hand zur Faust, der Anästhesist drückt nun die A. radialis und A. ulnaris am Handgelenk ab, bis die Hand blaß wird. Danach wird die A. ulnaris freigegeben und die Hautfarbe der geöffneten Hand beobachtet: Bei normalem Kollateralkreislauf wird die Hand innerhalb von 5–10 s wieder rosig. Kehrt die normale Hautfarbe erst später als 10 s zurück, sollte die A. radialis nicht kanüliert werden. Der praktische Wert des Allen-Tests wird von einigen Autoren bestritten.

*Kanülierung:* Für die Kanülierung wird das Handgelenk überstreckt, z. B. durch Unterlegen eines kleinen zusammengerollten Handtuchs. Nach Desinfektion der Haut und Setzen einer Lokalanästhesiequaddel wird die Kanüle unmittelbar oberhalb des Lig. carpale in einem Winkel von etwa 30° parallel zur Arterie eingestochen und vorgeschoben. Beim Eintritt der Kanüle in das Gefäß fließt Blut aus der Nadel. Jetzt Kanüle weiter senken und noch 1–2 mm insgesamt vorschieben, dann die äußere Plastikkanüle weit in das Gefäß vorschieben und die Stahlkanüle entfernen. Beim Kanülieren die Hinterwand des Gefäßes nicht durchstehen, um Blutungen zu vermeiden. Läßt sich trotz Austritt von Blut aus dem Kanülenende die Plastikkanüle nicht vorschieben, so liegt die Kanüle lediglich mit der Öffnung der *Stahlspitze* im Gefäß; sie muß dann vorsichtig insgesamt (flach) weiter vorgeschoben werden. Gelegentlich ist auch ein ausgeprägter Spasmus der Arterie Ursache für Kanülierungsschwierigkeiten.

Nach der Kanülierung wird die Überstreckung im Handgelenk sofort aufgehoben, damit der N. medianus nicht beschädigt wird. Die Kanüle wird mit einer kurzen, starren Zuleitung, an deren distalem Ende ein Dreiwegehahn befestigt ist, verbunden. Um unnötige Bewegungen der Kanüle mit Schädigungen der Gefäßwand zu vermeiden, sollte kein Dreiwegehahn direkt an der Kanüle befestigt werden. Die kurze Zuleitung wird über eine längere Zuleitung mit dem Druckaufnehmer verbunden.

*Komplikationen.* Thrombose der A. radialis, Embolien, Hämatome, Fingernekrosen, arteriovenöse Fisteln.

■ **A. ulnaris.** Sie wird nur gelegentlich kanüliert, z. B. wenn der Allen-Test für die A. ulnaris nicht ausreichend ist, jedoch bei Freigabe der A. radialis eine normale Durchblutung eintritt. Dann liegt eine dominante A. radialis vor.

■ **A. brachialis.** Dieses Gefäß wird ebenfalls nur selten kanüliert oder katheterisiert, z. B. per Seldinger-Technik mit einem 18- oder 20-gg.-Kathether. Die linke Arterie wird bevorzugt, um einer zerebralen Katheterembolie vorzubeugen.

■ **A. femoralis.** Diese Arterie ist leicht per Seldinger-Technik mit einem 18-gg.-Katheter zu kanülieren. Der Katheter ist auch für längere Liegezeiten in der postoperativen Intensivbehandlung geeignet. Die Komplikationsrate ist bei sorgfältiger Technik niedrig.

■ **A. dorsalis pedis.** Diese Arterie auf dem Fußrücken sollte nur in besonderen Ausnahmefällen kanüliert werden. Vor der Kanülierung muß die Funktionsfähigkeit des Kollateralkreislaufs über die A. tibialis posterior überprüft werden. Die Qualität der registrierten Druckkurven entspricht nicht denen der zentralen Arterien; sie sind auseinandergezogen. Bei Patienten mit peripheren Durchblutungsstörungen oder Diabetes mellitus darf die A. dorsalis pedis nicht kanüliert werden.

## 2.3 Störungen der Druckmessung

Die wichtigsten Störungen der arteriellen Druckmessung sind:
*Schleuderzacken* (Abb. 2 b). Sie entstehen zumeist, wenn eine überlange Zuleitung mit einer 18-gg.-Kanüle in der A. radialis verbunden wurde. Durch eine kleine Luftblase in der Zuleitung kann eine Dämpfung der Kurve erreicht werden.
*Gedämpfte Kurve* (Abb. 2 c). Ist die Kurve gedämpft, so wird der systolische Blutdruck zu niedrig und der diastolische Blutdruck zu hoch gemessen. Häufigste Ursachen sind:
- Luftblasen im System,
- Blutgerinnsel in Kanüle oder System.

*Transducer läßt sich nicht abgleichen.* Ursachen:
- Druckaufnehmer defekt,
- Druckaufnehmer falsch angeschlossen,
- Verstärker defekt.

*Druckkurve driftet.* Ursachen:
- Warmlaufzeit zu kurz,
- Kabel abgeknickt.

*Druck wird zu niedrig angezeigt.* Ursachen:
- Kurve gedämpft,
- Druckaufnehmer nicht richtig abgeglichen,
- Druckaufnehmer nicht in Referenzhöhe plaziert.

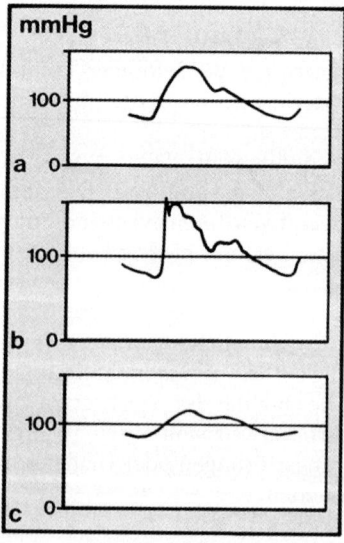

**Abb. 2 a–c.** Störungen der arteriellen Druckmessung. **a** Normaler Kurvenverlauf, **b** Kurve verschleudert, **c** Kurve gedämpft

*Druck wird zu hoch angezeigt.* Ursachen:
- Druckaufnehmer falsch plaziert,
- Druckaufnehmer nicht richtig abgeglichen.

*Keine Kurve auf dem Monitor.* Ursachen:
- Druckaufnehmer falsch angeschlossen,
- Druckaufnehmer defekt,
- Verstärker defekt.

*Direkte Druckmessung entspricht nicht dem Manschettendruck.*
Die direkte Druckmessung ist gewöhnlich genauer, besonders bei Hypotension, niedrigem Herzzeitvolumen und peripherer Gefäßkonstriktion.

## 3 Zentraler Venendruck

Die kontinuierliche elektronische Messung des zentralen Venendrucks gehört zur Standardüberwachung bei Herzoperationen. Hierzu wird ein Katheter in die obere Hohlvene oberhalb der Hohlvenenkanüle der extrakorporalen Zirkulation vorgeschoben. Der zentrale Venendruck ermöglicht Aussagen über die Funktion des rechten Herzens sowie das Blutvolumen und den Venentonus. Der zentrale Venendruck wird durch Obstruktion zentraler Venen und durch Druckschwankungen im Thorax beeinflußt. Beatmung mit PEEP steigert den zentralen Venendruck.

### 3.1 Zentrale Venendruckkurve

In Abb. 3 ist eine zentrale Venendruckkurve dargestellt: Sie besteht aus 3 positiven Wellen, a, c und v, und 2 negativen Wellen, x und y; die Wellen stehen in fester Beziehung zum EKG und haben folgende Bedeutung:
- *a-Welle:* Sie entsteht durch die Kontraktion des rechten Vorhofs; mit Erschlaffung des Vorhofs fällt die Kurve ab, bis die c-Welle beginnt.
- *c-Welle:* Sie entsteht durch das Vorwölben der Trikuspidalklappe in den rechten Vorhof zu Beginn der Kontraktion des rechten Ventrikels. Die x-Welle wird durch weitere Erschlaffung des Vorhofs und Abwärtsverschiebung von rechtem Ventrikel und Trikuspidalklappe bei der Kammersystole hervorgerufen.
- *v-Welle:* Sie entsteht durch die Füllung des rechten Vorhofs bei geschlossener Trikuspidalklappe, die y-Welle hingegen durch Öffnen der Trikuspidalklappe mit Einstrom von Blut in den rechten Ventrikel.

**Folgende Wellenveränderungen sind bedeutsam:**
- Bei Vorhofflimmern fehlt die a-Welle.
- Hohe a-Wellen treten bei erhöhtem Widerstand gegen die Vorhofentleerung auf, z. B. bei Trikuspidalstenose, Pulmonalstenose, rechtsventrikulärer Hypertrophie, pulmonaler Hypertonie.

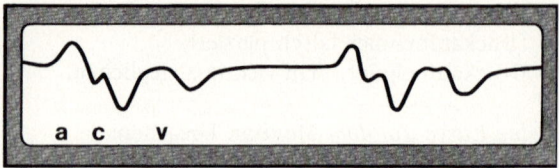

Abb. 3. Zentrale Venendruckkurve mit a-, c- und v-Welle

- Riesen-a-Wellen sind zu beobachten, wenn der rechte Vorhof sich gegen eine geschlossene Trikuspidalklappe kontrahiert, z. B. bei Knotenrhythmen, ventrikulären Arrhythmien oder Herzblock.
- Hohe v-Wellen bei fehlender x-Welle weisen auf Trikuspidalinsuffizienz hin.

Die Höhe des zentralen Venendrucks entspricht praktisch dem rechten Vorhofdruck (RAP):

▶ **Normalwert RAP: 1–10 mm Hg, Mittel 5 mm Hg.**

### 3.2 Aussage des zentralen Venendrucks

*Der zentrale Venendruck ist erhöht.* Ursachen:
- Hypervolämie,
- Rechtsherzinsuffizienz,
- Lungenembolie,
- Obstruktion der oberen Hohlvene,
- Herztamponade.

*Der zentrale Venendruck ist erniedrigt.* Ursache:
- Hypervolämie.

### 3.3 Zentrale Venenkatheter

Katheter für die zentrale Venendruckmessung sollten über eine zentrale Vene eingeführt werden und nicht über eine periphere Armvene, weil die Meßgenauigkeit größer und die Wahrscheinlichkeit einer Fehllage des Katheters geringer ist. Mehrlumige Katheter sollten bevorzugt werden.

■ **V. jugularis interna.** Die Punktion der V. jugularis interna gilt in vielen Herzzentren als Methode der Wahl für die Hohlvenenkatheterisierung. Meist wird die rechte V. jugularis wegen ihres geraden Verlaufs bevorzugt. Am häufigsten werden Seldinger-Punktionssets verwendet, bei denen unter sterilen Bedingungen punktiert und katheterisiert werden muß, gelegentlich auch als geschlossenes System verpackte Einmalsets. Hauptgefahr der V.-jugularis-interna-Katheterisierung ist die versehentliche Punktion der A. carotis. Wird kein ausreichender Druckverband angelegt, so kann eine erhebliche Blutung, evtl. mit Einengung der Atemwege und Recurrenslähmung (Heiserkeit!), auftreten. Bei Katheterisierung der *linken* V. jugularis interna kann der Ductus thoracicus verletzt werden. Der Pneumothorax ist eine seltene Komplikation der V.-jugularis-Punktion;

Schädigungen des Plexus brachialis sind möglich, wenn zu weit lateral am Hals punktiert wird, über Horner-Syndrom ist ebenfalls berichtet worden.

- **V. jugularis externa.** Die Punktion der V. jugularis externa wird häufig alternativ eingesetzt, wenn die Punktion der V. jugularis interna erfolglos blieb. Diese Vene enthält Klappen, so daß die Messung gestört werden kann; außerdem ist die Plazierung des Katheters mitunter schwierig; für die Einführung eines Pulmonaliskatheters ist die Vene nicht geeignet.

- **V. cephalica und V. basilica.** Diese Venen werden katheterisiert, wenn die Punktion der zentralen Venen nicht möglich war. Hauptnachteil der Armvenenkatheterisierung ist die *häufige Fehllage:* So muß bei rund 25 % aller Katheter mit einer nicht zentralen Lage gerechnet werden. Für eine Katheterisierung des rechten Vorhofs ist die Röntgenkontrolle erforderlich. Meist werden die Armvenenkatheter für die Infusion von kardiovaskulären Medikamenten verwandt.

- **V. subclavia.** Diese Vene sollte nicht routinemäßig präoperativ für die zentrale Venendruckmessung katheterisiert werden. Hauptgefahr: Pneumothorax und Verletzung der A. subclavia. Blutungen aus der A. subclavia können so stark sein, daß ein massiver Hämatothorax auftritt, der eine Thorakotomie erfordert.

## 3.4 Messung des zentralen Venendrucks

Die Vorbereitungen und Anschlüsse für die elektronische Messung des zentralen Venendrucks entsprechen weitgehend der arteriellen Druckmessung (s. vorher):
- Referenzpunkt für den Druckaufnehmer ist die Thoraxmitte,
- für die Messung wird der Patient flach auf den Rücken gelagert,
- während der Messung kann die Beatmung unterbrochen werden,
- die Digitalanzeige des Verstärkers gibt den Mitteldruck an, wenn der 30er-Druckbereich eingestellt ist.

▶ **Normalwert: 1–10 mm Hg.**

## 4 Pulmonalarteriendrücke

Mit dem Pulmonalarterienkatheter (Swan-Ganz-Katheter, Einschwemmkatheter) können die Pulmonalarteriendrücke und indirekt die Füllungsdrücke des linken Herzens sowie das Herzzeitvolumen gemessen und außerdem gemischt-venöses Blut (Blut der Pulmonalarterie) für Blutproben entnommen werden.

## 4.1 Pulmonaliskatheter

In Abb. 4 ist ein vierlumiger Pulmonaliskatheter dargestellt. Dieser Katheter besitzt 4 Anschlüsse:
- *Distal.* Dieser Anschluß verbindet den Druckaufnehmer mit der distalen Öffnung in der Katheterspitze. Hierüber werden die Pulmonalarteriendrücke gemessen.
- *Proximal.* Dieser Anschluß verbindet einen zweiten Druckaufnehmer mit der Öffnung für den rechten Vorhof. Die Öffnung dient zur Messung des rechten Vorhofdrucks und zur Injektion eiskalter Lösung bei der Messung des Herzzeitvolumens.
- *Ballonzuleitung:* Über diese Öffnung wird Luft in den Ballon an der Katheterspitze injiziert. Bei geblocktem Ballon und richtiger Lage in einer peripheren Pulmonalarterie wird über das distale Lumen der Lungenkapillarenverschlußdruck (Wedgedruck) gemessen.
- *Thermistorverbindung.* Dieser Anschluß führt zum Thermistor im distalen Bereich des Pulmonaliskatheters; er wird mit dem Herzzeitvolumencomputer verbunden.

> **Mit dem vierlumigen Pulmonaliskatheter können folgende Meßgrößen erfaßt werden:**
> - rechter Vorhofdruck bzw. zentraler Venendruck,
> - Pulmonalarteriendruck: systolisch, diastolisch, Mitteldruck,
> - Lungenkapillarenverschlußdruck (Wedgedruck),
> - Herzzeitvolumen.

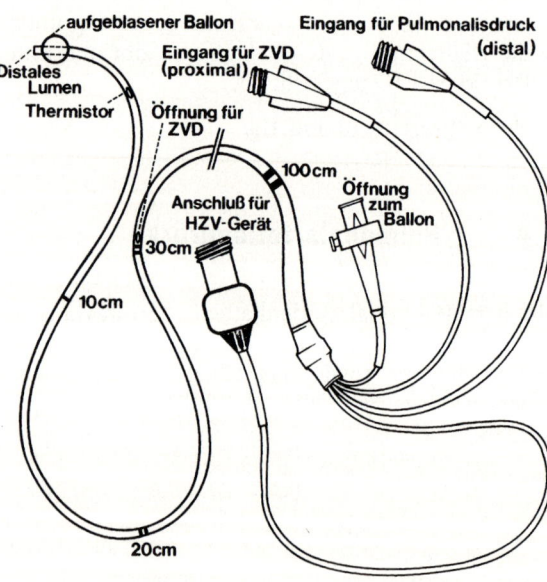

**Abb. 4.** Vierlumiger Pulmonalarterienkatheter

Neben dem vierlumigen Pulmonaliskatheter sind auch doppel-, tripel- oder fünflumige Katheter im Gebrauch.

## 4.2 Indikationen

Der Pulmonaliskatheter wird v. a. zur perioperativen Überwachung schwer herzkranker Patienten eingesetzt; die erhaltenen Meßgrößen dienen häufig als Grundlage für die medikamentöse Behandlung. Da der Lungenkapillarenverschlußdruck oder auch der diastolische Pulmonalarteriendruck gut mit dem linken Vorhofdruck übereinstimmt und der linke Vorhofdruck wiederum das linksventrikuläre Preload bestimmt, kann mit Hilfe des Pulmonaliskatheters die Funktion des linken Ventrikels eingeschätzt und, wenn erforderlich, therapeutisch beeinflußt werden.

Weitere Einzelheiten zur Indikation s. die entsprechenden Krankheitsbilder.

## 4.3 Einführen des Pulmonaliskatheters

Am häufigsten wird der Pulmonaliskatheter mit Hilfe der Seldinger-Technik über eine Schleuse in der *rechten* V. jugularis interna in eine Pulmonalarterie eingeführt, gelegentlich auch über eine Vene von der Ellenbeuge aus. Die Freilegung einer Vene ist meist nicht erforderlich. Der Pulmonaliskatheter wird durch die Schleuse, unter kontinuierlicher Druckkontrolle auf dem Monitor, vorgeschoben. Aufgrund der Druckkurven kann die jeweilige Lage der Katheterspitze genau bestimmt werden (Abb. 5). Das Einführen des Katheters unter Röntgenbildschirmkontrolle ist meist nicht erforderlich, jedoch von Vorteil, um Fehllagen und Schlingenbildung rasch zu erkennen. Die verwendeten Kathetergrößen sind 5 F oder 7 F, die zugehörigen Schleusen ebenfalls 5 oder 7 F.

**Praktisches Vorgehen:**
- Anschluß des Patienten an den EKG-Monitor und Bereitstellen eines Defibrillators. Desinfektion der Punktionsstelle, steriles Abdecken, Punktion der Vene nach der Seldinger-Technik und Einführen der Katheterschleuse. Vor Einführen der Schleuse muß die Punktionsstelle mit dem Skalpell durch einen kleinen Schnitt erweitert werden.
- Anschluß „distal" des Katheters mit einem Druckaufnehmer verbinden, Katheterlumina mit 0,9 %iger NaCl-Lösung füllen. Dann den Katheter langsam, unter ständiger Druckkontrolle auf dem Monitor, vorschieben.
- Bei Eintritt des Katheters in die V. cava superior etwa 1–1,5 ml Luft in den Ballon des Katheters injizieren, damit der Katheter beim weiteren behutsamen Vorschieben über den rechten Vorhof durch die Trikuspidalklappe in den rechten Ventrikel und von dort durch die Pulmonalklappe in eine Lungenarterie eingeschwemmt werden kann. Der Ballon dient außerdem zum Schutz des Herzens vor der harten Katheterspitze. Sobald die Wedge-Kurve auftritt, wird der Ballon entblockt. Bei richtiger Lage der Katheterspitze muß jetzt die Pulmonalarteriendruckkurve sichtbar sein. Die meisten Katheter gelangen in den *rechten* Mittel- oder Unterlappen.

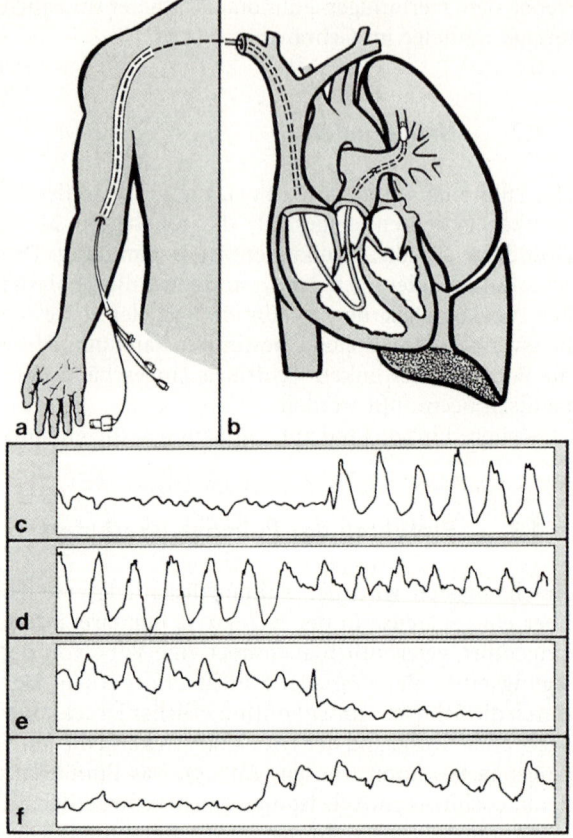

**Abb. 5. a,b.** Weg des Pulmonalarterienkatheters; Katheterspitze geblockt in Wedgeposition. In c–f die beim Einführen des Katheters jeweils auf dem Monitor sichtbaren Druckkurven: **c** rechter Vorhof in den rechten Ventrikel, **d** rechter Vorhof in die A. pulmonalis, **e** A. pulmonalis in die Wedgeposition durch Blocken des Ballons, **f** durch Entblocken des Ballons der Katheter aus der Wedgeposition in die Pulmonalarterienposition zurück

▶ Beim Einschwemmen in den rechten Ventrikel können salvenartige Extrasystolen oder eine ventrikuläre Tachykardie auftreten. Behandlung: Lidocain, evtl. Katheter zurückziehen. Ein Defibrillator sollte in Funktionsbereitschaft stehen. Ist der Katheter nach etwa 60 cm (beim Zugang über die rechte V. jugularis interna) noch nicht in die Pulmonalarterie gelangt, sollte er *entblockt* zurückgezogen und erneut (geblockt) vorgeschoben werden, um eine Knotenbildung zu vermeiden. Schwierigkeiten beim Vorschieben des Katheters vom rechten Ventrikel in die Pulmonalarterie können bei erheblicher pulmonaler Hypertonie, Dilatation des rechten Ventrikels und bei Trikuspidalinsuffizienz auftreten.

▶ Bei richtiger Lage wird der Katheter so fixiert, daß ein kleiner Abschnitt steril bleibt, damit die Lage, wenn erforderlich, korrigiert werden kann. Denn nicht selten verändert der Pulmonaliskather nach einer gewissen Liegezeit, bedingt durch die Hämodynamik, seine Position. Auch sollte die Katheterlage so früh wie möglich röntgenologisch kontrolliert werden.

▶ Danach wird der Anschluß „proximal" des Katheters ebenfalls mit einem Druckaufnehmer verbunden, so daß rechter Vorhofdruck oder zentraler Venendruck kontinuierlich registriert werden können.

- ▶ Die Lage des Katheters muß ständig anhand der Druckkurven überwacht werden. So darf die Wedgeposition nur für den Meßvorgang beibehalten werden, um eine Infarzierung des Gebiets jenseits des blockierten Pulmonalarterienastes zu vermeiden.
- ▶ Die Atemwegsdrücke und die transpulmonalen Drücke beeinflussen die Meßergebnisse des Pulmonalkatheters. Darum sollten nur am Ende der Exspiration gemessene Pulmonalarterien- und Wedgedrücke berücksichtigt werden.

## 4.4  Messungen mit dem Pulmonaliskatheter

■ **Pulmonalarteriendruck.** Zur Messung des Pulmonalarteriendrucks wird ein Druckaufnehmer angeschlossen. Nach Nullabgleich und Kalibrierung kann der Pulmonalarteriendruck bei *entblocktem* Ballon kontinuierlich gemessen und auf einem Schreiber registriert werden.

> **Normalwerte des Pulmonalarteriendrucks (PAP):**
> - systolisch              15–28 mm Hg, Mittel 24 mm Hg,
> - diastolisch             5–16 mm Hg, Mittel 10 mm Hg,
> - Mitteldruck (PAP)       10–11 mm Hg, Mittel 16 mm Hg.

Die Kurvenverläufe sind in Abb. 5 dargestellt.

**Lungenkapillarverschlußdruck (Wedgedruck,** PCWP = „pulmonary capillary wedge pressure"). Wird der Ballon an der Katheterspitze mit etwa 1 ml Luft aufgeblasen, so schwemmt sich der Katheter nach einigen Herzaktionen mit dem Blutstrom in die Wedgeposition: Er klemmt sich gewissermaßen in den Pulmonalarterienast ein, so daß kein Blut mehr von proximal durch dieses Gefäß strömen kann, solange der Ballon aufgeblasen ist. Der in dieser Katheterposition an der Spitze gemessene Druck wird deshalb als *„Verschlußdruck"* bezeichnet. Er entspricht bei gesundem Herzen dem Druck im linken Vorhof (LAP). Der Wedgedruck schwankt mit dem Atemzyklus: Abfall bei Inspiration, Anstieg bei Exspiration. Unter maschineller Beatmung kehren sich diese Beziehungen um. Bei Mitralinsuffizienz können hohe v-Wellen auftreten, die nicht mit der Pulmonalarteriendruckkurve verwechselt werden dürfen. Läßt sich der Katheter nicht in die Wedgeposition bringen, so kann auch der *diastolische* Pulmonalarteriendruck mit hinreichender Genauigkeit als Näherungswert für den linken Vorhofdruck verwendet werden.

▶ **Normalwert Wedgedruck: 5–16 mm Hg, Mittel 9 mm Hg.**
Der Wert der Wedge-Druckmessung wird unter klinischen Bedingungen durch zahlreiche Faktoren eingeschränkt oder gar in Frage gestellt. Grundsätzlich besteht bei hohen Drücken im linken Vorhof ($> 25$ mm Hg) keine enge Korrelation mehr mit dem Wedgedruck; dies gilt in gleicher Weise für die Anwendung eines FEEP von mehr als 10 cm $H_2O$ unter der Beatmung. Daneben bestehen folgende Fehlermöglichkeiten:

- Wedgedruck höher als LAP (LVEDP): Mitralstenose; hoher Atemwegsdruck (PEEP!); Tumor im linken Vorhof.
- Wedgedruck niedriger als LAP (LVEDP): hoher LVEDP ($> 25$ mm Hg); steifer linker Ventrikel; vorzeitiger Schluß der Mitralklappe (Aorteninsuffizienz).
- Schlechte Korrelation zwischen Wedgedruck und LVEDP vor und nach dem Bypass bei eröffnetem Perikard; weiterhin bei Tachykardie sowie bei erhöhtem Pulmonalgefäßwiderstand.
- Normaler Wedgedruck trotz erheblicher Schwankungen des linksventrikulären enddiastolischen Volumens.

■ **Herzzeitvolumen.** Die Messung des Herzzeitvolumens mit dem Pulmonaliskatheter erfolgt mit Thermodilution, einer Modifikation der Farbstoffverdünnungsmethode, bei der die Kälte als Indikator dient. Durch Injektion einiger Milliliter kalter Kochsalz- oder Glukoselösung wird das Blut kurzzeitig abgekühlt. Der Wechsel der Bluttemperatur wird in seinem zeitlichen Verlauf vom Thermistor an der Spitze des Katheters gemessen und an den Computer weitergeleitet. Dort wird der Blutfluß aus der Fläche unter der Temperaturkurve (die bei einigen Geräten aufgezeichnet werden kann) nach der Stewart-Hamilton-Gleichung integriert:

$$HZV = \frac{V_I (T_b - T_I) K_1 K_2}{T_B (t) dt}$$

$V_I$ = Injektatvolumen; $T_B$ = Bluttemperatur; $T_I$ = Injektattemperatur; $K_1$ = Dichtefaktor (Injektat/Blut); $K_2$ = Berechnungskonstante; $T_B$ (t) dt = Wechsel der Bluttemperatur als Funktion der Zeit.

---

**Praktisches Vorgehen:**
▶ Bereitstellen einer ausreichenden Zahl von Spritzen, die mit dem Injektat bekannter Temperatur (z. B. 1 °C) gefüllt sind, z. B. jeweils genau 10 ml Glukose 5 %.
▶ Anschluß des Thermistors am Pulmonaliskatheter an den Herzzeitvolumencomputer.
▶ Einstellen des Injektatvolumens und der Temperaturdifferenz zwischen Blut und Injektat.
▶ Injektion der kalten Lösung innerhalb von maximal 4 s in den proximalen Anschluß des Katheters. Hierbei jede Erwärmung des Injektats in den Händen des Untersuchers vermeiden. Die Injektion sollte immer zum gleichen Zeitpunkt des Atemzyklus erfolgen, um vergleichbare Ergebnisse zu erhalten, so z. B. am Ende der Exspiration. Der injizierte Kältebolus kann bei einigen Patienten eine kurzzeitige Bradykardie auslösen. Vorhofflimmern ist ebenfalls beschrieben worden.
▶ Registrierung der Temperaturkurve und Ablesen des vom Computer errechneten Wertes.

> ▶ Das durchschnittliche Herzzeitvolumen wird aus 3 unmittelbar hintereinander gemessenen Werten, die jeweils eng beieinander liegen müssen, ermittelt.
> ▶ Division des Herzzeitvolumens durch die Körperoberfläche ergibt den Herzindex (l/min/m²).

Das Herzzeitvolumen ist umgekehrt proportional der Fläche unter der Temperaturkurve ($T_B$ [t] dt), d.h. je kleiner die Fläche, desto größer das Herzzeitvolumen, und umgekehrt. Störungen des Meßvorganges können erkannt werden, wenn die Temperaturkurve mit einem Schreiber aufgezeichnet wird. Zu niedrige Kurven (= falsch-hohes HZV) entstehen durch zu geringes Injektatvolumen oder zu geringe Temperaturdifferenz zwischen Injektat und Blut. Unregelmäßige Kurven treten auf bei schlechter Durchmischung des Kältebolus, Schwankungen des Blutdrucks oder der Herzfrequenz während der Injektion oder durch Kontakt des Thermistors mit der Gefäßwand.

## 4.5 Komplikationen des Pulmonaliskatheters

**Supraventrikuläre und ventrikuläre Arrythmien** können beim Einführen des Katheters auftreten; ventrikuläre Tachykardie und Kammerflimmern sind ebenfalls beobachtet worden.

■ **Ballonruptur.** Sie kann nach einigen Tagen spontan auftreten oder wenn der Ballon zu stark geblockt worden ist. Bei Ballonruptur gelangt die Luft aus dem Ballon in das Blut. Die Komplikation ist harmlos, wenn kein Rechts-links-Shunt besteht; bei Rechts-links-Shunt sollte der Ballon mit $CO_2$ gefüllt werden.

■ **Lungeninfarkt.** Entsteht, wenn der Katheter zu lange in der Wedgeposition bleibt. Um diese Komplikation zu vermeiden, muß die Druckkurve auf dem Monitor sorgfältig überwacht werden. Manchmal keilt sich der Katheter in der Wedgeposition trotz entblocktem Ballon ein; dann muß der Katheter ein Stück zurückgezogen werden.

■ **Gefäßruptur.** Wird der Ballon zu stark geblockt, so kann eine Ruptur des Pulmonalarterienastes auftreten. Als besonders gefährdet gelten ältere Patienten mit pulmonaler Hypertonie. Die Komplikation ist vermeidbar, wenn der Ballon langsam und mit minimalem Volumen aufgefüllt wird (etwa 1–1,5 ml). Das Blocken des Ballons darf nur dann erfolgen, wenn eindeutig eine Pulmonalarteriendruckkurve auf dem Monitor erkennbar ist. Vorsicht: Hohe a- oder cv-Wellen eines bereits in Wedgeposition befindlichen Katheters werden von Unerfahrenen leicht als Pulmonalarteriendruck fehlgedeutet! Blocken sofort unterbrechen, wenn ein starker Widerstand zu verspüren ist.

Die Ruptur einer Pulmonalarterie ist zumeist ein akut lebensbedrohliches Ereignis, das schlagartig zu einer Blutung in die Atemwege führt. Hierdurch kann sich sehr rasch eine Hypoxämie und ein hypovolämischer Schock entwickeln. Seltener blutet es in das Lungenparenchym; dann wird die Ruptur oft erst auf dem Röntgenbild erkannt.

> **Praktisches Vorgehen bei Pulmonalarterienruptur:**
> ▶ Entblocken des Ballons und Zurückziehen des Katheters um etwa 1–2 cm, dann erneutes Blocken, um die Durchblutung des rupturierten Gefäßes zu unterbrechen.
> ▶ Zufuhr von 100 % Sauerstoff; endotracheale Intubation, bei Blutung in die Bronchien möglichst Intubation des Hauptbronchus der betroffenen Lungenseite und Blocken der Manschette, um das Eindringen von Blut in die nicht betroffene Lunge zu verhindern.
> ▶ Dann Notfall-Lobektomie.

**Schädigungen des Herzklappendokards** treten relativ häufig und oft bereits nach wenigen Stunden auf. Darum sollte die Liegezeit des Katheters so kurz wie möglich gehalten werden.

**Knotenbildung** tritt sehr leicht auf, wenn der Katheter zu weit in den rechten Ventrikel vorgeschoben wird, ohne in die Pulmonalarterie zu gelangen.

Neben diesen spezifischen Komplikationen können mit dem Pulmonaliskatheter zusätzlich die bei anderen zentralen Venenkathetern zu beobachtenden Komplikationen auftreten.

## 5 Linker Vorhofdruck

Der linke Vorhofdruck entspricht dem Füllungsdruck des linken Herzens und ermöglicht Aussagen über die Funktion des linken Ventrikels bei bestimmten Erkrankungen. Hierzu gehören z. B. Erkrankungen der Aorten- oder Mitralklappen sowie die koronare Herzkrankheit mit schwerer Funktionsstörung des linken Ventrikels und bestimmte kongenitale Herzfehler.

- **Normalwerte: 4–12, Mittel 8 mm Hg.**

Die *Messung* des Drucks erfolgt über einen intraoperativ vom Chirurgen in den linken Vorhof eingeführten Katheter, der durch die Haut nach außen geleitet wird und für die postoperative Phase belassen werden kann. Der Katheter wird ohne erneute Öffnung des Thorax wieder entfernt.

▪ **Risiken.** Die wichtigsten Risiken des linken Vorhofkatheters sind:
- Luftembolie der Koronarien und Hirnarterien,
- Gerinnselbildung mit Embolisierung (daher kontinuierliche Spülung mit Heparininfusion!),
- Blutungen nach Entfernen des Katheters.

> **!** Wegen der Risiken bedarf der linke Vorhofkatheter einer strengen Indikationsstellung.

Beim Erwachsenen wird häufig der Wedge-Druck über einen Pulmonaliskatheter anstelle des linken Vorhofdrucks bestimmt.

## Literatur

Goldenheim PD, Kazemi H (1984) Cardiopulmonary monitoring of critically ill patients. N Engl J Med 311: 776
Hansen RM, Viquerat CE, Matthau MA et al. (1986) Poor correlation between pulmonary arterial wedge pressure and left ventricular end-diastolic volume after coronary artery bypass graft surgery. Anesthesiology 64: 764
Heinonen J, Salmenpera M, Takkunen O (1985) Increased pulmonary artery diastolic-pulmonary wedge pressure gradient after car. bypass. Can Anaesth Soc J 32: 165
Keefer KR, Barash PC (1983) Pulmonary artery catheterization: a decade of clinical after progress? Chest 84: 241
Kotrly KJ, Kotter GS, Mortara D et al. (1984) Intraoperative detection of myocardial ischemia with an ST segment trend monitoring system. Anest Analg 63: 343
Leibowitz AB (ed) (1998) Perioperative pulmonary artery catheterization: what is the evidence that it improves outcome? Cardiothorac Vasc Anesth 12: 1
Mangano DT (1980) Monitoring pulmonary arterial pressure in coronary artery disease. Anesthesiology 53: 364
McCloskey GM, Kopriva (1989) Noninvasive hemodynamic monitoring. Semin Anesth 8: 36
Pulmonary Artery Catheter Consensus Conference (1997) Consensus statement. Crit Care Med 25: 910
Shah KB, Rao TK, Laughlin S et al. (1984) A review of pulmonary artery catheterization in 6245 patients. Anesthesiology 61: 271
Stern DH, Gerson JI, Allen FB et al. (1985) Can we trust the direct radial arterial pressure immediately after cardiopulmonary bypass? Anesthesiology 62: 557
Thys D, Kaplan JA (1987) The ECG in anesthesia and critical care. Churchill Livingstone, New York
Weisel RD, Berger RL, Hectman HB (1975) Measurement of cardiac output by thermodilution. N Engl J Med 292: 682

# 5 Praktisches Vorgehen bei Operationen mit der Herz-Lungen-Maschine

INHALTSÜBERSICHT

1 Präoperative Einschätzung  140
1.1 Klinische Vorgeschichte  140
1.2 Körperliche Untersuchung  143
1.3 Laborbefunde  143
1.4 Thoraxröntgenbild  144
1.5 Elektrokardiogramm  144
1.6 Echokardiographie  144
1.7 Herzkatheter  144
1.8 Zusammenfassende Beurteilung der vorliegenden Daten  145
1.8.1 New York Heart Association Status  145
1.8.2 ASA-Risikogruppen  146
1.8.3 Kardialer Risikoindex nach Goldman  146
1.8.4 Risikoklassifizierung herzchirurgischer Patienten  148

2 Prämedikation  149

3 Monitoring  150

4 Praktisches Vorgehen bei der Narkose  150
4.1 Vor der Narkoseeinleitung  150
4.2 Narkoseeinleitung  151
4.3 Narkoseführung bis zum kardiopulmonalen Bypass  152
4.4 Anschluß des Patienten an die Herz-Lungen-Maschine  153
4.5 Überwachung während des totalen Bypasses  155
4.5.1 Klinische Überwachung  155
4.5.2 Hämodynamik  156
4.5.3 Blutuntersuchungen während des Bypasses  157
4.6 Narkose während des Bypasses  158
4.7 Störungen der extrakorporalen Zirkulation  159
4.8 Abgehen vom kardiopulmonalen Bypass  160
4.8.1 Voraussetzungen  160
4.8.2 Schwierigkeiten bei der Entwöhnung  160
4.9 Maßnahmen nach Abgehen von der Herz-Lungen-Maschine  162

5 Anhang  163
5.1 Füllung der Herz-Lungen-Maschine  163
5.2 Heparinisierung des Patienten  163
5.3 Perfusionsvolumen („Herzzeitvolumen")  163
5.4 Perfusionsdruck (arterieller Mitteldruck)  164
5.5 Hypothermiegrade  164

5.6 Urinausscheidung am Bypass  164
5.7 Laboruntersuchungen  164
5.8 Antagonisierung von Heparin  165

Literatur  165

In diesem Kapitel wird das allgemeine Vorgehen bei Operationen mit der Herz-Lungen-Maschine von Erwachsenen beschrieben. Spezielle Gesichtspunkte der verschiedenen Herzerkrankungen sind in den entsprechenden Kapiteln dargestellt.

# 1 Präoperative Einschätzung

Die präoperative Einschätzung des herzkranken Patienten ist für den Anästhesisten von ganz besonderer Bedeutung. Sie dient als Grundlage für die Auswahl des Anästhesieverfahrens und der erforderlichen Überwachungsmethoden, aber auch als Leitlinie für die zu erwartende postoperative Intensivbehandlung. Im Mittelpunkt steht hierfür die Funktion des Herz-Kreislauf-Systems. Daneben wird noch gezielt nach bestimmten Begleiterkrankungen gesucht.

Die präoperative Einschätzung beruht im wesentlichen auf folgenden Faktoren:
- klinische Vorgeschichte,
- körperliche Untersuchungsbefunde,
- Laborbefunde,
- Ergebnisse diagnostischer Verfahren.

Sämtliche zur Verfügung stehenden Krankenunterlagen, einschließlich der Untersuchungsergebnisse, sollten unmittelbar vor der Narkosevisite vom Anästhesisten durchgearbeitet werden, so daß gezielt die spezielle Vorgeschichte erhoben und eine narkosebezogene körperliche Untersuchung durchgeführt werden kann.

## 1.1 Klinische Vorgeschichte

Der Patient wird nach den Zeichen und Symptomen der kardiovaskulären Erkrankung (s. Übersicht) und dem Grad der körperlichen Belastbarkeit gefragt.

*Allgemeine Zeichen von Herzerkrankungen:*

Angina pectoris,
Dyspnoe (auch anfallsweise nachts), Orthopnoe,
Zyanose,
Hustenattacken, Hämoptysis,
Ödeme, Nykturie,
Palpitationen, Tachykardien,
Synkopen, Benommenheit,
Müdigkeit, verminderte Belastbarkeit,
Herzinsuffizienz oder Infarkt in der Vorgeschichte.

Danach wird die Medikamentenvorgeschichte erhoben. Hierbei sind v. a. folgende Medikamente für die Narkose wichtig:
- Digitalis,
- β-Blocker,
- Nitrate,
- Antihypertensiva,
- Antiarrhythmika,
- Diuretika,
- Antikoagulanzien.

■ **Digitalis.** Zahlreiche Patienten, die sich einer Herzoperation unterziehen, stehen unter Erhaltungsdosen von Digitalis. Klinische Untersuchungen haben gezeigt, daß in den ersten 24 h nach dem kardiopulmonalen Bypass eine *erhöhte Empfindlichkeit* des Myokards gegenüber den toxischen Wirkungen von Digitalis besteht. Sie manifestiert sich als gehäuftes Auftreten von Arrythmien nach dem Bypass. Da nach dem Bypass auch Arrhythmien anderer Ursache auftreten können, wird bei Fortführung der Digitalistherapie außerdem noch das differentialdiagnostische und therapeutische Vorgehen bei postoperativen Arrhythmien erschwert. Aus diesen Gründen gilt allgemein:

> Digitalispräparate werden ca. 48 h vor einer Herzoperation abgesetzt.

Ausnahme: Vorhofflimmern mit schneller Überleitung. Außerdem muß bei Digitalisierten beachtet werden:

> Der Serumkaliumspiegel sollte während der Narkoseeinleitung mindestens 4 mmol/l betragen.

■ **β-Blocker.** Nach gegenwärtiger Auffassung sollte bei Patienten, die β-Blocker zur Behandlung von Angina pectoris, Hypertonie und bestimmten Arrhythmien erhalten, präoperativ die β-Blockerzufuhr nicht unterbrochen werden. Das Vorgehen ist jedoch nicht einheitlich: In einigen Zentren wird die letzte β-Blockerdosis (nicht selten reduziert) am Vorabend der Operation gegeben; Standardvorgehen ist aber die Fortsetzung der oralen β-Blockerzufuhr bis zum Morgen der Operation.

> Auf jeden Fall ist es ratsam, β-Blocker bei Patienten mit den Zeichen der Herzinsuffizienz vor der Operation abzusetzen oder nur in reduzierter Dosis zuzuführen, wenn keine Angina pectoris, Hypertonie oder Arrhythmie vorliegt.

■ **Kalziumantagonisten.** Frühere Befürchtungen, nach denen die perioperative Fortsetzung der Kalziumantagonistentherapie intraoperativ zu hämodynamischer Instabilität prädisponiere, haben sich nicht bestätigt. Allerdings muß mit einer gewissen vasodilatierenden Wirkung gerechnet werden, die nach dem kardiopulmonalen Bypass den Volumenbedarf erhöht. Allgemein wird empfohlen, die Zufuhr von Kalziumantagonisten bis zum Operationstag fortzusetzen (s. auch Kap. 3). Die Häufigkeit intraoperativer hypertensiver Phasen wird hierdurch jedoch nicht vermindert.

■ **Nitrate.** Zahlreiche Patienten mit koronarer Herzkrankheit nehmen langwirkende Nitrate ein oder benutzen bei Bedarf Nitroglyzerin sublingual in Spray- oder Kapselform.

> Bei Patienten, die Nitropräparate zur Kontrolle der Angina pectoris erhalten, wird die Therapie bis zur Narkoseeinleitung und, wenn erforderlich, während der Operation fortgesetzt.

■ **Antihypertensiva.** Patienten, die unter Langzeittherapie mit Antihypertensiva stehen, erhalten diese Medikamente ebenfalls bis zum Operationstag weiter.

> Präoperativer Entzug von Antihypertensiva prädisponiert zu Hypertonie bei der Narkoseeinleitung und während der Operation.

■ **Antiarrhythmika.** Es wird empfohlen, eine antiarrhythmische Behandlung bis zur Operation fortzusetzen. Hierbei muß aber die negativ-inotrope Wirkung zahlreicher Antiarrhythmika beachtet werden.

■ **Diuretika.** Diese Substanzen sollten möglichst mehrere Tage vor der Operation abgesetzt werden.

> Bei Diuretikabehandlung drohen v. a. 2 spezifische Gefahren: Volumenmangel und Hypokaliämie. Mögliche Folgen: Blutdruckabfall und Herzrhythmusstörungen.

■ **Antikoagulanzien.** Acetylsalicylsäure und alle diese Substanz enthaltenden Pharmaka müssen 1 Woche vor der Operation abgesetzt werden, andere antiinflammatorische Substanzen 3 Tage vorher. Die Zufuhr von Kumarinpräparaten wird ebenfalls ausreichend lange vor der Operation unterbrochen. Ist eine Antikoagulanzienbehandlung bis zum Operationstag erforderlich, sollte auf *Heparin* umgestellt werden. Heparin ist leicht mit Protamin antagonisierbar (s. Kap. 4).

## 1.2 Körperliche Untersuchung

Zu jeder Narkosevisite gehört eine kurze, narkosebezogene körperliche Untersuchung. Speziell für Operationen am Herzen sind folgende Faktoren wichtig:
- Gewicht und Größe,
- Blutdruck an beiden Armen,
- Herzfrequenz und Herzrhythmus,
- Palpation der Arterien, Allen-Test,
- Untersuchung der Venenverhältnisse an den Punktionsstellen,
- Venenpulse, erweiterte Halsvenen, Hepatomegalie,
- periphere Ödeme,
- Strömungsgeräusch über den Karotiden,
- Auskultation von Herz und Lunge,
- körperliche Belastbarkeit während der Untersuchung.

## 1.3 Laborbefunde

Für eine Herzoperation müssen zahlreiche Laborwerte bestimmt, interpretiert und ggf. korrigiert werden. Essentielle präoperative Laborwerte für Herzoperationen sind nachfolgend zusammengestellt.

**Präoperative Laborwerte für Herzoperationen:**
- Blutbild: Hb, Hkt, Leukozyten,
- Serumelektrolyte (Kalium!),
- Kreatinin und Harnstoff,
- Gesamteiweiß,
- Glukose,
- Leberenzyme,
- Herzenzyme (wenn erforderlich),
- Gerinnungsstatus: Thrombozyten, PTT, TZ, Quick, Fibrinogen,
- arterielle Blutgase (wenn erforderlich),
- Urinstatus.

Eine routinemäßige **Lungenfunktionsprüfung** ist von geringem Wert und sollte daher nur bei klinischen Hinweisen auf vorbestehende Lungenerkrankungen durchgeführt werden (s. Kap. 16).

### 1.4 Thoraxröntgenbild

Vor jeder Operation wird ein p.-a.- und seitliches Thoraxröntgenbild angefertigt, insbesondere um Veränderungen des Herzens und der großen Gefäße festzustellen (Einzelheiten s. die entsprechenden Krankheitsbilder).

Kardiomegalie bei Koronarkrankheit weist auf niedrige Ejektionsfraktion hin, ein normal konfiguriertes Herz schließt allerdings ventrikuläre Funktionsstörungen nicht aus.

Hingegen weist ein normal großes Herz bei Herzklappenfehlern auf eine gute Ventrikelfunktion hin. Pathologische Röntgenbefunde finden sich allerdings auch dann, wenn die Ventrikelfunktion normal ist.

### 1.5 Elektrokardiogramm

Bei der präoperativen Beurteilung des EKG wird besonders auf folgendes geachtet:
- Rhythmus und Frequenz,
- Herzachse,
- Myokardischämie oder Infarktmuster,
- Kammervergrößerung,
- Schenkelblock,
- Reentrymechanismen,
- Medikamentenwirkungen, v. a. Digitalis.

Einzelheiten s. die entsprechenden Krankheitsbilder.

### 1.6 Echokardiographie

Die Echokardiographie gehört zu den wichtigsten nichtinvasiven Verfahren, mit denen die globale und regionale Ventrikelfunktion, Wanddicke und Klappenfunktion sowie die Anatomie der Koronararterien untersucht werden können. Der Anästhesist sollte sich präoperativ mit den entsprechenden Befunden vertraut machen. Auf Einzelheiten kann hier nicht eingegangen werden.

### 1.7 Herzkatheter

Besonders wichtig für die präoperative Einschätzung und Feststellung des Risikos sind die Ergebnisse der Herzkatheteruntersuchungen. Sie müssen am Tag der Narkosevisite vorliegen! Insbesondere sollte auf folgende Daten geachtet werden:
- Ejektionsfraktion,
- linksventrikulärer enddiastolischer Druck,
- Kontraktionsanomalien im Ventrikulogramm.

Wichtige hämodynamische Normalbefunde aus Herzkatheteruntersuchungen sind in Tabelle 1 zusammengestellt.

Koronarangiographie Kap. 6.

**Tabelle 1.** Normale hämodynamische Herzkatheterbefunde in Ruhe

|  | Systolisch [mm Hg] | Diastolisch [mm Hg] | Mittel [mm Hg] |
|---|---|---|---|
| **Drücke:** | | | |
| – rechter Vorhof | | | −2 bis +6 |
| – rechter Ventrikel | 15–30 | 0–8 | 5–15 |
| – Pulmonalarterie | 15–28 | 5–16 | 10–22 |
| – Wedgedruck | | | 5–16 |
| – linker Vorhof | | | 0–12 |
| – linker Ventrikel | 100–140 | 60–90 | 70–105 |
| **Volumina:** | | | |
| – linker Ventrikel | | | |
|    enddiastolisch | 70–95 ml/m² | | |
|    endsystolisch | 24–36 ml/m² | | |
| **Funktion:** | | | |
| – Herzindex | 2,5–4,2 l/min/m² | | |
| – Schlagindex | 40–60 ml/m² | | |
| – Ejektionsfraktion | 0,67 ± 0,08 | | |
| **Widerstände:** | | | |
| – peripherer Gefäßwiderstand | 770–1500 dyn · s · cm$^{-5}$ | | |
| – pulmonaler Gefäßwiderstand | 20–120 dyn · s · cm$^{-5}$ | | |

## 1.8 Zusammenfassende Beurteilung der vorliegenden Daten

Anhand der gewonnenen Daten wird der Patient klassifiziert und danach das anästhesiologische Vorgehen festgelegt. Hilfreich sind die Systeme der New York Heart Association, der ASA-Risikogruppen, der Canadian Cardiovascular Society (s. S. 171) und der kardiale Risikoindex nach Goldman.

### 1.8.1 New York Heart Association Status

Diese Klassifizierung beruht auf dem Herzstatus und der Prognose. Der Herzstatus bezieht sich auf die gesamte Einschätzung der Ursache, pathologische Anatomie und Pathophysiologie. Die Prognose beruht auf der Einschätzung des Nutzens und der Gefahren der medizinischen und chirurgischen Behandlung:

**Schweregrad I:** Herzerkrankung ohne Einschränkung der körperlichen Leistungsfähigkeit. Körperliche Belastung führt nicht zu übermäßiger Erschöpfung, Palpitationen, Dyspnoe oder Angina pectoris. Prognose: gut.

**Schweregrad II:** Herzerkrankung mit leichter Einschränkung der körperlichen Belastbarkeit. Keine Beschwerden in Ruhe. Normale körperliche Belastung führt zu Ermüdung, Palpitationen, Dyspnoe oder Angina pectoris. Prognose: gut bei Behandlung.

**Schweregrad III:** Herzerkrankung mit deutlich eingeschränkter körperlicher Leistungsfähigkeit. Keine Beschwerden in Ruhe, jedoch bereits bei geringer körperlicher Belastung: Müdigkeit, Palpitationen, Dyspnoe oder Angina pectoris. Prognose: günstig bei Behandlung.

**Schweregrad IV:** Herzerkrankung, die eine normale körperliche Tätigkeit verhindert. Zeichen der Herzinsuffizienz oder Angina pectoris können bereits in Ruhe auftreten. Jede Art körperlicher Tätigkeit verstärkt die Beschwerden. Prognose: zweifelhaft trotz Behandlung.

Klassifikation der Angina pectoris nach der Canadian Cardiovascular Society s. S. 171.

### 1.8.2 ASA-Risikogruppen

Das Klassifizierungssystem der American Society of Anesthesiologists (ASA) wird am häufigsten zur Einstufung des Narkoserisikos herangezogen:

---

**ASA-Risikogruppen:**
1 Normaler, sonst gesunder Patient.
2 Leichte Allgemeinerkrankung ohne Leistungseinschränkung.
3 Schwere Allgemeinerkrankung mit Leistungseinschränkung.
4 Schwere Allgemeinerkrankung, die mit oder ohne Operation das Leben des Patienten bedroht.
5 Moribund, Tod innerhalb von 24 h mit oder ohne Operation zu erwarten.

---

Für nichtelektive Operationen kann das Schema in folgender Weise ergänzt werden:
 6 Akute Patienten der Gruppen 1 und 2.
 7 Akute Patienten der Gruppen 3–5.

Nach Untersuchungen von Marx ist der körperliche Zustand der wichtigste Faktor für die perioperative Morbidität und Mortalität. Gefährdet sind v. a. die Patienten der Gruppen 3 und 4 (abgesehen von denen der Gruppe 5). Beachtet werden muß allerdings beim ASA-Index der relativ breite subjektive Spielraum bei der Einstufung des Patientenstatus. Insgesamt ist es mit dem ASA-Index allein nicht möglich, das Narkoserisiko für Herzoperationen hinreichend genau festzulegen.

### 1.8.3 Kardialer Risikoindex nach Goldman

Dieser Index bezieht sich auf das chirurgische Risiko für postoperative kardiovaskuläre Komplikationen von Patienten mit Herzerkrankungen, die sich einem *nichtherzchirurgischen Eingriff* unterziehen.

**Tabelle 2.** Kardialer Risikoindex nach Goldman für nichtherzchirurgische Eingriffe beim Herzkranken

| Kriterium | Punktzahl |
|---|---|
| • Alter über 70 Jahre | 5 |
| • Herzinfarkt in den letzten 6 Monaten | 10 |
| • S$_3$-Gallopp oder erweiterte Jugularvenen | 11 |
| • Deutliche valvuläre Aortenstenose | 3 |
| • Herzrhythmus: kein Sinusrhythmus oder supraventrikuläre Extrasystolen | 7 |
| • Mehr als 5 ventrikuläre Extrasystolen | 7 |
| • p$_a$O$_2$ < 60 oder p$_a$CO$_2$ > 50 mm Hg<br>K$^+$ < 3,0 oder HCO$_3^-$ < 20 mval/l<br>Harnstoff 50 mg/dl oder Kreatinin 3 mg/dl; SGOT pathologisch, Zeichen chronischer Lebererkrankung;<br>Bettlägerigkeit aus nichtkardialen Ursachen | 3 |
| • Operation: intraperitoneal, intrathorakal, Aorta | 3 |
| • Notoperation | 4 |
| Maximale Punktzahl | 53 |

**Tabelle 3.** Modifizierter multifaktorieller Risikoindex nach Goldman

| Kriterium | Punktzahl |
|---|---|
| • Koronare Herzkrankheit | |
|   – Myokardinfarkt < 6 Monate | 10 |
|   – Myokardinfarkt > 6 Monate | 5 |
|   – Angina pectoris nach der CCS*-Klassifizierung | |
|     – Schweregrad III | 10 |
|     – Schweregrad IV | 20 |
|     – instabile Angina < 6 Monaten | 10 |
| • Alveoläres Lungenödem | |
|   – innerhalb der letzten Woche | 10 |
|   – immer | 5 |
| • Vermutete kritische Aortenstenose | 20 |
| • Herzrhythmusstörungen | |
|   – kein Sinusrhythmus oder Sinusrhythmus + supraventrikuläre Extrasystolen im letzten präoperativen EKG | 5 |
|   – mehr als 5 ventrikuläre Extrasystolen/min zu irgendeinem Zeitpunkt vor der Operation | 5 |
| • Schlechter Allgemeinzustand | 5 |
| • Alter > 70 Jahre | 5 |
| • Notoperation | 10 |
| Maximale Punktzahl | 120 |

* CCS Canadian Cardiovascular Society; Definition der Schweregrade s. S. 171.

**Tabelle 4.** Kardiale Risikogruppen nach Goldman

| Gruppe | Punktzahl | Gruppe | Punktzahl |
|---|---|---|---|
| I | 0–5 | III | 13–25 |
| II | 6–12 | IV | > 26 |

Der Index beruht auf 9 unabhängigen Faktoren, die, je nach Schweregrad, mit Punkten beziffert werden. Die Gesamtzahl der Punkte beträgt 53 (Tabelle 2).

Der Index ist inzwischen modifiziert worden und berücksichtigt in stärkerem Maße die Bedeutung der koronaren Herzkrankheit und der Herzinsuffizienz (Tabelle 3).

Aufgrund der Punktzahl können die Patienten in die Risikogruppen I–IV eingeteilt werden. Hierbei gilt: Je höher die Punktzahl, desto höher die Risikogruppe (Tabelle 4).

Der Wert des kardialen Risikoindex' wird allgemein zunehmend angezweifelt und speziell für die Einschätzung des Risikos von Herzoperationen als nicht brauchbar angesehen. Einzelne Komponenten können jedoch zweifelsfrei als Prädiktoren eines erhöhten Risikos für kardiovaskuläre Komplikationen angesehen werden.

So erhöhen bestimmte Erkrankungen nachweislich das Risiko der perioperativen kardiovaskulären Morbidität. Hierzu gehören:
- kürzlich erlittener Myokardinfarkt (< 6 Monate),
- Herzinsuffizienz.

Umstritten bleibt der Einfluß von Hypertonie, Diabetes mellitus, Angina pectoris, Herzrhythmusstörungen, peripheren Gefäßkrankheiten und hohem Lebensalter.

### 1.8.4 Risikoklassifizierung herzchirurgischer Patienten

Neuere Scoringsysteme basieren auf Untersuchungen an herzchirurgischen Patienten und können die postoperative Morbidität und Mortalität besser voraussagen als der Goldman-Index. In Tabelle 5 ist ein Klassifizierungssystem von Tuman zusammengestellt, das aus retrospektiven und prospektiven Untersuchungen verschiedener kardiochirurgischer Eingriffe entwickelt worden ist.

Je höher die Punktzahl, desto größer die Anzahl und Schwere postoperativer Komplikationen und desto länger der Aufenthalt in der Intensivbehandlungsstation. Bei einer Punktzahl von > 12 trat bei 75 % der Patienten eine Komplikation auf, bei 46,4 % mehr als 2 Komplikationen. Die Gesamtmortalität betrug in dieser Gruppe 39,3 %, die operative Mortalität 16,1 %. Zu den wesentlichen Komplikationen gehörten:
- perioperativer Herzinfarkt,
- Low-output-Syndrom,
- pulmonale Komplikationen,
- Niereninsuffizienz,
- ZNS-Komplikationen,
- schwere Infektionen.

**Tabelle 5.** Vereinfachtes klinisches Risikoklassifizierungssystem herzchirurgischer Patienten. (Nach Tuman et al. 1992)

| Präoperative Faktoren | Punktezahl |
|---|---|
| Notfalleingriff | 4 |
| Alter 65–74 Jahre | 1 |
| > 75 Jahre | 2 |
| Serumkreatinin > 1,2 mg/dl | 2 |
| Herzinfarkt in der Vorgeschichte | |
| 3–6 Monate zurückliegend | 1 |
| < 3 Monate zurückliegend | 2 |
| Weibliches Geschlecht | 2 |
| Reoperation | 2 |
| Pulmonale Hypertonie (PAP > 25 % MAP) | 2 |
| Zerebrovaskuläre Erkrankungen | 2 |
| Mehrfachklappen- oder Koronarbypass- + Klappenoperation | 2 |
| Mitral- oder Aortenklappenoperation | 1 |
| Stauungsherzinsuffizienz | 1 |
| Linksventrikuläre Funktionsstörungen (EF < 35 %) | 1 |

Insgesamt ist es bisher nicht möglich, anhand der beschriebenen Klassifizierungssysteme das Narkoserisiko hinreichend genau für den individuellen Patienten festzulegen, zumal gerade bei Herzoperationen das Narkoserisiko praktisch nicht vom Operationsrisiko getrennt werden kann. Die Kriterien für das Aufschieben einer elektiven Herzoperation sind entsprechend schwerer zu fassen als bei nichtherzchirurgischen Eingriffen.

> Es gilt jedoch auch für Herzoperationen der Grundsatz, daß sich der Patient für den Eingriff im bestmöglichen Zustand befinden sollte, um die perioperative Morbidität und Mortalität so niedrig wie möglich zu halten.

Einzelheiten zur Morbidität und Mortalität der verschiedenen Herzoperationen sind in den entsprechenden Kapiteln dargestellt.

# 2 Prämedikation

Der Grad der präoperativen Sedierung muß jeweils individuell eingeschätzt werden. Schwerkranke Patienten mit eingeschränkter Herzfunktion erhalten keine oder nur eine geringe Prämedikation, um die negativen Auswirkungen auf die Herz-Kreislauf-Funktion zu vermeiden. Hingegen benötigen aufgeregte und ängstliche Patienten, besonders solche mit koronarer Herzkrankheit, meist eine starke Sedierung, um unerwünschte Reaktionen des Herz-Kreislauf-Systems wie Blutdruckanstieg und/oder Tachykardie auf den perioperativen „Streß" zu verhindern. Gut geeignet sind hierfür Benzodiazepine, z. B. Midazolam, Flunitrazepam oder Lorazepam.

*Atropin* ist in der Herzchirurgie des Erwachsenen zumeist nicht indiziert und sollte daher nicht routinemäßig zugeführt werden. Spezielle Gesichtspunkte der Prämedikation sind bei den entsprechenden Krankheitsbildern dargestellt.

## 3 Monitoring

Bei allen Herzoperationen ist ein umfassendes und invasives Monitoring erforderlich. Hiermit sollte unmittelbar nach Ankunft des Patienten im Einleitungsraum begonnen werden (Einzelheiten s. Kap. 5).

## 4 Praktisches Vorgehen bei der Narkose

### 4.1 Vor der Narkoseeinleitung

▶ Sofort nach der Ankunft des Patienten im Einleitungsraum:
  - EKG anschließen,
  - Blutdruckmanschette anlegen,
  - Blutdruck und Herzfrequenz bestimmen,
  - Pulsoxymeter anschließen.
▶ Danach großlumige Venenkanüle legen (Lokalanästhesie) und Elektrolytinfusionslösung anschließen, dann arterielle Kanüle einführen.
▶ *Bei hohem Blutdruck und/oder Tachykardie* durch Angst und Aufregung: Sedativum, z. B.
  - Midazolam (Dormicum),
  - Flunitrazepam (Rohypnol).
Dosierung dieser Substanzen immer nach Wirkung, niemals schematisch.
▶ *Bei pektanginösen Beschwerden:* Nitroglyzerinspray oder -kapseln und Sedierung; bei Nichtansprechen: Nitroglyzerin- oder Nifedipininfusion.
▶ **Arterielle Kanülierung:** Bevorzugt an der A. radialis der nichtdominanten Hand, mit einer Kunststoffkanüle 18 oder 20 gg, und zwar vor der Narkoseeinleitung.
*Ausnahmen:* Bei Operationen an der Aorta descendens wird die rechte A. radialis kanüliert, weil beim Abklemmen der Aorta links Pulslosigkeit auftritt. Bei vorangegangenen Herzkatheterisierungen sollte die arterielle Kanüle nicht auf der Seite des Herzkatheterzugangs gelegt werden, weil intraoperativ häufig Druckgradienten auftreten – auch wenn die präoperativen Meßwerte unauffällig waren.
*Alternative Zugangswege:*
  - A. femoralis, z. B. Katheterisierung per Seldinger-Technik,
  - A. ulnaris,
  - A. temporalis,
  - A. dorsalis pedis.

▶ **Pulmonalarterienkatheter** (s. Kap. 4): bei ausgewählten Patienten, in vielen Herzzentren auch routinemäßig. Der Katheter wird per Seldinger-Technik über eine Schleuse eingeführt. Er dient zur Messung von Pulmonalarteriendruck, Lungenkapillarenverschlußdruck (Wedgedruck) und Herzzeitvolumen (Thermodilutionsmethode).

▶ **Zentrale Venenkatheter** (s. Kap. 4): Sie dienen zur Messung des zentralen Venendrucks und der Zufuhr von kardiovaskulären Medikamenten, Heparin, Natriumbikarbonat usw. Bewährt hat sich das Einführen eines 3-Lumen-Katheters über die (rechte) V. jugularis interna, am besten *nach* der Narkoseeinleitung.
*Alternative Zugangswege* für den Geübten bzw. wenn andere Zugänge nicht möglich:

- V. jugularis externa; hierbei läßt sich jedoch der Katheter nicht immer zentral plazieren,
- V. basilica,
- V. subclavia,
- V. femoralis: Nur ausnahmsweise und nur kurzfristig.

## 4.2 Narkoseeinleitung

Die Narkoseeinleitung muß immer zu zweit erfolgen! Eine Person injiziert die Medikamente und überwacht die Herz-Kreislauf-Funktion, die andere präoxygeniert den Patienten, sichert die Atemwege und unterstützt die Atmung des Patienten bis zur endotrachealen Intubation.

> Die Narkose wird ruhig und besonnen ohne jede Hast eingeleitet. Alle Medikamente werden langsam injiziert und nach Wirkung dosiert; das Körpergewicht ist nur ein grober Anhaltspunkt.

Um eine ausreichende Narkosetiefe für die *endotracheale Intubation* zu erreichen, ist meist eine Kombination mehrerer Medikamente erforderlich. Gegenwärtig sind verschiedene Verfahren zur Narkoseeinleitung gebräuchlich. Hierbei ist die Überlegenheit des einen oder anderen Verfahrens nicht gesichert. In jedem Fall ist ein individuelles Vorgehen bei den einzelnen Patienten erforderlich. Im folgenden wird beispielhaft ein mögliches Vorgehen bei Patienten mit *guter Ventrikelfunktion* beschrieben; Alternativen werden kurz erwähnt:

▶ $O_2$-Voratmung 3–5 min über Maske.

▶ Fentanyl 7–10 µg/kg KG i. v.; Injektionsgeschwindigkeit ca. 0,2–0,3 mg/min.
  - Zu schnelle Injektion kann zu *Blutdruckabfall und Bradykardie* führen; auch ist bei rascher Injektion die *Muskelsteife* bzw. *Thoraxrigidität* nach Fentanyl ausgeprägter.
    Anstelle von Fentanyl kann auch Sufentanil oder Remifentanil eingesetzt werden (Dosierung s. Kap. 2).

- Falls erforderlich: Zusätzlich Sedativa in niedriger Dosierung, z. B. Flunitrazepam oder Midazolam i. v.
- Kommandoatmung, dann assistierte/kontrollierte Beatmung über Maske. Bei ausreichender Sedierung kann mit $O_2$-Lachgas 1:1 beatmet werden, um eine ausreichende Narkosetiefe für die Intubation zu erzielen.
- Intubationsdosis Pancuronium injizieren: 0,1 mg/kg KG; maximaler Wirkungseintritt nach einigen Minuten; gelegentlich tritt nach der Injektion eine Tachykardie auf. Die Verwendung von Rocuronicum in Intubationsdosen (0,6 mg/kg KG) ist ebenfalls möglich (Bradykardiegefahr bei Kombination mit Opioiden, s. Kap. 1).

Alternativ kann auch, nach Vorinjektion einer kleinen Dosis Pancuronium, mit Succinylcholin oder mit einem mittellang wirkenden Relaxans wie Atracurium oder Cis-Atracurium relaxiert werden.

- Anschließend kurz vor der endotrachealen Intubation Etomidat 0,2–0,3 mg/kg KG injizieren (Alternativ auch Barbiturate oder Propofol; s. aber Kap. 1).
- Danach Laryngoskopie (neben der Maskenbeatmung erster größerer Stimulus) und Einsprühen von Larynx und Trachea mit Lidocain 4%ig.
  *Beachte:* 1 Spraystoß Lidocain 4% (Xylocain) = 10 mg.
  Hierbei Blutdruck und Herzfrequenz überwachen. Reagiert der Patient nicht mehr auf Laryngoskopie und Spray, so erfolgt der nächste Schritt:
- Endotracheale Intubation; zunächst bevorzugt oral, um Blutungen der Nasenschleimhaut unter der Heparinisierung zu vermeiden, Anschluß des Kapnometers. Erst kurz vor dem Transport auf die Intensivstation kann, bei entsprechender Indikation, nasotracheal umintubiert werden. Für die postoperative Routinenachbeatmung ist die Umintubation nicht erforderlich.
- Aprotinin, 2 Mio. KIE, über 20 min zentralvenös infundieren; danach 500 000 KIE/h; 2 Mio. KIE in das Füllvolumen der Herz-Lungen-Maschine.
- Blasenkatheter legen.
- Thermosonden rektal und ösophageal einführen.
- Patienten für die mediane Sternotomie lagern.

---

**Besonderheiten nach der Narkoseeinleitung:**
- Nach Abschluß dieser Stimulation sinkt der Anästhetikabedarf des Patienten zunächst ab.
- In dieser Phase kommt es v. a. darauf an, *Blutdruckabfälle* zu vermeiden. Darum werden Opioide, Inhalationsanästhetika und Vasodilatatoren zunächst reduziert.
- Leichte Blutdruckabfälle werden mit Kopftieflagerung bzw. Beinehochlagerung behandelt. Spricht der Patient auf diese Maßnahmen nicht ausreichend an, so werden Vasopressoren vorsichtig „titrierend" infundiert. Niemals Noradrenalin o. ä. im Strahl infundieren, um den Blutdruck zu steigern: Exzessive Blutdruckanstiege können die Folge sein.
- Inotrope Substanzen wie z. B. Dopamin werden infundiert, wenn der Blutdruckabfall durch eine Beeinträchtigung der Myokardkontraktilität hervorgerufen wurde.

## 4.3 Narkoseführung bis zum kardiopulmonalen Bypass

- Die Narkose wird mit Fentanyl in einer Dosierung von ca. 7–10 µg/kg/h aufrechterhalten und mit Propofol, Midazolam oder Flunitrazepam, alternativ auch mit einem volatilen Anästhetikum supplementiert, wenn die Ventrikelfunktion dies zuläßt; TIVA mit Remifentanil/Propofol oder Sufentanil/Propofol ist ebenfalls möglich (s. Kap. 2).
- Wenn vom Patienten toleriert, können außerdem 50–70 % Lachgas in $O_2$ zugeführt werden.
- Die Muskelrelaxierung erfolgt mit Pancuronium oder einem mittellang wirkenden nicht depolarisierenden Muskelrelaxans.
- Der Erhaltungsbedarf an Volumen beträgt ca. 3–4 ml/kg/h Elektrolytlösung.
- Die Einstellung des Respirators wird frühzeitig anhand der arteriellen Blutgasanalyse überprüft, angestrebt wird Normoventilation oder eine geringe Hyperventilation.

**Besonderheiten:**
- Die stärksten chirurgischen Reize erfolgen von der Hautinzision über die Sternotomie bis zum Abschluß der Präparation der großen Gefäße. In dieser Phase ist der Anästhetikabedarf meist am größten.
- Stärkere Stimulationen des Herz-Kreislauf-Systems, die mit Blutdruckanstieg und/oder Tachykardie einhergehen, steigern den $O_2$-Verbrauch des Herzens erheblich und können v. a. beim Koronarkranken zu einer bedrohlichen Myokardischämie führen. Sie müssen daher vermieden bzw. umgehend behandelt werden.
- Hierbei ist zu beachten, daß die Opioide keine Anästhetika im eigentlichen Sinne sind: Ihre analgetische Potenz ist zwar sehr groß, die reflexdämpfende Wirkung auf das sympathische Nervensystem jedoch nicht immer ausreichend. Nachinjektionen von Fentanyl können häufig die unerwünschten Reaktionen des Herz-Kreislauf-Systems nicht beseitigen. So müssen bei stärkeren Stimuli oft Vasodilatatoren oder zusätzlich Inhalationsanästhetika eingesetzt werden, um Blutdruck und/oder Herzfrequenz wieder unter Kontrolle zu bringen. Das spezielle Vorgehen bei den verschiedenen Herzerkrankungen ist in den entsprechenden Kapiteln dargestellt; s. auch Kap. 1.

## 4.4 Anschluß des Patienten an die Herz-Lungen-Maschine

- Nach Eröffnung des Perikards schlingt der Operateur die untere und obere Hohlvene an.
- Danach werden 300 I.E./kg KG Heparin in einem zentralen Venenkatheter injiziert. Nachspülen und den Operateur informieren, daß Heparin gegeben worden ist.

- Die Aorta ascendens wird gewöhnlich zuerst kanüliert, um im Notfall die rasche Zufuhr von Volumen zu ermöglichen. Über die Aortenkanüle wird später das arterialisierte Blut aus der Herz-Lungen-Maschine in den Körper zurückgepumpt. In bestimmten Fällen wird anstelle der Aorta die A. femoralis kanüliert.
- Der Operateur führt nun über den rechten Vorhof je 1 Kanüle in die obere und untere Hohlvene ein. Über diese Kanülen fließt später das Blut zur Herz-Lungen-Maschine. Heutzutage wird bei ACB-Operationen und Eingriffen an der Aortenklappe eine Zweistufenkanüle in den Vorhof eingeführt, deren distale Öffnung in der V. cava inferior liegt, während sich eine proximale Öffnung im Vorhof befindet.
- Nach Abschluß aller Kanülierungen beginnt – bei Verwendung von 2 Hohlvenenkanülen – die extrakorporale Zirkulation, und zwar zunächst mit dem *partiellen Bypass*. Beim partiellen Bypass fließt ein Teil des venösen Blutes wie bisher in den rechten Ventrikel, weil die Bändchen der beiden Hohlvenenkanülen noch nicht fest angezogen sind.
  Dieses Blut wird in den Lungenkreislauf und anschließend in den Körperkreislauf gepumpt. Der andere Teil des Blutes fließt in die Herz-Lungen-Maschine und wird unter Umgehung von Herz und Lunge nach der Oxygenierung von der Maschine in das arterielle System gepumpt (vgl. hierzu Abb. 10, Kap. 3).

**Der Patient befindet sich am partiellen Bypass:**
- Lachgas abstellen und mit 100 %igem $O_2$ beatmen.
- Für die Narkose während des Bypasses z. B. Remifentanil in Kombination mit Propofol kontinuierlich infundieren. Alternativ kann ein Inhalationsanästhetikum in den Oxygenator der Herz-Lungen-Maschine geleitet werden.
- Patienten erneut ausreichend nachrelaxieren, z. B. 4–8 mg Pancuronium in die Herz-Lungen-Maschine, damit er während der extrakorporalen Zirkulation nicht atmet.

Der partielle Bypass sollte mindestens 3 min dauern. In dieser Phase kann der linke Ventrikel mit einem Vent kanüliert werden. Über den Vent wird das aus den Vv. thebesi und peripheren Bronchialvenen (über Lungenvenen) unter Umgehung des rechten Herzens einströmende Blut kontinuierlich abgesaugt, um den linken Ventrikel nicht zu überdehnen. Die Drainage des in das Herz einströmenden Blutes wird häufig auch über eine in der Aortenwurzel plazierte Doppelkanüle durchgeführt.

Außerdem wird jetzt mit der Abkühlung des Blutes im Wärmeaustauscher der Herz-Lungen-Maschine begonnen.

**Übergang auf den totalen Bypass:**
Nach einigen Minuten wird auf den totalen Bypass übergegangen. Beim totalen Bypass fließt das gesamte Blut des Patienten durch den extrakorporalen Kreislauf. Herz und Lungen werden vollständig bzw. total umgangen. Der Bypass ist total, wenn die Bänder um die beiden Hohlvenenkanülen fest angezogen worden sind, so daß kein Blut mehr in den rechten Vorhof einströmen kann. Die Anweisung des Operateurs hierzu lautet: „Untere Hohlvene zu; obere Hohlvene zu!"

Gleichzeitig pumpt jetzt die Herz-Lungen-Maschine das gesamte Blut des Körpers, nach Oxygenierung, über die Aortenkanüle in den Patienten zurück (vgl. hierzu Abb. 9, Kap. 3).

Bei Verwendung der Zweistufenkanüle wird die V. cava nicht mehr angeschlungen, d. h. der Bypass ist nicht total, sondern partiell und das Blut aus dem Herzen wird über die Doppelkanüle in der Aortenwurzel drainiert. Die Übergangsphase zwischen partiellem und totalem Bypass entfällt somit bei Verwendung der Zweistufenkanüle.

**Der Patient befindet sich am totalen Bypass** (gilt auch für Verwendung der Zweistufenkanüle):
- ▶ Beatmung sofort abstellen. Wenn gewünscht, Lunge mit 5 cm $H_2O$ gebläht halten.
- ▶ Infusionen ebenfalls abstellen. Alle Medikamente können über die Herz-Lungen-Maschine zugeführt werden, ebenso die Anästhetika.
- ▶ Pupillengröße kontrollieren und im Narkoseprotokoll notieren.

Nach Plazierung des Vent und Abkühlung des Blutes beginnt das Herz meist spontan zu flimmern, spätestens jedoch beim Übergießen des Herzens mit kalter Ringer-Lösung.

Die Aorta wird abgeklemmt („Aorta zu"). Danach Infusion von Kardioplegielösung in die Aortenwurzel. Die Lösung fließt über den Koronarkreislauf in den Sinus coronarius (rechter Vorhof); von hier wird sie über einen kleinen Schlauch abgesaugt. Bei Verwendung der Zweistufenkanüle gelangt allerdings ein Teil der Lösung in den systemischen Kreislauf. Bei insuffizienter Aortenklappe: Gefahr der Überdehnung des linken Ventrikels durch die einströmende Kardioplegielösung.

## 4.5 Überwachung während des totalen Bypasses

Die Zeit der extrakorporalen Zirkulation ist keine Phase der Muße und Entspannung für den Anästhesisten. Er muß vielmehr zahlreiche Überwachungs- und therapeutische Maßnahmen durchführen und darf aus diesen Gründen den Patienten und die Operateure während der Bypasszeit nicht allein lassen.

### 4.5.1 Klinische Überwachung

- *Kapillarfüllung:* soll prompt erfolgen.
- *Pupillengröße:* eng und seitengleich in Opioidanästhesie; können in tiefer Hypothermie weiter werden.
- *Anästhesietiefe:* Der Patient darf nicht auf Ansprache reagieren. In Hypothermie ist die Narkosetiefe verstärkt.
- *Zwerchfellbewegungen:* Relaxierungsgrad bzw. Narkosetiefe unzureichend; $p_aCO_2$ zu hoch.
- *Cerebral Function Monitor* (CFM) bzw. pEEG: Wird von einigen Anästhesisten bei allen Herz-Lungen-Maschinen-Operationen eingesetzt, von anderen nur bei Patienten mit zerebralen Durchblutungsstörungen.

- *EKG:*
  - Asystolie bei Kardioplegie,
  - Kammerflimmern bei Hypothermie und erhaltener Koronardurchblutung,
  - R-S-R bei Operationen in Normothermie am schlagenden Herzen. Dann auf Ischämiezeichen oder Leitungsstörungen achten!
- *Temperatur:*
  - rektal,
  - ösophageal,
  - Blut.

### 4.5.2 Hämodynamik

■ **Perfusionsdruck.** Der Perfusionsdruck, d. h. der mittlere arterielle Druck (MAP), gemessen in der A. radialis oder femoralis, soll zwischen

> 50–100 mm Hg

liegen.

Merke hierzu folgende einfache Beziehung:
- MAP = Herzzeitvolumen × peripherer Widerstand.

Das Herzzeitvolumen ist durch die Maschine vorgegeben. Daher variiert der mittlere arterielle Druck direkt mit dem totalen peripheren Widerstand. Der mittlere arterielle Druck kann durch Medikamente, die den peripheren Widerstand beeinflussen, verändert werden.

**Der arterielle Perfusionsdruck ist zu hoch, d. h. über 100 mm Hg:**
▶ Narkose vertiefen, z. B. mit Remifentanil/Propofol.
▶ Wenn Narkose ausreichend tief: Nitroprussid oder Nitroglyzerin oder Phentolamin (Regitin) über die Herz-Lungen-Maschine zuführen.

**Der arterielle Perfusionsdruck ist zu niedrig, d. h. unter 50 mm Hg:**
▶ Noradrenalin (Arterenol) über die Herz-Lungen-Masschine zuführen.
*Beachte jedoch:* In tiefer Hypothermie werden niedrigere Perfusionsdrücke toleriert (30–50 mm Hg); hingegen sind bei Hypertonie, zerebrovaskulären Erkrankungen sowie bei Linksherzhypertrophie (ohne Abklemmen der Aorta) vermutlich höhere Perfusionsdrücke erforderlich.

■ **Zentraler Venendruck.** Der zentrale Venendruck wird in der oberen Hohlvene gemessen. Hierzu muß der zentrale Venenkatheter oberhalb der oberen Hohlvenenkanüle liegen. Bei Abflußbehinderungen in der oberen Körperhälfte steigt der zentrale Venendruck an. *Vorsicht:* Gefahr des Hirnödems.

Bei gutem venösen Rückfluß in die Herz-Lungen-Maschine ist der Venendruck Null oder sehr niedrig.

■ **Pulmonalarteriendruck.** Lungenkapillarenverschluß und linker Vorhofdruck sollten während des Bypasses ebenfalls Null sein. Steigen diese Drücke an, so deutet dies auf eine Überdehnung des linken Ventrikels bzw. ungenügende Ventfunktion hin.

■ **Herzzeitvolumen.** Die Pumpleistung der Herz-Lungen-Maschine wird während des totalen Bypasses zwischen

> 2,2–2,5 l/min/m$^2$

gehalten. Die Pumpleistung kann je nach Körpertemperatur und Blutgase um ±50 % variiert werden.

Bei Aorteninsuffizienz muß der Flow erhöht werden, wenn die Aorta nicht abgeklemmt ist.

**Urinausscheidung:** Sie soll bei ausreichender Perfusion **1 ml/kg/h** betragen: Bei Oligurie Ursachen finden und beseitigen. Häufige Ursachen sind:
- Blasenkathether verstopft,
- zu niedriger Blutfluß der Herz-Lungen-Maschine,
- zu niedriger Perfusionsdruck,
- Hypovolämie,
- Obstruktion der unteren Hohlvene,
- tiefe Hypothermie,
- nichtpulsatiler Blutfluß.

*Behandlung der Oligurie während des Bypasses:*
▶ Pumpleistung erhöhen,
▶ Hypovolämie korrigieren,
▶ Perfusionsdruck steigern,
▶ Diuretika, z. B. Furosemid (Lasix), zunächst ca. 1 mg/kg KG,
▶ Blasenkatheterobstruktion beseitigen.

Bei Hämolyse mit Hämaturie: Urinausscheidung mit Diuretika steigern und Urin mit Natriumbikarbonat alkalisieren. Die Wirksamkeit der Alkalisierung ist umstritten.

### 4.5.3 Blutuntersuchungen während des Bypasses

**Arterielle und venöse Blutgase und Säure-Basen-Parameter** 5 min nach Beginn des Bypasses, danach alle 15–30 min während des Bypasses und ca. 5 min nach Abgehen von der Herz-Lungen-Maschine. (Über Temperaturkorrektur von p$O_2$, p$CO_2$ und pH s. Kap. 4).

> **Folgende Werte sollten am Bypass eingehalten werden (gemessen bei 37 °C):**
> - $p_aO_2$   100–150 mm Hg,
> - $p_aCO_2$   35– 45 mm Hg,
> - $p_vO_2$   40– 45 mm Hg,
> - pH        7,35–7,45.

Metabolische Azidosen während des Bypasses sind zumeist durch ungenügende Organperfusion bedingt. Daher nicht primär puffern, sondern Perfusion verbessern: Blutfluß oder Perfusionsdruck erhöhen.

Meist besteht eine Basenabweichung von $-3$ bis $-5$ mmol/l; sie bedarf keiner Korrektur.

■ **Hämatokrit,** zusammen mit der Blutgasanalyse bestimmt: sollte während des Bypasses zwischen

> 20 und 30 %

liegen. Die Hämodilution ermöglicht eine starke Abkühlung des Patienten ohne wesentliche Zunahme der Blutviskosität und des erforderlichen Perfusionsdrucks.

■ **Elektrolyte.** $Na^+$, $K^+$ und $Ca^{2+}$ werden zusammen mit der Blutgasanalyse bestimmt. Meist ist das Serumkalium während des Bypasses niedrig, bedingt z. B. durch Hämodilution, Urinverluste, Flüssigkeitsverschiebungen. Besondere Vorsicht, wenn Patient präoperativ mit Diuretika behandelt worden ist!

Bei Hypokaliämie wird über die Herz-Lungen-Maschine Kalium zugeführt, bis ein Serumwert von ca. 4,5 mmol/l erreicht ist. Kalzium fällt während des Bypasses meist ab. Da Kalzium eine wichtige Rolle bei der Kontraktion des Herzens spielt, sollte der Serumwert am Bypassende normalisiert sein.

■ **Blutgerinnung.** Ein allseits befriedigender Test zur Überwachung der Gerinnungsaktivität während des Bypasses liegt gegenwärtig nicht vor. Häufig wird der ACT-Test („activated clotting time") durchgeführt, um die Heparinzufuhr zu steuern. Der ACT-Wert soll während des Bypasses zwischen 400–600 s liegen (Einzelheiten s. Kap. 4).

> **! Beachte:**
> Ist das Gerinnungssystem ungenügend inaktiviert, weil nicht ausreichend Heparin nachgegeben wurde, so können Gerinnungsfaktoren in großer Menge verbraucht werden. Sie fehlen dann postoperativ!

■ **Blutzucker.** Während des Bypasses ist der Blutzucker meist hoch; bisweilen tritt eine osmotische Diurese auf. Bei Diabetikern wird der Blutzucker alle 30 min kontrolliert.

## 4.6 Narkose während des Bypasses

Die weitere Zufuhr von Narkosemitteln ist am Bypass erforderlich, solange der Patient noch nicht oder nicht mehr ausreichend abgekühlt ist.
Hier bestehen verschiedene Möglichkeiten, z. B.
- Remifentanil in Kombination mit Propofol oder Midazolam per Infusion, Dosierung nach Wirkung,
- tiefe Sedierung mit Flunitrazepam,
- Inhalationsanästhetika über die Herz-Lungen-Maschine (Nachteil: offenes System).

Beim raschen Abkühlen des Patienten auf Temperaturen unter 30 °C tritt eine Bewußtlosigkeit ein, so daß gewöhnlich weniger Medikamente erforderlich sind. Hingegen kann der Patient beim Wiedererwärmen erwachen und auch Schmerzen empfinden, wenn keine oder zu wenig Anästhetika zugeführt werden. Insgesamt ist der Narkosebedarf sehr variabel. In tiefer Hypothermie ist keine Narkose mehr erforderlich, *Schwitzen* im Gesicht bei der Wiedererwärmung ist meist kein Zeichen ungenügender Narkosetiefe, sondern durch thermoregulatorische Vorgänge bedingt.

## 4.7 Störungen der extrakorporalen Zirkulation

■ **Ungenügender venöser Rückfluß.** Wichtige Ursachen:
- Kavaschläuche abgeknickt,
- Hypovolämie,
- Kavaschläuche liegen der Wand an,
- Kavaschläuche sind zu klein,
- Reservoir der Maschine zu hoch,
- Kavakanülentourniquets falsch angeschlungen,
- venöses Pooling.

■ **Behinderung des arteriellen Einstroms.** Wichtige Ursachen:
- Aortenkanüle zu klein,
- Aortenkanüle liegt falsch,
- Kanüle oder Schläuche abgeknickt,
- defekte Rollerpumpe,
- Okklusion der Pumpe.

■ **Störungen der Oxygenatorfunktion.** Wichtige Ursachen:
- Leckage des Oxygenators, Wärmeaustauschers oder der Schläuche,
- Verstopfung der Oxygenatoren oder Filter durch Blutgerinnsel,
- falsch geeichte Meßinstrumente oder Flowmeter,
- zu geringe Membranfläche.

## 4.8 Abgehen vom kardiopulmonalen Bypass

### 4.8.1 Voraussetzungen

> **Vor dem Abgehen vom kardiopulmonalen Bypass werden folgende Maßnahmen durchgeführt:**
> ▸ Zufuhr von Inhalationsanästhetika ca. 15 min vor Abgehen vom Bypass unterbrechen
> ▸ Bluttemperatur 37 °C, Rektaltemperatur $\geq$ 35 °C
> ▸ Blutgase und Säure-Basen-Parameter normalisieren
> ▸ ebenso das Serumkalzium
> ▸ Serumkalium > 4 mmol/l
> ▸ kalkulierte Protamindosis zur Infusion vorbereiten
> ▸ ausreichend Blutkonserven bereitstellen
> ▸ kardiovaskuläre Medikamente in Reichweite stellen
> ▸ für ausreichende Narkosetiefe sorgen
> ▸ Pupillenweite und ggf. CFM kontrollieren
> Beginnt das Herz nach dem Aufwärmen nicht spontan zu entflimmern, so wird mit ca. 10–60 J intern defibrilliert.

Nach Ausgleich der oben beschriebenen Faktoren sowie Entlüftung von Herzkammern, Koronartransplantaten und Aortenwurzel wird mit der Entwöhnung von der extrakorporalen Zirkulation begonnen. Der Entwöhnungsvorgang dauert meist einige Minuten; bei sehr schlechter Herzfunktion u. U. einige Stunden.

■ **Partieller Bypass.** Der Entwöhnungsvorgang beginnt bei Verwendung von 2 V.-cava-Kanülen mit dem partiellen Bypass:
▸ Lungen blähen; Patienten mit 100 %igem Sauerstoff beatmen,
▸ Kontrollieren, ob beide Lungen ausreichend belüftet sind,
▸ Höhe des Beatmungsdrucks überprüfen.

■ **Nach Entfernung der Kanülen**
▸ In Absprache mit dem Operateur die Blutgerinnung wiederherstellen, und zwar mit Protamin. Als Faustregel gilt: 1 mg Protamin neutralisiert 1 mg Heparin. Meist sind zur Antagonisierung 100–130 % Protamin erforderlich. Protamin wird infundiert, keineswegs injiziert. Die Infusionszeit sollte mindestens 15 min betragen (Einzelheiten s. Kap. 4).
▸ Lachgas wird erst zugesetzt, wenn die Herzfunktion ausreichend stabil ist.

### 4.8.2 Schwierigkeiten bei der Entwöhnung

Schwierigkeiten bei der Entwöhnung vom kardiopulmonalen Bypass sind besonders dann zu erwarten, wenn die Herz-Kreislauf-Funktion bereits präoperativ stark eingeschränkt war. Es kommen jedoch auch andere Ursachen in Frage, z. B.:

- Hyperkaliämie,
- Hypothermie,
- schlechte Ventrikelfunktion,
- Hypovolämie,
- präoperativ schlechte Ventrikelfunktion durch Myokardischämie,
- verschiedene Formen des Herzblocks,
- andere Arrhythmien,
- Luft in den Koronararterien,
- perioperativer Myokardinfarkt.

Spezielle Schwierigkeiten bei der Entwöhnung können in folgender Weise behandelt werden:
▶ **Rezidivierendes Kammerflimmern oder ventrikuläre Tachykardie**
  – Defibrillation 10–60 J intern,
  – Blutgase, Säure-Basen-Status und Elektrolyte (Kalium!) korrigieren,
  – Lidocain (Xylocain) 1–2 mg/kg KG, danach ggf. Dauerinfusion,
  – Propanolol (Docition) oder Pindolol (Visken) in niedriger Dosis.
▶ **Supraventrikuläre Tachykardien**
  – Hyothermie korrigieren,
  – Säure-Basen-Haushalt normalisieren,
  – Kardioversion 10 J,
  – Vorhofschrittmacher,
  – Esmolol,
  – Digitalis,
  – Verapamil (Isoptin).
▶ **Herzblock oder Asystolie**
  *kardioplegiebedingt:*
  – Kalzium i. v.,
  – Natriumbikarbonat, ca. 50 mmol,
  – Glukose-Insulin, z B. G 40 % + 10 I.E. Altinsulin,
  – Herzschrittmacher;
  *anatomisch oder physiologisch bedingt:*
  – Isoprenalin (Isuprel) 1–10 µg/min,
  – Atropin 1–2 mg,
  – Schrittmacher.
▶ Arterieller Blutdruck (systolisch) < 90 mm Hg, linker Vorhofdruck < 10 mm Hg:
  – linken Vorhofdruck durch Volumenzufuhr auf 12–18 mm Hg erhöhen (Starling-Kurve!).
▶ Arterieller Blutdruck (systolisch) < 90 mm Hg, linker Vorhofdruck 12–20 mm Hg, Herzfrequenz < 60/min, Herzindex < 1,8 l/min · m²:
  – Schrittmacher,
  – Atropin 1–2 mg i. v.,
  – Isoprenalin (Isuprel) 1–10 µg/min.
▶ Arterieller Blutdruck (systolisch) < 90 mm Hg, linker Vorhofdruck 12–20 mm Hg, Herzfrequenz < 120/min:
  – Kalzium i. v.,
  – Dopamin.

- Arterieller Blutdruck (systolisch) > 150 mm Hg, linker Vorhofdruck < 20 mm Hg, peripherer Widerstand > 2000 dyn · s · cm$^{-5}$:
  - Nitroprussid (Nipride) 25–100 µg/min,
  - Nitroglyzerin 25–100 µg/min,
  - Phentolamin (Regitin 25–100 µg/min).
- Arterieller Blutdruck (systolisch) < 90 mm Hg, linker Vorhofdruck < 20 mm Hg, Herzindex < 1,8 l/min · m², peripherer Widerstand normal, Herzfrequenz ausreichend:
  - Kalzium 1–2 g + Dopamin 5–20 µg/kg/min,
  - Adrenalin (Suprarenin) 2–10 µg/min.
- Linker Vorhofdruck bleibt über 20 mm Hg erhöht, Herzindex 2 l/min · m², Gefäßwiderstand > 1800 dyn · s · cm$^{-5}$:
  - Vasodilatatoren kombiniert mit inotropen Substanzen:
    Dopamin 5–20 µg/kg/min
    + Nitroprussid (Nipruss) 25–100 µg/min
  oder
  - Adrenalin (Suprarenin) 2–10 µg/min
    + Nitroprussid 25–100 µg/min.
  Bessert sich hierunter die Herzfunktion nicht:
  - intraaortale Ballongegenpulsation.

Läßt sich durch die beschriebenen Maßnahmen der kardiopulmonale Bypass nicht erfolgreich beenden, so muß mit dem Tod des Patienten gerechnet werden.

### 4.9  Maßnahmen nach Abgehen von der Herz-Lungen-Maschine

- Bei ausreichender Herz-Kreislauf-Funktion kann Lachgas in verträglicher Konzentration zugeführt werden.
- Laufende Volumenverluste ausreichend ersetzen; möglichst frisches Blut verwenden; bei sehr niedriger Thrombozytenzahl: Thrombozytenkonzentrat (selten erforderlich); keine Routinezufuhr von Gerinnungsfaktoren oder frisch gefrorenem Plasma (FFP).
  Steuerung der Volumenzufuhr in erster Linie nach dem zentralen Venendruck.
- Blutungen sind zumeist chirurgisch bedingt, manchmal durch Thrombopenie oder ungenügende Antagonisierung von Heparin, extrem selten durch eine Verbrauchskoagulopathie (Schock).
- Bei primär oraler Intubation den Patienten bei Bedarf nasotracheal umintubieren. Wenn erforderlich, hierzu Sedativum oder Kurznarkotikum injizieren.
- Der Transport auf die Intensivstation erfolgt erst, wenn die Herz-Kreislauf-Funktion ausreichend stabil ist. Vor dem Transport tragbaren Herz-Kreislauf-Monitor (EKG, arterieller Druck, Pulsoxymeter) anschließen, Notfallmedikamente bereitstellen.
- Der Anästhesist begleitet den Patienten auf die Intensivstation und übergibt ihn dem diensthabenden Arzt. Dabei Bericht über den Verlauf und evtl. Komplikationen der Operation und das weitere Vorgehen.

# 5 Anhang

## 5.1 Füllung der Herz-Lungen-Maschine

- Ringer-Laktat-Lösung 2/3,
- Glukose 5 %ige Lösung 1/3,
- Heparin- oder Zitratblut,
- Heparin 30 mg (3000 I.E.) ad 1000 ml Lösung.

1. *Füllvolumen*
   Säuglinge und Kinder 600–1200 ml,
   Erwachsene 200–2500 ml.
   Abpufferung des Füllvolumens mit Natriumbikarbonat auf normale pH-Werte.
2. *Volumennachgabe*
- Ringer-Laktat/Glukose 5 %ig,
- Zitratblut.
3. *Hämodilution*
- 20–50 ml/kg,
- Hb nicht unter 7 g %, Hkt nicht unter 20 %.

## 5.2 Heparinisierung des Patienten

▶ Initial: 3 mg bzw. 300 I.E. Heparin/kg i. v.
▶ Nachheparinisierung nach 60–90 min Bypasszeit:
   1/3 – 1/2 der Initialdosis in die Herz-Lungen-Maschine bzw. Kalkulation der Dosis mit ACT-Test.
▶ Zur Erinnerung: Halbwertszeit Heparin 100–150 min (Normothermie) 1 mg Heparin = 100 I.E.

## 5.3 Perfusionsvolumen („Herzzeitvolumen")

1. **Erwachsene**
   - 2,2–2,5 l/min/m² 
     50–80 ml/kg/kg/min     bei Normothermie,
   - 1,0–1,6 l/min/m²
     40–60 ml/kg/min     in Hypothermie.
2. **Kinder**
   - 2,2–2,6 l/min/m²     bei Normothermie,
     1,0–1,8 l/min/m²     in Hypothermie.

*Faustregel:* Pro Grad Celsius Temperatursenkung kann der Blutfluß um rund 7 % vermindert werden.

## 5.4 Perfusionsdruck (arterieller Mitteldruck)

> Erwachsene: 50–100 mm Hg,
> Kinder: 40–60 mm Hg.

Initial ist ein Druck von 30–40 mm Hg tolerabel, wenn
- Urinausscheidung normal,
- kein Volumenverlust vom Patienten an den Oxygenator,
- keine metabolische Azidose,
- normale Differenz zwischen $p_aO_2$ und $p_vO_2$.

Vorsicht bei Patienten mit generalisierter Gefäßsklerose, besonders des Gehirns. Auf ausreichenden Perfusionsdruck achten!

## 5.5 Hypothermiegrade

> 1. leichte Hypothermie:     34–32 °C rektal,
> 2. mäßige Hypothermie:     32–28 °C rektal,
> 3. tiefe Hypothermie:     28–18 °C rektal,
> 4. ausgeprägte Hypothermie:     < 18 °C rektal.

Die Definitionen sind nicht international einheitlich.
▶ Aufwärmzeit des Blutes ca. 1 °C/min.

## 5.6 Urinausscheidung am Bypass

1 ml/kg KG/h.

## 5.7 Laboruntersuchungen

1. *Blutgase + Säure-Basen-Status*
   - arterieller $pO_2$    100–150 mm Hg,
   - venöser $pO_2$    40–45 mm Hg (unterer Grenzwert 35 mm Hg),
   - arterieller $pCO_2$    35–45 mm Hg,
   - pH    7,35–7,45,
   - BE    −3 bis −5 mmol/l.
2. *Hämoglobin und Hämatokrit:*
   Hypothermie:    Hb 7–13 g%,
                     Hkt 20–40%,
   Normothermie:    Hb 10 g%,
                      Hkt 30%.

3. *Elektrolyte:*
   - Kalium           4–5,5 mmol/l,
   - Kalzium          2–3   mmol/l,
   - Natrium          120–150 mmol/l.
4. *Blutzucker* < 300 mg/dl.
5. *Blutgerinnung:*
   ▶ partielle Thromboplastinzeit (PTT) und Thrombinzeit (TZ) unendlich,
   ▶ ACT: 400–600 s.
   Laborkontrollen mehrmals während des Bypasses.

## 5.8 Antagonisierung von Heparin

▶ 100–130 % Protamin per infusionem, hierbei bleibt die *initiale* Maschinendosis unberücksichtigt.
Zur Erinnerung:   1–1,33 mg Protamin neutralisieren 1 mg Heparin,
                  1 ml Protamin antagonisiert 1000 I.E. Heparin.
▶ Infusionszeit von Protamin: mindestens 15 min.

### Literatur

Blayo MC, Lecompte Y, Pocidalo JJ (1980) Control of acid-base status during bypothermia in man. Respir Physiol 42: 287

Edmunds LA, Ellison N, Coleman RW et al. (1982) Platelet function during cardiac operation: comparison of membrane and bubble oxygenators. J Thorac Cardiovasc Surg 83: 805

Gravlee GP, Davis RF, Utley JR (eds) (1993) Cardiopulmonary bypass: Principles and practice. Williams & Wilkins, Baltimore

Heining MPD, Linton RAF, Band DM (1985) Plasma ionized calcium during open-heart surgery. Anaesthesia 40: 237

Holley FO, Ponganis KV, Stanski DR (1982) Effect of cardiopulmonary bypass on the pharmacokinetics of drugs. Clin Pharmacokinet 7: 234

Hughes DR, Faust RJ, Didisheim P et al. (1982) Heparin monitoring during human cardiopulmonary bypass: efficacy of activated clotting time vs the fluorometric heparin assay. Anesth Analg 61. 189

Kamath BSK, Thomson DM (1980) Administration of drugs during cardiopulmonary bypass. Anaesthesia 35: 908

Kirklin JK, Chenoweth DE, Naftel DC et al. (1986) Effects of protamine administration after cardiopulmonary bypass on complement, blood elements, and the hemodynamic state. Ann Thorac Surg 41: 193

Levy WJ (1984) Quantitative analysis of EEG changes during hypothermia. Anesthesiology 60: 291

Rahn H, Prakash O (1985) Acid-base regulation and body temperature. Nijhoff, Boston

Sladen RN (1985) Temperature and ventilation after hypothermic cardiopulmonary bypass. Anesth Analg 64: 816

Swan H (1984) The importance of acid-base management for cardiac and cerebral preservation during open heart operations. Surg Gynecol Obstet 158: 391

# 6 Anästhesie bei aortokoronarer Bypassoperation

INHALTSÜBERSICHT

1 Klinisches Bild  169
1.1 Ischämie  169

2 Einschätzung und Objektivierung  170
2.1 Risikofaktoren  170
2.2 Klassifizierung der Angina pectoris nach Schweregraden  171
2.3 Physikalische Befunde beim Angina-pectoris-Anfall  171
2.4 Elektrokardiogramm  171
2.5 Hämodynamische Veränderungen beim Anginaanfall  173
2.6 Angiographie: Linksventrikulogramm und Koronararteriographie  173
2.7 Koronararteriennomenklatur  175
2.7.1 Dominanz  175

3 Medizinische Behandlung der Koronarkrankheit  177
3.1 Allgemeine Maßnahmen  177
3.2 Medikamentöse Therapie  177
3.2.1 Nitroglyzerin  177
3.2.2 β-Rezeptorenblocker  178
3.2.3 Kalziumantagonisten  179

4 Spezielle Anginasyndrome  180
4.1 Instabile Angina pectoris und Präinfarktangina  180
4.2 Angina varians (Prinzmetal-Angina)  181

5 Chirurgische Therapie der Koronarkrankheit  181
5.1 Indikationen  182
5.2 Kontraindikationen für Koronarbypassoperationen  183
5.3 Chirurgische Techniken  184
5.3.1 Minimal-invasive Koronarbypasschirurgie  184
5.4 Komplikationen  185
5.5 Reoperationen  186

6 Koronarkreislauf und Anästhesie  187
6.1 Koronardurchblutung und myokardialer $O_2$-Bedarf  187
6.2 Determinanten des myokardialen $O_2$-Bedarfs  188
6.3 Determinanten der mechanischen Herzleistung  190
6.4 Koronare Hämodynamik  191

7 Wirkungen der Anästhetika auf Koronardurchblutung und myokardialen $O_2$-Verbrauch *191*

8 Koronarkrankheit und Anästhesie *192*
8.1 Koronarwiderstand *192*
8.2 Koronarer Perfusionsdruck *193*
8.3 Herzfrequenz *194*
8.4 Kontraktilitätsanomalien *194*
8.5 Praktische Schlußfolgerungen *194*

9 Praktische Anästhesie für Koronarbypassoperationen *196*
9.1 Ziele *196*
9.2 Präoperative Einschätzung, Prämedikation *196*
9.2.1 Das aufklärende Gespräch *196*
9.2.2 Vorgeschichte *197*
9.2.3 EKG, Koronarangiographie, Ventrikulogramm, Ventrikelfunktion *198*
9.2.4 Einteilung von Koronarpatienten *199*
9.2.5 Welche Medikamente nimmt der Patient präoperativ? *200*
9.2.6 Wie und womit der Patient prämediziert werden soll *201*
9.2.7 Wahl des Narkoseverfahrens *202*
9.3 Narkoseeinleitung *203*
9.3.1 Narkosemittel *203*
9.3.2 Routine-Narkoseeinleitung *204*
9.3.3 Narkoseeinleitung bei Patienten mit schlechter Ventrikelfunktion *205*
9.4 Narkoseführung beim Koronarkranken *206*
9.5 Behandlung intraoperativer hämodynamischer Störungen *208*
9.6 Kardiopulmonaler Bypass *210*
9.7 Nach dem Bypass *210*
9.8 Anästhesie bei minimal-invasiven Bypassoperationen *210*
9.9 Frühe Extubation *211*

10 Komplikationen *211*
10.1 Postoperative Hypertonie *212*
10.2 Erregungsleitungsstörungen *212*
10.3 Low-output-Syndrom *212*
10.4 Perioperativer Myokardinfarkt *212*
10.5 Bypassverschluß *213*
10.6 Neurologische Komplikationen *213*

Literatur *213*

Die koronare Herzkrankheit gehört zu den häufigsten Todesursachen in den westlichen Industrieländern.

In der Bundesrepublik Deutschland sterben jährlich etwa 82 000 Menschen an den Folgen der Koronarsklerose – allen Fortschritten und Neuentwicklungen der medizinischen und chirurgischen Therapie zum Trotz. Neben den medikamentösen Behandlungsverfahren der Koronarkrankheit hat die operative Revaskularisation der Koronararterien in den letzten Jahren ständig an Bedeutung zugenommen. So werden in der Bundesrepublik gegenwärtig jährlich etwa 66 500 Koronarbypassoperationen durchgeführt. Die Koronarbypassoperation ist zur häufigsten Herzoperation überhaupt geworden.

Ohne Zweifel verbessern Koronarbypassoperationen die Lebensqualität: Die Angina pectoris wird beseitigt oder in ihrer Schwere vermindert, die Belastungstoleranz nimmt zu, und oft bessert sich auch die Funktion des Ventrikels. Ob darüber hinaus durch die Operation im Vergleich mit der medikamentösen Behandlung die Infarkthäufigkeit vermindert und das Leben des Koronarkranken verlängert wird, ist noch nicht endgültig gesichert.

# 1 Klinisches Bild

Angina pectoris ist das führende Symptom der Koronarkrankheit: ein anfallsweise auftretender Schmerz von kurzer Dauer, gewöhnlich substernal oder präkordial, häufig ausstrahlend in die Schulter, die Innenseite der Arme (meist links), gelegentlich in die Zähne, Kiefer oder Nacken. Auslöser sind meist körperliche Anstrengung, Aufregung oder andere Umstände, die mit erhöhter Herzarbeit und damit erhöhtem $O_2$-Bedarf des Herzens einhergehen. Der Anfall wird meist durch Ruhe oder Nitroglyzerin unterbrochen.

> Angina pectoris tritt auf, wenn der myokardiale $O_2$-Bedarf die myokardiale $O_2$-Zufuhr überschreitet.

Häufigste Ursache ist eine deutliche arteriosklerotische Einengung in einer oder mehreren größeren Koronararterien. Angina pectoris kann jedoch auch auftreten, ohne daß eine obstruktive Koronarkrankheit vorliegt, wenn der myokardiale $O_2$-Bedarf das $O_2$-Angebot überschreitet (s. weiter unten).

Die Framingham-Studie hat ergeben, daß Angina pectoris bei 38 % der Frauen das führende Symptom der Koronarkrankheit ist; hingegen manifestiert sich die Krankheit bei 42 % der Männer in Form eines Myokardinfarkts.

## 1.1 Ischämie

Der Anginaschmerz entsteht durch eine myokardiale Minderdurchblutung, die dazu führt, daß die Energiebereitstellung im zellulären Bereich nicht mehr aerob, sondern anaerob erfolgt.

■ **Belastungsangina.** Sie entsteht, wenn die Koronardurchblutung unter körperlicher Belastung nicht mehr dem erhöhten $O_2$-Bedarf des Myokards durch entsprechende Steigerung angepaßt werden kann. Dies ist der Fall bei hochgradiger (> 75 %) proximaler Koronarstenose. Belastungsangina manifestiert sich im EKG als ST-Streckensenkung (= Zeichen der Innenschichtischämie).

**Ruheangina** entsteht hingegen, wenn bereits bei normalem $O_2$-Bedarf bzw. in Ruhe durch direkte Prozesse am Gefäßsystem die $O_2$-Zufuhr bzw. Koronardurchblutung gedrosselt oder unterbrochen wird. Sie manifestiert sich im EKG häufig als ST-Streckenhebung (= transmurale Ischämie).

Grundsätzlich führt die regionale Myokardischämie rasch zum Stillstand der Kontraktionen im betroffenen Gebiet, bedingt durch ATP-Mangel und Anhäufung von $H^+$-Ionen, die wiederum die Kalziumionen vom kontraktilen Apparat verdrängen. Weiterhin tritt eine Versteifung des Myokards im ischämischen Bereich ein, so daß der myokardiale Widerstand zunimmt und hierdurch die regionale Durchblutung, besonders endokardial, weiter abnimmt.

Ist der minderdurchblutete Myokardbezirk ausgedehnt, so fällt die Ejektionsfraktion ab, bedingt durch eine Zunahme des enddiastolischen Volumens und pathologischer Steigerung des enddiastolischen Drucks. Die Drucksteigerung beruht auf der Zunahme der diastolischen Wandsteifigkeit und des enddiastolischen Volumens.

> Anstieg des LVEDP bzw. Wedgedrucks ist meist das erste Zeichen der Myokardischämie, verbunden mit Belastungsdyspnoe. Anginaschmerz ist hingegen ein Spätzeichen.

■ **Stumme Myokardischämie.** Ein Teil der objektiv nachweisbaren Myokardischämien verläuft asymptomatisch, d. h. ohne den charakteristischen Anginaschmerz. Hierbei lassen sich 2 Patientengruppen unterscheiden: Patienten mit stets stummer Myokardischämie, bei denen auch die durch einen Belastungstest provozierte Minderdurchblutung ohne Angina verläuft, sowie Patienten mit bekannter Angina-pectoris-Symptomatik, die zusätzlich im Alltagsleben Myokardischämien aufweisen, allerdings stumm verlaufend. Vermutlich gehen auch den stummen Myokardischämien Steigerungen der Herzfrequenz voraus, die den myokardialen $O_2$-Bedarf erhöhen. Allerdings scheinen diese Frequenzanstiege weniger ausgeprägt zu sein als beim Angina-pectoris-Anfall.

■ **Myokardinfarkt.** Der akute Herzinfarkt beruht am häufigsten auf einem sich rasch bildenden Plättchenthrombus im Bereich einer hochgradigen Koronarstenose ($> 80\%$ bzw. Durchmesser $< 1$ mm).

## 2 Einschätzung und Objektivierung

### 2.1 Risikofaktoren

Bestimmte, inzwischen auch allgemein bekannte Risikofaktoren stehen in eindeutiger Beziehung zur Koronarkrankheit. Die wichtigsten sind:
- Zigarettenrauchen,
- Übergewicht,
- Hypertonie,
- Hyperlipidämie,
- Bewegungsmangel,
- Diabetes mellitus,
- chronische Angst.

Präventivprogramme könnten den Verlauf der Koronarkrankheit günstig beeinflussen.

## 2.2 Klassifizierung der Angina pectoris nach Schweregraden

Nach dem Schema der *Canadian Cardiovascular Society* kann die Angina pectoris in folgende Schweregrade eingeteilt werden:

**Schweregrad I:** Normale körperliche Aktivität wie Spazierengehen oder Treppensteigen führt nicht zu Angina. Angina tritt auf bei starker, schneller oder langanhaltender Belastung oder während der Erholungsphase.

**Schweregrad II:** Die normale körperliche Aktivität ist leicht eingeschränkt. Angina tritt auf bei raschem Gehen oder Treppensteigen, Aufwärtsgehen, Gehen oder Treppensteigen nach den Mahlzeiten, im Wind, unter emotionaler Belastung oder nur wenige Stunden nach dem Erwachen.

**Schweregrad III:** Die normale körperliche Aktivität ist erheblich eingeschränkt. Der Patient kann 1–2 Häuserreihen entlanggehen und einen Treppenabsatz ersteigen.

**Schweregrad IV:** Beschwerden bei jeglicher körperlicher Aktivität. Angina *kann* auch in Ruhe auftreten.

## 2.3 Physikalische Befunde beim Angina-pectoris-Anfall

Blutdruck und Herzfrequenz können während des Angina-pectoris-Anfalls erhöht sein. Gelegentlich fällt der Blutdruck auch ab. Dieser Blutdruckabfall beruht entweder auf einer vasovagalen Reaktion oder auf einer globalen Myokardischämie, die zu Funktionsstörungen des linken Ventrikels geführt hat. Der Anästhesist muß speziell bei Anginaanfällen im Einleitungsraum zwischen beiden Ursachen differenzieren; denn die globale Myokardinsuffizienz ist ein schwerwiegenderes Zeichen als die vasovagale Reaktion.

## 2.4 Elektrokardiogramm

Bei Verdacht auf Koronarkrankheit ist das EKG ein wichtiges diagnostisches Hilfsmittel. Allerdings erlaubt das Ruhe-EKG keine Aussage über das Ausmaß der Koronarkrankheit; Hinweise auf abgelaufene Infarkte sind jedoch ein wichtiger Indikator für eine zugrundeliegende Koronarkrankheit; sie sind aber lediglich bei 75 % der Fälle im Ruhe-EKG nachweisbar. Typisch ist hingegen das EKG während des Anginaanfalls: vorübergehende ST-Senkung als Hinweis auf eine subendokardiale Ischämie (Abb. 1).

Das **Belastungs-EKG** ist von besonderer klinischer Bedeutung, um die Diagnose „Koronarkrankheit" zu sichern. Durch Verwendung von 12 Ableitungen kann die Empfindlichkeit der Methode gesteigert werden; außerdem erhält man Informationen über die Lokalisation und das Ausmaß des ischämischen Myokardbezirks.

> Der Belastungstest gilt als positiv, wenn eine horizontale oder abwärtsgerichtete ST-Senkung von mehr als 1 mm auftritt.

Die ST-Senkung ist weniger bedeutsam, wenn sie aufwärts gerichtet ist; bedeutsamer, wenn sie horizontal verläuft, und von höchster Bedeutung, wenn sie abwärts gerichtet ist. Verschiedene Untersucher haben die Ergebnisse von Belastungs-EKGs mit denen der Koronarangiographie korreliert; hierbei ergab sich, daß die Sensitivität und Spezifität deutlich unter 100 % liegt:
- Für Eingefäßerkrankungen beträgt die Sensitivität 40–60 %,
- für Zweigefäßerkrankungen ca. 65–75 %,
- für Dreigefäßerkrankungen ca. 70–85 %.

Unzuverlässig ist das Belastungs-EKG, wenn intraventrikuläre Leitungsstörungen vorliegen, besonders bei Linksschenkelblock. Falsch-positiv kann das Belastungs-EKG auch aus folgenden Gründen sein: Digitalistherapie, Phenothiazine, Antiarrhythmika, Elektrolytstörungen (v. a. Hypokaliämie), endokrine Störungen (z. B. Hypothyreose), Linksherzhypertrophie, Mitralklappenprolaps u. a.

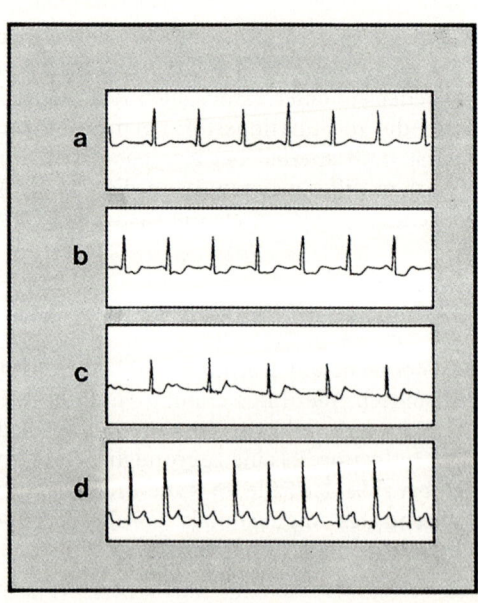

**Abb. 1.** ST-Veränderungen bei Myokardischämie

## 2.5 Hämodynamische Veränderungen beim Anginaanfall

Der Blutdruck kann während des Anfalls abfallen, ansteigen oder unverändert bleiben. Der linksventrikuläre enddiastolische Druck (LVEDP) bzw. Wedgedruck steigt bei den meisten Patienten an, oft bevor der Schmerz empfunden wird.


## 2.6 Angiographie: Linksventrikulogramm und Koronararteriographie

Keine Methode erlaubt so weitreichende prognostische Aussagen über die Koronarkrankheit wie die Bestimmung der Ventrikelfunktion und die Koronarangiographie. Beide Methoden zusammen können Ausmaß und Schweregrad der Erkrankung objektivieren. Die prognostische Aussagekraft wird durch das Belastungs-EKG zusätzlich erhöht.

■ **Funktion des linken Ventrikels.** Die wichtigsten Parameter für die Funktion des linken Ventrikels sind:
- linksventrikulärer enddiastolischer Druck (LVEDP),
- enddiastolisches Volumen (EDV),
- endsystolisches Volumen (ESV).

Der *linksventrikuläre enddiastolische Druck* wird über einen Katheter im linken Ventrikel gemessen; 0-Punkt für den Druckaufnehmer ist die Thoraxmitte.
  Normalwert LVEDP: 4–12 mm Hg.
- Werte über 18 mm Hg zeigen eine schlechte Funktion des linken Ventrikels an.
- Werte zwischen 12 und 18 mm Hg korrelieren nicht immer eindeutig mit der Ventrikelfunktionsstörung.

Die Ventrikelvolumina werden kineangiographisch ermittelt, die Ejektionsfraktion (Auswurffraktion) errechnet:

$$EF = \frac{EDV - ESV}{EDV}$$

> Ein sich normal kontrahierender Ventrikel wirft mit jedem Schlag mindestens 55 % des enddiastolischen Volumens aus, d.h. die EF beträgt > 0,55.

- *EF = 0,4–0,55:* findet sich häufig bei Patienten mit einem einzigen Infarkt in der Vorgeschichte. Bei dieser Funktionseinschränkung des linken Ventrikels treten noch keine Zeichen der Herzinsuffizienz auf.
- *EF = 0,25–0,40:* Diese Patienten entwickeln bei Belastung Symptome, sind aber in Ruhe gewöhnlich beschwerdefrei.
- *EF < 0,25:* Es bestehen meist bereits in Ruhe Beschwerden.

Zusätzlich muß in verschiedenen Segmenten des Herzens die *Wandbewegung* des Myokards beachtet und analysiert werden, zumal die Koronarkrankheit

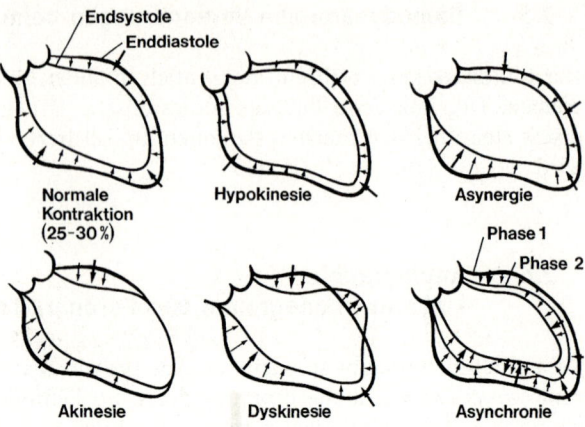

**Abb. 2.** Regionale und generalisierte Kontraktionsanomalien des Herzens

die Kontraktilität nicht in einheitlicher Weise stört. Folgende Störungen der Wandbewegung werden unterschieden (Abb. 2):
- *hypokinetisch:* verminderte oder langsame Einwärtsbewegung des Segments während der Systole,
- *akinetisch:* Fehlen jeglicher Einwärtsbewegung während der Systole,
- *dyskinetisch:* systolische Auswärtsbewegung.

Ein **Aneurysma** ist ein umschriebener Bezirk, der sich während der Systole von der Außenkontur der Ventrikelwand vorwölbt.

Nach Bedarf können noch folgende hämodynamische Parameter bestimmt werden: Aortendrücke, Pulmonalisdrücke, Herzfrequenz, Herzindex.

■ **Koronarangiographie.** Für jede Koronarbypassoperation ist die präoperative Koronarangiographie unabdingbar. Diese Methode sichert die Diagnose und gibt Aufschluß über Lokalisation und Ausmaß der Koronararterienobstruktion sowie über den Zustand der Arterien distal der Stenose.

**Koronarstenose** ist definiert als Einengung des Durchmessers der Koronararterie in Prozent, verglichen mit dem Durchmesser des unmittelbar benachbarten normalen Segments. Die angiographisch ermittelte Obstruktion wird als *diskret* bezeichnet, wenn sie unter 0,5 cm lang ist, als *diffus*, wenn sie länger als 0,5 cm ist, als *tubulär*, wenn sie länger als 1 cm ist, sowie ggf. als *aneurysmatisch*. Diese Bezeichnungen sind nicht identisch mit der Schweregradeinteilung. Die Stenosen sind entweder exzentrisch oder konzentrisch aufgebaut. Exzentrische Stenosen verfügen noch über normale Wandanteile, die sich kontrahieren können, so daß die Koronardurchblutung zusätzlich abnimmt.

Eine Ruheischämie entsteht durch pathologische Steigerung des Vasomotorentonus bzw. *Gefäßspasmus* im Bereich einer Koronarstenose, und zwar prästenotisch oder im stenotischen Bezirk selbst, wenn dort noch normale Wandanteile vorhanden sind (= „dynamische Stenose"), wie z. B. bei hochgradigen exzentrischen Stenosen.

## 2.7 Koronararteriennomenklatur

Aufgrund der großen Variabilität des Koronarkreislaufs (s. Abb. 3–5) sind Standardisierungen schwierig, zumal gegenwärtig keine Einigkeit über die Terminologie herrscht.

Die folgende Beschreibung verwendet die Nomenklatur von CASS, der Coronary Artery Surgery Study:

### 2.7.1 Dominanz

- *Rechtsdominant* ist der Koronarkreislauf, wenn die A. descendens posterior aus der rechten Koronararterie entspringt und mindestens 1 Ast der rechten Koronararterie sich über die A. descendens posterior in den Sulcus interventricularis erstreckt und mindestens 1 oder mehrere posterolaterale Äste an die innere Oberfläche des linken Ventikels abgibt.
- *Ausgeglichen* ist der Koronarkreislauf, wenn die A. coronaria dextra die A. descendens posterior lediglich als Endarterie abgibt und keine posterolateralen Äste zur inneren Oberfläche des linken Ventrikels aus der linken A. circumflexa entspringen.

In Abb. 3–5 sind die angiographisch sichtbaren Koronararterien dargestellt.

■ **Schweregrad der Koronarerkrankung aufgrund der Koronarangiographie.** Eine klinisch bedeutsame Obstruktion der Koronarien liegt vor, wenn entweder eine mehr als 70%ige Verringerung des inneren Durchmessers der rechten Koronararterie, der linken A. descendens anterior oder der linken A. circumflexa vorliegt oder aber der innere Durchmesser der linken Hauptstammarterie 50% oder mehr eingeengt ist. Je nach Ausdehnung unterscheidet man Ein-, Zwei- oder Dreigefäßerkrankungen; z. B. Koronarkreislauf rechtsdominant, betroffene Arterien: rechte A. descendens posterior, linke A. descendens anterior und linke A. circumflexa. Koronarkreislauf linksdominant, betroffene Arterien: linke A. descendens anterior, linke proximale A. circumflexa und ihre marginalen Äste und distale linke A. circumflexa mit ihren posterolateralen Ästen.

**Abb. 3.** Verlauf der Koronararterien im Angiogramm. 30°-linksanteriore Schrägansicht

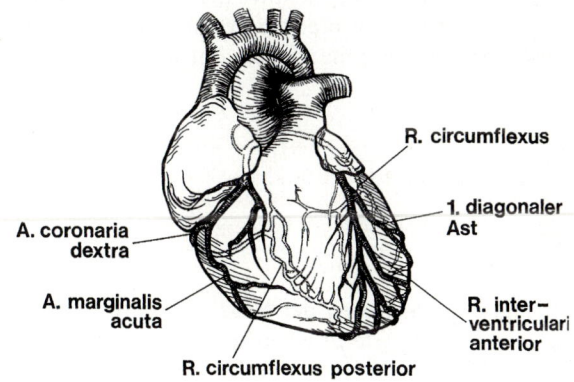

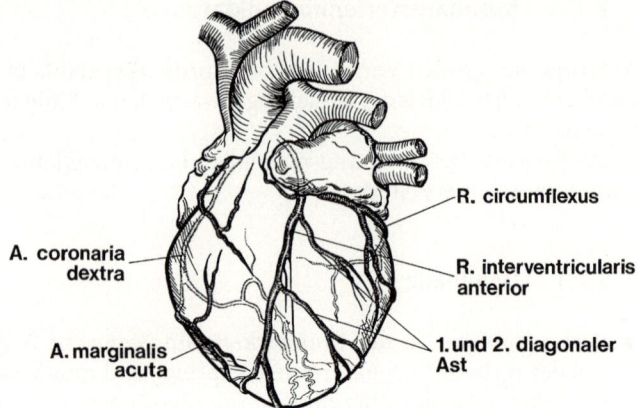

**Abb. 4.** Verlauf der linken Koronararterie im Angiogramm. 10°-rechtsanteriore Schrägansicht

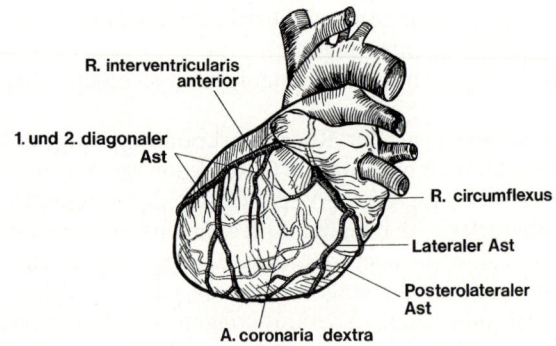

**Abb. 5.** Verlauf der R. interventricularis anterior (RIVA bzw. LAD, „left anterior descending") und des R. circumflexus der linken Koronararterie im Angiogramm. 75°-linksanteriore Schrägansicht

Allgemein gilt: Je ausgedehnter der Myokardbezirk mit beeinträchtigter Blutversorgung, desto schlechter die Prognose des Patienten. Diese Aussage gilt für die Lebensdauer, Infarkthäufigkeit, chronische Herzinsuffizienz und den kardiogenen Schock.

 Besonders gefährlich sind:
- die linke Hauptstammstenose,
- das „linke Hauptstammäquivalent".

Hochgradige **Stenosen der linken Hauptstammarterie** sind deswegen bedrohlich, weil diese Arterie einen großen Teil des linken Ventrikels versorgt; hierdurch sind ausgedehnte Myokardbezirke gefährdet.

Patienten mit linker Hauptstammstenose vertragen daher – auch kurze – Episoden von Myokardischämie sehr schlecht (s. später).

Ein Alptraum für den Anästhesisten ist die Kombination von proximaler Stenose der rechten Kranzarterie und hochgradiger Stenose der linken Hauptstammarterie.

Das **linke Hauptstammäquivalent** ist anatomisch die hochgradige Obstruktion der beiden Äste der linken Hauptstammarterie: linke A. descendens anterior + linke A. circumflexa.

# 3 Medizinische Behandlung der Koronarkrankheit

## 3.1 Allgemeine Maßnahmen

Bei der Einschätzung der Angina pectoris kommt es zunächst darauf an, nach den zugrundeliegenden Ursachen zu forschen und die Beteiligung von Risikofaktoren zu erkennen. Wenn möglich, müssen diese Ursachen und Risikofaktoren beseitigt werden.

Es sollten dann die Umstände, unter denen die Anginaanfälle auftreten, herausgefunden werden. Der Patient wird über die Bedeutung der Auslöser und ihre Vermeidung aufgeklärt.

## 3.2 Medikamentöse Therapie

Die medikamentöse Therapie der Koronarkrankheit ist in erster Linie darauf ausgerichtet, den $O_2$-Bedarf des Myokards zu senken. Hierfür werden v. a. 3 Substanzgruppen eingesetzt:
- Nitrate,
- β-Rezeptorenblocker,
- Kalziumantagonisten.

### 3.2.1 Nitroglyzerin

Nitroglyzerin (s. Kap. 2) ist der Grundstein der pharmakologischen Angina-pectoris-Behandlung; dies gilt in besonderem Maße für die Unterbrechung des Angina-pectoris-Anfalls. Zwar ist nicht endgültig geklärt, wie Nitroglyzerin den Anfall unterbricht. Es herrscht jedoch allgemeine Einigkeit darüber, daß die günstige Wirkung auf zweierlei Weise zustande kommt:
- Beeinflussung hämodynamischer Parameter,
- Steigerung der Durchblutung in ischämischen Myokardbezirken.

Genauer gesagt: Nitroglyzerin dilatiert die Venen – hierdurch wird venöses Blut in der Peripherie gepoolt: Der venöse Rückstrom zum Herzen nimmt ab; das Herz wird kleiner. Außerdem senkt Nitroglyzerin durch direkte arterioläre Wirkung den Blutdruck. Blutdruckabfall und Verminderung der Herzgröße (bzw.

Senkung der Vor- und Nachlast) bewirken den gewünschten Effekt: die Abnahme des myokardialen $O_2$-Verbrauchs.

Zusätzlich dilatieren Nitrate die epikardialen Koronararterien und exzentrischen Koronarstenosen im Bereich der normalen Wandabschnitte, wahrscheinlich aber nicht die Gefäße mit fixierter schwerer Obstruktion aufgrund einer Arteriosklerose. Auch wenn die Koronardurchblutung unter Nitroglyzerin insgesamt nicht zunimmt, so läßt sich doch eine Umverteilung der Koronardurchblutung von relativ gut durchbluteten Zonen in ischämische Myokardbereiche über Kollateralgefäße nachweisen, bedingt durch die Abnahme des enddiastolischen Volumens und Druckes. Auch bessert sich die Wandbeweglichkeit des Myokards durch die Beseitigung der Ischämie. Beim Angina-pectoris-Anfall sind gewöhnlich 0,3–0,6 mg Nitroglyzerin sublingual gut wirksam.

**Nebenwirkungen:** Kopfschmerzen, Flush. Da die Wirkung von sublingual zugeführtem Nitroglyzerin nur relativ kurz ist, werden zunehmend länger wirksame Präparate eingesetzt, z. B. Isosorbiddinitrat, Tetranitrat usw. Nach einer oralen Dosis von 30 mg Isosorbiddinitrat soll der myokardiale $O_2$-Bedarf für mehr als 4 h vermindert sein. Dies gilt in ähnlicher Weise für Nitroglyzerinsalbe, die durch die Haut resorbiert wird.

In Tabelle 1 sind gebräuchliche Nitrovasodilatatoren zusammengestellt.

**Tabelle 1.** Nitrovasodilatatoren zur Behandlung der Angina pectoris

| Substanz | Mittlere Einzeldosis | Wirkungseintritt | Wirkungsdauer |
|---|---|---|---|
| Amylnitrat | 0,1–0,3 ml | 10–15 s | 5–10 min |
| Nitroglyzerin | 0,2–0,8 mg | 1–2 min | 30–60 min |
| Isosorbiddinitrat | 5–40 mg | 30 min | 2–4 h |
| Isosorbidmononitrat | 20 mg | 30–60 min | 6–8 h |
| Molsidomin | 2–6 mg | 30 min | 2–4 h |

### 3.2.2 β-Rezeptorenblocker

β-Rezeptorenblocker (s. Kap. 2) stehen erst an zweiter Stelle in der medikamentösen Behandlung der Angina pectoris. Wichtigstes Therapieziel ist die Beseitigung der Angina pectoris, gefolgt von der Prävention des Reinfarkts und des Herztodes bei Postinfarktpatienten. Hauptwirkung der β-Blocker beim Koronarkranken ist die Senkung der Herzfrequenz, einer Hauptdeterminanten des myokardialen $O_2$-Verbrauchs (s. später), durch Blockade der β-Rezeptoren. Wird die Herzfrequenz vermindert, so nimmt der $O_2$-Verbrauch des Herzens ab.

> Beim Koronarkranken wird eine Ruhefrequenz von etwa 60 Schlägen/min angestrebt.

Neben der Herzfrequenz beeinflussen β-Blocker auch noch andere Determinanten des myokardialen $O_2$-Bedarfs:
- den Blutdruck – er wird gesenkt,
- die Kontraktilität – sie wird vermindert.

Außerdem haben die β-Blocker noch antiarrhythmische Eigenschaften: Schutz vor supra- und ventrikulären Arrhythmien. Propranolol (Dociton) ist der am besten untersuchte Blocker; andere Substanzen wirken qualitativ ähnlich. Die Koronargefäße bleiben hingegen unbeeinflußt oder aber ihr Tonus nimmt zu, weil die α-Rezeptoren in ihrer Aktivität überwiegen – ein ungünstiger Effekt! β-Blocker sind v. a. bei unkomplizierter Angina indiziert.

▶ Es muß beachtet werden, daß die β-Blocker stark negativ-inotrop wirken. Daher allergrößte Vorsicht bei Patienten mit Herzinsuffizienz!

> Nitrate und β-Blocker sollten so kombiniert werden, daß der Blutdruck auf etwa 110 mm Hg systolisch und die Herzfrequenz auf 50–60 Schläge/min abfällt.

Es sei daran erinnert, daß Nitroglyzerin den myokardialen $O_2$-Verbrauch durch Auslösung einer Reflextachykardie auch *steigern* kann; diese Wirkung kann durch β-Blocker abgefangen werden. β-Blocker können ebenfalls den $O_2$-Verbrauch des Herzens steigern, indem sie die Größe des linken Ventrikels steigern (Wandspannung nimmt zu!). Diese Wirkung kann wiederum durch Nitroglyzerin aufgehoben werden. Auch unter diesen Aspekten ist die Kombination von Nitraten und β-Blockern sinnvoll.

In Tabelle 2 sind die gebräuchlichen β-Blocker zusammengestellt.

**Tabelle 2.** β-Rezeptorenblocker zur Behandlung der Angina pectoris (Auswahl)

| Substanz | Erhaltungsdosis pro Tag (mg) | i.v.-Dosis (mg/ Tag) | Absorption [%] | Bioverfügbarkeit (% der Einzeldosis) | Halbwertszeit (h) | $β_1$-Spezifität | Intrinsische Aktivität |
|---|---|---|---|---|---|---|---|
| Acebutolol | 200–1200 | 12,5–100 | 70 | 50 | 3–4 | + | + |
| Atenolol | 50–400 | – | 50 | 40 | 6–9 | + | – |
| Carvedilol[a] | 25–100 | – | 90 | 25 | 7 | – | – |
| Metoprolol | 50–200 | 5–20 | >95 | 50 | 3–4 | + | – |
| Pindolol | 5–30 | 1–2 | >90 | 90 | 3–4 | | |
| Propranolol | 80–320 | 10 | 90 | 30 | 3–6 | – | – |
| Sotalol | 80–320 | | | | | | |

[a] In Deutschland nur für Hypertoniebehandlung zugelassen.

### 3.2.3 Kalziumantagonisten

Kalziumantagonisten (s. Kap. 2) gehören seit einigen Jahren ebenfalls zu den Standardmedikamenten für die konservative Behandlung der koronaren Herzkrankheit, v. a. der stabilen Belastungsangina. Sie erhöhen die Belastungs- bzw. Ischämietoleranz des Myokards und sollen außerdem der Entwicklung einer Arteriosklerose vorbeugen.

Gebräuchliche Substanzen sind insbesondere Verapamil, Nifedipin und Diltiazem. Nifedipin (s. Kap. 2) ist hiervon der stärkste Vasodilatator: Die Nachlast wird durch arterioläre Dilatation gesenkt, im Koronarkreislauf nimmt der transmurale Blutfluß im poststenotischen Gefäßgebiet zu, und zwar bedingt durch eine Dilatation epikardialer Koronararterien, besonders im Bereich exzentrischer Stenosen sowie durch (geringe) arterioläre Dilatation. Die Autoregulation der Koronardurchblutung wird nicht beeinträchtigt, so daß auch nicht mit einem koronaren „Stealphänomen" zu rechnen ist.

Kalziumantagonisten werden häufig mit Nitrokörpern kombiniert, weil hierdurch eine potenzierende Dilatation exzentrischer Koronarstenosen erreicht werden kann. Stärkere Blutdruckabfälle sind wegen des unterschiedlichen Wirkmechanismus beider Substanzgruppen nicht zu erwarten.

Bei der Kombination von Verapamil oder Diltiazem mit β-Blockern können AV-Blockierungen auftreten, zumal beide Substanzen für sich schon eine Sinusbradykardie hervorrufen können.

## 4 Spezielle Anginasyndrome

Für den Anästhesisten sind noch folgende spezielle Anginasyndrome wichtig:
- instabile Angina,
- Prinzmetal-Angina (Angina varians).

### 4.1 Instabile Angina pectoris und Präinfarktangina

Hierbei handelt es sich um das Syndrom einer Angina, die sich zunehmend verschlechtert. Sie beruht auf Spasmen im Bereich einer dynamischen Stenose oder zusätzlichen anatomischen stenosierenden Prozessen (z. B. Plättchenthrombus) und manifestiert sich auf dreierlei Weise:
1. Bei Patienten mit zuvor noch stabiler Angina nimmt der Schmerzanfall an Häufigkeit, Schwere und Dauer progredient zu. Die körperliche Belastbarkeit wird zunehmend geringer. Die Anfälle können sogar in Ruhe auftreten; oft treten ST-Streckenveränderungen (Hebungen oder Senkungen) auf; auch besteht die Gefahr von ventrikulären Extrasystolen, Kammertachykardien oder Kammerflimmern. Es entwickelt sich eine Resistenz gegen Nitrate.
2. Die Patienten entwickeln zum erstenmal überhaupt eine Angina, die rasch progredient, wie beschrieben, innerhalb von Tagen oder Wochen verläuft.
3. Patienten dieser Gruppe haben eine langanhaltende Schmerzphase, die derjenigen eines akuten Infarkts ähnelt. Es lassen sich jedoch keine Zeichen eines Infarkts (EKG, Enzyme) nachweisen.

■ **Präinfarktangina.** Diese Unterform der instabilen Angina führt, wenn nicht rechtzeitig behandelt wird, zum akuten Infarkt. Sie manifestiert sich vor dem Infarkt bei der Hälfte der Patienten mit typischen oder atypischen Anginaschmerzen, und zwar Stunden, Tage oder Wochen vor dem Infarkt, in Ruhe oder bei (oft geringer) Belastung. Während der Ruheanfälle sind im EKG häufig ST-Streckenhebungen nachweisbar.

Die Patienten müssen hospitalisiert, therapiert und angiographiert werden. Zunächst wird eine medikamentöse Therapie eingeleitet. Hierbei sind Kalziumantagonisten (Nifedipin, Verapamil, Diltiazem), meist in höheren Dosen, die Mittel der Wahl. Verschwinden die Beschwerden nicht, so wird mit Nitroglyzerin per Infusion kombiniert. β-Blocker sollten nur dann (und nur zusätzlich) gegeben werden, wenn sich keine Schmerzfreiheit erreichen läßt.

Bleibt der Therapieerfolg aus, wird unter Fortführung der maximalen Medikamentenzufuhr angiographiert und möglichst rasch eine Koronarbypassoperation durchgeführt.

Bei Präinfarktsyndrom sollte notfallmäßig angiographiert und bei Eingefäßerkrankung dilatiert, bei Mehrgefäßerkrankung operiert werden.

## 4.2 Angina varians (Prinzmetal-Angina)

Hierbei tritt der Schmerz häufig in Ruhe, bevorzugt in den Morgenstunden, oder bei normaler körperlicher Belastung auf; starke Anstrengung provoziert keinen Anfall. Während des Anfalls sind ST-Hebungen im EKG nachweisbar, die nach dem Anfall wieder verschwinden. Die Patienten lassen sich in 2 Gruppen einteilen:
- Gruppe I: ohne Obstruktion.
- Gruppe II: mit hochgradig fixierter Obstruktion.

15 % aller Patienten mit Angina varians haben angiographisch normale Koronarien (Gruppe I). Bei ihnen lösen wahrscheinlich *Koronarspasmen* den Anginapectoris-Anfall aus. Diese Patienten werden erfolgreich mit Nitroglyzerin behandelt. In Gruppe II spielen Koronarspasmen keine wesentliche Rolle, wenn die Obstruktion mehr als 90 % einer Hauptkoronararterie beträgt. Bei 50–70 %iger Stenose spielt der Koronarspasmus eine „mittlere Rolle".

Nicht selten treten während des Anfalls lebensbedrohliche ventrikuläre Arrhythmien auf.

## 5 Chirurgische Therapie der Koronarkrankheit

Erst nach Entwicklung der selektiven Kinekoronararteriographie durch Sones u. Shirley konnten wirksame operative Verfahren zur Behandlung der Koronarkrankheit eingesetzt werden. 1969 wurde erstmals eine aortokoronare Venenbypassoperation durchgeführt. Inzwischen gehört der aortokoronare Bypass zu den häufigsten Herzoperationen in Deutschland.

## 5.1 Indikationen

Eine signifikante Verbesserung der Überlebensrate, d. h. Abnahme tödlicher Infarkte, durch die aortokoronare Bypassoperation läßt sich hauptsächlich bei schwer symptomatischen Patienten mit 3-Gefäß-Erkrankung oder mit hochgradiger Hauptstammstenose erreichen.

■ **Therapierefraktäre Angina pectoris.** Weitgehende Einigkeit herrscht darüber, daß bei schwerer Angina pectoris, die auf maximale medikamentöse Therapie nicht anspricht, eine Koronarbypassoperation indiziert ist – sofern die Koronararterien in operablem Zustand sind. Dies sind gewöhnlich therapierefraktäre Patienten des Schweregrades III und IV. Nach der Operation sind etwa 70–95 % der Patienten beschwerdefrei; 10–20 % sind deutlich gebessert. Die postoperative Belastbarkeit scheint ebenfalls meist verbessert zu werden, auch nimmt der Bedarf an Vasodilatatoren und β-Blockern ab (auf 25 %).

Mit zunehmendem Abstand vom Operationszeitpunkt nimmt die Beschwerdefreiheit wieder ab: 10 Jahre nach der Operation sind noch 46–66 % der Patienten asymptomatisch, hingegen nur 3 % der medikamentös behandelten. Die Gründe hierfür sind: Fortschreiten der Erkrankung in den anderen Arterien sowie distal der Anastomose und Verschluß des Venenbypasses.

Eine wichtige Rolle für den Erfolg einer Bypassoperation spielt die präoperative Schädigung des linken Ventrikels. So werden nur 60 % aller Patienten mit vorangegangenem Infarkt beschwerdefrei.

■ **Instabile Angina pectoris.** Instabile Angina, die auf maximale medikamentöse Behandlung einschließlich Hospitalisierung nicht anspricht, gilt als Indikation für die Bypassoperation.

■ **Stabile Angina pectoris.** Es besteht kein Zweifel, daß durch die Bypassoperation der Anginaschmerz bei den allermeisten Patienten beseitigt wird; ob durch die Operation auch das Leben des Patienten verlängert wird, ist hingegen nicht bewiesen. Darum besteht Uneinigkeit darüber, ob Patienten mit stabiler Angina pectoris medikamentös oder chirurgisch behandelt werden sollen.

Austen (Boston) gibt folgende Indikationen an:
- Patienten mit linker Hauptstammstenose sollten auf jeden Fall operiert werden,
- Patienten mit Dreigefäßerkrankung sollten chirurgisch behandelt werden,
- Patienten mit Zweigefäßerkrankung können besser operativ als medikamentös behandelt werden, besonders, wenn ein betroffenes Gefäß die linke proximale A. descendens anterior ist.
- Patienten mit Eingefäßerkrankung sollten medikamentös behandelt werden. *Ausnahme:* hochgradige Stenose der proximalen linken A. descendens anterior. Gegenwärtig ist nicht gesichert, ob die Operation bei isolierter Erkrankung der rechten A. descendens posterior oder der A. circumflexa der medikamentösen Behandlung überlegen ist.

- **Prinzmetal-Angina (Angina varians).** Bei dieser Erkrankung ist die Prognose schlecht und die operative Behandlung weniger erfolgreich. Operiert wird meist nur bei ausgeprägter fixierter Stenose.

- **Herzinsuffizienz.** Besteht eine Herzinsuffizienz aufgrund der Koronararterienstenose, so wird durch die Operation der Zustand am ehesten gebessert, wenn
  - die Angina mit Herzinsuffizienz einhergeht,
  - die Herzinsuffizienz intermittierend auftritt,
  - die Ejektionsfraktion größer als 0,2 ist,
  - die abnorme Wandbeweglichkeit eher durch Hypokinesie als durch Akinesie oder Dyskinesie gekennzeichnet ist,
  - mechanische Defekte vorliegen: Ventrikelaneurysma, Ventrikelseptumdefekt, Mitralinsuffizienz.

- **Linke Hauptstammstenose.** Es besteht allgemeine Einigkeit, daß diese Erkrankung operativ behandelt werden muß. Folgende Sterblichkeitszahlen nach angiographischer Diagnosestellung bei medikamentöser Behandlung werden angegeben: nach 1 Jahr 22–44 %; nach 3 Jahren 40–50 %. Bei 80 % der Patienten mit linker Hauptstammstenose sind 2 oder 3 weitere Gefäße befallen. Die perioperative Mortalitätsrate liegt zwischen 1,4–11 %; die Zwei- und Dreijahresüberlebensraten sind günstiger als bei medikamentöser Behandlung.

- **Komplikationen bei akutem Myokardinfarkt.** Die meisten Chirurgen sind sich einig, daß beim akuten Infarkt kein aortokoronarer Bypass angelegt werden sollte. Vorgehen bei Komplikationen:

*Kardiogener Schock.* Aggressive Behandlung mit intraaortaler Gegenpulsation, dringlicher Koronarangiographie und Notkoronarbypassoperation. Ohne Operation beträgt die Mortalität etwa 90 %.

*Akute Mitralinsuffizienz.* Entwickelt sich eine Mitralinsuffizienz aufgrund eines Papillarmuskelrisses während des Infarkts, so verschlechtert sich der Zustand des Patienten sehr rasch. Die Mortalität innerhalb der ersten 24 h beträgt ca. 70 %. Hier wird ebenfalls ein aggressives Vorgehen empfohlen.

*Koronarkrankheit bei Patienten mit Herzklappenfehler.* Die meisten Herzzentren führen bei Patienten mit Herzklappenfehlern, die über 40 Jahre alt sind und an Angina pectoris leiden, während der Herzkatheteruntersuchung auch eine Koronarangiographie durch. Meist werden Herzklappenersatz und Koronarbypass gleichzeitig durchgeführt.

## 5.2 Kontraindikationen für Koronarbypassoperationen

- **Schlechte Ventrikelfunktion.** Eine schlechte Ventrikelfunktion aufgrund multipler Infarkte ist eine relative Kontraindikation für Bypassoperationen. Die Ventrikelfunktion ist z. B. schlecht, wenn die Ejektionsfraktion unter 0,35 liegt.

- **Kürzlich vorangegangener Infarkt.** Koronarbypassoperationen in unmittelbarem Anschluß an einen unkomplizierten Infarkt sind meist kontraindiziert; die Mortalität ist hoch.
- **Diffuse Atherosklerose der Koronararterien.** Eine diffuse distale Stenosierung der Koronararterien gilt allgemein als Kontraindikation für eine Bypassoperation.

### 5.3 Chirurgische Techniken

Das Prinzip der koronaren Bypassoperation besteht darin, den stenotischen Bereich mit einem neuimplantierten Gefäß zu umgehen. Hierfür wird gegenwärtig noch häufig ein autologes Transplantat der *V. saphena* (vorwiegend des Unterschenkels) verwendet. Die Vene wird proximal an die Aorta und distal hinter den stenotischen Bezirk der Koronararterie angeschlossen; sie dient damit als Ersatzarterie zwischen dem ersten Abschnitt der Aorta und der Koronararterie hinter der Stenose. Das Verfahren gehört zu den direkten, d. h. an den Koronarien selbst durchgeführten Revaskularisationsoperationen. Die V. saphena eignet sich gut für die Bypassoperation, weil sie leicht zugänglich ist; eine ausreichende Länge besitzt, um alle Koronarienäste zu erreichen; leicht zu nähen ist; eine gute Haltbarkeit besitzt und so groß ist, daß jede beliebige Koronararterie anastomosiert werden kann. Allerdings sind ca. 50 % der Transplantate nach 10 Jahren erkrankt oder verschlossen.

Wegen der besseren Langzeitergebnisse werden daher zunehmend *Arterien* für die Revaskularisierung verwendet, v. a. die A. thoracia interna (A. mammaria interna), weiterhin die A. radialis und – selten – die A. epigastrica und die A. gastroepiploica. Die Durchgängigkeit der A. thoracica interna beträgt nach 10 Jahren noch 90 %; der Unterschied in den Durchmessern zwischen A. mammaria und Koronararterie ist nicht so groß; ausgedehnte Beinwunden und ihre Komplikationen werden vermieden.

In Abb. 6 sind gebräuchliche Arten von Bypassoperationen dargestellt.

Die unmittelbaren postoperativen Komplikationen sind im Abschn. 10 dargestellt.

### 5.3.1 Minimal-invasive Koronarbypasschirurgie

Um die typischen Komplikationen der konventionellen Koronarbypassoperation zu vermeiden, sind minimal-invasive Techniken ohne Anwendung der Herz-Lungen-Maschine entwickelt worden, die sich derzeit allerdings im Erprobungsstadium befinden und zu deren Langzeitergebnissen noch keine Aussagen möglich sind. Auch die Indikationen für diese Technik sind derzeit nicht klar umrissen, ebensowenig die Kontraindikationen. Chirurgisch werden 2 Vorgehensweisen angewandt:
- die Ministernotomie
- die Minithorakotomie.

■ **Ministernotomie.** Hierbei liegt der Patient auf dem Rücken; die Hautinzision beginnt ca. 5 cm oberhalb des Xiphoids und endet etwa in Höhe des 3. Interkostalraums; die Sternotomie erfolgt am linken Rippenbogen im Bereich des Ansatzes der letzten Rippe im Brustbein links von der Mittellinie des Sternums und erstreckt sich bis zum 2. Interkostalraum. Mit einem Sperrer wird die linke A. anterior descendens (LAD) dargestellt; die A. mammaria interna kann über ihre gesamte Länge entnommen werden. Danach werden Tabakbeutelnähte im rechten Vorhof und in der Aorta ascendens angelegt, dann die A. mammaria interna bei schlagendem Herzen auf die LAD genäht. Im Notfall kann über die Tabakbeutelnähte rasch die Herz-Lungen-Maschine angeschlossen werden. Wichtigster Vorteil des Verfahrens ist, daß neben der LAD auch die rechte Koronararterie über den gleichen Zugang anastomosiert werden kann.

■ **Minithorakotomie.** Auch hierbei liegt der Patient auf dem Rücken, jedoch wird der linke Thorax leicht seitlich gelagert. Die Inzision beginnt im linken 4. Interkostalraum und erstreckt sich vom Sternum 8–10 cm nach lateral. Die kostosternale Verbindung zwischen 4. Rippe und Brustbein wird durchtrennt und der Thorax gespreizt. Nun kann die A. mammaria interna herauspräpariert und auf die unmittelbar unter der Thoraxöffnung liegende LAD genäht werden. Im Vergleich zur Ministernotomie ist für die Anastomose eine geringere Länge an freipräparierter A. mammaria interna erforderlich.

## 5.4 Komplikationen

■ **Operationsmortalität.** In den allermeisten Zentren liegt die Operationsmortalität für alleinige Revaskularisationsoperationen, je nach Patientengut, zwischen 0,5 und 3 %. Mit höherem Lebensalter nimmt auch das Operationsrisiko zu. Eine schwere Schädigung des Ventrikels durch vorangegangenen Infarkt (EF < 20 %) erhöht ebenfalls das Operationsrisiko und kann im Langzeitverlauf durch eine Koronarbypassoperation kaum verbessert werden. Günstiger ist die Operationsletalität und die Langzeitprognose hingegen bei ischämisch bedingter Ventrikelfunktionsstörung mit Angina pectoris.

■ **Perioperativer Myokardinfarkt.** Zyniker haben behauptet, das Verschwinden des Anginaschmerzes nach der Operation beruhe auf perioperativen Myokardinfarkten. So wurde von 32 Patienten berichtet, daß sie postoperativ schmerzfrei oder deutlich gebessert waren, obwohl bei 20 von ihnen 1 Bypass und bei 12 sogar alle Bypässe nicht mehr durchgängig waren; 7 Patienten hatten einen Myokardinfarkt erlitten. Gegenwärtig wird die perioperative Infarktrate mit 4,1–15 % angegeben.

Innerhalb von 43 Monaten erlitten in einer Untersuchung 14 % der operierten Patienten einen Myokardinfarkt.

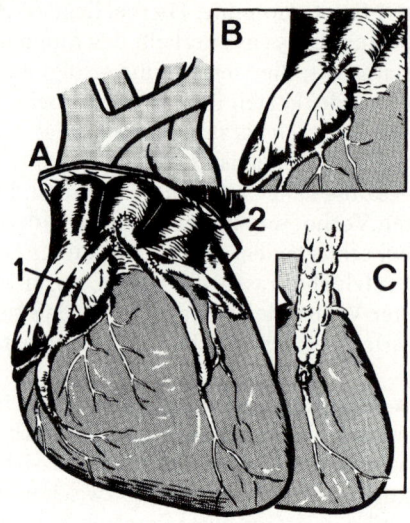

**Abb. 6.** Verschiedene Koronarbypassarten:
*A* multiple Venen-Koronararterien-Anastomosen, *1* Sequentialbypass, *2* umgekehrter Y-Bypass, *B* Standardbypass der V. saphena, *C* A.-mammaria-interna-Bypass

■ **Bypassverschluß.** Ein offener Bypass ist Voraussetzung für gute postoperative Ergebnisse bei Angina pectoris. Die Durchgängigkeit des Bypasses hängt von der Durchflußrate ab; sie soll mindestens 40 ml/min betragen. Schlechte chirurgische Technik soll eine Ursache für das Zugehen des Bypasses sein. Ein frühzeitiger Verschluß beruht meist auf Thrombose; spätere Verschlüsse sollen durch Intimahyperplasie zustande kommen. Langzeitstudien zeigen, daß nach 3 Jahren noch 70 % der Bypässe offen sind.

■ **Fortschreiten der Arteriosklerose.** Bei etwa 8 % aller operierten Patienten soll der arteriosklerotische Prozeß distal der Stenose, d. h. unterhalb des Bypasses, fortschreiten. Im proximalen Bereich schreitet der Krankheitsprozeß bei 48 % der Patienten fort, wenn der Bypass verschlossen, und bei 27 %, wenn der Bypass intakt geblieben war.

## 5.5 Reoperationen

Da Bypässe sich schließen können und arteriosklerotische Veränderungen in den verbliebenen nichtoperierten Gefäßen auftreten (14 %), gibt es genug Kandidaten für Reoperationen. Allerdings ist die perioperative Mortalität und Komplikationsrate für eine zweite Operation höher; darum wird die Indikation gewöhnlich strenger gestellt.

# 6 Koronarkreislauf und Anästhesie

Kenntnisse über die Wirkung der Anästhetika auf den Koronarkreislauf gehören zum Handwerkszeug eines jeden Anästhesisten, der einen Koronarkranken – für welche Operation auch immer – anästhesieren will.

Die Wirkungen der Anästhetika auf den Koronarkreislauf lassen sich besser verstehen, wenn folgende Grundlagen der Koronardurchblutung vergegenwärtigt werden:

## 6.1 Koronardurchblutung und myokardialer $O_2$-Bedarf

Struktur und Funktion der Herzmuskelzelle sind von einer ausreichenden Energiezufuhr abhängig: Sie erfolgt über den Koronarkreislauf. Die Koronardurchblutung muß sich dem myokardialen Energiebedarf anpassen. Unter physiologischen Bedingungen wird der Energiebedarf ausschließlich durch aeroben Metabolismus – und zwar von Glukose, Laktat (!), Pyruvat und freien Fettsäuren – gedeckt. Energiezufuhr über eine anaerobe Glykolyse ist nur für ganz kurze Zeit ausreichend. Die energieliefernden Substrate Glukose, Laktat, Pyruvat und freie Fettsäuren sind zwar untereinander austauschbar, ihr Abbau ist jedoch nur bei Anwesenheit von Sauerstoff möglich. Die $O_2$-Zufuhr muß durch das Koronarblut erfolgen. Die $O_2$-Extraktion aus dem Koronarblut ist bereits in Ruhe sehr hoch, dabei beträgt die koronarvenöse $O_2$-Sättigung nur etwa 30 %. Steigt der $O_2$-Bedarf des Myokards, so kann die $O_2$-Zufuhr nicht mehr wesentlich durch weitere Extraktion aus dem Koronarblut gesteigert werden, vielmehr nimmt jetzt die Koronardurchblutung zu.

Diese automatische Anpassung der Koronardurchblutung an die metabolischen Bedürfnisse des Myokards wird als **Autoregulation der Koronardurchblutung** bezeichnet. Sie ist über weite Bereiche vom koronaren Perfusionsdruck unabhängig (koronarer Perfusionsdruck = mittlerer diastolischer Aortendruck – linksventrikulärer enddiastolischer Druck).

Der *Mechanismus* der autoregulativen Anpassung der Koronardurchblutung an die metabolischen Bedürfnisse des Myokards ist gegenwärtig noch nicht geklärt. Wichtig ist in diesem Zusammenhang noch der von Bretschneider eingeführte Begriff der **Koronarreserve:** Sie ist das Verhältnis zwischen Koronarwiderstand in Ruhe und während maximaler Dilatation. Die Koronarreserve ermöglicht – normale Koronarien vorausgesetzt – daß die Koronardurchblutung auf das 5- bis 6fache des Ruhewerts ansteigen kann.

**Normalwerte:**
- Koronardurchblutung, MBF = $82 \pm 10$ ml/min $\cdot$ 100 g,
- myokardialer $O_2$-Verbrauch, $M\dot{V}O_2 = 9 \pm 2$ ml/min $\cdot$ 100 g.

Welches sind nun, da die Größe der Koronardurchblutung offensichtlich vom myokardialen $O_2$-Bedarf abhängig ist, die Faktoren, die den myokardialen $O_2$-Verbrauch entscheidend beeinflussen?

## 6.2 Determinanten des myokardialen $O_2$-Bedarfs

Das Herz ist integraler Bestandteil eines Kontrollsystems, das von vielen Variablen beeinflußt wird; entsprechend werden $O_2$-Bedarf und Koronardurchblutung z. T. von metabolischen, nervalen und humoralen Faktoren bestimmt. Entscheidende Bedeutung für den myokardialen $O_2$-Verbrauch haben jedoch *hämodynamische Determinanten*; sie werden als *Hauptdeterminanten* bezeichnet. Daneben gibt es noch weitere Determinanten, deren Anteil am gesamten $O_2$-Verbrauch des Myokards jedoch gering ist. Die Hauptdeterminanten sind für den Anästhesisten besonders wichtig, weil gerade sie durch Anästhetika und narkose- sowie operationsbedingte Stimuli beeinflußt werden. Sie sollen daher ausführlicher beschrieben werden.

### Hauptdeterminanten
1. Herzfrequenz,
2. Kontraktilitätszustand des Myokards,
3. intramyokardiale Wandspannung, bestimmt durch Ventrikeldruck, intraventrikuläres Volumen (Preload) und Myokardmasse.

### Determinanten untergeordneter Bedeutung
4. basaler Stoffwechsel,
5. Aktivierungsenergie,
6. äußere Arbeit.

■ **Herzfrequenz.** Sie wird ständig durch das autonome Nervensystem beeinflußt; Stimulation des Parasympathikus verlangsamt, Stimulation des Sympathikus steigert die Herzfrequenz.

> Ein Anstieg der Herzfrequenz steigert die Arbeit des Herzens und erhöht so den myokardialen $O_2$-Bedarf; Abfall der Herzfrequenz vermindert hingegen den $O_2$-Bedarf des Herzens.

Bei sehr hohen Herzfrequenzen wird u. U. die Füllung der Ventrikel beeinträchtigt, weil die Diastole extrem verkürzt wird. Außerdem kann der Energiebedarf für die Kontraktionen so stark ansteigen, daß die Anpassungsfähigkeit der Koronardurchblutung überschritten wird; eine Abnahme der Kontraktilität ist die Folge.

Anästhetika können die Herzfrequenz – und damit den myokardialen $O_2$-Verbrauch – auf folgende Weise beeinflussen:

- direkte Depression des SA-Knotens,
- Wirkungen auf das autonome und zentrale Nervensystem,
- Kombination beider Wirkungen.

**Myokardiale Kontraktilität (Inotropie)** bezieht sich auf die Kraft und Geschwindigkeit der Kontraktion sowie die Verkürzungsfähigkeit der Muskulatur in der Ventrikelwand.

In der klinischen Praxis kann die *Druckanstiegsgeschwindigkeit im linken Ventrikel* als ein Indikator der Myokardkontraktilität angewendet werden (dp/dt = Druckanstiegsgeschwindigkeit in mm Hg/s). dp/dt kann zwar auch durch Änderungen des diastolischen Ventrikelvolumens beeinflußt werden; größte Wirkung haben jedoch Änderungen der Kontraktilität.

> Ein Anstieg der Kontraktilität steigert den $O_2$-Bedarf des Herzens – und umgekehrt.

Es sei aber daran erinnert, daß in der Praxis sich selten nur eine Determinante allein ändert, vielmehr treten die Veränderungen meist bei allen 3 Hauptdeterminanten zusammen auf. Die Einzelanalyse einer Determinanten ist daher am Patienten nicht möglich. Daraus folgt: Immer alle 3 Determinanten berücksichtigen!

**Intramyokardiale Spannung** bezieht sich auf die Druck-Volumen-Last des Herzens (= innere Arbeit). Die Beziehung zwischen Wandspannung und Druck wird durch das Laplace-Gesetz definiert:

$$T = \frac{p \cdot r}{2h}$$

T = momentane Wandspannung,
p = Druck im Ventrikel,
r = innerer Ventrikelradius,
h = Wanddicke.

Ventrikeldruck (p) und innerer Ventrikelradius bestimmen beide die äußere und innere Herzarbeit.

> Nehmen Ventrikelvolumen oder Ventrikeldruck zu, so steigt auch die intramyokardiale Wandspannung und entsprechend der myokardiale $O_2$-Bedarf.

Die Ventrikelwandspannung kann nicht direkt gemessen werden; Rückschlüsse auf die Größe der Wandspannung sind nur indirekt möglich.

Die Wandspannung kann mit Hilfe folgender Größen eingeschätzt werden: endsystolisches Volumen (ESV), linksventrikulärer enddiastolischer Druck (LVEDP) und dp/dt$_{max}$.

Welche klinischen Parameter kann der Anästhesist nun einsetzen, um den myokardialen $O_2$-Bedarf seines Patienten annähernd genau zu bestimmen?

Keine! Denn alle bisher vorliegenden Parameter berücksichtigen nur Teilaspekte der Herzarbeit und sind daher von begrenztem Wert.

Direkte Messungen des myokardialen $O_2$-Verbrauchs sind für den klinischen Routinebetrieb nicht geeignet. Auch die nichtinvasive Bestimmung des Produkts aus Herzfrequenz und systolischem Blutdruck („rate pressure product") zeigt unter Narkosebedingungen meist eine unzureichende Korrelation mit dem myokardialen $O_2$-Verbrauch.

## 6.3 Determinanten der mechanischen Herzleistung

Die Pumpleistung des Herzens bzw. das Herzzeitvolumen wird von folgenden 4 Determinanten bestimmt: Herzfrequenz, Kontraktilität, Preload und Afterload. Die Bedeutung der Herzfrequenz und der Kontraktilität ist bereits zuvor dargelegt worden. Pre- und Afterload sind Begriffe, die bei der klinischen Behandlung von Herzkranken eine wichtige Rolle spielen. Sie sollen daher kurz erläutert werden:

**Preload oder Vorlast** ist beim intakten Ventrikel die Kraft, mit der die Ventrikelkammer während der Diastole gedehnt wird, die *enddiastolische Wandspannung*. Klinisch vereinfacht wird diese Kraft mit dem enddiastolischen Druck gleichgesetzt. Rechtsventrikulärer und linksventrikulärer enddiastolischer Druck korrelieren jedoch nur unzureichend mit dem Preload.

> Für den Kliniker ist wichtig: Anstieg des Preloads steigert die Herzarbeit und damit den myokardialen $O_2$-Verbrauch; Senkung des Preloads, z. B. durch Nitroglyzerin, vermindert den myokardialen $O_2$-Verbrauch.

**Afterload oder Nachlast** ist die Kraft, die sich der Verkürzung der Herzmuskelfasern entgegensetzt, d. h. Afterload bezeichnet die Wandspannung, die aufgebracht werden muß, um die Aortenklappe zu öffnen und Blut auszuwerfen. Die Wandspannung hängt ab von Ventrikeldruck, Kammergröße und Wanddicke (s. Formel S. 189).

Afterload darf nicht mit dem systolischen arteriellen Blutdruck gleichgesetzt werden, denn die maximale systolische Wandspannung (Afterload) entwickelt sich kurz nach dem Öffnen der Aortenklappe und wird bestimmt vom linksventrikulären enddiastolischen Volumen und vom diastolischen Aortendruck.

> Klinisch ist wichtig: Anstieg des Afterloads steigert die Herzarbeit und den $O_2$-Verbrauch des Herzens, während eine Senkung den umgekehrten Effekt hat.

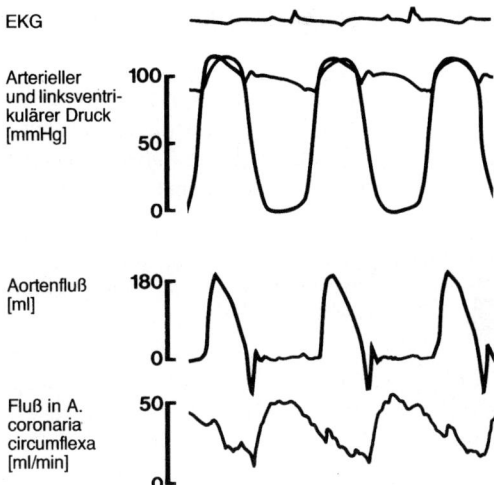

Abb. 7. Koronare Hämodynamik. Die Koronardurchblutung erfolgt ganz überwiegend während der Diastole

## 6.4 Koronare Hämodynamik

Die Koronardurchblutung ist unter physiologischen Bedingungen hauptsächlich vom koronaren Perfusionsdruck und vom koronaren Widerstand abhängig und erfolgt für die linke Koronararterie ganz überwiegend während der Diastole (Abb. 7): MBF = koronarer Perfusionsdruck/Koronarwiderstand.

Der koronare Perfusionsdruck spielt wahrscheinlich keine wesentliche Rolle bei der regulativen Anpassung der Koronardurchblutung an myokardiale Bedarfsänderungen, zumal seine Größe beim gesunden Herzen bereits überwiegend durch den Druck im Ventrikel, die Strömungsgeschwindigkeit in der Aorta und die Dehnbarkeit der Aortenwand vorgegeben ist. Zudem hat sich gezeigt, daß hypotone und hypertone Druckschwankungen gewöhnlich keinen Einfluß auf die Koronardurchblutung haben, weil Tonusänderungen in den Widerstandsgefäßen (ähnlich wie beim Gehirn) den Druckschwankungen entgegenwirken. Dennoch darf natürlich ein kritischer Perfusionsdruck nicht unterschritten werden: Mangeldurchblutung wäre die Folge. Für den Anästhesisten ist es wichtig, die Wirkungen der von ihm verwendeten Anästhetika und Adjuvanzien auf Koronardurchblutung und myokardialen $O_2$-Bedarf zu kennen.

## 7 Wirkungen der Anästhetika auf Koronardurchblutung und myokardialen $O_2$-Verbrauch

Direkte Wirkungen der Anästhetika auf die Koronargefäße selbst spielen für die klinische Praxis zumeist keine wesentliche Rolle. Von allergrößter Bedeutung sind jedoch die Effekte auf den myokardialen $O_2$-Verbrauch. Anästhetika können den myokardialen $O_2$-Verbrauch direkt durch Änderungen des Kontraktilitätszustands beeinflussen oder indirekt durch Veränderungen der allgemeinen Hämodynamik (Einzelheiten s. Kap. 1).

## 8 Koronarkrankheit und Anästhesie

Bei jüngeren Patienten mit normaler Koronarreserve und ohne Herzerkrankungen ist die Auswahl der Anästhetika von geringer Bedeutung, denn die kardiovaskulären Wirkungen dieser Substanzen werden durch zahlreiche homöostatische Mechanismen antagonisiert oder kompensiert.

> Hierzu gehört auch die autoregulative Anpassung der Koronardurchblutung an einen veränderten myokardialen $O_2$-Bedarf.

Durch diese Mechanismen bleibt das Gleichgewicht zwischen myokardialer $O_2$ Zufuhr und myokardialem $O_2$-Verbrauch erhalten, zumal die Koronarreserve einen 5- bis 6fachen Anstieg der Koronardurchblutung ermöglicht und damit die energieliefernden Substrate und $O_2$ über einen weiten Bedarfsbereich angeliefert werden können. Anders bei Patienten mit koronarer Herzkrankheit! Hier kann die Koronardurchblutung durch zahlreiche Faktoren in kritischer Weise vermindert werden. Die wichtigsten sind:
- Koronarwiderstand,
- koronarer Perfusionsdruck,
- Herzfrequenz,
- Kontraktilitätsanomalien des linken Ventrikels.

### 8.1 Koronarwiderstand

Der Koronarwiderstand setzt sich nach Klocke aus 3 Komponenten zusammen:
1. Basaler visköser Widerstand: die Impedanz gegen den Blutstrom bei maximaler Dilatation des gesamten Koronargefäßbettes.
2. Autoregulatorischer Widerstand: die durch den Tonus der Arteriolen bestimmte Impedanz gegen den Blutstrom.
3. Kompressiver Widerstand: Impedanz gegen den Blutstrom durch den intramyokardialen Gewebsdruck, der die Koronargefäße während des Herzzyklus komprimiert und zu einem transmuralen Gradienten führt, der in der Subendokardregion größer ist als in der Subepikardregion.

Der kompressive Widerstand ist in Systole 3- bis 4mal größer als in Diastole, während der autoregulatorische Widerstand in der Diastole in der Subendokardregion geringer ist als in der Subepikardregion und somit der in der Systole verminderte Blutfluß in der Subendokardregion kompensiert wird.

Während der Systole werden die intramuralen Koronargefäße durch die hohen intramyokardialen Drücke komprimiert und der Einstrom des Blutes in die Koronararterien vermindert, der koronarvenöse Ausstrom hingegen gesteigert.

Während der Diastole werden die intramuralen Gefäße durch den mittleren diastolischen Aortendruck erweitert. Der Einstrom des Blutes in die Koronararterien nimmt zu, der venöse Ausstrom hingegen ab. Fällt der koronare Perfusionsdruck ab, z. B. durch die Wirkung von Anästhetika, oder steigt der myokardiale $O_2$-Bedarf an, z. B. durch eine Zunahme der Herzfrequenz, des arteriellen Blutdrucks oder der intramyokardialen Wandspannung, so wird die Koronardurchblutung den veränderten Bedingungen durch eine autoregulatorische Vasodilatation angepaßt.

Bei Patienten mit Stenosen der Koronararterien ist zwar die Ruhedurchblutung des Myokards gewöhnlich normal, solange das Gefäßlumen nicht um mehr als 80–90 % eingeengt ist, die Koronarreserve und die autoregulatorische Anpassung der Koronardurchblutung sind jedoch eingeschränkt – v. a. weil die vaskuläre Komponente des Koronarwiderstands erheblich zugenommen hat.

Während bei normalen Koronargefäßen der koronare Perfusionsdruck sich aus der Differenz zwischen Einstromdruck und Ausstromdruck ergibt, besteht bei schwerer Koronarstenose ein Druckgradient im Bereich der Einengung, wobei durch die Stenose verhindert wird, daß der Einstromdruck sich auf die distalen kleinen Koronargefäße übertragen kann. Da bei ischämischer Herzerkrankung diese Gefäße vermutlich bereits maximal dilatiert sind, bestimmt v. a. die Druck-Flow-Charakteristik des stenotischen Bereichs den Blutstrom zu den poststenotischen Gefäßen.

> **!** So führt bei einer kritischen Stenose bereits eine nur geringe Abnahme des Druckgradienten zu einem schlagartigen Abfall der Koronardurchblutung in der distalen Gefäßregion.

Zusätzlich kann noch die kompressive Komponente des Koronarwiderstands aufgrund eines Anstiegs des diastolischen intramyokardialen Drucks erhöht sein, so daß die subendokardiale Durchblutung noch mehr beeinträchtigt wird.

## 8.2 Koronarer Perfusionsdruck

Der koronare Perfusionsdruck ist bei Patienten mit Koronarsklerose ebenfalls von kritischer Bedeutung. Bei koronargesunden Patienten ergibt sich der koronare Perfusionsdruck der Subendokardregion aus der Differenz zwischen mittlerem diastolischem Aortendruck (MDAP) und linksventrikulärem enddiastolischen Druck oder mittlerem Lungenkapillarenverschlußdruck (PCWP):

▶ Koronarer Perfusiondruck = MDAP − LVEDP (PCWP).

Bei Patienten mit Koronarsklerose reflektiert der mittlere diastolische Aortendruck jedoch nicht den koronaren Perfusiondruck *unterhalb der Stenose*, der für die Durchblutung der Subendokardregion entscheidend ist. Diese Region ist am meisten ischämiegefährdet, v. a. weil hier der intramyokardiale Druck während des gesamten Herzzyklus am größten ist. Während der Systole ist der Druck in diesem Gebiet so hoch, daß keine Durchblutung stattfindet. Es gilt:

**Durch intramyokardiale Drucksteigerungen kann beim Koronarkranken die Durchblutung auch während der Diastole gefährlich eingeschränkt werden.**

## 8.3 Herzfrequenz

Wichtig ist in diesem Zusammenhang auch noch die Herzfrequenz. Normalerweise ist der koronare Gefäßwiderstand von der Herzfrequenz unabhängig. Beim Koronarkranken kann jedoch die Verkürzungsgeschwindigkeit der kontraktilen Fasern nicht gesteigert werden. Auch ist die Relaxierungsgeschwindigkeit verlängert, so daß insgesamt die Systolendauer zu Lasten der Diastolendauer verlängert ist. Darum gilt:

**Tachykardie verkürzt die Dauer der Koronardurchblutung (Diastole) und beeinträchtigt die myokardiale $O_2$-Zufuhr.**

## 8.4 Kontraktilitätsanomalien

Abnorme Kontraktionen des linken Ventrikels sind v. a. bei Patienten mit abgelaufenen Infarkten nicht selten. Hierdurch kann der Ventrikel u. U. unzureichend entleert werden, so daß der linksventrikuläre enddiastolische Druck ansteigt (Zeichen der latenten Herzinsuffizienz).

## 8.5 Praktische Schlußfolgerungen

Aufgrund der beschriebenen pathophysiologischen Beziehungen kann sich die Herzfunktion des Koronarkranken während der Narkose und Operation sehr rasch verschlechtern, wenn der myokardiale $O_2$-Bedarf ansteigt, die Koronardurchblutung aufgrund der Koronararterienstenose jedoch nicht wesentlich zunehmen kann. Darum gilt:
▶ Anästhetika, die den myokardialen $O_2$-Verbrauch steigern, dürfen beim Koronarkranken nicht verwendet werden. Hierzu gehören alle Substanzen, die den Blutdruck und/oder die Herzfrequenz steigern.
▶ Gefährlich sind außerdem Anästhetika, die den koronaren Perfusionsdruck deutlich senken, denn beim Koronarkranken ist die kompensatorische Vasodilatation eingeschränkt bzw. aufgehoben; die Koronardurchblutung wird abnehmen, eine Myokardischämie ist die Folge! Allerdings ist die Größe eines ausreichenden koronaren Perfusionsdrucks während der Narkose bisher klinisch noch nicht definiert worden. Darum läßt sich die Frage, welches Anästhesieverfahren das myokardiale $O_2$-Gleichgewicht am wenigsten ungünstig beeinflußt, noch nicht befriedigend beantworten.

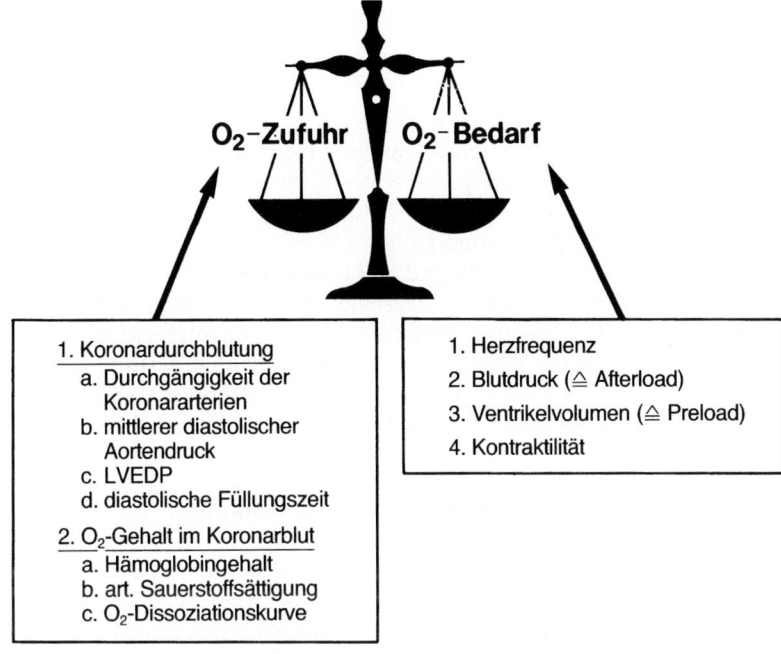

**Abb. 8.** Myokardiales $O_2$-Gleichgewicht. *Links:* Faktoren, von denen die $O_2$-Zufuhr abhängt; *rechts:* Faktoren, die den $O_2$-Bedarf des Herzens bestimmen

*Frage:* „Trifft das Konzept des myokardialen $O_2$-Gleichgewichts auch für andere Medikamente zu, die dem Patienten perioperativ verabreicht werden?"

*Antwort:* „Ja! Wenn ein Koronarkranker anästhesiert wird, so muß bei allen Substanzen, die gegeben werden, deren Einfluß auf das myokardiale $O_2$-Gleichgewicht bedacht werden. Dies gilt besonders für Muskelrelaxanzien, Sedativa, Hypnotika, Katecholamine usw. Wichtig ist v. a. ein behutsamer Umgang mit diesen Drogen; die Dosierung muß nach Wirkung und nicht schematisch erfolgen!"

*Frage:* „Ist das Konzept mit den Determinanten des $O_2$-Verbrauchs nicht ein bißchen zu eng gefaßt? Muß nicht auch die Seite des $O_2$-Angebots stärker berücksichtigt werden?"

*Antwort:* „Ja! Das Konzept kann anhand einer Waage verdeutlicht werden (Abb. 8). Auf der linken Seite sind die klinisch wichtigen Faktoren, die das *$O_2$-Angebot* an das Herz bestimmen, aufgetragen und auf der rechten Seite die Faktoren, die im wesentlichen den *$O_2$-Bedarf* des Myokards bestimmen.
  Störungen des Gleichgewichts können von beiden Seiten – natürlich auch in Kombination – ausgehen. Sie führen, je nach Ausprägung, zu Myokardischämie und Herzinfarkt. Bei der Narkose müssen somit beide Seiten der Waage berücksichtigt werden."

## 9 Praktische Anästhesie für Koronarbypassoperationen

### 9.1 Ziele

Myokardischämie und Herzinfarkt sind die beiden Hauptrisiken für den koronarkranken Patienten in der perioperativen Phase. Zu den wichtigsten Risikofaktoren, die das myokardiale $O_2$-Gleichgewicht gefährden, gehören:
- präoperative Angst und Aufregung,
- Wirkungen von Anästhetika und Adjuvanzien,
- Stimulation des Herz-Kreislauf-Systems durch Operation und Narkose.

Prämedikation und Anästhesie müssen darauf ausgerichtet sein, dieses beim Koronarkranken in hohem Maße labile oder bereits deutlich gestörte Gleichgewicht zu erhalten. Hierzu ist eine aggressive prä- und intraoperative Kontrolle der genannten Störfaktoren durch den Anästhesisten erforderlich.

### 9.2 Präoperative Einschätzung, Prämedikation

Das Geheimnis der sanften Narkoseeinleitung liegt in der persönlichen präoperativen Visite des Anästhesisten. Kaum eine Operation ist so sehr mit Angst besetzt wie der Eingriff am Herzen! Sie paart sich bei vielen Koronarkranken noch mit einer persönlichkeitsspezifischen argwöhnischen Besorgtheit. Um so mehr ist ein aufklärendes und beruhigendes Gespräch zwischen Anästhesist und Patient erforderlich.

#### 9.2.1 Das aufklärende Gespräch

Das Aufklärungsgespräch soll v. a. die Ängste des Patienten vor der Narkose und Operation vermindern. Hierbei muß beachtet werden, daß zahlreiche Koronarkranke vom Persönlichkeitsprofil her zwanghaft aktiv sind und dazu neigen, andere zu führen und zu dominieren. Sie sind häufig nicht in der Lage, sich anderen passiv und vertrauensvoll hinzugeben. Dies hat auch Einfluß auf die Arzt-Patient-Beziehung: Koronarkranke sind nicht selten überangepaßt („übernormal") und tendieren dazu, die entstehenden Ängste und Depressionen dem Arzt gegenüber zu verleugnen. Dies führt den Anästhesisten leicht dazu, die Ängste überhaupt nicht wahrzunehmen und sich von der scheinbar guten Kooperation des Patienten blenden zu lassen.

Angst und Aufregung sind nicht nur aus psychologischen Gründen unerwünscht; sie können vielmehr auch den Blutdruck und/oder die Herzfrequenz steigern und auf diese Weise einen Angina-pectoris-Anfall auslösen. Um so wichtiger ist es, dem Patienten die Angst vor dem Unbekannten zu nehmen: Ruhige Aufklärung über die wichtigsten Maßnahmen zur Narkoseeinleitung wie Kanülen, Infusion, Sauerstoffmaske und der postoperativen Intensivbehandlung wie endotrachealer Tubus mit zeitweiligem Verlust des Sprechenkönnens, Beatmungsgeräte, Überwachungsgeräte, Schmerzbehandlung baut Spannungen und falsche Erwartungen ab.

## 9.2.2 Vorgeschichte

Anhand der Vorgeschichte orientiert sich der Anästhesist v. a. über Art und Ausmaß der Koronarkrankheit, und in welcher Weise die Krankheit den Patienten einengt und seine Leistungsfähigkeit herabsetzt. Aufgrund der Angina-pectoris-Symptomatik kann der Schweregrad der Erkrankung nach dem kanadischen Klassifizierungssystem festgelegt werden.

Anschließend informiert sich der Anästhesist über andere Erkrankungen des Patienten. Hierbei sind v. a. 2 Fragen zu beantworten:
- Ist die Herzerkrankung so schwer, daß behandelbare Begleiterkrankungen anderer Organsysteme zugunsten einer Notfallbypassoperation vernachlässigt werden können?
- Wird die Prognose der Koronarbypassoperation durch schwerwiegende Begleiterkrankungen verschlechtert, und wenn ja, ist die Herzfunktion so weit stabilisiert, daß zunächst die Begleiterkrankungen vor der Operation ausreichend behandelt werden können?

In diesem Zusammenhang sollte nach folgenden Begleiterkrankungen gezielt gesucht werden:
- respiratorische Erkrankungen,
- Infektionskrankheiten,
- Nierenfunktionsstörungen,
- Gerinnungsstörungen,
- periphere Gefäßerkrankungen,
- Diabetes mellitus.

■ **Respirationstrakt.** Eine postoperative respiratorische Insuffizienz ist keine Seltenheit nach Operationen mit Herz-Lungen-Maschine – auch bei vorher gesunder Lunge. Teilursachen können sein: kardiopulmonaler Bypass, Hämodilution, Hypothermie, postoperative Funktionsstörungen des Herzens usw.
- Von besonderer Bedeutung für postoperative Lungenfunktionsstörungen sind bereits präoperativ bestehende Lungenerkrankungen. Sie müssen präoperativ erkannt werden!

> Bei akuten Infektionen des Respirationstrakts sollte die Operation bis zur Abheilung verschoben werden.

Zahlenmäßig spielen diese akuten Erkrankungen keine bedeutsame Rolle. Viel häufiger sind hingegen gerade beim Koronarkranken (Raucher!) die *chronisch-obstruktiven Lungenerkrankungen:* Sie erhöhen beträchtlich das Risiko einer akuten postoperativen Dekompensation und sollten präoperativ durch *Lungenfunktion und Blutgasanalyse* eingeschätzt werden. Manchmal ist eine präoperative respiratorische Therapie erforderlich.

■ **Infektionskrankheiten.** Postoperativ sind die Patienten sehr infektanfällig, weil durch den kardiopulmonalen Bypass die Funktion des retikuloendothelialen Systems beeinträchtigt wird. Akute Infekte müssen vor einer Bypassoperation abgeklungen sein (Ausnahme: Notfall).

- **Nierenfunktionsstörungen.** Serumharnstoff und -kreatinin werden routinemäßig bestimmt, um einen Anhalt über die Nierenfunktion zu erlangen. Sind diese Laborwerte stark pathologisch verändert, so müssen weitergehende Untersuchungen durchgeführt werden – es sei denn, die zugrundeliegende Nierenerkrankung ist bereits präoperativ ausreichend bekannt.
  ▶ Bypassoperationen können auch bei chronischen Dialysepatienten mit Erfolg durchgeführt werden.

- **Gerinnungssystem.** Bei allen Patienten wird als globaler Suchtest ein Gerinnungsstatus erhoben. Pathologische Werte müssen durch einen Hämatologen abgeklärt werden.

- **Periphere Gefäßerkrankungen.** Nicht selten sind Erkrankungen der Koronararterien mit peripheren Gefäßerkrankungen verbunden. Besondere Bedeutung haben hierbei die **extrakraniellen Karotisstenosen:**

> Patienten mit Karotisstenose sind besonders durch neurologische Komplikationen nach kardiopulmonalem Bypass bedroht.

Eine hämodynamisch wirksame Karotisstenose sollte vor der Koronarbypassoperation chirurgisch behandelt werden – sofern dies operativ möglich ist.

Bei instabiler Angina können beide Operationen in einer Sitzung durchgeführt werden.

Gelegentlich werden auch Apoplexpatienten an den Koronarien operiert. Hierbei ist das Risiko zusätzlicher zerebraler Schäden naturgemäß besonders hoch.

Komplikationen können auch entstehen, wenn Patienten mit *aortoiliakaler Gefäßerkrankung* einen Koronarbypass erhalten sollen. Besteht bei diesen Patienten bereits präoperativ eine schlechte Ventrikelfunktion und ist zu erwarten, daß die Patienten nach dem kardiopulmonalen Bypass an eine *intraaortale Ballonpumpe* (IABP) angeschlossen werden müssen, so können erhebliche Schwierigkeiten beim Einführen des Ballons auftreten; gelegentlich läßt sich der Ballonkatheter gar nicht vorschieben. Bei diesen Patienten sollte angiographisch vor der Operation das Ausmaß der Gefäßerkrankung abgeklärt werden; bei extremer Ausdehnung sollte auf die Bypassoperation verzichtet werden, wenn mit höchster Wahrscheinlichkeit eine IABP erforderlich sein wird. Bei Erkrankungen der *Nierenarterien* bedeutet der nichtpulsatile Fluß der Herz-Lungen-Maschine ein zusätzliches Risiko für die Nierendurchblutung, da leicht Ischämien auftreten können.

### 9.2.3 EKG, Koronarangiographie, Ventrikulogramm, Ventrikelfunktion

Vor jeder Koronarbypassoperation werden EKG, Ventrikulogramm und Koronarangiographie durchgeführt. Der Anästhesist muß die Ergebnisse dieser Untersuchung genau kennen, um den Schweregrad der Erkrankung beurteilen und das anästhesiologische Risiko abschätzen zu können.

## 9.2.4 Einteilung von Koronarpatienten

Praktisch nützlich ist die vereinfachte Einteilung der Koronarpatienten in 2 Gruppen (nach Waller et al.).

**Zwei Gruppen von Koronarkranken:**

> **Gruppe I: Patienten mit *guter* Ventrikelfunktion**
> - Hauptstörung: Angina pectoris,
> - häufig hyperton und übergewichtig,
> - keine Zeichen der Herzinsuffizienz,
> - Ejektionsfraktion über 0,55,
> - LVEDP unter 12 mm Hg,
> - keine Ventrikeldyskinesie,
> - normales Herzzeitvolumen.

> **Gruppe II: Patienten mit *schlechter* Ventrikelfunktion**
> - Vorgeschichte: mehrere Infarkte,
> - Zeichen der Herzinsuffizienz,
> - Ejektionsfraktion unter 0,4,
> - LVEDP über 18 mm Hg,
> - zahlreiche dyskinetische Ventrikelbezirke,
> - vermindertes Herzzeitvolumen.

Es gibt aber zahlreiche Patienten, die nicht in dieses Schema passen, sondern mit ihren Zeichen und Befunden dazwischenliegen.

> Patienten der Gruppe II haben ein deutlich höheres Operations- und Narkoserisiko als Patienten der Gruppe I.

■ **Spezifische Risikoklassifizierung.** Es gibt zahlreiche Versuche, die postoperative Morbidität und Mortalität von Patienten mit Koronarbypassoperationen anhand präoperativ ermittelter Risikofaktoren spezifisch zu klassifizieren (Tabelle 3).

Je höher die Punktezahl, desto größer das Risiko postoperativer Komplikationen und desto länger der Aufenthalt in der Intensivbehandlungsstation. Als bedeutsamste Risikofaktoren gelten:
- Notfalleingriffe,
- präoperativ bestehende schwere Ventrikelfunktionsstörungen,
- wesentliche Niereninsuffizienz (besonders Dialysepatienten),
- Reoperationen,
- manifeste Mitralinsuffizienz.

**Tabelle 3.** Klinischer Score zur Risikoeinschätzung von Koronarbypassoperationen. (Nach Higgins et al. 1992)

| Präoperative Faktoren | Punktezahl |
|---|---|
| Notfalleingriff | 6 |
| Serumkreatinin | |
| $>1,6$ und $<1,8$ mg/dl | 1 |
| $>1,9$ mg/dl | 4 |
| Schwere linksventrikuläre Funktionsstörung | 3 |
| Reoperation | 3 |
| Wirksame Mitralinsuffizienz | 3 |
| Alter $>65$ Jahre und $<74$ Jahre | 1 |
| Alter $>75$ Jahre | 2 |
| Frühere Gefäßoperation | 2 |
| Chronisch-obstruktive Lungenerkrankung | 2 |
| Anämie: Hämatokrit $<34\%$ | 2 |
| Wirksame Aortenklappenstenose | 1 |
| Körpergewicht $<65$ kg | 1 |
| Diabetes mellitus, orale Antidiabetika oder Insulintherapie | 1 |
| Zerebrovaskuläre Erkrankung | 1 |

### 9.2.5 Welche Medikamente nimmt der Patient präoperativ?

Im Mittelpunkt der medikamentösen Angina-pectoris-Behandlung stehen Pharmaka, die v. a. den $O_2$-Verbrauch des Herzens senken (Tabelle 2).
Dies sind
- Nitrate,
- β-Rezeptorenblocker,
- Kalziumantagonisten.

Die wichtigsten Wirkungen sind in Tabelle 4 zusammengefaßt.

**Nitrate** sind die Grundlage jeder Angina-pectoris-Behandlung. Die Medikation wird bis zur Operation fortgesetzt. Für den Transport in den Operationssaal erhält der Patient Nitrokapseln oder Nitrospray, die er bei Bedarf selbst einsetzt.

**Tabelle 4.** Wirkungen von Nitraten, β-Blockern und Kalziumantagonisten auf die hämodynamischen Determinanten des myokardialen $O_2$-Verbrauchs und die Koronardurchblutung ( ↓ Abnahme; ↑ Zunahme; – keine Veränderung; ? nicht bekannt)

| Determinante des myokardialen $O_2$-Verbrauchs | Nitroglyzerin | Propranolol | Nifedipin | Diltiazem | Verapamil |
|---|---|---|---|---|---|
| 1. Wandspannung | | | | | |
| • Ventrikelvolumen bzw. Preload | ↓ | ↑ | ↓ | ? | – oder ↑ |
| • systolischer Druck bzw. Afterload | ↓ | ↓ | ↓ | ↓ | ↓ |
| 2. Herzfrequenz | ↑ (Reflex) | ↓ | ↑ | – oder ↓ | ↓ oder ↑ |
| 3. Kontraktilität | ↑ (Reflex) | ↓ | – oder ↑ | – | – oder ↓ |
| *Koronardurchblutung* | ↑ | ↓ | ↑↑ | ↑↑ | ↑↑ |

- **β-Blocker.** Ist der Patient präoperativ mit β-Blockern eingestellt, so wird die Medikation bis mindestens zum Vorabend der Operation fortgesetzt (22.00 Uhr); bei instabiler Angina sollte die letzte Dosis am Morgen der Operation gegeben werden.

*Grund:* Untersuchungen haben gezeigt, daß bei instabiler Angina nach Absetzen der β-Blocker erneut Symptome, ja sogar Herzinfarkte, auftreten können. Der Anästhesist braucht nicht zu befürchten, daß bei fortgesetzter β-Blockertherapie intraoperativ vermehrt Hypotension und Bradykardie auftreten: Dies ist nicht der Fall. Zudem können β-Blocker, in klinischen Dosen verabreicht, durch Sympathikomimetika antagonisiert werden.

- **Kalziumantagonisten.** Ein akutes Entzugssyndrom, wie für β-Blocker beschrieben, ist beim präoperativen Absetzen von Kalziumantagonisten nicht bekannt. Die Therapie sollte jedoch bis zur Operation fortgesetzt werden, insbesondere bei Ruheangina oder Spasmen der Koronararterien. Bei Fortführung der Therapie sind intraoperativ während einer Opioidanästhesie etwas geringere Blutdruckwerte zu erwarten. Schutz vor kardiovaskulären Reflexreaktionen durch chirurgische Stimuli gewährt die morgendliche Dosis nicht.

- **Digitalis.** Die perioperative Digitalistherapie ist noch immer umstritten. In vielen Zentren wird Digitalis 36–48 h (Digoxin) bzw. 5 Tage (Digitoxin) vor der Operation abgesetzt. Gründe hierfür sind:
  - häufige Überdigitalisierung von Krankenhauspatienten,
  - evtl. Anstieg des Digitalisspiegels nach dem kardiopulmonalen Bypass,
  - bessere perioperative Steuerbarkeit von exogen zugeführten Katecholaminen.

Anhänger der fortgesetzten Digitalistherapie sagen: Weniger supraventrikuläre Arrhythmien in der postoperativen Phase! Im Zusammenhang mit Digitalis muß jedoch beachtet werden: gesteigerte Empfindlichkeit bei Elektrolytstörungen (Hypokaliämie), Beeinflussung durch Schilddrüsenerkrankungen, Säure-Basen-Störungen, andere Medikamente usw.

- **Diuretika.** Sie werden häufig bei Patienten mit Hypertonie und Herzinsuffizienz eingesetzt. Beachte, daß nicht selten das Plasmavolumen bei diesen Patienten deutlich vermindert ist! Der Natrium-Kalium-Bestand kann ebenfalls vermindert sein. Wenn erforderlich, sollten Diuretika präoperativ nicht abgesetzt werden.

> Das Serumkalium sollte präoperativ mindestens 3 mm/l betragen, bei Digitalisierten > 3,5 mmol/l.

### 9.2.6 Wie und womit der Patient prämediziert werden soll

Maximale Sedierung ist gewöhnlich bei Koronarkranken mit guter Ventrikelfunktion erforderlich, um eine „streßinduzierte" Stimulierung des Herz-Kreislauf-Systems zu verhindern. Dabei dürfen aber Atem- und Herz-Kreislauf-Funktion nicht übermäßig beeinträchtigt werden.

Der Anästhesist neigt anfänglich dazu, sich – begleitet von den Werbeprospekten der Pharmaindustrie – in der schillernden Welt der Prämedikationssubstanzen zu verirren. Dabei gilt jedoch folgendes:

> Die ideale Prämedikation gibt es nicht; und verschiedene Pharmaka der gleichen Stoffgruppe unterscheiden sich in ihrer qualitativen Wirkung gewöhnlich auch nicht wesentlich voneinander.

Aus diesen Gründen sollte der Anästhesist sein Repertoire auf einige wenige Substanzen beschränken. Er erleichtert damit auch noch den Schwestern der Station ihre Arbeit. Bewährt hat sich z.B. folgendes Vorgehen bei der Prämedikation:

> *Am Vorabend:* 1–2 mg Flunitrazepam p.o.
> **Prämedikation für Koronarkranke:**
> *Etwa 1–2 h vor der Narkoseeinleitung bzw. am frühen Morgen:*
> - 1–2 mg Flunitrazepam (Rohypnol) per os (mit Wasser). Keine i.m.-Injektion der Substanz.
>   *Etwa 1 h vor der Prämedikation am frühen Morgen:* (β-Blocker, Antihypertensiva usw.)
> - Zufuhr der Dauermedikamente
>   Auf die Gabe von Atropin sollte verzichtet werden.

Die Dosis muß immer individuell ermittelt werden; bei starker Sedierung (die oft erwünscht ist) besteht die Gefahr der Atemdepression.

Bei Patienten mit sehr schlechter Ventrikelfunktion muß die Dosierung vermindert werden; ggf. wird auf jede Prämedikation verzichtet.

- **Clonidin.** Der $\alpha_2$-Agonist Clonidin ist in einigen Untersuchungen an Koronarbypasspatienten als Supplement der Prämedikationssubstanz per os eingesetzt worden. Die Substanz führte zu Sedierung, Abschwächung hämodynamischer Reaktionen bei der Narkoseeinleitung und zur Einsparung an Narkosemitteln im Verlauf der Operation. Für die Routineprämedikation von Koronarpatienten kann Clonidin wegen der möglichen Nebenwirkungen allerdings nicht empfohlen werden. Hierzu gehören insbesondere eine ausgeprägte Sedierung, stärkerer Blutdruckabfall und Bradykardie.

### 9.2.7 Wahl des Narkoseverfahrens

Es gibt kein Standardanästhesieverfahren für Koronarbypassoperationen. Im wesentlichen werden 2 grundlegende Vorgehensweisen unterschieden:
- die totale intravenöse Anästhesie mit einem Opioid und einem Hypnotikum (TIVA),

- die balancierte Anästhesie, also die Kombination eines volatilen Anästhetikums mit einem Opioid, mitunter noch supplementiert mit Lachgas.

Daneben gibt es zahlreiche Varianten und Substanzkombinationen, z. B. die früher häufig angewandte, heutzutage aber weitgehend verlassene Opioidmonoanästhesie mit sehr hohen Dosen. Allerdings haben bislang alle Untersuchungsbefunde gezeigt, daß die Wahl des anästhesiologischen Vorgehens bei Koronarbypassoperationen keinen wesentlichen Einfluß auf die perioperative Morbidität und Mortalität des Patienten ausübt. Wichtiger ist der geschickte Umgang mit den zur Verfügung stehenden Substanzen.

## 9.3 Narkoseeinleitung

Während der Narkoseeinleitung ist das myokardiale $O_2$-Gleichgewicht beim Koronarkranken in besonders hohem Maße gefährdet. Wichtigster Grund hierfür ist die bei diesen Patienten häufig zu beobachtende Veränderung in der Aktivität bzw. Reagibilität des autonomen Nervensystems:

> ▸ Stimuli aller Art führen sehr oft zu überschießenden Reaktionen des sympathischen Nervensystems mit Hypertonie und/oder Tachykardie, die auch durch gebräuchliche i. v.-Anästhetika und Opioide häufig nicht in ausreichendem Maße abgeblockt werden können.
> ▸ Andererseits muß bei Patienten, die unter chronischer β-Blockertherapie stehen, mit Änderungen des basalen Tonus der Kapazitäts- und Widerstandsgefäße gerechnet werden. Der Gefäßtonus wird dann evtl. durch die verwendeten Einleitungssubstanzen v. a. aber durch Remifentanil herabgesetzt, so daß der Blutdruck abfallen kann. In kritischen Druckbereichen nimmt die Koronardurchblutung ab, so daß die Gefahr einer Myokardischämie entsteht.

Die genannten Gefahren rechtfertigen grundsätzlich ein invasives Monitoring vor der Narkoseeinleitung: routinemäßig Arterienkanüle, in besonders kritischen Fällen zentraler Venenkatheter, Pulmonaliskatheter.

Entschließt man sich, diese Katheter vor der Einleitung in Lokalanästhesie zu legen, so ist meist eine starke Sedierung des Patienten erforderlich. Hierzu eignen sich z. B. i. v.-Gaben von Midazolam, titriert nach Wirkung, bis der Patient schläft (Gefahren: Blutdruckabfall, Anstieg der Herzfrequenz). Bei kritisch Kranken (Hauptstammstenose, instabile Angina, schlechte Ventrikelfunktion) *müssen* die Katheter vor der Narkoseeinleitung gelegt werden.

### 9.3.1 Narkosemittel

Narkosemittel zur Einleitung und Aufrechterhaltung der Anästhesie müssen beim Koronarkranken besondere Anforderungen erfüllen. Sie sollen
- keine kardiovaskulären Nebenwirkungen haben,

- Reaktionen des autonomen Nervensystems auf anästhesiologische und chirurgische Stimuli ausreichend abschwächen bzw. abblocken,
- die Sympathikusaktivität aber nur so weit einschränken, daß die Pumpfunktion bzw. -leistung des Herzens den Anforderungen entsprechen kann, und außerdem der arterielle Perfusionsdruck nicht zu stark abfällt,
- Bewußtlosigkeit hervorrufen.

Von allen gebräuchlichen Substanzen haben die starken Opioide wie z. B. Fentanyl, Remifentanil, Alfentanil und Sufentanil sowie das Hypnotikum Etomidat (Hypnomidate) die geringsten kardiovaskulären Nebenwirkungen (s. Kap. 2); das myokardiale $O_2$-Gleichgewicht wird kaum beeinflußt. Unter diesen Gesichtspunkten könnten die genannten Substanzen nahezu ideale Narkosemittel für den Koronarkranken sein. Das ist aber nicht der Fall!

- Die meisten Opioide blockieren häufig, selbst in Megadosen (150 µg/kg KG), bei einigen Patienten nicht in ausreichendem Maße autonome Reaktionen auf anästhesiologische und chirurgische Stimuli; und sie schalten zudem nicht sicher während aller Phasen der Operation das Bewußtsein aus.
- So beobachtet man unter „Opioidanästhesie" nicht selten, trotz offenbar ausreichender Analgesie, starke autonome Reaktionen wie Blutdruckanstieg und/oder Tachykardie. Eine Ausnahme stellt Remifentanil dar: Diese Substanz wirkt dosisabhängig, blutdrucksenkend und vermag zumeist die kardiovaskulären Reaktionen selbst auf stärkste chirurgische Reize ausreichend zu blockieren. Auch Sufentanil wirkt in dieser Hinsicht besser als Fentanyl.

Etomidat wiederum ist lediglich ein Hypnotikum ohne jede analgetische Wirkung.

Werden jedoch die genannten Substanzen durch Lachgas, volatile Anästhetika, Hypnotika (Propofol), Sedativa (z. B. Midazolam) und andere Adjuvanzien (z. B. Nitroglyzerin, β-Blocker) ergänzt, so läßt sich bei den allermeisten Patienten eine befriedigende Narkose erreichen.

Es werden aber auch andere Substanzen mit gutem Erfolg eingesetzt. So z. B. Barbiturate zur Narkoseeinleitung (Thiopental) und – bei Patienten mit guter Ventrikelfunktion – volatile Inhalationsanästhetika wie z. B. Isofluran + Lachgas zur Aufrechterhaltung der Narkose, kombiniert mit Opioiden in niedrigen Dosen. Mit diesem Vorgehen, kombiniert mit mittellang wirkenden Muskelrelaxanzien, läßt sich eine frühere Extubation des Patienten erreichen als nach hochdosierten Opioiden (Ausnahme: Remifentanil).

### 9.3.2 Routine-Narkoseeinleitung

Die Routine-Narkoseeinleitung kann z. B. in folgender Weise durchgeführt werden
- Wenn nötig, Sedierung z. B. mit Midazolam i. v. während der vorbereitenden Manipulationen (EKG, Katheter usw.).
- $O_2$-Voratmung 3–5 min über Maske.
- Remifentanil 0,5 µg/kg/min per Infusion (kein Bolus!) Vorsicht: Gefahr von Blutdruckabfall, Bradykardie und ausgeprägter Muskelsteife.
  *Beachte:* Die maximale Wirkung tritt nach etwa 1 min ein!

- Kommandoatmung, dann Beatmung über Maske;
- nach Bewußtseinsverlust Pancuronium i. v., 0,1 mg/kg KG, als Intubationsdosis ohne Succinylcholin oder Intubationsdosis eines mittellang wirkenden Relaxans.
  *Beachte:* Maximaler Wirkungseintritt von Pancuronium nicht vor 3 min zu erwarten! Nicht zu schnell spritzen! Nebenwirkung: evtl. Tachykardie (vagolytische Wirkung jedoch von Vorteil beim Einsatz von Remifentanil), Hypertonie.
- Etomidat (Hypnomidate) 0,2–0,3 mg/kg KG.
- Laryngoskopie (starker Stimulus) und fakultativ Einsprühen von Trachea und Kehlkopf mit 4%igem Lidocain.

Danach Lidocain erst 1/2–1 min einwirken lassen, über Maske weiterbeatmen. Reagiert der Patient nicht mehr auf Besprühen, so kann gewöhnlich nach Einwirken von Lidocain intubiert werden.

Unter Remifentanil kann bei Patienten mit β-Blocker-Dauertherapie eine erhebliche Bradykardie bis hin zur Asystolie ausgelöst werden. Darum Vorsicht, wenn erforderlich Vorinjektion von 0,5 µg Atropin.

> **!** Auch wenn der Patient sanft eingeschlafen ist: Die Intubation wird immer ein „Streßfaktor" erster Ordnung sein, der zu Blutdruckanstieg und/oder Tachykardie führen kann.

Hierauf muß sofort richtig reagiert werden: Narkose vertiefen, Nitroglyzerin infundieren, β-Blocker injizieren usw.
- Blasenkatheter legen. Der Katheter kann aber auch schon vorher gelegt werden, um die Narkosetiefe zu überprüfen.
- Restliche präoperative Maßnahmen (Katheterisierungen, Fixierungen, Lagerungen) durchführen.

> Nach Beendigung dieser Manipulationen sinkt der Anästhetikabedarf zunächst ab. Der Patient ist jetzt eher durch Blutdruckabfälle gefährdet. Sie müssen ebenfalls vermieden werden! Darum rechtzeitig Dosisreduktion von Remifentanil, z. B. auf ca. 0,25 µg/kg/min.

*Therapie leichter Blutdruckabfälle:* Volumenzufuhr, Kopftieflage.
*Therapie schwerer Blutdruckabfälle:* Vasopressoren titrierend, z. B. Noradrenalin – wenn kardial bedingt: Dopamin.

### 9.3.3 Narkoseeinleitung bei Patienten mit schlechter Ventrikelfunktion

Die Narkose kann ähnlich wie zuvor beschrieben eingeleitet werden. Die Dosis der verwendeten Substanzen muß aber reduziert werden. Die Injektion erfolgt vorsichtig und sehr langsam unter Kontrolle der Hämodynamik (intraarterieller Druck blutig, zentraler Venendruck, Pulmonalisdruck bzw. Wedge-Druck).

## 9.4 Narkoseführung beim Koronarkranken

Für die Narkoseführung beim Koronarkranken gelten einfache Grundsätze: Die Koronardurchblutung darf nicht beeinträchtigt werden; Sympathikusreaktionen auf Stimuli jedweder Art, die den myokardialen $O_2$-Verbrauch steigern, müssen abgeblockt werden. Diese Anforderungen lassen sich i. allg. erfüllen, wenn der Anästhesist folgende Grundsätze beachtet:

> ▶ Starke Blutdruckanstiege und/oder Tachykardien vermeiden.
> ▶ Linksventrikulären enddiastolischen Druck bzw. Lungenkapillarenverschlußdruck nicht übermäßig ansteigen lassen.
> ▶ Diastolischen Druck im Normbereich halten.

*Beachte* aber: Die Blockade sympathischer Reaktionen bei Patienten mit beeinträchtigter Kontraktilität bzw. Funktionsstörungen des linken Ventrikels kann den Zustand des Patienten extrem verschlechtern!

> **!** Störungen des myokardialen $O_2$-Gleichgewichts mit nachfolgender Myokardischämie treten vor dem kardiopulmonalen Bypass in erster Linie während maximaler chirurgischer Stimulierung auf. Dies sind v. a. die Hautinzision und die Sternotomie sowie die Präparation der großen Gefäße für den kardiopulmonalen Bypass.

Hingegen werden die Manipulationen am Herzen zum Anschluß der Kanülen (Alptraum jedes Anfängers der „Herzanästhesie") allen Ängsten zum Trotz vom Patientenherzen meist recht gut überstanden.

> **Im allgemeinen gelten folgende Ziele für die Narkose bei Patienten mit guter Ventrikelfunktion:**
> - Herzfrequenz zwischen 50–80/min,
> - systolischer Blutdruck nicht höher als 15% über Ausgangswert,
> - diastolischer Druck über 60 mm Hg,
> - LVEDP bzw. Wedgedruck unter 12 mm Hg,
> - keine extreme Hämodilution.

Diese Ziele lassen sich grundsätzlich mit den gebräuchlichen Anästhesieverfahren – TIVA oder balancierte Anästhesie – erreichen. Gelegentlich sind allerdings pharmakologische Interventionen erforderlich, um das myokardiale $O_2$-Gleichgewicht zu erhalten.

■ **TIVA.** Von den stark wirkenden Opioiden werden hämodynamische Reaktionen auf starke Stimuli am besten durch Remifentanil unterdrückt; allerdings schaltet die Substanz das Bewußtsein, auch in hohen Dosen, bei den meisten Patienten nicht sicher aus und muß daher mit einem Hypnotikum kombiniert werden.

> **TIVA mit Remifentanil und Propofol für Koronarbypassoperationen:**
> - Dosierung von Remifentanil: ca. 0,5 µg/kg/min bei starker Stimulation, ca. 0,25 µg/kg/min bei geringer Stimulation,
> - Dosierung von Propofol: 2–3–6 mg/kg/h.

Neben Remifentanil können auch Sufentanil, Fentanyl oder Alfentanil für die TIVA eingesetzt werden; sie weisen jedoch keine mit Remifentanil vergleichbare Steuerbarkeit auf; auch lassen sich hämodynamische Reaktionen mit Fentanyl und Alfentanil deutlich schlechter unterdrücken als mit Remifentanil oder Sufentanil. Anstelle von Propofol können die Opioide auch mit Benzodiazepinen wie Midazolam oder Flunitrazepam kombiniert werden; allerdings ist dieses Verfahren weniger gut steuerbar als die Kombination von Remifentanil und Propofol.

Weiterhin muß bei Anwendung hoher Opioiddosen mit einer längeren postoperativen Nachbeatmungszeit gerechnet werden; lediglich Remifentanil ermöglicht wegen seiner kurzen Halbwertszeit eine außerordentlich frühzeitige Extubation.

■ **Balancierte Anästhesie.** Das Vorgehen bei der sog. balancierten Anästhesie, also der Kombination von volatilen Anästhetika mit Opioiden, ist nicht standardisiert. Je nach persönlicher Erfahrung wird entweder das volatile Anästhetikum in anästhetischen Konzentrationen zugeführt und mit Opioiden supplementiert, oder aber die Analgesie erfolgt ausschließlich mit Opioiden in individuell angepaßter Dosierung, supplementiert mit volatilen Anästhetika in einer niedrigen Konzentration, die lediglich der Ausschaltung des Bewußtseins dient.

Die gesetzten Ziele sind aber ohne ein bestimmtes **Monitoring** nicht erreichbar. Hierzu gehören routinemäßig:
- EKG,
- direkte arterielle Druckmessung,
- zentrale Venendruckmessung,
- ggf. Pulmonalarteriendruck und Wedgedruck.

Sie werden ergänzt durch die üblichen zusätzlichen Überwachungsmaßnahmen wie in Kap. 7 Anästhesie für Operationen mit der Herz-Lungen-Maschine beschrieben.

■ **Patienten mit schlechter Ventrikelfunktion.** Bei Patienten mit schlechter Ventrikelfunktion können meist die gleichen Anästhetika verwendet werden wie zuvor beschrieben. Allerdings wird nicht selten Lachgas von diesen Patienten weniger gut vertragen (Myokarddepression); häufig werden nur Lachgaskonzentrationen zwischen 10 und 50 % toleriert, manchmal muß ganz auf die Supplementierung verzichtet werden. Volatile Inhalationsanästhetika sind für diese Patienten hingegen meist nicht geeignet.

Bei Patienten mit schlechter Ventrikelfunktion kann ein invasiveres hämodynamisches Monitoring von Nutzen sein. Hierzu gehört der Pulmonaliskatheter, mit dem sich folgende Größen ermitteln lassen: Pulmonalarteriendruck, Lungenkapillarverschlußdruck (= Wedgedruck), zentraler Venendruck, Herzzeitvolumen (Thermodilutionsmethode).

> **Als Indikationen für einen Pulmonaliskatheter gelten:**
> - Ejektionsfraktion unter 0,2,
> - LVEDP über 18 mm Hg,
> - ausgeprägte Störungen der Herzwandbeweglichkeit,
> - vor kurzem durchgemachter Infarkt (< 3 Monate),
> - Postinfarktkomplikationen,
> - begleitende Klappenfehler.

Die Routineanwendung des Pulmonaliskatheters bei jeder Koronarbypassoperation ist angesichts der Gefahren bei relativ geringem Nutzen und hohen Kosten nach Ansicht vieler Anästhesisten nicht gerechtfertigt.

## 9.5 Behandlung intraoperativer hämodynamischer Störungen

Zu den häufigsten intraoperativen Störungen der Herz-Kreislauf-Funktion gehören:
- Hypertonie,
- Tachykardie,
- Blutdruckabfall,
- Anstieg des Wedgedrucks,
- Anstieg des zentralen Venendrucks.

■ **Hypertonie.** Blutdruckanstiege gehören zu den häufigsten intraoperativen Störungen beim Koronarkranken. Sie beruhen zumeist auf einer ungenügenden Abschwächung sympathischer Reaktionen auf Narkose- und Operationsreize.

Ist die Narkose nicht tief genug, so muß zusätzlich Narkosemittel gegeben werden.

Ist der Patient aber ausreichend anästhesiert (und das ist meist der Fall), so muß ein Vasodilatator eingesetzt werden. *Nitroglyzerin* ist beim Koronarkranken das Mittel der Wahl; die Substanz wird über eine Infusionspumpe zugeführt. Da die Substanz stärker auf die Venen als auf die Arteriolen wirkt, lassen sich schwere Hypertonien mit diesem Pharmakon evtl. nicht beseitigen. In diesem Fall kann *Nitroprussid* (10–100 µg/min) über einen Perfusor infundiert werden; diese Substanz wirkt stärker auf die Arteriolen. Alternative Vasodilatatoren: Nifedipin oder Urapidil. Eventuell muß während der Vasodilatatorinfusion Volumen zugeführt werden, damit der Blutdruck nicht zu stark abfällt!

■ **Tachykardie.** Ist die Tachykardie durch eine zu flache Narkose bedingt, so wird die Narkose vertieft.

Ist aber die Narkose tief genug, so wird die Herzfrequenz mit einem *β-Blocker* vermindert, z. B. mit titrierten Dosen von Esmolol, ca. 0,5–1 mg/kg, oder 0,25–0,5 mg Propranolol (Dociton).

> ❗ Vor allem *supraventrikuläre Tachykardien* werden vom Koronarkranken schlecht toleriert und müssen umgehend behandelt werden. Mittel der Wahl ist Verapamil (Isoptin). β-Blocker können ebenfalls verwendet werden.

Chirurgische Manipulationen am Vorhof und zu flache Narkose sind die häufigsten Ursachen für tachykarde Rhythmusstörungen. Es müssen aber auch andere Gründe erwogen werden, z. B. Hypovolämie, Elektrolytstörungen (Kalium) usw. Anhaltende Rhythmusstörungen während der Vorhofkanülierung werden am besten durch *Kardioversion* behandelt. Die Kardioversion sollte sofort durchgeführt werden, wenn die Rhythmusstörungen mit Blutdruckabfall einhergehen.

■ **Blutdruckabfall.** Blutdruckabfälle treten v. a. in stimulationslosen Phasen und bei Patienten mit schlechter Ventrikelfunktion auf. Es ist zweckmäßig, die Narkose abzuflachen (Lachgas aus!). Die weitere Therapie hängt von der Ursache der Hypotonie ab:
▶ Ist der Wedgedruck bzw. zentrale Venendruck niedrig, so wird Volumen zugeführt und der Kopf des Patienten tief gelagert.
▶ Tritt die Hypotonie im Zusammenhang mit einer Bradykardie auf, so wird Atropin oder Ephedrin in kleinen Dosen zugeführt.
▶ Beruht der Blutdruckabfall auf einer peripheren Vasodilatation, so wird ein Vasopressor, z. B. Noradrenalin, infundiert (Perfusor).
▶ Liegt eine Herzinsuffizienz vor, so wird Dopamin infundiert.

■ **Anstieg des Wedgedrucks.** Steigt der Wedgedruck, z. B. in Verbindung mit arterieller Hypertonie, an, so wird am besten ein Vasodilatator wie Nitroglyzerin zugeführt.

Tritt eine Linksherzinsuffizienz auf (Wedgedruck steigt an), so senkt man die Vorlast (Preload) des Herzens z. B. mit Nitroprussid und gibt positiv-inotrope Substanzen wie Dopamin oder Kalzium. Hierdurch fällt der Wedgedruck ab, das Herzzeitvolumen nimmt zu.

■ **Anstieg des zentralen Venendrucks.** Steigt der zentrale Venendruck zu stark an und sind Zeichen der Myokardischämie zu beobachten, so schränkt man die Flüssigkeitszufuhr ein, gibt evtl. Diuretika und/oder einen Vasodilatator und positiv-inotrope Substanzen.

## 9.6 Kardiopulmonaler Bypass

Die Narkose während des Bypasses kann mit i. v.-Anästhetika, z. B. Remifentanil und Propofol per Infusion, oder mit Inhalationsanästhetika über die Herz-Lungen-Maschine erfolgen (Einzelheiten s. Kap. 6).
▸ *Beachte:* In Hypothermie ist der Anästhetikabedarf herabgesetzt.
Der Perfusionsdruck soll im Bereich von 50–100 mm Hg liegen.

Nach der Anastomosierung wird der Patient auf 37 °C aufgewärmt; der pH-Wert sollte dann normal sein, das Kalium zwischen 4–4,5 mmol/l liegen.

Wurden große Mengen hyperkaliämischer kardioplegischer Lösung verwendet, so müssen evtl. Natriumbikarbonat, Kalzium oder 50 %ige Glukoselösung mit Insulin zugeführt werden, um die elektrische Leitfähigkeit und Myokardfunktion wiederherzustellen. Patienten mit Bradykardie oder Herzblock erhalten Schrittmacherdrähte.

## 9.7 Nach dem Bypass

Sofort nach Abgehen vom Bypass muß der Volumenstatus des Patienten mit Hilfe des zentralen Venendrucks (bei Patienten mit guter Ventrikelfunktion) oder des linken Vorhofdrucks bzw. Wedge-Drucks (bei Patienten mit schlechter Ventrikelfunktion) eingeschätzt werden.

Patienten mit schlechter Ventrikelfunktion benötigen gelegentlich in der Postbypassphase *inotrope Substanzen* wie Dopamin oder Kalzium (während des Bypasses fällt das ionisierte Kalzium ab). Bei schwerem *Low-out-put-Syndrom* nach dem Bypass werden evtl. positiv-inotrope Substanzen zusammen mit einem Vasodilatator (Nitroglyzerin oder Nitroprussid) zugeführt, um die myokardiale Wandspannung herabzusetzen. Spricht der Patient nicht auf diese Therapie an, so wird die intraaortale Ballonpumpe eingesetzt.

*Nach der Operation* wird der Patient nasotracheal umintubiert (vorher sedieren!), vom Anästhesisten auf die Intensivstation begleitet und dort dem diensthabenden Arzt übergeben.

*Postoperativ* muß der Patient gewöhnlich einige Stunden (Inhalationsanästhesie), evtl. bis zum nächsten Morgen beatmet werden (v. a. bei Opioidanästhesie).

## 9.8 Anästhesie bei minimal-invasiven Bypassoperationen

Insgesamt gelten die zuvor beschriebenen Grundsätze und Vorgehensweisen. Bei der Minithorakotomie kann die 1-Lunge-Anästhesie über einen Bronchusblocker oder Doppellumentubus nützlich sein, um das operative Vorgehen zu erleichtern. Bei Eingriffen am schlagenden Herzen ist für das Anlegen der Anastomosen eine Bradykardie (bis zu 35/min) erwünscht. Sie kann für diese Phase mit Infusion von Esmolol erreicht werden; als Anästhetikum ist in diesem Fall Remifentanil besonders geeignet. Fällt unter der Bradykardie der Blutdruck zu stark ab, so muß ein Vasopressor, z. B. Noradrenalin, infundiert werden. Einige Anästhesisten empfehlen außerdem die Zufuhr von Lidocain, um die Irritabilität der Ventrikel zu vermindern.

Ist ein kurzdauernder Herzstillstand erforderlich, um operative Blutungen zu stillen, so können rasch 6–12 mg Adenosin i. v. injiziert werden; die Halbwertszeit beträgt nur 10 s; der Effekt kann durch Theophyllin oder Coffein antagonisiert werden, hingegen nicht durch Atropin.

Die postoperative Behandlung und Überwachung entspricht weitgehend der von herkömmlichen Bypass-Operationen. Da keine extrakorporale Zirkulation angewandt wurde, wird bei stabilen Patienten die frühzeitige Extubation empfohlen.

## 9.9 Frühe Extubation

Aus ökonomischen Gründen und um die möglichen Komplikationen einer verlängerten Beatmung zu vermeiden, zeichnet sich derzeit ein Trend zu einer frühzeitigeren Extubation ab, besonders bei den minimal invasiven Verfahren. Eine Extubation wird als frühzeitig definiert, wenn sie innerhalb von 8 h nach Abschluß der Operation erfolgt (amerik.: fast-track technique). Voraussetzungen für eine frühzeitige Extubation des herzchirurgischen Patienten sind:
- ausreichende Spontanatmung,
- normale Blutgase,
- wacher, kooperativer und schmerzfreier Patient,
- Blutverluste < 100 ml/h,
- Normothermie,
- kein Bedarf an Katecholaminen in hohen Dosen.

Narkosen mit hohen Dosen von Opioiden wie Fentanyl, Sufentanil und Alfentanil sind für diese Technik nicht geeignet. Günstig ist hingegen das kurz wirkende und nicht kumulierende Remifentanil in Kombination mit Propofol (TIVA) oder einem volatilen Anästhetikum oder die Narkose mit einem volatilen Anästhetikum, supplementiert mit Opioiden wie Fentanyl in niedriger Dosierung. Bei beiden Verfahren sollten mittellang wirkende Muskelrelaxanzien eingesetzt werden; Pancuronium ist jedoch ebenfalls geeignet.

Bei der TIVA mit Remifentanil und Propofol muß für eine ausreichende postoperative Schmerztherapie gesorgt werden, da die Schmerzen wesentlich früher auftreten als nach anderen Opioiden.

## 10 Komplikationen

Zu den wichtigsten postoperativen Komplikationen der Koronarchirurgie gehören:
- Hypertonie,
- Störungen der Erregungsleitung des Herzens,
- Low-output-Syndrom,
- Myokardinfarkt,
- Verschluß des Bypasses.

## 10.1 Postoperative Hypertonie

Die Hypertonie ist eine typische und häufige postoperative Störung bei Koronarpatienten, vor allem, wenn präoperativ die Ventrikelfunktion nicht wesentlich eingeschränkt war. Hohe Blutdruckwerte steigern den myokardialen Sauerstoffbedarf und belasten die frischen Anastomosennähte und Ligaturen.

Oft steigt der Blutdruck bereits kurz nach dem Abgehen vom kardiopulmonalen Bypass an. Die genauen Ursachen des Blutdruckanstiegs sind unbekannt, besonders betroffen sind jedoch Patienten mit präoperativ manifester oder labiler Hypertonie. Schmerzen, Hypothermie, Hypoxie und/oder Hyperkapnie können als auslösende Faktoren ebenfalls eine wichtige Rolle spielen und müssen vor einer blutdrucksenkenden Therapie beseitigt werden. Einzelheiten zur Behandlung der postoperativen Hypertonie s. Kap. 10.

## 10.2 Erregungsleitungsstörungen

Verzögerungen der Erregungsleitung bis hin zum totalen AV-Block sind nach Koronarbypassoperationen ebenfalls keine Seltenheit. Sie treten meist schon intraoperativ, kurz nach dem Abgehen vom Bypass, auf und halten einige Tage oder auch Wochen an. Wichtigste Ursache soll eine ischämische Schädigung des Leitungssystems während des kardiopulmonalen Bypasses sein.

## 10.3 Low-output-Syndrom

Ein Low-output-Syndrom tritt nur selten nach Koronarbypassoperationen auf. Wichtigste Ursachen sind:
- ungenügende Revaskularisierung des betroffenen Gebietes,
- mangelhafte Kardioplegie,
- unzureichende Perfusion während des kardiopulmonalen Bypasses.

Einzelheiten der Behandlung s. Kap. 10.

## 10.4 Perioperativer Myokardinfarkt

Die Häufigkeit eines perioperativen Myokardinfarkts bei koronarchirurgischen Patienten wird mit ca. 6 % angegeben. Wichtige begünstigende Faktoren sind der Schweregrad der zugrundeliegenden Koronarkrankheit sowie die Dauer der extrakorporalen Zirkulation.

Die Prognose des unkomplizierten perioperativen Infarkts unterscheidet sich nicht wesentlich von koronarchirurgischen Patienten, die keinen perioperativen Infarkt erlitten haben. Hingegen wird durch Infarktkomplikationen wie Herzinsuffizienz, kardiogener Schock, Brady- und Tachykardie, Herzrhythmusstörungen oder Herzstillstand in der postoperativen Phase die Prognose verschlechtert.

## 10.5 Bypassverschluß

In der frühen postoperativen Phase (30 Tage) können V.-saphena-Bypässe akut durch eine Thrombose verschlossen werden, weiterhin durch mechanische Faktoren wie Abknicken oder Verwindung. Eine fokale Intimhyperplasie kann sich ebenfalls entwickeln.
Im ersten Jahr der Operation tritt eine *diffuse* Hyperplasie der V.-saphena-Bypässe auf, durch die das Lumen um ca. 30 % eingeengt wird. Im weiteren Verlauf (5 Jahre) nimmt dieser Prozeß bei den meisten Patienten mehr und mehr zu – oft bis hin zum vollständigen Verschluß. Im Gegensatz hierzu bleiben A.-mammaria-interna-Bypässe bei 90 % der Patienten offen.

## 10.6 Neurologische Komplikationen

Die Angaben über neurologische Schäden nach aortokoronaren Bypassoperationen schwanken beträchtlich. So soll die Häufigkeit eines perioperativen Schlaganfalls 0,4–5,4 % betragen; neuropsychologische Funktionsstörungen sollen bei 25–79 % der Patienten auftreten. Als wichtige Risikofaktoren gelten:
- Hypertonie, instabile Angina pectoris, Herzinsuffizienz oder Diabetes in der Vorgeschichte,
- früherer Schlaganfall oder transitorische ischämische Attacken,
- proximale Aortenatherosklerose,
- vorbestehende neurologische Erkrankungen,
- Alter > 70 Jahre,
- vorbestehende Lungenerkrankung.

Nach einer neuen Untersuchung spielen hypotensive Phasen und Maßnahmen zur Entlüftung des Herzens keine Rolle für das Auftreten neurologischer Schäden.

### Literatur

Bazaral MG, Norfleet EA (1981) Comparison of CB$_5$ und V$_5$ leads for intraoperative electrocardiographic monitoring. Anesth Analg 60: 849
CASS Principal investigators and their associates: coronary artery surgery study (CASS) (1983): A randomized trial of coronary artery bypass surgery. Quality of life in patients randomly assigned to treatment groups. Circulation 68: 951
Cheng DCH (1998) Fast-track cardiac surgery: economic implications in postoperative care. J Cardiothorac Vasc Anesth 12: 72
Chung F, Houston PL, Cheng DCH et al. (1988) Calcium channel blockade does not offer adequate protection from perioperative myocardial ischemia. Anesthesiology 69: 343
Gayes JM, Mery RW (1997) The MIDCAB Experience: A current look at evolving surgical and anesthetic approaches. J Cardiothorac Vasc Anesth 11: 625
Gayes JB, Emery RW, Nissen MD (1996) Anesthetic considerations for patients undergoing minimally invasive coronary artery bypass surgery: mini-sternotomy and mini-thoracotomy. J Cardiothorac Vasc Anesth 10: 531
Higgins TL, Estafanous FG, Loop FD et al. (1992) Stratification of morbidity and mortality outcome by preoperative risk factors in coronary bypass surgery. A clinical severity score. JAMA 267: 2344
Khambatta HJ, Sonntag H, Larsen R et al. (1988) Global and regional myocardial blood flow and metabolism during equipotent halothane and isoflurane anesthesia in patients with coronary artery disease. Anesth Analg 67: 936

Larsen R, Hilfiker O, Philbin DM, Sonntag H (1986) Koronardurchblutung, myokardialer Sauerstoffverbrauch und Myokardstoffwechsel unter Enfluran-Lachgas-Anästhesie beim Koronarkranken. Anästhesist 35: 10

Larsen R, Hilfiker O, Philbin DM, Sonntag H (1986) Isofluran: Koronardurchblutung und Myokardstoffwechsel bei Patienten mit koronarer Herzkrankheit. Anästhesist 35: 284

O'Connor JP, Ramsey JG, Wynands JE et al. (1989) The incidence of myocardial ischemia during anesthesia for coronary artery bypass surgery in patients receiving pancuronium or vecuronium. Anesthesiology 70: 230

Rieke H, Larsen R, Stephan H (1988) Einfluß einer präoperativ beibehaltenen Nifedipin-Dauermedikation auf Hämodynamik und myokardiale Laktatextraktion bei koronarchirurgischen Patienten. Anästh Intensivther Notfallmed 23: 297

Roach GW, for the Multicenter Study of Perioperative Ischemia Research Group and the Ischemia Research and Education Foundation Investigators (1996) Adverse cerebral outcomes after coronary bypass surgery. N Engl J Med 335: 1857

Slogoff S, Keats A (1989) Randomized trial of primary anesthetic agents on outcome of coronary artery bypass operations. Anesthesiology 70: 179

Sonntag H, Larsen R, Hilfiker O et al. (1982) Myocardial blood flow and oxygen consumption during high-dose fentanyl anesthesia in patients with coronary artery disease. Anesthesiology 56: 417

Tuman KH, McCarthy RJ, March RJ et al. (1992) Morbidity and duration of ICU stay after cardiac surgery. A model for preoperative risk assessment. Chest: 102: 36

# 7 Anästhesie bei erworbenen Herzklappenerkrankungen

INHALTSÜBERSICHT

1 Physiologische Grundlagen  *217*
1.1 Klappen und Ventrikelfunktion  *217*
1.2 Herzzeitvolumen  *218*

2 Kompensationsmechanismen bei Herzklappenerkrankungen  *219*

3 Schweregrade von Herzklappenerkrankungen  *220*
3.1 Diagnostik von Herzklappenerkrankungen  *220*
3.2 Künstliche Herzklappen  *221*

4 Mitralstenose  *223*
4.1 Ätiologie und Pathologie  *223*
4.2 Pathophysiologie  *224*
4.2.1 Linker Vorhof  *224*
4.2.2 Vorhofflimmern  *225*
4.2.3 Lungenkreislauf  *226*
4.2.4 Linker Ventrikel  *226*
4.2.5 Hämodynamik  *227*
4.3 Behandlung der Mitralstenose  *227*
4.3.1 Medikamentöse Behandlung  *227*
4.3.2 Chirurgische Behandlung  *229*
4.4 Anästhesie bei Mitralstenoseoperation  *230*
4.4.1 Präoperative Einschätzung und Vorbereitung  *230*
4.4.2 Prämedikation  *231*
4.4.3 Leitsätze für die Narkose bei Mitralstenose  *232*

5 Mitralinsuffizienz  *235*
5.1 Ätiologie und Pathologie  *235*
5.2 Pathophysiologie  *236*
5.2.1 Linker Vorhof  *237*
5.2.2 Linker Ventrikel  *238*
5.3 Behandlung der Mitralinsuffizienz  *240*
5.3.1 Medikamentöse Behandlung  *240*
5.3.2 Chirurgische Behandlung  *241*
5.4 Anästhesie bei Mitralinsuffizienzoperation  *243*
5.4.1 Leitsätze für die Narkose bei Mitralinsuffizienz  *243*
5.5 Mitralinsuffizienz mit Mitralstenose  *244*

6 Aortenstenose  *245*
6.1 Ätiologie und Pathologie  *245*

| | | |
|---|---|---|
| 6.2 | Pathophysiologie | 245 |
| 6.2.1 | Linker Ventrikel | 247 |
| 6.2.2 | Linker Vorhof | 248 |
| 6.2.3 | Koronardurchblutung | 249 |
| 6.2.4 | Peripherer Kreislauf | 249 |
| 6.3 | Behandlung | 250 |
| 6.3.1 | Medikamentöse Therapie | 250 |
| 6.3.2 | Chirurgische Behandlung | 251 |
| 6.4 | Anästhesie bei Aortenstenoseoperation | 251 |
| 6.4.1 | Leitsätze für die Narkose bei Aortenstenose | 252 |
| 6.5 | Postoperative Komplikationen | 255 |
| 6.6 | Aortenstenose mit Aorteninsuffizienz | 255 |
| 6.7 | Aortenstenose mit Mitralinsuffizienz | 256 |
| 6.8 | Aortenstenose mit Mitralstenose | 256 |
| | | |
| 7 | Hypertrophe obstruktive Kardiomyopathie (HOCM) | 257 |
| 7.1 | Ätiologie und Pathologie | 257 |
| 7.2 | Pathophysiologie | 257 |
| 7.2.1 | Linker Ventrikel | 258 |
| 7.2.2 | Linker Vorhof | 258 |
| 7.3 | Behandlung | 259 |
| 7.4 | Anästhesie bei HOCM | 259 |
| | | |
| 8 | Aorteninsuffizienz | 260 |
| 8.1 | Ätiologie und Pathologie | 260 |
| 8.2 | Pathophysiologie | 260 |
| 8.2.1 | Linker Ventrikel | 262 |
| 8.2.2 | Peripherer Kreislauf | 263 |
| 8.2.3 | Linker Vorhof | 263 |
| 8.2.4 | Akute Aorteninsuffizienz | 264 |
| 8.3 | Behandlung | 264 |
| 8.3.1 | Medikamentöse Therapie | 264 |
| 8.3.2 | Chirurgische Behandlung | 265 |
| 8.4 | Anästhesie bei Aorteninsuffizienz | 266 |
| 8.4.1 | Leitsätze für die Narkose bei Aorteninsuffizienz | 266 |
| 8.5 | Aorteninsuffizienz mit Mitralinsuffizienz | 267 |
| | | |
| 9 | Trikuspidalinsuffizienz | 268 |
| 9.1 | Ätiologie und Pathologie | 268 |
| 9.2 | Pathophysiologie | 268 |
| 9.2.1 | Isolierte Trikuspidalinsuffizienz | 268 |
| 9.2.2 | Trikuspidalinsuffizienz in Kombination mit anderen Klappenfehlern | 269 |
| 9.3 | Behandlung | 269 |
| 9.4 | Leitsätze für die Anästhesie | 269 |
| | | |
| Literatur | | 270 |

Die Anästhesie bei Patienten mit Herzklappenerkrankungen ist komplex. Für eine sichere Narkosepraxis muß der Anästhesist grundlegende Kenntnisse über die spezifische Pathophysiologie der Erkrankungen einschließlich ihrer Kompensationsmechanismen besitzen und – nicht zuletzt – die durch Narkose und Operation hervorgerufenen Veränderungen kennen.

# 1 Physiologische Grundlagen

Vergleiche hierzu die Lehrbücher der Physiologie und Kapitel 6.

## 1.1 Klappen und Ventrikelfunktion

In Abb. 1 sind der systolische und diastolische Ablauf der Herzaktion dargestellt. Die Ventrikelkontraktion beginnt mit der isovolumetrischen Phase: Die Ventrikel kontrahieren sich, ohne daß Blut ausgeworfen wird. Steigt der Ventrikeldruck über den Druck in der Aorta an, so öffnet sich die Aortenklappe. Nun wird in der *„schnellen Austreibungsphase"* rasch ein großer Teil des Ventrikelvolumens in die Aorta ausgeworfen, dann nimmt die Strömungsgeschwindigkeit ab, und es wird das restliche Volumen in der *„langsamen Austreibungsphase"* ausgeworfen. Während der Systole sind die Druckverläufe in Ventrikel und Aorta nahezu identisch. Das am Ende der Systole im Ventrikel verbleibende Volumen wird als *endsystolisches Volumen* (ESV) bezeichnet. Mit dem Schluß von Aorten- und Pulmonalklappe beginnt die *isovolumetrische Erschlaffungsphase*. Sinkt der Ventrikeldruck unter den Vorhofdruck ab, so öffnet sich die Mitralklappe, und es beginnt die *„rasche Füllungsphase"* des Ventrikels. Bereits nach ¼ der Diastolendauer ist der Ventrikel, bedingt durch den Ventilebenenmechanismus, zu 80 % gefüllt. In der anschließenden Diastase wird der Ventrikel mit den restli-

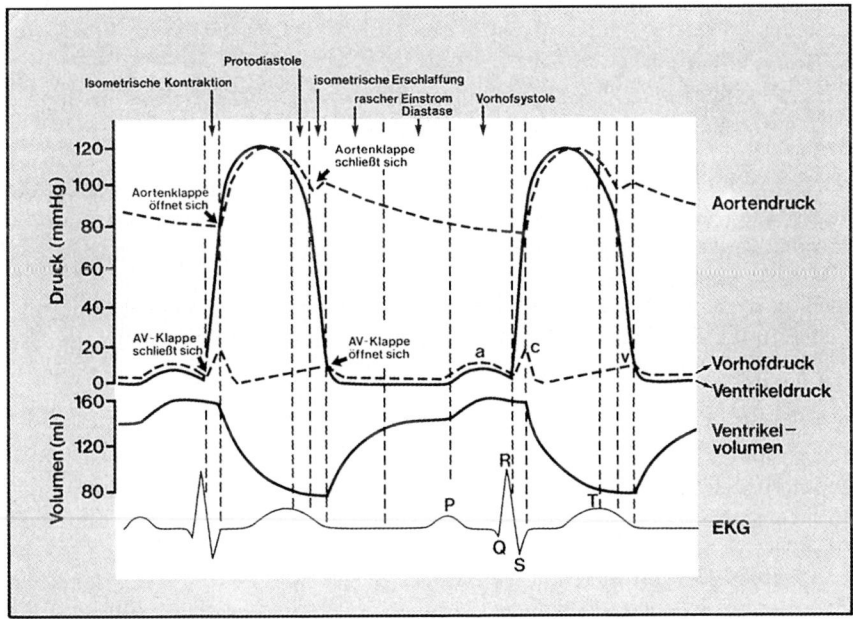

**Abb. 1.** Zyklus des linken Ventrikels. Druckveränderungen im linken Vorhof, Ventrikel und Aorta; Volumenänderungen im linken Ventrikel; EKG

chen 20 % gefüllt. Bei niedrigen Frequenzen trägt die Vorhofkontraktion nur wenig zur Ventrikelfüllung bei. Anders hingegen bei hohen Herzfrequenzen: Hier schließt sich die Kontraktion unmittelbar an die rasche Füllungsphase an und ist zu einem größeren Teil an der Füllung des Ventrikels beteiligt. Das am Ende der Diastole im linken Ventrikel befindliche Volumen wird als *linksventrikuläres enddiastolisches Volumen* = LVEDV bezeichnet.

- **Schlagvolumen,** SV = LVEDV − LVESV = 60–90 ml.

- **Ejektionsfraktion,** EF = $\frac{EDV - ESV}{EDV}$ = $\frac{SV}{EDV}$ = 0,670 ± 0,8.

## 1.2 Herzzeitvolumen

Das Herzzeitvolumen (HZV) gilt als wichtigster Einzelindikator für die Beurteilung der Gesamtfunktion des Herzens.
- *Herzzeitvolumen (HZV)* = Schlagvolumen (SV) · Herzfrequenz (HF).
- *Herzindex (CI)* = HZV/m² Körperoberfläche
  = 2,5–4,2 l/min/m².
- *Schlagindex (SI)* = Schlagvolumen/m² Körperoberfläche
  = 40–60 ml/m².

Das Herzzeitvolumen hängt v. a. von folgenden Faktoren ab:
- Herzfrequenz,
- Herzrhythmus,
- Preload (Vorlast),
- Afterload (Nachlast),
- Kontraktilität.

Diese Begriffe sind in Kap. 6 („Anästhesie bei aortokoronarer Bypassoperation") definiert.

■ **Herzfrequenz.** Das HZV nimmt proportional zur Herzfrequenz zu, bis die Verkürzung der Diastolendauer das ventrikuläre Preload vermindert oder die Koronardurchblutung beeinträchtigt (etwa bis 170/min).

■ **Herzrhythmus.** Für ein normales HZV ist eine geordnete Ventrikelkontraktion erforderlich. Eine zeitlich abgestimmte Vorhofkontraktion verstärkt das ventrikuläre Preload.

■ **Preload.** Vermehrte Ventrikelfüllung dehnt die Myofibrillen und erhöht die Kontraktilität (Frank-Starling-Mechanismus). Wird aber der Ventrikel überdehnt, so steigt der myokardiale $O_2$-Verbrauch an, und die Kontraktilität nimmt ab.

■ **Afterload.** Nimmt das Afterload ab, so steigt das HZV an, es sei denn, die Hypotension ist so stark, daß die Koronardurchblutung und nachfolgend die Kontraktilität beeinträchtigt werden.

■ **Kontraktilität.** Sie wird beeinflußt von der Herzfrequenz, dem Myokardstoffwechsel ($O_2$-Zufuhr, ionisiertes Kalzium), Medikamente und Anästhetika, Hypertrophie des Ventrikels, Kardiomyopathie.

Das *Schlagvolumen* hängt von der Interaktion dreier Faktoren ab:
Preload – Kontraktilität – Afterload.

Preload und Kontraktilität bestimmen zusammen die gesamte Arbeit, die der Ventrikel während der Systole leisten kann. Das Afterload bestimmt, welcher Anteil dieser Arbeit dazu dient, den intraventrikulären Druck während der Systole ansteigen zu lassen, und welcher Anteil auf die Verkürzung der Muskelfasern entfällt.

Bei Erkrankungen wird das Schlagvolumen noch durch einen 4. Faktor beeinflußt: Die *linksventrikuläre Dyssynergie*, bei der bestimmte Bezirke des linken Ventrikels hypokinetisch, akinetisch oder dyskinetisch sind (s. Kap. 6). Bei Dyssynergie ist das Schlagvolumen, unabhängig vom jeweiligen Preload, Afterload und der Kontraktilität erniedrigt.

## 2 Kompensationsmechanismen bei Herzklappenerkrankungen

Alle Herzklappenerkrankungen beeinträchtigen, bei entsprechender Schwere, das effektive (Vorwärts)schlagvolumen (Einzelheiten s. später).

Gewöhnlich treten aber im Verlauf der chronischen Klappenerkrankungen Kompensationsmechanismen auf, durch die das Herzzeitvolumen für lange Zeit den Bedürfnissen des Organismus entsprechend aufrechterhalten wird. Die wichtigsten Mechanismen sind:

■ **Steigerung des Sympathikotonus.** Sie entsteht v. a. durch Hypotension mit nachfolgender Hemmung autonomer Zentren im Hirnstamm (über Barorezeptoren). Hierdurch
- steigen Herzfrequenz und Kontraktilität,
- kontrahieren sich die Arteriolen: Anstieg des peripheren und pulmonalen Gefäßwiderstands,
- wird die Reninsekretion gesteigert: Salz- und Wasserretention (über Aldosteron).

■ **Frank-Starling-Mechanismus bei erhöhtem Preload.** Wird durch vermindertes Schlagvolumen und vermehrten venösen Rückstrom ausgelöst. Hierdurch
- steigt die Kontraktilität (abhängig vom Funktionszustand der Myofibrillen),
- wird die Geometrie des Ventrikels günstiger, und das gleiche Schlagvolumen kann mit geringerer kreisförmiger Verkürzung der Muskelfasern ausgeworfen werden.

■ **Hypertrophie des Ventrikels.** Entsteht durch vermehrte intramyokardiale Wandspannung bei Volumen- oder Drucküberlastung des Ventrikels. Hierdurch
- nimmt die Ventrikelwand an Dicke zu und an Dehnbarkeit ab,
- steigt die Zahl der Sarkomeren und die Schlagarbeit; dadurch wird zunächst ein normales Schlagvolumen aufrechterhalten.

> Der Anästhesist muß hierzu wissen, daß Narkose und Operation die Kompensationsmechanismen empfindlich stören können.

## 3 Schweregrade von Herzklappenerkrankungen

Herzklappenfehler werden nach den Kriterien der New York Heart Association (NYHA) in 4 klinische Schweregrade eingeteilt:

- **Schweregrad I.** Es besteht eine Herzklappenerkrankung ohne Einschränkung der körperlichen Belastbarkeit. Das Herzzeitvolumen wird in Ruhe und bei Belastung ohne Anstieg des Lungenkapillarenverschlußdrucks aufrechterhalten.

- **Schweregrad II.** Das Herzzeitvolumen wird durch kompensatorische Dilatation und/oder Hypertrophie aufrechterhalten. Eine akute Dilatation mit Anstieg der linksventrikulären Füllungsdrücke (LVEDP, LAP, PCWP) tritt nur bei körperlicher Belastung auf.

- **Schweregrad III.** Die Kontraktilität ist eingeschränkt, das normale HZV wird durch bereits in Ruhe erhöhte Füllungsdrücke aufrechterhalten. In Ruhe bestehen keine Beschwerden, treten jedoch bei geringer körperlicher Belastung auf.

- **Schweregrad IV.** Die Kontraktilität ist schwer beeinträchtigt, das HZV kann bereits in Ruhe, trotz erhöhter Füllungsdrücke (mit Dyspnoe), vermindert sein. Selbst in Ruhe können die Zeichen des „Low-output-Syndroms" auftreten: Müdigkeit, Schwäche, Verwirrung, Oligurie, Kachexie. Die Zeichen der Herzinsuffizienz nehmen bei Belastung zu.

### 3.1 Diagnostik von Herzklappenerkrankungen

**Echokardiographie**
- Spezifische Klappenläsion und Funktionsstörung,
- Kammervergrößerung und Hypertrophie,
- Vergrößerung des linken Vorhofs,
- Öffnungsflächen,
- Ventrikelfunktionsstörungen,
- intrakardiale Tumoren, Thromben.

**Angiographie**
- Klappenfunktionsstörung,
- Kammervergrößerung und Hypertrophie,
- Ventrikelfunktionsstörungen, Ischämie, Infarkt,
- Veränderungen im Lungenkreislauf,
- Durchgängigkeit der Koronararterien.

**Herzkatheterisierung**
- Druck und Widerstand im Lungenkreislauf,
- Diagnostik und Quantifizierung von Shunts,
- Druckgradienten an Klappen und Shunts,
- Ausmaß von Regurgitationen,
- Berechnung der Regurgitationen,
- Bestimmung des Herzzeitvolumens und des Gefäßwiderstands,
- Bestimmung von Ventrikeldrücken, Volumina und Ejektionsfraktion.

## 3.2 Künstliche Herzklappen

Gegenwärtig werden 2 Haupttypen künstlicher Herzklappen am häufigsten verwendet:
1. mechanische Prothesen,
2. Bioprothesen (Gewebeklappen).

Diese Klappen können in die Aorten-, Mitral- und Trikuspidalposition gebracht werden.

■ **Mechanische Klappen.** Bei den *mechanischen Klappen* werden Kugel-, Scheiben- und Doppelflügelklappen unterschieden.

*Kugelklappen* (Abb. 2) sind z. B.
- Starr-Edwards-Kugelklappe,
- Smeloff-Cutter-Prothese,
- Surgitool 200-Klappe,
- Braunwald-Cutter-Klappe usw.

**Abb. 2.** Kugelklappe

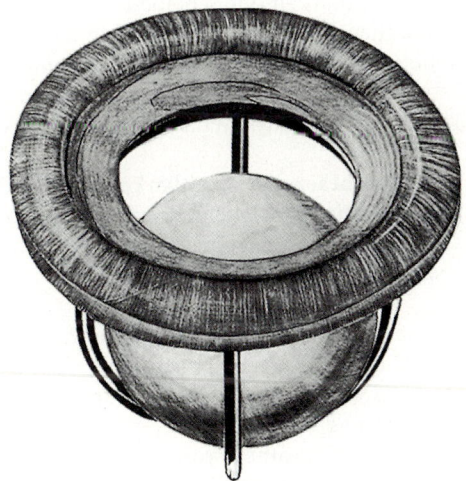

**Abb. 3.** Scheibenklappe

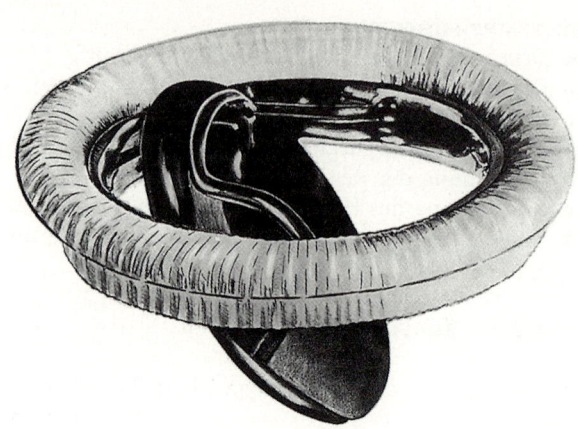

*Scheibenklappen* (Abb. 3) sind z. B.:
- Björk-Shiley-Prothese,
- Cooley-Bloodwell-Cutter-Prothese,
- Cooley-Cutter-Prothese,
- Cross-Jones-Klappe,
- Hall-Kaster-Klappe,
- Lillehei-Kaster-Klappe,
- Starr-Edwards-Scheibenklappe usw.

Am häufigsten werden heutzutage Kippdeckelventile oder Ventile nach dem Doppelflügelprinzip angewandt. Eine Doppelflügelklappe ist z. B. die St. Jude-Medical-Prothese.

Die Haltbarkeit der Scheibenklappen ist sehr gut (ca. 15 Jahre). Bei allen mechanischen Klappen besteht jedoch das Risiko thromboembolischer Komplikationen. Darum müssen alle Patienten mit mechanischen Klappenprothesen ihr Leben lang mit *Antikoagulanzien* vom Kumarintyp behandelt werden. Mit dieser Therapie wird gewöhnlich 2 Tage nach dem Klappenersatz begonnen.

■ **Bioprothesen.** Die Haltbarkeit konventioneller Bioprothesen beträgt 10–15 Jahre; sie wird für Patienten jenseits des 70. Lebensjahres als ausreichend angesehen. Von den neuen gerüstlosen Bioprothesen wird eine längere Haltbarkeit erwartet.

Um das Risiko thromboembolischer Komplikationen zu vermindern, sind nichtthrombogene Gewebeklappen entwickelt worden. Am häufigsten werden Herzklappen vom Schwein verwendet, daneben noch Klappen aus Dura mater, Perikard und von menschlichen Leichen.

Mit der Bioprothese vom Schwein konnte das Risiko einer Thromboembolie erheblich gesenkt werden. Eine antithrombotische Behandlung ist gewöhnlich nur einige Monate nach dem Klappenersatz erforderlich.

*Bioprothesen* sind z. B.:
- Hancock-Bioprothese,
- Hancock-Conduit,
- Ionescu-Shiley-Bioprothese.

■ **Hämodynamik nach Klappenersatz.** Alle Klappen, ob mechanisch oder biologisch, haben eine Öffnungsfläche, die kleiner ist als die einer gesunden Herzklappe. Zudem wird die Öffnungsfläche im weiteren Verlauf durch Gewebeeinwachsungen und Endothelisierungen zusätzlich eingeengt, so daß alle Klappenprothesen zumindest leicht stenotisch wirksam sind. Schwere hämodynamische Obstruktionen durch künstliche Klappen sind jedoch außerordentlich selten.

■ **Auswahl der Klappen.** Eine schwierige Frage! Hämodynamisch unterscheiden sich mechanische und Gewebeklappen nicht. Für die mechanische Klappe spricht ihre lange Haltbarkeit, für die Bioklappe hingegen das verminderte Thromboembolierisiko. Darum werden Bioprothesen für Patienten bevorzugt, bei denen eine Antikoagulation gefährlich oder unzureichend kontrollierbar ist, z. B. Kinder oder Patienten mit Gerinnungsstörungen.

# 4 Mitralstenose

## 4.1 Ätiologie und Pathologie

*Rheumatisches Fieber* ist bei weitem die häufigste Ursache der Mitralstenose. Eine reine Stenose tritt bei 40 % aller rheumatischen Herzerkrankungen auf. 2/3 der Patienten mit rheumatischer Mitralstenose sind Frauen.

Der rheumatische Prozeß führt zu einer Verschmelzung des Klappenapparats mit nachfolgender Stenose. Hierdurch wird der Einstrom des Blutes vom linken Vorhof in den linken Ventrikel behindert. Vier Arten von Verschmelzungen können unterschieden werden: der Kommissuren, der Segel, der Sehnenfäden, kombinierte. Die stenotische Klappe ist meist trichterförmig, die Mündung sieht fischmaul- oder knopflochartig aus; in den Segeln, manchmal auch im Klappenring, finden sich Kalziumablagerungen.

Die verdickten Segel können so verschmolzen und steif sein, daß sie sich nicht mehr öffnen oder schließen: Mitralstenose kombiniert mit Mitralinsuffizienz.

Wahrscheinlich müssen mindestens 2 Jahre nach dem akuten rheumatischen Fieber vergehen, bevor sich die Mitralstenose entwickelt; die meisten Patienten bleiben für mindestens 10 Jahre symptomfrei.

Die chronische Mitralstenose führt zu:
- Vergrößerung des linken Vorhofs mit
- Anhebung des linken Hauptstammbronchus und
- Verkalkung der linken Vorhofwand sowie
- muralen Thromben im Vorhof und schließlich
- Veränderungen im Lungengefäßsystem.

## 4.2 Pathophysiologie

> **Grundstörung bei Mitralstenose ist der erhöhte Widerstand gegen den Blutstrom durch die Mitralklappe!**

Die normale Öffnung der Mitralklappe ist 5–6 cm² groß; erst wenn die Öffnungsfläche auf 2,5 cm² verkleinert ist, wird der Blutfluß durch die Klappe deutlich behindert. Dann kann die gleiche Blutmenge nur noch fließen, wenn der Druckgradient zwischen Vorhof und Ventrikel zunimmt. Die Vorhofkontraktion nimmt bei Sinusrhythmus kompensatorisch zu, so daß der Blutfluß durch die Klappe zunächst gleich bleibt und sich das Blut nicht in den Pulmonalkreislauf zurückstaut. Mit zunehmender Stenose der Mitralklappe steigt der linke Vorhofdruck immer mehr an. Der Druckanstieg überträgt sich rückwärts auf die Lungenvenen, das Lungenkapillarbett und schließlich auf die Lungenarterien. Bei Mitralöffnungsflächen von <1 cm² sind die Drücke im Lungenkreislauf und auch das pulmonale Blutvolumen bereits in Ruhe erhöht; die Lungensteife und damit auch die Atemarbeit nehmen zu. Im weiteren Verlauf treten anatomische Veränderungen in den Arteriolen der Lunge auf: Mediahypertrophie und Intimasklerose. Ein zweites Widerstandsgebiet ist entstanden: Der pulmonale Gefäßwiderstand steigt an, schließlich wird das rechte Herz insuffizient.

Je nach Größe der Mitralöffnungsfläche können folgende **Schweregrade der Mitralstenose** unterschieden werden:
- Mitralöffnungsfläche 2,5–1,6 cm²: leichte Stenose;
- Mitralöffnungsfläche 1,5–1,1 cm²: mittelschwere Stenose;
- Mitralöffnungsfläche 0,6–1,0 cm²: schwere Stenose.

### 4.2.1 Linker Vorhof

Bei Mitralstenose steigt der Druck im linken Vorhof an, der Vorhof selbst hypertrophiert und dilatiert. Zwischen Stenosierungsgrad und Druck im linken Vorhof besteht folgende Beziehung:
1. **Leichte Stenose: Öffnungsfläche 1,6–2,5 cm²**
   In Ruhe sind linker Vorhofdruck, Pulmonalarteriendruck und Herzzeitvolumen normal. Bei Belastung steigen linker Vorhofdruck, Pulmonalarteriendruck und Herzzeitvolumen an. Die Patienten sind nur geringfügig beeinträchtigt, solange kein Bedarf für ein erhöhtes HZV besteht.
2. **Mäßige Stenose: Öffnungsfläche 1,1–1,5 cm²**
   In Ruhe sind linker Vorhofdruck und Pulmonalarteriendruck erhöht, das Herzzeitvolumen ist normal. Das heißt, bereits in Ruhe ist ein erhöhter Vorhofdruck erforderlich, um das Herzzeitvolumen aufrechtzuerhalten! Schon bei geringer Belastung steigen Vorhofdruck, Wedge-Druck und Pulmonalarteriendruck an. Unter Belastung entwickelt sich eine schwere Dyspnoe. Orthopnoe und anfallsweise nächtliche Dyspnoe treten ebenfalls bei den meisten Patienten auf.

**3. Schwere Stenose: Öffnungsfläche 0,6–1,0 cm$^2$**
Bereits in Ruhe ist ein Druckgradient von etwa 20 mm Hg erforderlich, um ein minimales Herzzeitvolumen aufrechtzuerhalten, d. h. bei normalem linksventrikulären enddiastolischen Druck muß der linke Vorhofdruck auf 25 mm Hg ansteigen. Die Drücke im Lungenkreislauf sind stark erhöht, die Funktion des rechten Ventrikels ist gestört oder insuffizient. Das Herzzeitvolumen ist bereits in Ruhe erniedrigt, die arteriovenöse O$_2$-Gehaltsdifferenz erhöht.

Um den Schweregrad der Mitralstenose einzuschätzen, genügt es aber nicht, den Druckgradienten zwischen Vorhof und Ventrikel zu messen. Vielmehr muß auch der *Blutfluß* bestimmt werden. Der Blutfluß wiederum hängt nicht nur vom Herzzeitvolumen ab, sondern auch von der Herzfrequenz.

> Ein Anstieg der Herzfrequenz verkürzt die Diastole stärker als die Systole. Hierdurch steht weniger Zeit für den Blutfluß durch die Mitralklappe zur Verfügung. Darum erhöht eine *Tachykardie* den Druckgradienten entlang der Mitralklappe und steigert den linken Vorhofdruck noch mehr.

Hieraus erklärt sich auch die plötzliche Luftnot und das Lungenödem bei Patienten mit Vorhofflimmern und schneller Ventrikelfrequenz. Und natürlich auch die rasche Besserung der Beschwerden, wenn die Herzfrequenz durch Digitalis und/oder β-Blocker gesenkt wird.

Beim Gesunden dient der linke Vorhof als Reservoir bzw. Leitung für das von der Lunge zum linken Ventrikel fließende Blut. Anders beim Patienten mit Mitralstenose: Hier leistet die Vorhofkontraktion einen wesentlichen Beitrag zur Füllung und Funktion des linken Ventrikels.

Darum gilt:
▶ Bei Verlust der Vorhofkontraktion durch Vorhofflimmern nimmt das Herzzeitvolumen um etwa 20 % ab. Außerdem steigt durch das Vorhofflimmern der mittlere Vorhofdruck stärker an.
▶ Aus hämodynamischen Gründen ist es wünschenswert, daß der Patient mit Mitralstenose seinen Sinusrhythmus behält.

### 4.2.2 Vorhofflimmern

Vorhofflimmern ist aber bei Patienten mit schwerer Mitralstenose so gut wie immer vorhanden. Hierbei hängt das Schlagvolumen direkt von der Dauer der vorangehenden diastolischen Füllungsphase ab. Bei hoher Ventrikelfrequenz ist die Füllung des Ventrikels erheblich beeinträchtigt. Patienten mit Vorhofflimmern und schneller Überleitung haben niedrigere Herzzeitvolumina als Patienten mit Sinustachykardie gleichen Ausmaßes.

### 4.2.3 Lungenkreislauf

Der hohe Druck im linken Vorhof überträgt sich nach rückwärts auf die Lungenvenen, Lungenkapillaren und Lungenarteriolen: Druck und Widerstand in diesen Gefäßen nehmen zu. Mit steigenden Vorhofdrücken nimmt auch das extravasale Lungenwasser zu. Bereits bei Vorhofdrücken zwischen 12–25 mm Hg ist bei 50 % aller Patienten das Lungenwasser vermehrt, bei Drücken über 25 mm Hg schließlich bei allen Patienten.

> Durch das interstitielle Lungenödem nimmt die Compliance der Lunge ab; der pulmonale Gasaustausch wird beeinträchtigt.

Bleibt der Lungenvenendruck ständig erhöht, so entwickeln sich strukturelle Veränderungen in den Lungenvenen und -arterien: Die Wände verdicken sich und werden steifer, das Lumen wird jedoch nicht eingeengt. Da aber die Dehnbarkeit der Gefäße abnimmt, übertragen sich hohe Vorhofdrücke um so wirkungsvoller nach rückwärts auf die Lungenarterien und den rechten Ventrikel.

Ständige Erhöhung des linken Vorhofdrucks auf über 25 mm Hg führt schließlich zu einer Konstriktion der Lungenarteriolen mit starkem *Anstieg des pulmonalen Gefäßwiderstands*. Diese Widerstandszunahme ist besonders ausgeprägt in den abhängigen Lungenpartien; hierdurch wird noch mehr Blut in die weniger abhängigen Lungenpartien umgeleitet. Bei schwerer, lange bestehender Mitralstenose entwickeln sich außerdem *obliterative* Gefäßveränderungen.

Somit ergeben sich folgende Ursachen für einen **pulmonalen Hochdruck** bei Mitralstenose:
- passive Rückwärtsübertragung des erhöhten Drucks im linken Vorhof,
- arterioläre Konstriktion durch Vorhof- und Lungenvenenhypertension,
- organische obliterative Veränderungen im Lungengefäßbett.

> Schließlich führt der schwere pulmonale Hochdruck zum Rechtsherzversagen und zur Trikuspidalinsuffizienz.

Die arterielle $O_2$-Sättigung bleibt bei Mitralstenose so lange normal, bis sich eine schwere Lungenstauung entwickelt. Hierbei wird ein normaler arterieller $pO_2$ durch chronische Hyperventilation aufrechterhalten.

### 4.2.4 Linker Ventrikel

Der linksventrikuläre enddiastolische Druck (LVEDP) ist bei Patienten mit reiner Mitralstenose normal. Ist der LVEDP erhöht, so liegt meist eine Begleiterkrankung vor: Koronarkrankheit, Hypertonus, Aortenklappenfehler oder Kardiomyopathie. Das enddiastolische Volumen ist bei 85 % aller Patienten normal, bei 15 % erniedrigt. Bei 1/3 aller Patienten ist die Ejektionsfraktion erniedrigt, vermutlich aufgrund der chronischen Verminderung des Preloads.

Die Kontraktilität ist bei den meisten Patienten normal oder höchstens geringgradig eingeschränkt. Allerdings finden sich angiographisch bei sehr vielen Patienten abnorme Kontraktionsmuster: Hypokinese oder Akinese im posterobasalen Bereich.

### 4.2.5 Hämodynamik

Bei der Mitralstenose reicht das Spektrum der Hämodynamik von normalem Herzzeitvolumen mit hohem Druckgradienten an der Klappe bis zum erniedrigten fixierten Herzzeitvolumen mit geringem Druckgradienten:
- Bei einigen Patienten mit mäßig schwerer Stenose ist das Herzzeitvolumen in Ruhe und auch bei Belastung normal. Anstieg des linken Vorhofdrucks und des Lungenkapillardrucks führt bei ihnen zu den Zeichen der Lungenstauung.
- Bei den allermeisten Patienten mit mäßig schwerer Stenose ist das Herzzeitvolumen in Ruhe erniedrigt und steigt bei Belastung weniger stark an als beim Gesunden.
- Bei Patienten mit schwerer Stenose (unter 1 cm²) ist das Herzzeitvolumen bereits in Ruhe stark erniedrigt und kann bei Belastung noch weiter abnehmen. Hier bestehen meist die Zeichen eines „Low-output-Syndroms".

## 4.3 Behandlung der Mitralstenose

### 4.3.1 Medikamentöse Behandlung

**Vorhofflimmern** tritt bei den meisten Patienten mit mäßiger und schwerer Mitralstenose auf und kündigt nicht selten eine wesentliche Verschlechterung des Krankheitsbilds an. Vorhofflimmern ist aus folgenden Gründen unerwünscht:
- es belästigt den Patienten als Herzklopfen,
- die Vorhofkontraktion trägt nicht mehr zur Füllung des linken Ventrikels bei,
- die Gerinnbarkeit des Blutes ist gesteigert (Hyperkoagulabilität),
- das Herzzeitvolumen nimmt um 15–20 % (0,8–1 l/min) ab,
- die Gefahr der systemischen Embolie ist erhöht.

> **!** Vorhofflimmern mit rascher Kammerfrequenz kann ein akutes Lungenödem hervorrufen. Die Sofortbehandlung besteht in rascher Digitalisierung, evtl. in Kombination mit Verapamil, 5–10 mg, langsam i. v. Nimmt die Kammerfrequenz nicht ausreichend ab, so kann alternativ Amiodaron eingesetzt werden. Bleiben diese Maßnahmen ohne Erfolg, sollte eine elektrische Kardioversion durchgeführt werden.

Gelingt es nicht, einen Sinusrhythmus wiederherzustellen, so muß die Kammerfrequenz gesenkt werden. Mittel der Wahl bei Patienten mit pulmonaler Hypertonie und eingeschränkter linksventrikulärer Funktion ist *Digitalis*. β-Blocker sind hingegen bei diesen Patienten kontraindiziert; sie sollten nur dann zur Frequenzsenkung eingesetzt werden, wenn keine Störung der links- oder rechtsventrikulären Funktion oder pulmonale Hypertonie vorliegt.

> Bei Mitralstenose mit Vorhofflimmern sollte die Ruhefrequenz auf 60–80/min gesenkt werden.

**Digitalis** ist von geringem Wert bei Patienten mit Sinusrhythmus; die Substanz verhindert hierbei auch nicht die Tachykardie durch Belastung oder Aufregung.

Selbst der inotrope Effekt ist bei der Mitralstenose ohne großen Nutzen, weil bei dieser Erkrankung ein Linksherzversagen gewöhnlich keine Rolle spielt. Auch beim Rechtsherzversagen vermindert Digitalis den erhöhten linksatrialen Druck nicht wesentlich.

**Vasodilatatoren** sind bei Patienten mit Mitralstenose von geringerem Nutzen als bei Patienten mit Mitralinsuffizienz. *Nitroprussid* (30–80 µg/min) senkt den peripheren Widerstand, Pulmonalarteriendruck, Wedge-Druck und linksventrikulären enddiastolischen Druck. Das Herzzeitvolumen bleibt unverändert, die Herzfrequenz nimmt jedoch meist reflektorisch zu.

*Nitroglyzerin* vermindert den venösen Rückstrom zum Herzen und die Drücke im Lungenkreislauf sowie den linksventrikulären enddiastolischen Druck. Fällt der Wedgedruck unter 12 mm Hg, so nimmt auch das Schlagvolumen ab.

Somit wird der Einsatz von Vasodilatatoren begrenzt durch ihre Wirkung auf den Druckgradienten an der Mitralklappe: Zu starke Senkung des Gradienten vermindert das Herzzeitvolumen!

■ **Antikoagulanzientherapie.** Embolien der Hirnarterien, Koronararterien, Eingeweidearterien und Extremitätenarterien sind typische Risiken bei Mitralstenose. Das Risiko wird erhöht, wenn Vorhofflimmern und/oder Herzinsuffizienz vorliegen. Eine Routineantikoagulation ist jedoch nicht gerechtfertigt, weil die Risiken der Therapie ebenso groß sind wie das Emboliersiko. Hingegen sollten Patienten mit Vorhofflimmern mit Antikoagulanzien behandelt werden.

> **Merke:** Das Auftreten von Vorhofflimmern bei Patienten mit schwerer Mitralstenose und vergrößertem linken Vorhof (LAP > 50 mm Hg) gilt als Notfallindikation für die Antikoagulation mit Heparin.

## 4.3.2 Chirurgische Behandlung

Drei chirurgische Behandlungsmethoden stehen für die Mitralstenose zur Verfügung:
1. geschlossene Kommissurotomie ohne Herz-Lungen-Maschine,
2. offene Kommissurotomie mit Herz-Lungen-Maschine,
3. Mitralklappenersatz (MKE).

Die 3 Verfahren unterscheiden sich nicht nur in ihrer Technik, sondern auch in Indikation, chirurgischem Risiko und postoperativen Komplikationen.

■ **Geschlossene Kommissurotomie.** Bei dieser Methode wird die Klappenstenose durch einen transventrikulär eingeführten Dilatator gesprengt. Eine Herz-Lungen-Maschine ist nicht erforderlich, muß aber in Bereitschaft stehen.

Die Operation ist heute angesichts der Möglichkeit der Ballonvalvuloplastie praktisch ohne Bedeutung.

■ **Offene Kommissurotomie.** Bei dieser Methode wird das Herz durch eine mediane Sternotomie oder rechtslaterale Thorakotomie freigelegt, dann die Herz-Lungen-Maschine angeschlossen. Der linke Vorhof wird eröffnet, Thromben werden entfernt, die Kommissuren inzidiert, verschmolzene Sehnenfäden, wenn erforderlich, getrennt, der darunterliegende Papillarmuskel gespalten und Kalkablagerungen auf der Klappe entfernt; evtl. das linke Herzohr reseziert, um eine potentielle Emboliequelle auszuschalten. Eine leichte oder mäßige Mitralinsuffizienz kann durch Nahtplikatur oder Anuloplastik mitbeseitigt werden.

Nach dem kardiopulmonalen Bypass werden die Drücke im Ventrikel und linken Vorhof gemessen, um das Operationsergebnis zu überprüfen. Anschließend wird bei Patienten mit Vorhofflimmern durch Kardioversion der Sinusrhythmus wiederhergestellt. Im allgemeinen sind die hämodynamischen Ergebnisse nach offener Kommissurotomie besser als nach der geschlossenen Methode, auch ist die Krankenhausletalität geringer (0,1–2,2 %). Die Zehnjahresüberlebensrate beträgt bis zu 95 %, die jährliche Restenoserate 1,7 %.

▶ Für das Verfahren gilt aber, daß es nur die „Uhr zurückdreht" und nicht etwa eine normale Klappe herstellt!

Der klinische und anatomische Verlauf wird jedoch bei dieser progredienten Erkrankung günstig beeinflußt. Ist die Obstruktion wirkungsvoll beseitigt, so treten folgende Veränderungen ein:
• Abfall des erhöhten linken Vorhofdrucks auf ca. 12 mm Hg,
• Anstieg des Herzzeitvolumens in Ruhe und unter Belastung, abhängig von der Zunahme der Klappenöffnungsfläche,
• Abfall des pulmonalen Gefäßwiderstands und des Pulmonalarteriendrucks.

88 % der Patienten überleben mehr als 8 Jahre, davon benötigen jedoch 16,1 % einen Mitralklappenersatz.

■ **Mitralklappenersatz (MKE).** Bei dieser Methode wird die erkrankte Klappe unter extrakorporaler Zirkulation herausgeschnitten und durch ein künstliches Ventil (mechanische Klappe oder Bioprothese) ersetzt. Indiziert ist der Klappenersatz, wenn eine Valvulotomie ungeeignet ist, also bei Verkalkung und Destruktion von Klappensegeln und des subvalvulären Apparats, und ein NYHA-Schweregrad III oder IV sowie eine Mitralöffnungsfläche von < 1,5 cm$^2$ vorliegen.

Das Herz wird durch eine mediane Sternotomie freigelegt, dann die Herz-Lungen-Maschine angeschlossen. Nach Kardioplegie wird der linke Vorhof eröffnet und die Klappe herausgeschnitten. Dabei bleibt ein 2–3 mm breiter Rand übrig, an den die künstliche Klappe angenäht werden kann.

▶ Die Operationsmortalität beträgt 3–12 %; die Fünfjahresüberlebenszeit liegt bei 70 %.

Mit zunehmendem Schweregrad nimmt auch die Operationsmortalität zu; sie beträgt beim Grad IV 25 % (Mayo-Clinic) bis 30 % (MGH Boston). Folgende Faktoren erhöhen die Krankenhausmortalität:
- Ventrikeldilatation,
- erhöhter linksventrikulärer enddiastolischer Druck,
- Herzindex unter 2 l/min · m$^2$,
- Papillarmuskelruptur oder -dysfunktion,
- Vorhofflimmern,
- erhöhter Pulmonalarteriendruck,
- Rechtsherzhypertrophie,
- hohes Alter.

Die Reoperationsrate beträgt bei primär mechanischem Klappenersatz nach 12 Jahren ca. 10 %, bei Verwendung von Bioprothesen ca. 40 %.

## 4.4 Anästhesie bei Mitralstenoseoperation

### 4.4.1 Präoperative Einschätzung und Vorbereitung

Patienten mit kardialer Kachexie sollten 1–3 Wochen vor der Operation stationär aufgenommen und mit Diuretika und Bettruhe behandelt werden. Bei diesen Patienten besteht häufig eine Trikuspidal- und Rechtsherzinsuffizienz sowie ein Low-output-Syndrom mit Aszites, Leberinsuffizienz, metabolischen Entgleisungen und immunologischen Störungen. Kurzfristig läßt sich durch Gewichtsverlust oft eine dramatische Besserung erreichen.

■ **Lungenfunktion.** Ist die Lungenfunktion schwer beeinträchtigt, so besteht dennoch keine Kontraindikation für eine Operation; zumal die Korrektur der Mitralstenose i. allg. die Lungen- und Herz-Kreislauf-Funktion verbessert. Allerdings ist nicht selten eine langwierige postoperative Beatmungstherapie erforderlich.

■ **Leberfunktion.** Am häufigsten wird bei Mitralstenose die Leberfunktion durch einen erhöhten Druck im rechten Vorhof beeinträchtigt; ein Low-output-syndrom kann ein zusätzlicher Faktor sein. Klinisch wichtig sind bei einigen Patienten perioperative Gerinnungsstörungen. Die Bedeutung anderer Leberfunktionsstörungen für den postoperativen Verlauf ist schwierig einzuschätzen.

■ **Nierenfunktion.** Die Nierenfunktion sollte präoperativ sorgfältig untersucht werden, denn Nierenfunktionsstörungen können den perioperativen Verlauf in nachteiliger Weise beeinflussen.

Eine Azotämie bei Mitralstenose ist gewöhnlich prärenal bedingt. Dann ist eine günstige Beeinflussung durch die verbesserte Hämodynamik nach dem Klappenersatz zu erwarten. Vor dem Eingriff sollte die prärenale Azotämie jedoch so niedrig wie möglich gehalten werden. Gefährlich ist insbesondere der übereifrige Einsatz von Diuretika kurz vor der Operation. Er führt nicht selten zu erhöhter prärenaler Azotämie, Minderdurchblutung der Niere in der perioperativen Phase und akutem Nierenversagen in der postoperativen Phase. Darum sollten 2 Tage vor der Operation keine Diuretika gegeben werden, nach dem Grundsatz:

> „Lieber etwas zu feuchte Lungen als zu trockene Nieren in der unmittelbaren präoperativen Phase!"

■ **Infektionskontrolle.** Vor der Operation sollten alle potentiellen Infektionsquellen überprüft werden. Dies gilt v. a. für Zahnherde, Harnwegsinfekte, Infektionen der Atemorgane usw.

### 4.4.2 Prämedikation

Das wichtigste Ziel bei der Prämedikation von Patienten mit Mitralstenose besteht darin, Angst und Aufregung, die mit Tachykardie einhergehen, zu vermeiden, weil hierdurch die diastolische Füllung des linken Ventrikels vermindert werden kann. Darum ist eigentlich eine starke Prämedikation wünschenswert. Allerdings könnte hierdurch wiederum die Lungen- und Herz-Kreislauf-Funktion beeinträchtigt werden. Darum muß ein Mittelweg gefunden werden, der sich individuell am Patienten orientiert, die Dosis dem Schweregrad der Erkrankung anpaßt und die Medikamente durch eine gute psychologische Führung des Patienten ergänzt.

Grundsätzlich geeignet für die Prämedikation sind z. B. Benzodiazepine, morphinartige Analgetika und Neuroleptika. Atropin wird nicht zugeführt.

*Digitalis* wird 48 h vor der Operation abgesetzt, bei Patienten mit Vorhofflimmern und rascher Ventrikelfrequenz jedoch bis zur Operation weitergegeben.

Besteht bei diesen Patienten vor der Narkoseeinleitung eine Tachykardie, so kann die Injektion einer kleinen Dosis Digitalis erwogen werden.

### 4.4.3 Leitsätze für die Narkose bei Mitralstenose

> **Hämodynamische Ziele bei Mitralstenose:**
> ▶ Herzfrequenz: niedrig halten, bevorzugt 60–65/min; Tachykardien vermeiden;
> ▶ linksventrikuläre Vorlast: eher hoch halten, Abnahme vermeiden;
> ▶ Kontraktilität: aufrechterhalten;
> ▶ peripherer Gefäßwiderstand: aufrechterhalten;
> ▶ pulmonaler Gefäßwiderstand: niedrig halten.

■ **Narkosemittel.** Für die Narkose werden Substanzen verwendet, die das Herz-Kreislauf-System so wenig wie möglich beeinflussen. Hierzu gehören: Etomidat, Fentanyl und Lachgas. Volatile Anästhetika sollten möglichst nicht oder nur in reduzierter Dosis eingesetzt werden. Lachgas kann bei Patienten mit pulmonaler Hypertonie den pulmonalen Gefäßwiderstand zusätzlich erhöhen. Hierdurch könnte bei Patienten mit Störungen der rechten Ventrikelfunktion eine akute Rechtsherzinsuffizienz ausgelöst werden. Die allermeisten Patienten mit Mitralstenose vertragen jedoch Lachgas gewöhnlich recht gut. Nur bei den schweren und schwersten Formen muß auf die Lachgassupplementierung verzichtet werden.

■ **Narkoseeinleitung.** Sie erfolgt nach den in Kap. 5 dargestellten Grundsätzen. Folgendes ist zu beachten: Patienten, die präoperativ mit Diuretika ausgeschwemmt worden sind, neigen zum schweren Blutdruckabfall bei der Einleitung. Bei ihnen sollte vorher *vorsichtig* Volumen infundiert werden.

Stehen die Patienten unter Erhaltungsdosen von β-Blockern, Kalziumantagonisten oder Digitalis, so kann die Narkoseeinleitung mit Opioiden (besonders Sufentanil oder Remifentanil) eine schwere Bradykardie auslösen, vor allem wenn Vecuronium anstelle von Pancuronium als Muskelrelaxans eingesetzt wird.

■ **Pulmonaliskatheter.** Die Überwachung des Pulmonalarteriendrucks und des Lungenkapillarenverschlußdrucks („Wedge-Druck") sowie die Messung des Herzzeitvolumens nach der Kälteverdünnungsmethode kann bei Patienten mit präoperativ erhöhtem Lungengefäßwiderstand von Nutzen sein. Hierzu wird ein Pulmonaliskatheter eingeführt. Wegen des Druckgradienten an der Klappe wird ein höherer PCWP gemessen, als dem LVEDP entspricht.

Nach dem Bypass kann auch der *linke Vorhofdruck (LAP)* durch einen vom Chirurgen in den Vorhof eingeführten Katheter bis in die postoperative Phase hinein überwacht werden. Hierbei muß beachtet werden, daß der LAP bei Patienten mit Vorhofflimmern etwas höher gemessen wird als der LVEDP, weil auch durch den Klappenersatz gewöhnlich eine leichte Stenosierung erhalten bleibt.

■ **Volumen- und Elektrolytzufuhr.** Die Füllungsdrücke des Ventrikels sollten so hoch wie möglich gehalten werden, ohne daß dabei ein Lungenödem auftritt. Eine Hypovolämie kann eine Reflextachykardie auslösen und ist daher unbedingt zu vermeiden!

Patienten mit erhöhtem Lungengefäßwiderstand aufgrund einer verminderten Compliance können auf Volumenexpansion mit einem stärkeren Anstieg des Lungenvenen- und Wedgedrucks reagieren. Hier ist Vorsicht mit exogener Volumenzufuhr und endogener Volumenverschiebung (Kopftieflage; periphere Vasokonstriktion durch Intubation, Operation usw.) geboten. Hilfreich ist die Überwachung der Volumenzufuhr mit dem Pulmonaliskatheter.

Auf ausreichende *Kaliumsubstitution* während der perioperativen Phase ist besonders zu achten, v. a. bei digitalisierten Patienten mit Vorhofflimmern sowie bei Vorbehandlung mit Diuretika.

**Herzfrequenz niedrig halten!** Tachykardien sind für den Patienten mit Mitralstenose lebensbedrohend. Die Gründe wurden ausführlich dargelegt.

> **Darum sollte die Herzfrequenz in einem Bereich von 60–80 Schlägen/min gehalten werden.**

Um dieses Ziel zu erreichen, müssen folgende Grundsätze erfüllt werden:
▶ keine Substanzen verwenden, die die Herzfrequenz steigern,
▶ Sympathikusreaktionen durch ausreichend tiefe Narkose dämpfen,
▶ schwere Anämie und Volumenmangel sowie Venodilatation vermeiden.
Tritt intraoperativ dennoch eine *Tachykardie* auf, sollte sie aggressiv behandelt werden:

> **Eine Sinustachykardie oder ein akuter Anstieg der Ventrikelfrequenz bei Vorhofflimmern kann beseitigt werden mit**
> ▶ Digitalis i. v.,
> ▶ Verapamil,
> ▶ β-Blockern in niedriger Dosis, z. B. Esmolol, 0,5–1 mg i. v.,
> ▶ Amiodaron (bei Vorhofflimmern),
> ▶ Kardioversion, wenn plötzlich vor dem Bypass bei einem Patienten mit Sinusrhythmus Vorhofflimmern mit schneller Überleitung auftritt.

■ **Erhöhter Gefäßwiderstand.** Nach dem Mitralklappenersatz fällt der pulmonale Gefäßwiderstand meist rasch ab. Er kann aber durch perioperative Faktoren ansteigen und zur Rechtsherzinsuffizienz und zum Low-output-Syndrom führen.

Hierzu gehören:
● Hypoxie,
● Hyperkapnie,

- Hypothermie,
- endogenes Angiotensin,
- Katecholamine mit α-adrenerger Wirkung,
- Azidose.

Diese Faktoren müssen vermieden werden.

Bleibt der pulmonale Gefäßwiderstand sehr hoch und verschlechtert sich der Zustand des Patienten klinisch, so können *Vasodilatoren* wie Nitroprussid eingesetzt werden, um das *Afterload des rechten Ventrikels* zu senken. Diese Therapie sollte mit Hilfe eines Pulmonaliskatheters kontrolliert werden. Hierbei sollte der Pulmonalisdruck auf unter 30 mm Hg gesenkt werden.

■ **Pulmonaler Gasaustausch.** Präoperativ bestehen bei Patienten mit mäßiger bis schwerer Mitralstenose gewöhnlich folgende Störungen der Atemfunktion:
- erniedrigte Lungencompliance,
- erhöhter Atemwegswiderstand,
- vergrößerte alveoloarterielle $O_2$-Partialdruckdifferenz,
- gesteigerte Atemarbeit.

Diese Störungen müssen bei der Narkosebeatmung berücksichtigt werden. Wichtig ist v. a., die minimale sichere inspiratorische $O_2$-Konzentration herauszufinden. *Postoperativ* ist zunächst mit weiteren Störungen der Atemfunktion zu rechnen: Die Compliance nimmt weiter ab, die $CO_2$-Antwort ist vermindert, das Verhältnis von Totraum zu Atemzugvolumen ($V_D/V_T$) ist häufig für einige Tage stark erhöht. Aus all diesen Gründen sollten die Patienten nach dem Klappenersatz zumindest während der folgenden Nacht beatmet werden.

■ **Low-output-Syndrom.** Dieses Syndrom tritt nicht selten nach Mitralklappenersatz auf. Es ist gekennzeichnet durch:
- niedriges HZV,
- Oligurie,
- periphere Gefäßkonstriktion,
- Unruhe und/oder Verwirrtheit.

Das Syndrom wird v. a. bei Patienten beobachtet, bei denen präoperativ folgende Störungen bestanden:
- erniedrigtes HZV,
- Vorhofflimmern,
- pulmonaler Hochdruck,
- kombiniertes Mitralvitium,
- nichtkorrigiertes Aortenvitium,
- vorangegangene Mitralklappenoperation.

Behandlung des Low-output-Syndroms s. Kap. 9.

■ **Kontraktilität.** Die Ventrikelkontraktilität ist während der Narkose zumeist kein bedeutsames Problem. (Es sei denn, ein Rechtsherzversagen entwickele sich.)

Ein Risiko muß der Anästhesist jedoch kennen: Besonders bei älteren Patienten kann nach Wiederaufnahme der Pumpfunktion des Herzens nach dem Bypass der linke Ventrikel transversal einreißen. Die Ruptur kann auch noch 1–4 Tage nach der Operation auftreten. Die Ursache ist unbekannt.
▶ Bei älteren Patienten sollte darum das Preload (LVEDV) niedrig gehalten und das Herzzeitvolumen durch inotrope Substanzen oder Senkung des Afterloads aufrechterhalten werden.

**Arrhythmien** treten nach dem Klappenersatz v. a. in der postoperativen Phase auf. Beobachtet werden supraventrikuläre Rhythmusstörungen, aber auch atrioventrikuläre Leitungsstörungen durch chirurgisches Trauma. Dann ist ein Schrittmacher erforderlich.

## 5 Mitralinsuffizienz

### 5.1 Ätiologie und Pathologie

Eine Mitralinsuffizienz kann durch pathologische Veränderungen am Klappenring, an den Klappensegeln, den Sehnenfäden oder den Papillarmuskeln entstehen. Die Ursachen sind vielfältig.

Veränderungen der Klappensegel sind meist *rheumatisch* bedingt. Sie bestehen in Verkürzung, Versteifung und Deformierung, zusammen mit Verkürzung und Verschmelzung der Sehnenfäden und Papillarmuskeln. Die Segel können auch durch eine infektiöse Endokarditis zerstört werden.

Dilatation oder Verkalkung des Klappenrings kann ebenfalls zu Mitralinsuffizienz führen. Die Dilatation kann bei allen Herzerkrankungen, die mit einer Ventrikeldilatation einhergehen, auftreten. Verkalkungen sind idiopathisch bedingt und werden außerdem durch Hypertonie, Aortenstenose und Diabetes sowie Marfan-Syndrom begünstigt.

Sehnenfäden reißen idiopathisch oder als Folge einer infektiösen Endokarditis, eines rheumatischen Fiebers und traumatisch. Die Ruptur führt zur Mitralinsuffizienz.

Eine Mitralinsuffizienz entsteht häufig durch Erkrankungen der Papillarmuskeln des linken Ventrikels. Diese Muskeln werden von terminalen Ästen des Koronargefäßsystems versorgt. Sie sind darum besonders empfindlich gegenüber einer Ischämie (Koronarkrankheit!).

Daneben gibt es noch zahlreiche andere Ursachen für eine Mitralinsuffizienz.

## 5.2 Pathophysiologie

> Die initiale Grundstörung bei Mitralinsuffizienz ist der Rückstrom von Blut aus dem linken Ventrikel in den linken Vorhof während der Systole!

Da die Mitralklappe parallel zur Aortenklappe geschaltet ist, nimmt bei Mitralinsuffizienz der Widerstand gegen die Entleerung des linken Ventrikels ab.

Die Hälfte des Regurgitationsvolumens wird bereits während der isometrischen Kontraktion, also vor Öffnung der Aortenklappe, in den linken Vorhof ausgeworfen.

> **Das Regurgitationsvolumen hängt v. a. ab von:**
> ▶ der Größe der insuffizienten Klappenöffnung,
> ▶ dem Druckgradienten zwischen Ventrikel und linkem Vorhof,
> ▶ der Dauer der Auswurfphase.

Diese Faktoren sind nicht statisch, sondern dynamisch. Sie hängen wiederum ab
- vom Kontraktilitätszustand des linken Ventrikels,
- von der Compliance des linken Vorhofs und der Lungenvenen,
- vom Widerstand gegen das in die Aorta ausgeworfene Volumen.

Hierbei muß die Insuffizienz an der Klappe nicht während der gesamten Systole bestehen bleiben; sie kann auch nur während einer bestimmten Phase innerhalb der Systole auftreten. Dies ist z. B. häufig der Fall bei Funktionsstörungen des Papillarmuskels. Hingegen bleibt die Insuffizienz bei Sehnenfädenabriß oder großem dehnbaren linken Vorhof während der gesamten Systole bestehen – nicht selten sogar noch bis in die isovolumetrische Erschlaffungsphase.

> Die Mitralinsuffizienz kann aufgrund der Regurgitationsfraktion (RF = Anteil am gesamten Schlagvolumen) in folgende Schweregrade eingeteilt werden:
> RF unter 0,3           = leichte Insuffizienz,
> RF 0,3–0,6            = mäßige Insuffizienz,
> RF über 0,6           = schwere Insuffzienz.

Der *myokardiale $O_2$-Verbrauch* ist bei Mitralinsuffizienz nur geringfügig erhöht, denn die Verkürzung der Muskelfasern (die bei Mitralinsuffizienz verlängert sind) ist nur eine untergeordnete Determinante des myokardialen $O_2$-Verbrauchs. Die 3 Hauptdeterminanten – Wandspannung, Kontraktilität, Herzfrequenz – sind bei dieser Erkrankung nur wenig verändert.

## 5.2.1 Linker Vorhof

Bei chronischer Mitralinsuffizienz dilatiert der linke Vorhof, weil während der Vorhofdiastole das Blutvolumen unter erhöhtem Druck vermehrt ist.

Die Dilatation schützt zunächst das Lungenkapillarbett vor dem erhöhten Druck. Die Compliance des linken Ventrikels nimmt ebenfalls zu.

Bei den meisten Patienten ist der linke Vorhof mäßig vergrößert und der linke Vorhofdruck mäßig erhöht. Vorhofflimmern ist oft vorhanden; Veränderungen der Lungengefäße sind mäßiggradig.

Bei einigen Patienten mit chronischer Mitralinsuffizienz ist der linke Vorhof riesig vergrößert (Abb. 4), während der Druck wegen der gesteigerten Dehnbarkeit des Vorhofs nur gering erhöht ist. Das Herzzeitvolumen ist erniedrigt, Vorhofflimmern so gut wie immer vorhanden.

Bei manchen Patienten ist die Dehnbarkeit des Vorhofs normal oder gar vermindert und der Vorhof selbst nur wenig vergrößert (Abb. 4). Der linke Vorhofdruck ist stark erhöht, besonders die v-Welle (Abb. 5). Es bestehen die Zeichen der Lungenstauung. Bei den meisten dieser Patienten hat sich die Mitralinsuffizienz akut entwickelt, z. B. durch Ruptur von Papillarmuskeln oder Sehnenfäden. Die Vorhofwand ist meist hypertrophiert. Lungengefäßveränderungen entwickeln sich gewöhnlich innerhalb von 6–12 Monaten.

▶ Einige Worte zur Vorhofkontraktion: Anders als bei der Mitralstenose ist die Füllung des linken Ventrikels weniger abhängig von einer geordneten Vorhofkontraktion. Darum beeinflußt die Kardioversion des Vorhofflimmerns in einen Sinusrhythmus das Herzzeitvolumen bei reiner Mitralinsuffizienz nur wenig.

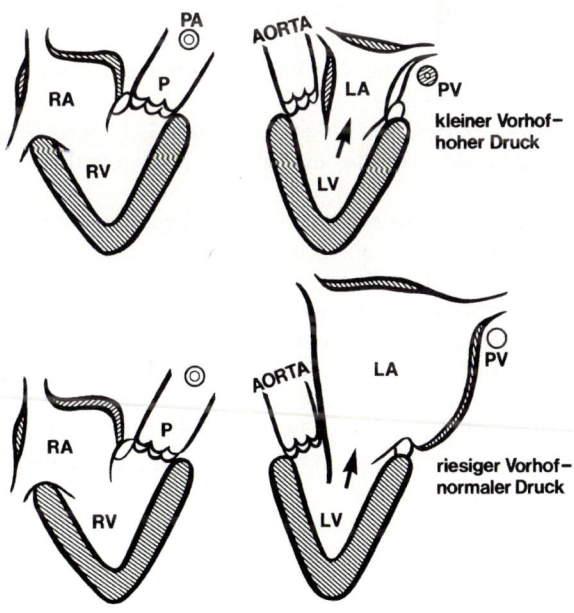

Abb. 4. Extremformen der Mitralinsuffizienz. *Oben:* Der linke Vorhof ist nur wenig vergrößert, der Vorhofdruck hingegen stark erhöht; *unten:* Der linke Vorhof ist riesig vergrößert, der Vorhofdruck hingegen nur wenig erhöht oder normal

**Abb. 5.** Stark erhöhter linker Vorhofdruck bzw. Lungenkapillarenverschlußdruck (PCWP) bei Mitralinsuffizienz mit ausgeprägter Erhöhung der v-Welle sowie des linksventrikulären enddiastolischen Drucks

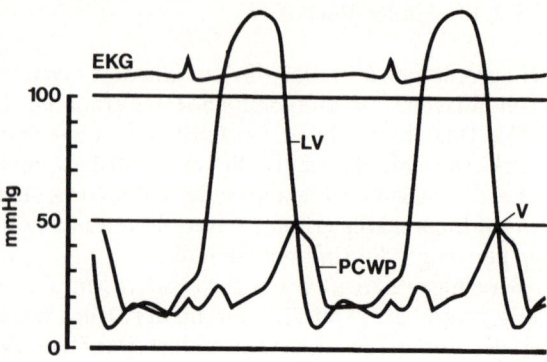

### 5.2.2 Linker Ventrikel

Er ist chronisch volumenüberlastet. Hierdurch entsteht eine Dilatation und Hypertrophie. Das enddiastolische Volumen nimmt stark zu, während der linksventrikuläre enddiastolische Druck (LVEDP) nicht oder nur wenig ansteigt, solange sich keine Herzinsuffzienz entwickelt.

Nach dem Laplace-Gesetz: myokardiale Wandspannung = intraventrikulärer Druck · Radius, müßte die Wandspannung bei Dilatation zunehmen. Nicht so bei Mitralinsuffizienz! Denn durch die Insuffizienz nehmen in der Spätsystole der intraventrikuläre Druck und auch der Ventrikelradius ab. Dadurch nimmt die Wandspannung erheblich und proportional in größerem Maße ab als der linksventrikuläre Druck. Als Folge ist die Verkürzungsgeschwindigkeit der Myokardfasern erhöht.

Anders bei *akuter* Mitralinsuffizienz: Hier verschlechtert sich nach anfänglicher Kompensation die Funktion des linken Ventrikels, und das linksventrikuläre enddiastolische Volumen steigt zunehmend an.

■ **Kontraktilität des linken Ventrikels.** Bei *akuter* Mitralinsuffizienz ist die Kontraktilität normal oder aufgrund einer Sympathikusstimulierung gesteigert.

Bei Patienten mit *chronischer* Mitralinsuffizienz nimmt hingegen die Kontraktilität progredient ab. Das Ausmaß ist allerdings individuell unterschiedlich. Eine leichte bis mäßige Abnahme der Kontraktilität wird von den meisten Patienten ohne größere Anstiege des linken Vorhofdrucks toleriert. Um das gleiche Gesamtschlagvolumen zu fördern, muß der Ventrikel aber weiter dilatieren. Später wird die Kontraktilität so sehr vermindert, daß eine Linksherzinsuffizienz entsteht. Das Herz dilatiert weiter, das Gesamtschlagvolumen kann nicht mehr gesteigert werden, LVEDP und mittlerer Vorhofdruck steigen weiter an. Der Ventrikel kann dann bereits bei geringsten Anstiegen des peripheren Widerstands versagen.

■ **Peripherer Kreislauf.** Bei Mitralinsuffizienz entleert sich, wie bereits dargelegt, der linke Ventrikel während der Systole in 2 Richtungen: in den linken Vorhof (Regurgitationsvolumen) und in die Aorta (Vorwärtsschlagvolumen). Die Größe der beiden Schlagvolumina hängt u. a. von dem Widerstand ab, der dem Auswurf in die Aorta entgegengerichtet ist. Dieser Widerstand wird bestimmt von dem peripheren Gefäßwiderstand und der Compliance der großen Arterien. In diesem Zusammenhang muß der Anästhesist wissen:

> **Veränderungen des peripheren Widerstands durch Anästhetika, Katecholamine, chirurgische und anästhesiologische Stimuli haben großen Einfluß auf das Rückwärts- und Vorwärtsschlagvolumen bei Mitralinsuffizienz, ganz gleich, wie groß das LVEDV (Preload) und die Kontraktilität sind.**

Besonders wirkungsvoll ist die Kombination von Noradrenalin mit β-Blockade: LAP und Regurgitationsvolumen nehmen stark zu, das Vorwärtsschlagvolumen fällt ab. Infusion von Noradrenalin allein steigert zwar den LAP, verändert aber nicht das Regurgitationsvolumen.

Bei Patienten mit schwerer akuter oder chronischer Mitralinsuffizienz, deren peripherer Widerstand bereits in Ruhe erhöht ist, können Vasodilatatoren wie Nitroprussid die Hämodynamik rasch und wirkungsvoll verbessern.

### Nitroprussid: Wirkung bei Mitralinsuffizienz

- der periphere Widerstand fällt ab,
- das linksventrikuläre enddiastolische Volumen nimmt nur gering ab,
- das Gesamtschlagvolumen und die Ejektionsfraktion bleiben unverändert,
- das Vorwärtsschlagvolumen nimmt zu,
- Regurgitationsvolumen und Regurgitationsfraktion nehmen ab,
- die Herzfrequenz bleibt gleich,
- die Ventrikelgröße nimmt leicht ab.

Dosis: ca. 15–30 µg/min.

### Nitroglyzerin: Wirkung bei Mitralinsuffizienz

- das linksventrikuläre enddiastolische Volumen (Preload) nimmt ab,
- das Regurgitationsvolumen wird geringer,
- Vorwärtsschlagvolumen und HZV ändern sich nicht.

*Mitralstenose und Mitralinsuffizienz.* Patienten mit kombiniertem Mitralvitium haben große Vorhöfe, Vorhofflimmern, Lungengefäßveränderungen mit pulmonaler Hypertonie und Rechtsherzbelastung.

Eine schwere Mitralstenose kann aus hämodynamischen Gründen nicht mit einer wesentlichen Regurgitation einhergehen.

## 5.3 Behandlung der Mitralinsuffizienz

### 5.3.1 Medikamentöse Behandlung

Hierzu gehören die allgemein bekannten Maßnahmen zur Behandlung einer Herzinsuffizienz.

Eckpfeiler der Therapie sind:
- Verbesserung der Kontraktilität durch Digitalis,
- Verminderung der Vorlast (Preload) durch Diuretika und Nitrate,
- Senkung der Nachlast (Afterload) oder des peripheren Gefäßwiderstands durch Vasodilatatoren (ACE-Hemmer, Prazosin, Nitroprussid).

*Digitalis* spielt eine wesentlich größere Rolle als bei der Mitralstenose. Senkung des Widerstands gegen den Auswurf in die Aorta (Afterloadsenkung) ist besonders wirksam: Regurgitationsvolumen und linker Vorhofdruck, besonders die v-Welle, nehmen ab. Durch die Verminderung des linksventrikulären Volumens nimmt auch die Regurgitationsfläche an der Klappe ab. Afterloadsenkung mit *Nitroprussid* hat schon so manchem Patienten mit akuter Papillarmuskelruptur bei Myokardinfarkt das Leben gerettet!

■ **Vorhofflimmern.** Vorhofflimmern erhöht das Thromboembolierisiko, vermindert das Herzzeitvolumen und verstärkt die Beschwerden des Patienten. Besteht das Vorhofflimmern weniger als 1–2 Jahre, sollte – nach Einleitung einer Antikoagulanzientherapie – versucht werden, den Sinusrhythmus wiederherzustellen. Verfahren der Wahl ist die Kardioversion. Kann das Vorhofflimmern hiermit nicht beseitigt werden, muß die Kammerfrequenz mit Digitalis reduziert werden, wenn erforderlich, ergänzt durch Verapamil oder Amiodaron.

- Kann der Sinusrhythmus nicht wiederhergestellt werden, so ist eine Langzeitantikoagulation mit einem Kumarinderivat erforderlich.

■ **Embolien.** Systemische Embolien sind bei Mitralinsuffizienz seltener als bei Mitralstenose. Tritt eine kardial bedingte Embolie auf, so sollte eine Kumarintherapie eingeleitet und nach paroxysmalem Vorhofflimmern gesucht werden.

■ **Bakterielle Endokarditis.** Die medikamentöse Therapie umfaßt die Zufuhr von Antibiotika und die Behandlung der akuten Herzinsuffizienz. Läßt sich trotz maximaler Therapie eine schwere Herzinsuffizienz oder ein Herzversagen nicht beseitigen, ist auch in der akuten Phase eine Mitralklappenoperation indiziert. Eine Operation sollte auch dann durchgeführt werden, wenn unter angemessener antibiotischer Behandlung das Fieber persistiert, eine Herzinsuffizienz auftritt oder die Blutkulturen nach Absetzen der Antibiotika erneut positiv sind. Bei Abriß von Sehnenfäden mit akuter hämodynamischer Verschlechterung sollte der Patient mit Vasodilatatoren (Nitrate, ACE-Hemmer, Nitroprussid i. v.) sowie Digitalis und Diuretika bis zur Operation stabilisiert werden.

■ **Ruptur von Chordae tendineae.** Die Ruptur der Sehnenfäden führt zu akuter Mitralinsuffizienz mit Lungenödem. Läßt sich der Patient nicht durch eine medikamentöse Therapie (Vasodilatatoren, wenn systolischer Blutdruck >90 mm Hg) stabilisieren, kann bis zur Operation eine intraaortale Gegenpulsation durchgeführt werden.

### 5.3.2 Chirurgische Behandlung

Die Indikation zur Operation hängt v. a. vom Schweregrad der Mitralinsuffizienz und der klinischen Symptomatik sowie der linksventrikulären Funktion ab. Patienten mit deutlich ausgeprägter Mitralinsuffizienz und mäßiggradigen Beschwerden trotz medikamentöser Behandlung sollten operiert werden.

Zwar können selbst Patienten mit schwerer Insuffizienz mitunter nur geringe Beschwerden haben; treten jedoch erst einmal deutlich erhöhte Vorhofdrücke und Dyspnoe auf, so hat die nur noch wenige Jahre dauernde Talfahrt bereits begonnen. Auch Patienten mit schwerer pulmonaler Hypertonie und geringen Beschwerden sollten operiert werden.

Zwei operative Verfahren werden angewandt:
- Klappenrekonstruktion,
- Mitralklappenersatz.

Hiervon wird der Mitralklappenersatz in Deutschland etwa 5mal häufiger durchgeführt als die Klappenrekonstruktion.

■ **Klappenrekonstruktion.** Das Verfahren wird bei Mitralklappenprolaps, aber auch bei rheumatischer oder ischämischer Mitralinsuffizienz sowie bei bakterieller Endokarditis angewandt, allerdings sind die Ergebnisse bei ischämischer und rheumatischer Mitralinsuffizienz weniger günstig als bei degenerativer Klappenerkrankung. Als vorteilhaft hat sich die Verwendung flexibler Anuloplastieringe im Gegensatz zu starren Ringen erwiesen, da hierdurch eine bessere linksventrikuläre Funktion erreicht werden kann.

Die Operationsletalität der Mitralklappenrekonstruktion ist mit 1 4 % sehr niedrig (1993 in Deutschland 443 Operationen mit einer Letalität von 1,3 %), jedoch wird das Verfahren in den einzelnen chirurgischen Zentren nicht einheitlich beurteilt. Im Vergleich zum Klappenersatz weist die Rekonstruktion der Klappe folgende Vorteile auf:
- Möglichkeit der besseren linksventrikulären systolischen Funktion,
- niedrigere Thromboembolie- und Endokarditisrate,
- keine Antikoagulation erforderlich, sofern ein Sinusrhythmus vorliegt.

■ **Mitralklappenersatz.** Beim Mitralklappenersatz sollten die Chordae tendineae möglichst nicht durchtrennt werden, da sich hieraus postoperativ häufig eine schlechtere linksventrikuläre Funktion ergibt als bei intaktem subvalvulärem Mitralklappenapparat. Die Verbindung zwischen Mitralanulus und Papillarmuskeln läßt sich bei Bioprothesen leichter erhalten als bei mechanischen Klappen, bei denen die verbliebenen Chordae tendineae die Klappenfunktion beeinträchtigen können. Diese Komplikation läßt sich durch partielle Exzision des vorderen Segels und Implantation einer St.-Jude-Medical-Klappe gewöhnlich verhindern.

Die **Operationsletalität und die Langzeitergebnisse** werden v. a. vom NYHA-Schweregrad, der präoperativen linksventrikulären Funktion und der Größe des linken Vorhofs bestimmt, weiterhin von der Ätiologie der Mitralinsuffizienz und der Operationstechnik. Im Mittel liegt die Operationsletalität zwischen 5 und 10 %. Die Langzeitergebnisse sind v. a. dann schlecht, wenn bereits präoperativ eine eingeschränkte linksventrikuläre Funktion vorlag. Zu den wichtigsten Komplikationen im Langzeitverlauf gehören:
- Thromboembolien,
- Antikoagulanzienblutung,
- bakterielle Endokarditis.

Bei Bioprothesen ist das Risiko für Thromboembolien und bakterielle Endokarditiden deutlich geringer als bei mechanischen Klappen, das Reoperationsrisiko allerdings wesentlich höher. Ist der körperliche Zustand insgesamt gut, spielt das Alter für den Klappenersatz keine wesentliche Rolle: Greise und Jünglinge können gleichermaßen erfolgreich operiert werden. Die Überlebenszeit wird bei Patienten mit symptomatischer Mitralinsuffizienz durch den Klappenersatz wesentlich verlängert.

▶ Am günstigsten sind die Ergebnisse bei Patienten der NYHA-Gruppe II mit einem Herzindex über 2 l/min · m$^2$ und einem LVEDP unter 12 mm Hg.

Hingegen ist die Mortalität von Patienten mit *akuter Papillarmuskelruptur bei Myokardinfarkt* wesentlich höher. Hier sollte mit der Operation bis 4–6 Wochen nach dem Infarkt gewartet werden.

Bei folgenden Patienten ist die Mortalität ebenfalls höher:
- refraktäre Herzinsuffizienz,
- Reklappenersatz wegen Thrombosierung oder Klappenfunktionsstörung,
- infektiöse Endokarditis.

**Veränderungen nach dem Klappenersatz:**

> **Als klare Indikationen für eine Operation gelten heute:**
> - Spätstadium II: Patienten, die nur bei schwerer Belastung deutliche Beschwerden haben,
> - Stadium III,
> - Stadium IV.

Bei den meisten Patienten nehmen die Beschwerden ab und die Lebensqualität zu. Es bessert sich der pulmonale Hypertonus, das Ventrikelvolumen und die Ventrikelmasse nehmen ab. Bestand jedoch bereits präoperativ eine ausgeprägte Ventrikelfunktionsstörung, so bleiben bei vielen dieser Patienten – auch bei technisch einwandfreier Operation – Beschwerden bestehen.

## 5.4 Anästhesie bei Mitralinsuffizienzoperation

Für die präoperative Einschätzung und Vorbereitung, Prämedikation, Auswahl der Narkosemittel und Narkoseeinleitung gelten im wesentlichen die im Abschn. „Mitralstenose" aufgestellten Grundsätze. Abweichungen und Besonderheiten für die Mitralinsuffizienz werden nachfolgend dargestellt.

> **Hämodynamische Ziele bei Mitralinsuffizienz:**
> - Herzfrequenz: im oberen Normbereich halten, Bradykardien vermeiden;
> - linksventrikuläre Vorlast: je nach Befund aufrechterhalten, erhöhen oder senken;
> - Kontraktilität: aufrechterhalten;
> - peripherer Widerstand: niedrig halten, Anstiege vermeiden;
> - pulmonaler Gefäßwiderstand: niedrig halten.

### 5.4.1 Leitsätze für die Narkose bei Mitralinsuffizienz

■ **Pulmonaliskatheter.** Wie bei der Mitralstenose so kann auch bei Mitralinsuffizienz ein Pulmonaliskatheter von Nutzen sein. Er erlaubt, insbesondere intraoperativ, Veränderungen des Regurgitationsvolumens anhand von Veränderungen der v-Welle in der Wedgedruckkurve (PCWP) einzuschätzen. Außerdem kann neben den Drücken im Lungenkreislauf noch das Herzzeitvolumen bestimmt werden.

■ **Herzfrequenz.** Wie bereits dargelegt, ist der Beitrag der Vorhofkontraktion zur Füllung des linken Ventrikels nicht so bedeutsam wie bei der Mitralstenose. Darum keine Aufregung, wenn der Sinusrhythmus verlorengeht! Tachykardien werden besser toleriert als bei Mitralstenose. Nach dem Klappenersatz kann die Vorhofkontraktion hingegen für die Füllung des Ventrikels wichtig sein.

■ **Inhalationsanästhetika** wie Halothan wirken stark negativ-inotrop und sollten deshalb nicht oder nur in reduzierter Dosis verwendet werden. Lachgas, vor der chirurgischen Stimulation zugesetzt, kann den peripheren und pulmonalen Gefäßwiderstand steigern. Hierdurch könnte bei Patienten mit schwerer Mitralinsuffizienz und pulmonaler Hypertonie eine Rechtsherzinsuffizienz ausgelöst werden.

■ **Gesteigerter peripherer Widerstand** erhöht das Regurgitationsvolumen und muß auf jeden Fall vermieden werden. Bei „Fentanylanästhesie" treten meist deutliche Anstiege des peripheren und pulmonalen Gefäßwiderstands durch chirurgische und anästhesiologische Stimuli auf.

Schlagvolumen und Herzzeitvolumen fallen ab; Wedgedruck, Pulmonalarteriendruck und ZVD steigen an. Der arterielle Blutdruck steigt ebenfalls meist an!

> **Hier ist die Infusion von Nitroprussid indiziert, und zwar in einer Dosierung von 10–90 µg/min.**

Nitroprussid ist wahrscheinlich wegen seiner mehr arteriolär dilatierenden Eigenschaften dem stärker venodilatierenden Nitroglyzerin überlegen.

■ **Volumenzufuhr.** Sie muß behutsam und mit größtem Fingerspitzengefühl erfolgen, weil durch zu ausgiebige Volumenzufuhr der linke Vorhofdruck sehr stark ansteigen kann: Lungenödemgefahr!

■ **Blutdruckabfälle** während der Narkoseeinleitung oder Operation werden mit inotropen Substanzen behandelt, die das Schlagvolumen steigern und gleichzeitig den peripheren Widerstand senken: *Adrenalin, Dobutamin, Kalzium*. Inotrope Substanzen können auch nach dem Klappenersatz erforderlich sein, wenn durch die Beseitigung der Regurgitation die linksventrikuläre Wandspannung akut zunimmt. Manchmal muß nach dem Klappenersatz zusätzlich das *Preload* und *Nitroglyzerin* (selten durch IABP) gesenkt werden, weil der hypokontraktile Ventrikel nicht gegen den normalen peripheren Gefäßwiderstand anpumpen kann.

■ **Füllungsdrücke nach dem Bypass.** Die optimalen Füllungsdrücke (analog: Wedgedruck, linker Vorhofdruck) des linken Ventrikels müssen nach dem Bypass für jeden Patienten individuell ermittelt werden.

Der Mitralklappenersatz bei Mitralinsuffizienz hat akut folgende Auswirkungen:
- plötzlicher Anstieg des linksventrikulären Afterloads,
- Abnahme der Ejektionsfraktion.

Die Veränderungen hängen jedoch in bestimmtem Ausmaß vom präoperativen Zustand des linken Ventrikels ab. Bei normal großem Ventrikel nimmt das Vorwärtsherzzeitvolumen zu. Bei mehr als mäßiger Vergrößerung des Ventrikels nimmt die Ejektionsfraktion in den folgenden Wochen ab, ebenso die Ventrikelgröße. Bei Patienten mit leichter Ventrikelvergrößerung bleibt die Ejektionsfraktion gewöhnlich im Normbereich.

## 5.5 Mitralinsuffizienz mit Mitralstenose

Die hämodynamischen Ziele richten sich nach dem im Vordergrund stehenden Klappenfehler. Herzfrequenz, Nachlast und Kontraktilität sollten i. allg. im Normbereich gehalten werden, ebenso die Vorlast; eine reaktive pulmonale Vasokonstriktion sollte vermieden werden.

> **Hämodynamische Ziele bei kombinierter Mitralstenose und Mitralinsuffizienz:**
> - Herzfrequenz: im Normbereich halten;
> - linksventrikuläre Vorlast: hoch halten;
> - Kontraktilität: aufrechterhalten;
> - peripherer Gefäßwiderstand: niedrig oder im Normbereich halten;
> - pulmonaler Gefäßwiderstand: niedrig halten.

# 6 Aortenstenose

## 6.1 Ätiologie und Pathologie

Die Aortenstenose ist in Mitteleuropa die häufigste primäre Klappenerkrankung des Erwachsenen.

Aortenstenosen können angeboren oder erworben sein. Je nach Lokalisation lassen sich folgende Formen unterscheiden: valvuläre, supravalvuläre und subvalvuläre Aortenstenosen sowie die idiopathische hypertrophische Subaortenstenose.

Die kongenitalen Fehlbildungen der Aortenklappe sind unikuspidal, bikuspidal oder trikuspidal. Unikuspidale Klappen führen bereits beim Kleinkind zu einer schweren Obstruktion, während bikuspidale und trikuspidale Klappen sich gewöhnlich erst im weiteren Lebensverlauf stenotisch verändern. Selten sind rheumatische oder atherosklerotische Prozesse die Ursache für Stenosen der Aortenklappe, vielmehr handelt es sich bei etwa drei Viertel aller isolierten Aortenstenosen um angeborene Formen. Am häufigsten ist die isolierte valvuläre Aortenstenose. Hämodynamisch wirksame Aortenstenosen führen zu einer schweren konzentrischen Hypertrophie des linken Ventrikels mit Herzgewichten bis zu 1000 g. Hierbei baucht sich das Ventrikelseptum oft in den rechten Ventrikel aus. Entwickelt sich eine Linksherzinsuffizienz, so dilatiert der linke Ventrikel; der linke Vorhof vergrößert sich; schließlich entsteht ein Rückstau in den Lungenkreislauf mit Rechtsherzinsuffizienz und peripheren Ödemen.

## 6.2 Pathophysiologie

> **Die initiale Grundstörung bei Aortenstenose ist der erhöhte Widerstand gegen den Blutstrom durch die Aortenklappe.**

Die normale Öffnung der Aortenklappe ist 2,5–3,6 cm² groß; erst wenn die Öffnungsfläche auf unter 1 cm² verkleinert ist, wird der Blutstrom durch die Klappe deutlich behindert, und der Druckgradient über der Klappe steigt an.

> Die typischen Symptome – Angina pectoris, Synkope und Dyspnoe – entwickeln sich gewöhnlich erst, wenn die Öffnungsfläche nur noch zwischen 0,5–0,7 cm$^2$ beträgt.

Die Symptome treten jedoch früher auf, wenn gleichzeitig eine Aorteninsuffizienz, Mitralklappenerkrankung oder Koronarkrankheit besteht.

Bei Gesunden ist nur ein geringer Druckgradient zwischen Ventrikel und Aorta erforderlich, um das Schlagvolumen in die Aorta zu befördern (meist 2–4 mm Hg).

- Mit zunehmender Verengung der Ausflußbahn hingegen muß der Druckgradient sehr stark ansteigen, um das Schlagvolumen aufrechtzuerhalten.

So ist z. B. bei einer Klappenöffnungsfläche von 0,4 cm$^2$ und einem zu fördernden Schlagvolumen von nur 65 ml ein Druckgradient von 130 mm Hg zwischen Ventrikel und Aorta erforderlich; d. h., liegt der systolische Aortendruck bei 90 mm Hg, so ist ein Ventrikeldruck von 220 mm Hg erforderlich, um das Schlagvolumen auszuwerfen. Soll das Schlagvolumen 80 ml betragen, so muß ein Druckgradient von 200 (!) mm Hg aufgebracht werden.

> Steigerung des linksventrikulären systolischen Drucks ist der primäre Anpassungsmechanismus, um das Schlagvolumen aufrechtzuerhalten.

Durch das *erhöhte Afterload* für den linken Ventrikel wird die Proteinsynthese stimuliert: Es entwickelt sich eine *konzentrische Hypertrophie* der Ventrikelwand. Die *Kontraktionskraft* des Ventrikels nimmt ebenfalls zu. Die Verkürzungsgeschwindigkeit der Muskelfasern ist vermindert, die Auswurfzeit verlängert.

Wegen der verlängerten Auswurfzeit kann das jeweilige Schlagvolumen mit geringerer Flußgeschwindigkeit (ml/s) in die Aorta ausgeworfen werden.

Steigt die Herzfrequenz an, so nimmt die Auswurfzeit ab. Da der Anstieg des linksventrikulären systolischen Spitzendrucks begrenzt ist, nimmt der Druckgradient an der Klappe nicht mehr zu. Dann gilt:

> **!** Anstieg der Herzfrequenz führt zum Abfall des Schlagvolumens.

Nach der Klappenöffnungsfläche kann die Aortenstenose in folgende Schweregrade eingeteilt werden:

1. **Leichte Aortenstenose:**
   - Aortenöffnungsfläche über 1,0–1,5 cm$^2$,
   - Herzzeitvolumen, Schlagvolumen, linksventrikulärer enddiastolischer Druck, Lungengefäßwiderstand normal,
   - Arbeit des linken Ventrikels erhöht.
2. **Mäßige Aortenstenose:**
   - Aortenöffnungsfläche 0,75–1,0 cm$^2$,

- Herzzeitvolumen, Schlagvolumen, linksventrikulärer enddiastolischer Druck, Lungengefäßwiderstand normal,
- Arbeit des linken Ventrikels stärker als bei leichter Stenose.

3. **Schwere Aortenstenose:**
   - Aortenöffnungsfläche unter 0,75 cm$^2$,
   - Herzzeitvolumen und Schlagvolumen in Ruhe vermindert,
   - linksventrikulärer enddiastolischer Druck und Lungengefäßwiderstand erhöht,
   - Arbeit des linken Ventrikels niedriger als bei mäßiger Stenose (Kontraktilität vermindert).

Bei der Einteilung nach der Größe des Druckgradienten über die Klappe können folgende Schweregrade der Aortenstenose unterschieden werden:

   I:   Druckgradient < 40 mm Hg,
   II:  Druckgradient 40–80 mm Hg,
   III: Druckgradient 80–120 mm Hg,
   IV:  Druckgradient > 120 mm Hg.

Der Druckgradient über der Klappe wird von folgenden Faktoren bestimmt:
- Klappenöffnungsfläche oder Stenosegrad,
- Herzfrequenz,
- Schlagvolumen oder linksventrikuläre Funktion.

## 6.2.1 Linker Ventrikel

Die Aortenstenose entwickelt sich gewöhnlich schrittweise über einen langen Zeitraum, so daß der linke Ventrikel sich durch Hypertrophie an die Obstruktion anpassen kann. Dadurch wird meist viele Jahre lang ein hoher Druckgradient an der Aortenklappe aufrechterhalten, ohne daß der Ventrikel dilatiert oder sich Beschwerden einstellen. Auch ist das Herzzeitvolumen gewöhnlich normal, nimmt aber bei Patienten mit schwerer Stenose während Belastung meist ab.

Im späten Verlauf der Krankheit nehmen Herzzeitvolumen und Schlagvolumen und auch der ventrikulär-aortale Druckgradient ab, während nachfolgend linker Vorhofdruck, Lungenkapillardruck, Pulmonalarteriendruck sowie rechter Vorhof- und Ventrikeldruck ansteigen.

Besteht gleichzeitig eine Mitralinsuffizienz, so wird sie durch die Aortenstenose verschlimmert, weil der Druckgradient zwischen Ventrikel und linkem Vorhof (und damit auch das Regurgitationsvolumen) zunimmt.

Außerdem kann die im späteren Verlauf auftretende Dilatation des linken Ventrikels eine Mitralinsuffizienz hervorrufen, so daß sich die pathophysiologischen Veränderungen beider Störungen miteinander kombinieren.

■ **Linksventrikuläres enddiastolisches Volumen (LVEDV).** Das LVEDV bleibt gewöhnlich bis in die Spätstadien hinein normal. Allerdings nimmt wegen der Ventrikelhypertrophie das Verhältnis von Masse : Volumen zu. Auch führt die Hypertrophie des Ventrikels zu einer Zunahme der *Ventrikelsteife*. Darum sind größere intraventrikuläre Drücke erforderlich, um den Ventrikel zu füllen. Nach dem Aortenklappenersatz kann die Ventrikelsteife wieder abnehmen.

■ **Kontraktilität.** Die Kontraktilität des linken Ventrikels ist bei Patienten mit leichter und mäßiger Aortenstenose normal, pro Einheit Muskelmasse jedoch vermindert.

> Bei schwerer Aortenstenose ist der linksventrikuläre enddiastolische Druck (LVEDP) in typischer Weise erhöht.

Dies muß aber kein Zeichen der Herzinsuffizienz sein, sondern ist vielmehr häufig Ausdruck der vermehrten Ventrikelsteife. So sind bei diesen Patienten der linke Vorhofdruck und der Wedge-Druck normal.

Im weiteren Verlauf nimmt die Kontraktilität bei schwerer Stenose zunehmend ab, schließlich entwickelt sich bereits in Ruhe eine *Linksherzinsuffizienz*.

Bei Aortenstenose besteht eine umgekehrte Beziehung zwischen Wandspannung und Ejektionsfraktion.

> Liegt die Ejektionsfraktion unter 0,5, so kann dies als Hinweis auf eine verminderte linksventrikuläre Kontraktilität gewertet werden.

### 6.2.2 Linker Vorhof

Bei der Aortenstenose spielt die Kontraktion des linken Vorhofs eine besondere Rolle für die Füllung des linken Ventrikels. Wegen der größeren Ventrikelsteife ist nämlich die passive Füllung des linken Ventrikels vermindert. Hingegen ist die aktive Füllung durch Kontraktion des linken Vorhofs gegenüber dem gesunden Herzen deutlich gesteigert.

▶ Die optimale Füllung wird bei den meisten Patienten mit mäßiger bis schwerer Stenose bei einem P-R-Intervall von 0,10–0,15 s erreicht.

Durch die Vorhofkontraktion steigt der linksventrikuläre enddiastolische Druck an, ohne daß der mittlere Vorhofdruck zunimmt. Hierdurch wird ein Anstieg des Lungenvenen- und Lungenkapillardrucks mit nachfolgendem Lungenödem verhindert.

> **!** Der Verlust der kräftigen Vorhofkontraktion, z. B. durch Vorhofflimmern oder AV-Dissoziation, kann bei schwerer Aortenstenose zu einem bedrohlichen Abfall des Herzzeitvolumens führen!

▶ Aktive Vorhofkontraktion ist auch besonders wichtig bei hohen Herzfrequenzen, weil hierbei die Zeit für die passive diastolische Füllung verkürzt ist.

### 6.2.3 Koronardurchblutung

*Angina pectoris* ist ein führendes Symptom bei schwerer Aortenstenose. Sie entsteht nicht durch eine Erkrankung der Koronararterien, sondern durch eine Störung des myokardialen $O_2$-Gleichgewichtes. Die Myokardischämie bei Aortenstenose mit normalen Koronarien wird durch 2 Faktoren ausgelöst:
- Zunahme des myokardialen $O_2$-Bedarfs,
- Abnahme der subendokardialen Durchblutung.

Der $O_2$-Bedarf ist erhöht, weil die Muskelmasse und der systolische Druck gesteigert und die Auswurfphase verlängert ist.

Die *subendokardiale Durchblutung* ist vermindert, weil der hohe Druck die Koronarien komprimiert. Eine zusätzliche Rolle spielt der erhöhte *linksventrikuläre enddiastolische Druck*, durch den der diastolische Druckgradient zwischen Aorta und linkem Ventrikel (koronarer Perfusionsdruck) herabgesetzt wird.

Außerdem kann die subendokardiale Durchblutung (die nur in Diastole stattfindet) durch eine Tachykardie weiter abnehmen, weil die Diastolendauer verkürzt ist.

> Eine Tachykardie ist bei schwerer Aortenstenose aus 2 Gründen unerwünscht:
> 1. die diastolische Füllung des Ventrikels nimmt ab,
> 2. die subendokardiale Durchblutung kann eingeschränkt werden.

### 6.2.4 Peripherer Kreislauf

Das Afterload des linken Ventrikels wird bei Aortenstenose nur gering durch den peripheren Gefäßwiderstand und die Dehnbarkeit der großen Arterien beeinflußt.
▶ Den dominierenden Einfluß übt vielmehr der gewaltige Widerstand an der Klappe aus.

> Dennoch soll der Anästhesist Anstiege des peripheren Widerstands vermeiden, weil der Druckgradient entlang der Klappe ansteigen muß, um das Schlagvolumen aufrechtzuerhalten!

Auch ein *Abfall des peripheren Widerstands* ist weniger günstig, als es zunächst erscheinen mag: Das Schlagvolumen steigt nämlich nur proportional zur Quadratwurzel des entstehenden höheren Druckgradienten. Dabei könnte dann der mittlere Arteriendruck bereits so weit abgesunken sein, daß Gehirn (Synkope!) und Myokard (Angina pectoris!) zu wenig durchblutet werden.

In Abb. 6 ist der Druckverlauf in der A. femoralis und im linken Ventrikel bei schwerer Aortenstenose dargestellt. Der Druckgradient zwischen Ventrikel und Arterie (schraffiert) beträgt 90 mm Hg. Beachte die langsame Druckanstiegsgeschwindigkeit der Arterienkurve.

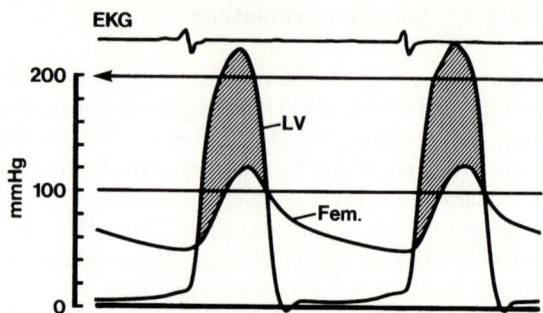

**Abb. 6.** Schwere Aortenstenose. Druckverlauf im linken Ventrikel und der A. femoralis. Druckgradient zwischen Ventrikel und Arterie 90 mm Hg *(schraffiert)*. Beachte die langsame Druckanstiegsgeschwindigkeit in der A. femoralis

■ **Aortenstenose und Aorteninsuffizienz.** Bei einem kombinierten Aortenklappenfehler kann wegen des relativ hohen diastolischen Druckgradienten zwischen Aorta und Ventrikel ein beträchtliches Volumen (2–5 l/min) in den Ventrikel zurückfließen – auch wenn die Regurgitationsfläche an der Klappe nicht sehr groß ist. Das Regurgitationsvolumen erhöht den LVEDP; die linksventrikuläre diastolische und systolische Spannung nimmt zu; dadurch hypertrophiert der linke Ventrikel stärker als bei reiner Aortenstenose. Zeichen der pulmonalen Hypertonie und Myokardischämie treten früher auf.

## 6.3 Behandlung

### 6.3.1 Medikamentöse Therapie

Bei asymptomatischen Patienten ist keine Therapie erforderlich, lediglich eine Endokarditisprophylaxe.

- **Digitalis:** Die prophylaktische Gabe ist nicht erforderlich. Erst wenn radiologisch eine Dilatation nachweisbar ist oder angiographisch eine Zunahme des Ventrikelvolumens oder eine Abnahme der Ejektionsfraktion festgestellt wurde, sollte digitalisiert werden.
- **Diuretika** sind von Nutzen bei Flüssigkeitsretention, müssen aber mit großer Vorsicht eingesetzt werden, weil sie eine Hypovolämie und Hypokaliämie hervorrufen können. Durch die Hypovolämie kann der linksventrikuläre enddiastolische Druck und das Herzzeitvolumen abnehmen und eine orthostatische Hypotension ausgelöst werden, Hypokaliämie prädisponiert zu Herzrhythmusstörungen.
- **β-Blocker** können die Myokardfunktion beeinträchtigen und ein Herzversagen hervorrufen. Sie sollten, wenn überhaupt, nur mit allergrößter Vorsicht, bei Patienten mit Aortenstenose eingesetzt werden.
- **Vorhofflimmern** sollte aus den vorher dargelegten Gründen pharmakologisch behandelt werden. Daneben sollte nach einer Erkrankung der Mitralklappe gesucht werden.

## 6.3.2 Chirurgische Behandlung

Klappenerhaltende Operationen spielen bei der Aortenstenose keine wesentliche Rolle, abgesehen von Kindern oder jüngeren Erwachsenen mit kongenitaler Aortenstenose. Aortenklappenersatz ist das Mittel der Wahl bei der chirurgischen Behandlung chronischer Aortenstenosen!

**Als Indikation für den Klappenersatz gelten**
- hämodynamisch schwerwiegende Stenose mit Beschwerden,
- schwere Stenose ohne Beschwerden (Indikation umstritten, da natürliche Letalität niedriger als Operationsrisiko),
- schwere Störungen der linksventrikulären Funktion,
- progrediente Kardiomegalie.

▶ Der Aortenklappenersatz führt bei den allermeisten Patienten zu einer wesentlichen Verbesserung des klinischen Zustandes und der Hämodynamik. Die *Operationsletalität* liegt bei Patienten mit Linksherzinsuffizienz zwischen 5 und 9%; bei Patienten, die älter als 80 Jahre sind, steigt die Operationsletalität auf 14% an. Bei erfolgreicher Operation verschwinden die Zeichen des erhöhten atrialen Drucks und der Myokardischämie vollständig; das erhöhte enddiastolische und systolische Volumen nehmen ab, die Ejektionsfraktion zu. Die hypertrophierte Muskelmasse normalisiert sich fast vollständig innerhalb von 18 Monaten. 80% der Patienten leben noch nach 5 Jahren nach dem Klappenersatz, 60% noch nach 10 Jahren.

Besteht die Aortenstenose zusammen mit einer Koronarkrankheit, sollten Aortenklappenersatz und koronare Bypassoperation gleichzeitig durchgeführt werden.

Bei Aortenklappenersatz wird das Herz durch eine mediane Sternotomie freigelegt, danach die Herz-Lungen-Maschine angeschlossen. Für den Zugang zur Klappe wird die Aorta schräg eingeschnitten, so daß der Operateur von oben her die künstliche Klappe einsetzen kann. Die Aorta ascendens wird hierbei abgeklemmt, der Koronarkreislauf unterbrochen.

■ **Komplikationen.** Die Langzeitprognose nach Aortenklappenersatz wird durch folgende Faktoren verschlechtert:
- hohes Lebensalter,
- eingeschränkte linksventrikuläre Funktion,
- niedriger präoperativer Aortengradient.

## 6.4 Anästhesie bei Aortenstenoseoperation

Patienten mit leichter oder mäßiger Aortenstenose tolerieren eine sachverständig durchgeführte Anästhesie i. allg. gut.

Hingegen reagieren Patienten mit *schwerer* Aortenstenose gewöhnlich außerordentlich empfindlich auf Anästhetika.

Dies gilt v. a. für Patienten mit chronischer Linksherzinsuffizienz, deren peripherer Gefäßwiderstand erhöht und deren HZV erniedrigt ist: Gefäßdilatation und negativ-inotrope Wirkung der Anästhetika können hier die Myokardfunktion schwerwiegend beeinträchtigen. Daneben drohen jedoch noch zahlreiche andere Gefahren, die nachfolgend dargestellt sind.

### 6.4.1 Leitsätze für die Narkose bei Aortenstenose

**Hämodynamische Ziele bei Aortenstenose:**
- Herzfrequenz: niedrig halten, bevorzugt 50–70/min; Tachykardien vermeiden;
- linksventrikuläre Vorlast: eher hoch halten;
- Kontraktilität: aufrechterhalten;
- peripherer Gefäßwiderstand: Anstieg und Abfall vermeiden;
- pulmonaler Gefäßwiderstand: im Normbereich halten.

■ **Prämedikation.** Sie darf bei Patienten mit Linksherzinsuffizienz nicht zu stark sein, denn durch Venodilatation können das linksventrikuläre enddiastolische Volumen und nachfolgend der linksventrikuläre systolische Druck und das Schlagvolumen abnehmen. Gefährdet sind hierbei in besonders hohem Maße Patienten mit erniedrigtem Blutvolumen nach ausgiebiger Diuretikavorbehandlung!

Hypoventilation durch starke Prämedikation muß ebenfalls vermieden werden, weil durch die entstehende Hypoxämie der $O_2$-Transport zum Myokard weiter eingeschränkt werden kann.

■ **Auswahl der Narkosemittel.** Opioide wie Fentanyl, Sufentanil und Remifentanil werden i. allg. am besten vertragen, ebenso Etomidat. Volatile Anästhetika sollten bei *schwerer* Aortenstenose nicht angewandt werden: Sie beeinträchtigen die Kontraktionskraft des Ventrikels (linksventrikulärer systolischer Druck und Schlagvolumen fallen ab). Außerdem vermindern sie die Sinusknotenaktivität bis hin zu Knotenrhythmen: Dann fehlt der Vorhof-„Tritt" zur Füllung des linken Ventrikels.

■ **Narkoseeinleitung.** Es gelten die in Kap. 5 beschriebenen Grundsätze. Bei schwerer Stenose sollte, wenn immer möglich, mit direkter Blutdruckmessung eingeleitet werden. *Angina pectoris* vor der Narkoseeinleitung wird zunächst mit Sauerstoff über Maske behandelt.

Nitroglyzerin ist nicht sicher wirksam, besonders wenn die Angina durch eine supraventrikuläre Tachykardie oder eine Sinustachykardie ausgelöst wurde. Ist hingegen der LVEDP angestiegen, so kann Nitroglyzerin evtl. die Angina beseitigen.

Allerdings ist die Substanz wegen ihrer blutdrucksenkenden Wirkung nicht ungefährlich.

■ **Pulmonaliskatheter.** Patienten mit Aortenstenose sind besonders durch ventrikuläre Arrhythmien gefährdet. Darum sollten nur ausgewählte Patienten einen Pulmonaliskatheter erhalten:

> ! Durch das Einschwemmen des Pulmonaliskatheters kann eine lebensbedrohliche ventrikuläre Tachykardie ausgelöst werden. In diesem Fall sollte der Katheter bis zum Abschluß des Klappenersatzes in zentralvenöser Position belassen werden.

Ist dennoch ein Pulmonaliskatheter gelegt worden, so muß beachtet werden, daß wegen der vermehrten Ventrikelsteife der linke Vorhofdruck (bzw. Wedge-Druck) um 1–7 mm Hg niedriger als der linksventrikuläre enddiastolische Druck gemessen wird. Der wirkliche linksventrikuläre enddiastolische Druck läßt sich dann besser an der a-Welle des linken Vorhofdrucks oder Wedge-Drucks abschätzen. Fehlt hingegen die Vorhofkontraktion, so stimmen linker Vorhofdruck (Wedge-Druck) und linksventrikulärer enddiastolischer Druck überein.

■ **EKG-Ableitung V$_5$.** Sie kann intraoperativ nützlich sein, um subendokardiale Ischämien zu entdecken.

■ **Sinusrhythmus.** Bei Aortenstenose ist eine ausreichende Füllung des linken Ventrikels von einer geordneten Vorhofkontraktion abhängig.

> Darum muß bei Aortenstenose der Sinusrhythmus erhalten werden!

Kritisch ist v. a. die Kanülierung des rechten Vorhofs: Hierbei werden sehr leicht Arrhythmien ausgelöst. Auch müssen arrhythmiebegünstigende Faktoren korrigiert werden. Hierzu gehört insbesondere die *Hypokaliämie*; am gefährlichsten ist die Hypokaliämie beim digitalisierten Patienten!

> ! Eine *supraventrikuläre Tachykardie* muß aggressiv behandelt werden: Kardioversion, auch wenn der Bypass unmittelbar bevorsteht.

Der Sinusrhythmus ist aber nur von Nutzen, solange er sich innerhalb bestimmter Grenzen bewegt: Schwere Bradykardie und schwere Tachykardie beeinträchtigen in hohem Maße die Herzfunktion des Patienten mit Aortenstenose.

▶ *Schwere Bradykardie (unter 45/min):* Hierbei kann das Herzzeitvolumen abfallen, weil das Schlagvolumen relativ fixiert ist. Bei Frequenzen unter 45/min sollte Atropin injiziert werden.

> **Schwere Bradykardien müssen bei Aortenstenose vermieden werden!**

▶ *Schwere Tachykardien:* Sie steigern den myokardialen $O_2$-Verbrauch und vermindern gleichzeitig die diastolische subendokardiale Durchblutung.
Schwere, anhaltende Tachykardien sollten, besonders wenn sie mit ST-Strecken-Veränderungen in Ableitung $V_5$ oder Angina einhergehen, ganz vorsichtig mit einem β-Blocker behandelt werden (z. B. anfangs mit Esmolol).

β-Blocker können aber bei Überdosierung zur Katastrophe führen, zumal die Patienten häufig eine gewisse endogene β-Stimulation benötigen.

> **Ausgeprägte Tachykardien müssen bei Aortenstenose vermieden werden!**

■ **Arterielle Hypertonie.** Intubation, Inzision, Sternotomie und andere Stimuli können, besonders unter „Fentanylanästhesie", zu erheblichen Blutdruckanstiegen führen.

> ! **Blutdruckanstiege können den Druckgradienten an der Aortenklappe vermindern und auf diese Weise einen Abfall des Schlagvolumens auslösen.**

Durch Stimulation bedingte Blutdruckanstiege lassen sich mit Remifentanil besser verhindern oder beseitigen als mit Fentanyl.

Verschlechtert sich hierbei der klinische Zustand des Patienten, sollte vorsichtig eine **Vasodilatatortherapie** eingeleitet werden. Geeignet sind
- Nitroprussid oder
- Nitroglyzerin.

> **Blutdruckanstiege müssen bei Patienten mit Aortenstenose vermieden werden!**

■ **Arterieller Blutdruckabfall.** Bei Patienten mit schwerer Aortenstenose ist die Koronarreserve gewöhnlich stark eingeschränkt. Periphere Vasodilatation mit Abfall des Blutdrucks, besonders des mittleren diastolischen Drucks, kann zur Abnahme der Myokard- und auch der Hirndurchblutung führen: Myokardischämie und zerebrale Ischämie sind die Folge. Darum gilt:

> **Blutdruckabfälle müssen bei Patienten mit Aortenstenose vermieden werden!**

Besondere Vorsicht ist beim Einsatz von Remifentanil geboten, da in Phasen geringer Stimulation die blutdrucksenkende Wirkung stärker ausgeprägt ist: Darum rechtzeitige Anpassung der Perfusorgeschwindigkeit!

Beachte, daß auch die Hypovolämie – z. B. durch Diuretikavorbehandlung – zum Blutdruckabfall bei der Narkose prädisponiert.

> Stärkere Blutdruckabfälle müssen sofort durch Injektion eines Vasopressors beseitigt werden!

## 6.5 Postoperative Komplikationen

■ **Arterieller Blutdruckanstieg.** 4–6 h nach der Operation tritt bei einigen Patienten ein Blutdruckanstieg auf, vielleicht durch Aktivierung von Pressorreflexen. Der Blutdruckanstieg hält unbehandelt etwa 18 h lang an. Hoher Blutdruck verstärkt die Gefahr von Nachblutungen. Er kann mit *Nitroprussid* gesenkt werden. Präoperative Stellatumblockade verhindert postoperative Blutdruckanstiege.

■ **Myokardinfarkt.** Das perioperative Infarktrisiko ist bei Patienten mit Aortenstenose erhöht. Die Gründe sind im Abschn. 6.2.3 dargestellt. Gefährdet sind besonders Patienten mit einer dominanten linken Kranzarterie und Patienten mit schwerer Linksherzhypertrophie.

Überleitungsstörungen treten nicht selten nach Aortenklappenersatz auf. Häufige Ursachen sind: Myokardinfarkt oder operative Verletzungen des Reizleitungsgewebes.

## 6.6 Aortenstenose mit Aorteninsuffizienz

Wegen der kombinierten Volumen- und Druckbelastung des linken Ventrikels wird dieser Herzklappenfehler schlecht toleriert. Während die Erhöhung der Vorlast für beide Fehler günstig ist, ergeben sich für die Herzfrequenz und die Nachlast praktisch gegenteilige Erfordernisse. Im allgemeinen stehen intraoperativ aber die hämodynamischen Ziele für die Aortenstenose im Vordergrund, da eine Zunahme der Regurgitation weniger gefährlich ist. Um die Koronardurchblutungen nicht zu gefährden, muß ein ausreichend hoher peripherer Widerstand bzw. koronarer Perfusionsdruck aufrechterhalten werden. Herzfrequenz, Kontraktilität und pulmonaler Gefäßwiderstand sollten im Normbereich gehalten werden.

> **Hämodynamische Ziele bei kombinierter Aortenstenose und Aorteninsuffizienz:**
> - Herzfrequenz: im Normbereich halten;
> - linksventrikuläre Vorlast: hoch halten;
> - Kontraktilität: aufrechterhalten;
> - peripherer Widerstand: im Normbereich halten;
> - pulmonaler Gefäßwiderstand: im Normbereich halten.

### 6.7 Aortenstenose mit Mitralinsuffizienz

Ist bei Patienten mit Aortenstenose der linke Vorhof vergrößert und besteht Vorhofflimmern, so sollte immer an die Möglichkeit einer zusätzlich bestehenden Mitralinsuffizienz gedacht werden. Allerdings ist dieser kombinierte Fehler selten. Die hämodynamischen Ziele bei beiden Fehlern sind einander entgegengerichtet; da aber die Aortenstenose intraoperativ zu lebensbedrohlichen Funktionsstörungen führen kann, steht sie bei den hämodynamischen Zielen im Vordergrund. Die Herzfrequenz muß im Normbereich gehalten werden; Tachykardien sind unter allen Umständen zu vermeiden.

> **Hämodynamische Ziele bei kombinierter Aortenstenose und Mitralinsuffizienz:**
> - Herzfrequenz: im Normbereich halten, Tachykardien vermeiden;
> - linksventrikuläre Vorlast: hoch halten;
> - Kontraktilität: aufrechterhalten;
> - peripherer Widerstand: aufrechterhalten;
> - pulmonaler Gefäßwiderstand: niedrig halten.

### 6.8 Aortenstenose mit Mitralstenose

Pathophysiologisch stehen die Veränderungen durch die Mitralstenose im Vordergrund, d. h. die pulmonale Hypertonie und die Entwicklung einer Rechtsherzinsuffizienz. Nicht selten wird jedoch das Ausmaß der Aortenstenose unterschätzt, da der Gradient an der Klappe wegen des erniedrigten Flows relativ gering sein kann. Durch die Behinderung des Blutstroms an 2 Stellen des Herzens kann sich die Herz-Kreislauf-Funktion rasch bedrohlich verschlechtern. Die Vorlast sollte angehoben, die Herzfrequenz und Kontraktilität im Normbereich gehalten werden. Ein Abfall des diastolischen Aortendrucks muß wegen der Gefahr der Myokardischämie unbedingt vermieden werden. Ein Anstieg des pulmonalen Gefäßwiderstandes kann zum Rechtsherzversagen führen und muß ebenfalls vermieden werden.

> **Hämodynamische Ziele bei kombinierter Aorten- und Mitralstenose:**
> - Herzfrequenz: niedrig halten, Anstiege vermeiden;
> - linksventrikuläre Vorlast: hoch halten;
> - Kontraktilität: aufrechterhalten;
> - peripherer Widerstand: hoch halten;
> - pulmonaler Gefäßwiderstand: niedrig halten.

# 7 Hypertrophe obstruktive Kardiomyopathie (HOCM)

(Synonym: idiopathische hypertrophe Subaortenstenose, IHSS)

## 7.1 Ätiologie und Pathologie

Bei dieser Erkrankung unbekannter Ursache sind das Ventrikelseptum und auch die Hinterwand des linken Ventrikels hypertrophiert. Die Kammer des linken Ventrikels ist klein. Die Herzgewichte können bis zu 1250 g betragen. Das Ventrikelseptum ist gewöhnlich stärker verdickt als die betroffenen Teile der freien Ventrikelwand.

Durch das verdickte Myokard wird der Ausstrom des Blutes aus dem linken Ventrikel gerade unterhalb der Aortenklappe behindert. Die Kontraktion der verdickten Muskelmanschette verstärkt die systolische Obstruktion. Der gesamte linke Ventrikel hypertrophiert schließlich kompensatorisch.

## 7.2 Pathophysiologie

> **Grundstörungen bei HOCM sind verminderte Dehnbarkeit des linken Ventrikels und die Obstruktion der linken Ausflußbahn!**

In der frühen Systole werden ca. 80 % des Schlagvolumens mit hoher Geschwindigkeit in die Aorta ausgeworfen. Durch den hohen Blutfluß wird das aortale Mitralklappensegel dem hypertrophierten Ventrikelseptum angenähert, so daß die Ausflußbahn in Mitt- bis Spätsystole eingeengt wird.

Durch die Verziehung der Mitralklappe kann eine funktionelle, später auch anatomische Mitralinsuffizienz entstehen.

Im Gegensatz zur valvulären Aortenstenose ist bei HOCM die Stenose nicht statisch, sondern *dynamisch*, d.h. sie ändert sich mit wechselnden linksventrikulären Volumina im Verlauf der Auswurfphase.

> **!** Mit zunehmender Obstruktion entsteht in Mitt- und Spätsystole ein Druckgradient zwischen Ventrikel und Aorta, der Blutfluß nimmt ab, die Ausflußöffnung wird zunehmend kleiner.

Bei Patienten mit Beschwerden beträgt der mittlere Spitzendruckgradient 85 mm Hg.

### 7.2.1 Linker Ventrikel

Die linksventrikulären Volumina sind gewöhnlich normal, hingegen ist die Dehnbarkeit des Ventrikels stark vermindert, so daß bei über 70 % aller Patienten der LVEDP erhöht ist.

Die Ejektionsfraktion ist meist normal. Bei schwerer Obstruktion entwickeln sich jedoch Linksherzinsuffizienz, Dilatation und verminderte Kontraktilität. Der LVEDP steigt weiter an; Wedge-Druck und Pulmonalarteriendruck sind bereits in Ruhe erhöht.

### 7.2.2 Linker Vorhof

Der linke Vorhof ist oft hypertrophiert und dilatiert, um kompensatorisch den schlecht dehnbaren linken Ventrikel zu füllen.

Die Schwere der Obstruktion hängt im wesentlichen von 3 Faktoren ab:
1. dem arteriellen Blutdruck,
2. dem linksventrikulären Volumen,
3. der linksventrikulären Ausflußgeschwindigkeit.

Diese Faktoren im Sinn, weiß der Anästhesist, daß zahlreiche Maßnahmen, die er im Zusammenhang mit Narkose und Operation durchführt, die Obstruktion beeinflussen können:

**Druckgradient und Obstruktion nehmen zu durch:**
- Abfall des Blutdrucks,
- Verminderung des linksventrikulären Volumens,
- Anstieg der Strömungsgeschwindigkeit.

> **!** Hypovolämie und das Valsalva-Manöver sind zu vermeiden: Sie vermindern den venösen Rückstrom und das linksventrikuläre Volumen, senken den Blutdruck und steigern die Strömungsgeschwindigkeit!

▶ *Beachte:* Digitalis, Kalzium und Isoproterenol steigern den Druckgradienten durch ihre positiv-inotrope Wirkung!

▶ Nicht vergessen: Vasodilatatoren steigern den Druckgradienten durch ihre blutdrucksenkende Wirkung und durch Verminderung des linksventrikulären Volumens! Bei HOCM kann Nitroglyzerin den linksventrikulären systolischen Druck steigern (!)

**Druckgradient und Obstruktion nehmen ab durch:**
- Anstieg des arteriellen Blutdrucks,
- Zunahme des linksventrikulären Volumens,
- Abnahme der Ausflußgeschwindigkeit.

In diesem Sinne nimmt durch *Hypervolämie* der Druckgradient ab, ebenso durch *Vasopressoren* und durch *β-Blocker*. β-Blocker sind der Grundpfeiler der medikamentösen Behandlung der HOCM: Sie vermindern die Ausflußgeschwindigkeit.

## 7.3 Behandlung

Patienten mit schwerer Obstruktion, die nicht durch β-Blocker zu beherrschen ist, werden operiert.

Hierbei wird transaortal unter extrakorporaler Zirkulation ein Teil des hypertrophierten Septums reseziert. Nach der Operation nimmt der Druckgradient ab oder verschwindet ganz. *Erregungsleitungsstörungen* treten aus operationstechnischen Gründen nach der Operation sehr häufig auf.

## 7.4 Anästhesie bei HOCM

■ **Auswahl der Narkosemittel.** Halothan ist wegen seiner negativ-inotropen Wirkung gut geeignet: Die Substanz vermindert den Druckgradienten. Bei Halothan muß aber sorgfältig auf Knotenrhythmen im EKG geachtet werden: Sofort Dosis reduzieren!

Bei Patienten unter β-Blockern ist auch die $N_2O$/Opioid/$O_2$-Technik geeignet.

■ **Pulmonaliskatheter.** Wird als nützlich angesehen, um den Wedge-Druck als Indikator für das linksventrikuläre Volumen zu bestimmen.

■ **Preload.** Das linksventrikuläre Preload sollte im Normbereich oder leicht erhöht gehalten werden, weil hierdurch der Ausflußbahndruckgradient vermindert wird.
▶ Hohe Beatmungsdrücke vermindern den venösen Rückstrom und damit das linksventrikuläre Volumen. Sie sollten daher vermieden werden.

■ **Vorhofkontraktion.** Eine geordnete Vorhofkontraktion ist erforderlich, um den steifen linken Ventrikel ausreichend zu füllen.
▶ Darum müssen bei HOCM Arrhythmien, aber auch Tachykardien (verkürzte Diastolendauer) unbedingt vermieden werden.

Tachykardien können mit niedrigen Dosen eines β-Blockers oder mit Halothan behandelt werden.

**Vasodilatatoren** sind bei HOCM, wie zuvor dargelegt, gefährlich und sollten nicht zugeführt werden.

■ **Blutdruckabfall.** Fällt intraoperativ der Blutdruck ab, so ist das Herzzeitvolumen vermutlich niedrig und der Druckgradient hoch. Behandlung: Volumenzufuhr; Vasopressoren.

## 8  Aorteninsuffizienz

### 8.1  Ätiologie und Pathologie

Die Aorteninsuffizienz entsteht primär durch Erkrankungen der Klappensegel oder/und der Aortenwurzel. Häufigste Ursache für eine Erkrankung der Klappen sind das *rheumatische Fieber* und die *infektiöse Endokarditis*. Das rheumatische Fieber führt zu einer *chronischen* Aorteninsuffizienz, weil die Segel von Bindegewebe durchwachsen werden und sich retrahieren: Die Klappen können sich während der Diastole nicht mehr schließen, so daß Blut aus der Aorta (gewöhnlich durch eine zentrale Öffnung) in den linken Ventrikel zurückfließen kann.

Bei einer *infektiösen* Endokarditis wird die Klappe zerstört oder durch Auflagerungen schlußunfähig. Akute hämodynamische Störungen sind die Folge.

Zahlreiche Erkrankungen führen zur Aorteninsuffizienz, weil sie eine starke Dilatation der Aorta ascendens hervorrufen. Hierzu gehören z. B.: zystische Medianekrose der Aorta, syphilitische Aortitis, Ankylose, Reiter-Syndrom usw.

Was auch immer die Ursache der Aorteninsuffizienz sei: Sie führt zur Dilatation und Hypertrophie des linken Ventrikels sowie zur Dilatation des Mitralklappenrings und manchmal auch zur Dilatation und Hypertrophie des linken Vorhofs.

### 8.2  Pathophysiologie

> **Die initiale Grundstörung bei Aorteninsuffizienz ist der Rückstrom von Blut aus der Aorta in den linken Ventrikel während der Diastole!**

Bei Aorteninsuffizienz wird das gesamte Schlagvolumen des linken Ventrikels in der Systole in ein Hochdruckgebiet (Aorta) ausgeworfen. Wegen des hohen Druckgradienten zwischen Aorta und Ventrikel am Ende der Systole können hohe Regurgitationsvolumina auch durch eine nur kleine Regurgitationsfläche in den Ventrikel zurückströmen. Bei schwerer Erkrankung sind Regurgitationsvolumina von 20 l/min (!) bei einem Gesamtherzzeitvolumen von 30 l/min gemessen worden.

Das Regurgitationsvolumen kann, je nach Schwere der Erkrankung, vernachlässigbar gering sein oder bis zu 80 % des Gesamtschlagvolumens betragen (das entspricht einer Regurgitationsfraktion, RF, von 0,8).

Das Regurgitationsvolumen wird von folgenden Faktoren bestimmt:
- der Größe der Klappenöffnungsfläche in Diastole,
- dem mittleren diastolischen Druckgradienten zwischen Aorta und linkem Ventrikel (der wiederum u. a. abhängt vom diastolischen arteriellen Volumen, der Dehnbarkeit der großen Arterien, dem linksventrikulären enddiastolischen Volumen und der Steife des linken Ventrikels),
- der Diastolendauer.

**Folgende Faktoren steigern die Regurgitation:**
- hoher peripherer Gefäßwiderstand,
- geringe diastolische Ventrikelsteife,
- Bradykardie.

**Durch folgende Faktoren nimmt die Regurgitation ab:**
- niedriger peripherer Widerstand,
- hohe diastolische Ventrikelsteife,
- Tachykardie.

■ **Schweregrade.** Der Schweregrad einer Aorteninsuffizienz läßt sich am besten anhand der Regurgitationsfraktion abschätzen. Regurgitationsfraktion (RF) = Anteil des Regurgitationsvolumens am Gesamtschlagvolumen des linken Ventrikels:
1. geringfügige Aorteninsuffizienz:
   RF unter 0,1; Regurgitationsvolumen unter 1 l/min;
2. leichte Aorteninsuffizienz:
   RF 0,1–0,3; Regurgitationsvolumen 1–3 l/min;
3. mäßige Aorteninsuffizienz:
   RF 0,4–0,6; Regurgitationsvolumen 3–6 l/min;
4. schwere Aorteninsuffizienz:
   RF über 0,6; Regurgitationsvolumen über 6 l/min.

> Für den Anästhesisten ist wichtig, daß mit einem Anstieg der Herzfrequenz die Regurgitationsfraktion ab- und das Herzzeitvolumen zunimmt. Der Grund hierfür ist einfach: Die Diastolendauer hat abgenommen.
> Umgekehrt gilt folgendes: Bradykardie verlängert die Diastolendauer, das Regurgitationsvolumen nimmt zu, das Herzzeitvolumen ab.

### 8.2.1 Linker Ventrikel

Bei chronischer Aorteninsuffizienz nimmt die Masse des linken Ventrikels gewöhnlich sehr stark zu, manchmal sogar auf über 1000 g. Durch die Dilatation und Hypertrophie wird der Abfall des effektiven Schlagvolumens kompensiert. Das enddiastolische Volumen ist bei schwerer Aorteninsuffizienz stärker als bei jedem anderen Herzfehler erhöht – bis hin zum *Cor bovinum*. Aufgrund des Frank-Starling-Mechanismus können das effektive Schlagvolumen und auch die Ejektionsfraktion bei schwerer Aorteninsuffizienz normal sein. Die Füllungsdrücke brauchen dabei nur geringfügig erhöht zu sein.

Verschlechtert sich die Funktion des linken Ventrikels, so nimmt das enddiastolische Volumen weiter zu, während die Ejektionsfraktion und das Schlagvolumen abfallen.

In fortgeschrittenen Stadien können linker Vorhofdruck, Wedge-Druck, Pulmonalarteriendruck, rechter Ventrikeldruck und rechter Vorhofdruck stark erhöht und das Herzzeitvolumen bereits in Ruhe erniedrigt sein.

In Abb. 7 sind Druckkurven bei einem Patienten mit schwerer Aorteninsuffizienz dargestellt.

■ **Kontraktilität.** Die Kontraktilität des linken Ventrikels ist bei leichter, mäßiger und oft auch bei schwerer Aorteninsuffizienz kaum verändert, so daß die Patienten viele Jahre ohne Beschwerden sind (mit Ausnahme einer leichten Dyspnoe). Trotz Dilatation und Hypertrophie bleiben LVEDP, LAP und Wedge-Druck normal. Später, bei schwerer Aorteninsuffizienz, nimmt aber die Kontraktilität ab. Der linke Ventrikel muß weiter dilatieren, um einen Abfall des effektiven Schlagvolumens zu verhindern. Schließlich fallen Gesamtschlagvolumen, Ejektionsfraktion usw. (s. oben) ab.

> Eine Ejektionsfraktion unter 0,5 bei normalem peripheren Widerstand ist Zeichen einer schweren Beeinträchtigung der Kontraktilität.

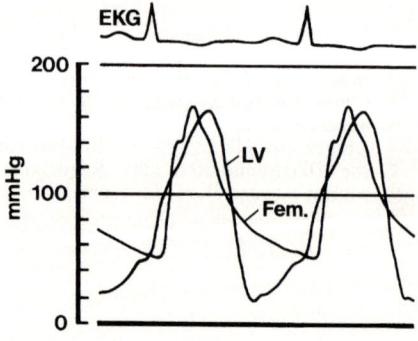

**Fig. 7.** Schwere Aorteninsuffizienz. Druckverlauf im linken Ventrikel und der A. femoralis. Die Druckamplitude in der A. femoralis beträgt 115 mm Hg. Der linksventrikuläre enddiastolische Druck ist stark erhöht

Das *endsystolische Volumen* gilt als besonders guter Indikator für die Myokardfunktion des linken Ventrikels bei Patienten mit schwerer Aorteninsuffizienz. Auch besteht eine enge Beziehung zwischen endsystolischem Volumen und Operationsmortalität sowie postoperativer Störung der linksventrikulären Funktion.
- Ist das endsystolische Volumen normal (unter 30 ml/m$^2$), so sind auch die Früh- und Spätergebnisse gut.
- Ist das endsystolische Volumen auf über 90 ml/m$^2$ erhöht, so sind die Ergebnisse schlecht.
- Liegt das endsystolische Volumen zwischen 30 und 90 ml/m$^2$, so sind die Ergebnisse variabel.

### 8.2.2 Peripherer Kreislauf

Bei zahlreichen Patienten mit chronischer Aorteninsuffizienz ist der periphere Gefäßwiderstand leicht erniedrigt. Hierdurch wird der Widerstand gegen die Entleerung des Ventrikels vermindert und der diastolische Druckgradient für die Regurgitation gesenkt. *Isoprenalin* erniedrigt den peripheren Widerstand und erhöht die Kontraktilität; das effektive Schlagvolumen nimmt zu.

*Vasodilatatoren* wirken nicht so einheitlich wie bei Mitralinsuffizienz. Wird Nitroprussid bei Patienten infundiert, deren Schlagvolumen erniedrigt und deren LVEDP erhöht ist, so nimmt das Regurgitationsvolumen ab, das effektive Schlagvolumen zu, LVEDV und LVEDP nehmen ab, während die Herzfrequenz unverändert bleibt.

Ist aber die Ruhe-LVEDP normal, so vermindert die Infusion von Nitroprussid den LVEDP, das Schlagvolumen nimmt ab oder bleibt gleich, das Regurgitationsvolumen ändert sich nicht wesentlich. Allerdings senkt Nitroprussid bei allen Patienten die linksventrikulären Volumina und damit den O$_2$-Verbrauch des Herzens. Hierdurch verbessert sich das myokardiale O$_2$-Gleichgewicht – es sei denn, der diastolische Druck fällt durch Nitroprussid stark ab. Am günstigsten wirkt Nitroprussid bei Patienten mit vermindertem effektiven Schlagvolumen + erniedrigter Ejektionsfraktion + erhöhtem LVEDP + gesteigertem peripheren Widerstand.

### 8.2.3 Linker Vorhof

Eine aktiv geordnete Vorhofkontraktion spielt für die Füllung des linken Ventrikels keine so entscheidende Rolle wie bei Aorten- oder Mitralstenose; zumal die Ventrikelsteife bei Aorteninsuffizienz meist nicht wesentlich verändert ist, d. h. der Druckgradient zwischen Vorhof und Ventrikel reicht für eine passive Füllung des Ventrikels gewöhnlich aus.

### 8.2.4 Akute Aorteninsuffizienz

Ganz anders ist der pathophysiologische Ablauf bei der akuten Aorteninsuffizienz: Hier strömt das Regurgitationsvolumen in einen Ventrikel zurück, der sich den aus Aorta und linkem Vorhof einfließenden Volumina nicht anpassen konnte und daher von normaler Größe ist. Da das Gesamtschlagvolumen nicht wesentlich gesteigert werden kann, nimmt das effektive Schlagvolumen ab und der linksventrikuläre enddiastolische Druck sehr stark zu: Der linke Ventrikel arbeitet auf dem steilen (geringere Dehnbarkeit) Abschnitt der Frank-Starling-Kurve. Die hämodynamischen Veränderungen unterscheiden sich in folgender Weise von denen der *chronischen* Aorteninsuffizienz:
- Bei gleichem Regurgitationsvolumen ist bei akuter Insuffizienz der Aortendruckpuls viel geringer, die linke Kammer kleiner und die Herzfrequenz höher.
- Außerdem steigt der LVEDP rasch über den linken Vorhofdruck an. Dies führt zum vorzeitigen Schluß der Mitralklappe in der Diastole. Hierdurch kann sich der stark erhöhte LVEDP nicht auf das Lungengefäßsystem übertragen.
- Der linksventrikuläre und der aortale systolische Druck ändern sich nicht wesentlich, die Pulsamplitude ist peripher nicht stark erweitert.

■ **Aorteninsuffizienz und Mitralinsuffizienz.** Bei dieser Kombination werden die hohen linksventrikulären Drücke auf das Lungengefäßsystem übertragen. Das linksventrikuläre Preload nimmt ab; das effektive Schlagvolumen ist vermindert, der LVEDP fällt ab, der linke Vorhofdruck steigt sehr stark an.

## 8.3 Behandlung

### 8.3.1 Medikamentöse Therapie

Die *akute* Aorteninsuffizienz ist trotz intensivmedizinischer Behandlung lebensbedrohlich, weil selbst ein normaler Ventrikel mit der akuten Volumenüberladung nicht fertig werden könnte.

> Darum ist bei akuter Aorteninsuffizienz die sofortige Operation erforderlich.

Bei Patienten mit *infektiöser Endokarditis* kann die Operation 10–14 Tage verschoben werden, um eine antibiotische Behandlung durchzuführen – vorausgesetzt der Patient bleibt hämodynamisch stabil.

Die Eckpfeiler der medikamentösen Therapie einer *chronischen* Aorteninsuffizienz sind:
- Digitalis, Salzrestriktion und Diuretika bei Linksherzinsuffizienz,
- antihypertensive Behandlung bei systemischer diastolischer Hypertonie,
- Prophylaxe bzw. Behandlung von Vorhofflimmern und Bradykardie,
- Nitrate bei Angina pectoris (nicht sicher wirksam).

## 8.3.2 Chirurgische Behandlung

Grundsätzlich gilt:

> Jeder Patient mit Aorteninsuffizienz sollte operiert werden, bevor sich schwerwiegende Funktionsstörungen des linken Ventrikels einstellen. Hiernach sollten Patienten operiert werden, bei denen die ersten Zeichen der Aorteninsuffizienz auftreten, aber auch asymptomatische Patienten mit eindeutigen Zeichen linksventrikulärer Funktionstörungen in Ruhe (EF < 45 %) und/oder stark vergrößertem Herz (linksventrikuläre Dilatation mit einer enddiastolischen Diversion von $\geq$ 80 mm oder endsystolisch von $\geq$ 55 mm im Echokardiogramm, auch bei normaler linksventrikulärer Funktion).

Klappenersatz ist die Operation der Wahl bei reiner Aorteninsuffizienz oder bei Kombination von Aortenstenose und Aorteninsuffizienz. Die perioperative Letalität des Klappenersatzes wird mit 2–6 % angegeben. Mit zunehmendem Lebensalter steigt sie an, weiterhin bei Begleiteingriffen wie ACB oder Aortaascendens-Ersatz.

■ **Befunde nach Klappenersatz.** Die Regurgitation wird unterbrochen, so daß nunmehr das gesamte Schlagvolumen den arteriellen Kreislauf erreicht. Das Herzzeitvolumen kann jetzt mit wesentlich geringeren Schlagvolumina aufrechterhalten werden. Die linksventrikulären Volumina und die linksventrikuläre systolische Spannung nehmen ab und damit auch der myokardiale $O_2$-Verbrauch. Hierdurch bessert sich das myokardiale $O_2$-Gleichgewicht. Unmittelbar nach dem Klappenersatz kann sich die linksventrikuläre Funktion zunächst verschlechtern (Abnahme der Kontraktilität durch den Bypass, kardioplegische Lösung, Hypoxie während des Klappenersatzes usw.)

■ **Doppelklappenersatz.** Müssen die Aortenklappe und die Mitralklappe gleichzeitig ersetzt werden, so sind das Risiko und die Überlebensrate ungünstiger als bei Ersatz einer der Klappen allein. Die Operationsmortalität beträgt für den Doppelklappenersatz 18,6 %, die Fünfjahresüberlebensrate 47 %. Manche Chirurgen finden allerdings keinen Unterschied zwischen Einzelklappen- und Doppelklappenersatz.

■ **Tripelklappenersatz.** Sehr selten sind Mitralklappe, Aortenklappe und Trikuspidalklappe hämodynamisch so schwer erkrankt, daß sie zusammen ausgewechselt werden müssen. Patienten, die diese Operation überleben, bessern sich klinisch gewöhnlich ganz erheblich.

■ **Komplikationen.** Zu den wichtigsten Komplikationen im weiteren Verlauf nach dem Klappenersatz gehören:
- Funktionsstörungen oder Versagen der künstlichen Klappe,
- Endokarditis,

- Thromboembolien,
- Blutungen,
- Herzversagen,
- plötzlicher Herztod.

Die Rate schwerwiegender Komplikationen beträgt derzeit 2–6 % pro Patientenjahr.

## 8.4 Anästhesie bei Aorteninsuffizienz

Auch hier gelten wieder z. T. die bei den anderen Herzklappenfehlern dargelegten Grundsätze. Daneben muß der Anästhesist jedoch einige spezifische Besonderheiten beachten.

### 8.4.1 Leitsätze für die Narkose bei Aorteninsuffizienz

> **Hämodynamische Ziele bei Aorteninsuffizienz:**
> - Herzfrequenz > 90/min, Bradykardien vermeiden;
> - linksventrikuläre Vorlast: eher hoch;
> - Kontraktilität: aufrechterhalten;
> - peripherer Widerstand: eher niedrig halten, Anstiege vermeiden;
> - pulmonaler Gefäßwiderstand: im Normbereich halten.

■ **Prämedikation.** Bei Patienten mit schwerer Insuffizienz sollte die Prämedikation leicht sein, zumal eine Tachykardie meist gut toleriert wird. Vasodilatation muß hingegen unbedingt vermieden werden, ebenso eine Hypoxämie durch zu starke Prämedikation (Hypoventilation).

■ **Auswahl der Narkosemittel.** Volatile Inhalationsanästhetika sind wegen ihrer negativ-inotropen Wirkung zu vermeiden. Lachgas-/Opiat-/$O_2$-Anästhesie wird i. allg. besser vertragen. Der Anästhesist sollte aber nicht vergessen, daß bei dieser Technik anästhesiologische und chirurgische Stimuli den systemischen und pulmonalen Gefäßwiderstand erhöhen können. Hierdurch kann der Wedge-Druck ansteigen und das Herzzeitvolumen abfallen. Diese Effekte sind gewöhnlich durch Nitroprussidinfusion in einer Dosis von 10–90 µg/min zu beseitigen.

> **!** Vasodilatatoren können aber akut die Hämodynamik verschlechtern, wenn der diastolische Druck so weit abfällt, daß die Koronardurchblutung vermindert wird. Darum allergrößte Vorsicht mit Vasodilatatoren bei schwerer Aorteninsuffizienz!

Nach dem Klappenersatz sind nicht selten Vasodilatatoren indiziert, weil der Widerstand gegen den Auswurf des linken Ventrikels zunimmt. Dann werden die Vasodilatatoren meist besser vertragen, weil der diastolische Aortendruck höher ist.

**Narkoseeinleitung:** S. auch Aortenstenose. Bradykardien, Anstieg des peripheren Widerstands und Abnahme der linksventrikulären Vorlast (z.B. durch Venodilatation) und der Kontraktilität müssen vermieden werden.

**Pulmonaliskatheter:** Kann bei Patienten mit schwerer Aorteninsuffizienz von Nutzen sein. Hiermit können die linksventrikulären Drücke und das Herzzeitvolumen gemessen sowie die systemischen und pulmonalen Gefäßwiderstände berechnet werden. Der Anästhesist muß daran denken, daß bei vorzeitigem Schluß der Mitralklappe (diastolische Druckgleichheit zwischen Aorta und Ventrikel, s. vorher) der Wedge-Druck niedriger gemessen wird als der LVEDP.

**EKG-Ableitung** $V_5$ kann, wie bei Aortenstenose, nützlich sein, um subendokardiale Ischämien zu entdecken.
- **Bradykardien** werden von Patienten mit Aorteninsuffizienz sehr schlecht vertragen und sollten darum verhindert werden. Treten sie dennoch auf, so können folgende Maßnahmen ergriffen werden:
- Atropin,
- β-Stimulatoren, z.B. Isoprenalin, in niedriger Dosierung,
- Vorhofpacing, wenn das Perikard bereits eröffnet ist.

> Als wünschenswert gelten bei Aorteninsuffizienz Herzfrequenzen von 90–120/min.

■ **Optimale Füllungsdrücke.** Nach dem Bypass ist es schwierig, die optimalen Füllungsdrücke für den linken Ventrikel herauszufinden.

Patienten mit akuter Aorteninsuffizienz benötigen sehr wahrscheinlich einen normalen LVEDP nach dem Klappenersatz. Patienten mit schwerer chronischer Aorteninsuffizienz und verminderter linksventrikulärer Kontraktilität werden hingegen vermutlich höhere Füllungsdrücke benötigen. Bei schlechter Herzfunktion nach dem Bypass muß aber immer auch nach anderen Gründen gesucht werden.

## 8.5 Aorteninsuffizienz mit Mitralinsuffizienz

Dieser kombinierte Fehler tritt relativ häufig auf und kann rasch zu einer akuten Dekompensation führen. Die hämodynamischen Ziele sind bei beiden Fehlern ähnlich. Wichtig ist ein niedriger peripherer Widerstand und ein ausreichender Perfusionsdruck. Periphere Vasokonstriktion mit Zunahme des Widerstands gegen den Ausstrom aus dem linken Ventrikel kann ein akutes Kreislaufversagen auslösen.

> **Hämodynamische Ziele bei kombinierter Aorten- und Mitralinsuffizienz:**
> - Herzfrequenz: erhöht halten, Bradykardien vermeiden;
> - linksventrikuläre Vorlast: hoch halten;
> - Kontraktilität: niedrig halten, Anstiege vermeiden;
> - pulmonaler Gefäßwiderstand: aufrechterhalten.

## 9 Trikuspidalinsuffizienz

### 9.1 Ätiologie und Pathologie

Die häufigste Ursache einer Trikuspidalinsuffizienz ist nicht eine Erkrankung der Klappe selbst, sondern eine Dilatation des rechten Ventrikels und des Klappenrings aufgrund einer Rechtsherzinsuffizienz jedweder Ursache. Die wichtigste Rolle spielen hierbei Mitralklappenerkrankungen. Rheumatische Trikuspidalstenose und -insuffizienz sind niemals isolierte Erkrankungen, sie treten vielmehr immer zusammen mit Mitralklappenfehlern auf.

### 9.2 Pathophysiologie

#### 9.2.1 Isolierte Trikuspidalinsuffizienz

> Rückstrom von Blut aus dem rechten Ventrikel in den rechten Vorhof und in die Vv. cavae während der Systole ist die initiale Grundstörung bei Trikuspidalinsuffizienz!

■ **Rechter Ventrikel.** Er wird chronisch volumenüberlastet. Die Anpassung erfolgt über eine Dilatation mit Erhöhung des Gesamtschlagvolumens; hierdurch bleibt das effektive Schlagvolumen unverändert.

Die Volumenüberlastung wird gewöhnlich vom rechten Ventrikel gut toleriert. Tritt hingegen auch noch eine Druckbelastung hinzu, wie z. B. bei Linksherzinsuffizienz oder pulmonaler Hypertonie, so droht eine Rechtsherzinsuffizienz mit Zunahme des Regurgitationsvolumens, Abnahme des effektiven Schlagvolumens, verminderter Füllung des linken Ventrikels und Abnahme des Herzzeitvolumens.

■ **Rechter Vorhof.** Der rechte Vorhof und die Vv. cavae sind sehr dehnbar und können große Blutvolumina aufnehmen, ohne daß der rechte Vorhofdruck dabei wesentlich ansteigt. Bei Trikuspidalinsuffizienz fließt das Blut nur in Diastole in den rechten Vorhof ein und nicht, wie beim Gesunden, v. a. auf dem Höhepunkt der Systole, wenn sich die Ventilebene der Herzspitze nähert. Vielmehr fließt in

Ventrikelsystole das Blut in den Vv. cavae rückwärts. Während der Inspiration sinkt der Vorhofdruck ab, so daß der venöse Rückfluß zunimmt: Der rechte Ventrikel wird stärker gefüllt, das Regurgitationsvolumen nimmt zu.

### 9.2.2 Trikuspidalinsuffizienz in Kombination mit anderen Klappenfehlern

Eine Trikuspidalinsuffizienz kann auch bei rheumatischen Prozessen an anderen Herzklappen auftreten, oft in Verbindung mit einer Trikuspidalstenose. Meist entsteht jedoch die Trikuspidalinsuffizienz in den Spätstadien von Mitral- und Aortenklappenfehlern mit Linksherzinsuffizienz, pulmonaler Hypertonie und rechtsventrikulärer Druckbelastung. Der Schweregrad hängt dann v. a. vom pulmonalen Gefäßwiderstand, Pulmonalarteriendruck und rechtsventrikulären enddiastolischen Druck ab.

Eine rein funktionelle Trikuspidalinsuffizienz bessert sich meist wesentlich, wenn der Linksherzklappenfehler beseitigt ist.

## 9.3 Behandlung

Besteht keine pulmonale Hypertonie, so muß die Trikuspidalinsuffizienz gewöhnlich nicht chirurgisch behandelt werden. Eine Trikuspidalinsuffizienz aufgrund einer pulmonalen Hypertonie wird meist durch eine Anuloplastik behandelt. Hierbei wird der Klappenring durch Nähte auf eine angemessene Größe gerafft. Ein Trikuspidalklappenersatz wird v. a. bei organischen Erkrankungen der Klappe selbst durchgeführt. Die Thrombosegefahr ist hierbei größer als nach Mitralklappenersatz.

## 9.4 Leitsätze für die Anästhesie

> **Hämodynamische Ziele bei Trikuspidalinsuffizienz:**
> - Herzfrequenz: eher erhöht halten;
> - rechtsventrikuläre Vorlast: hoch halten;
> - Kontraktilität: aufrechterhalten;
> - peripherer Gefäßwiderstand: aufrechterhalten;
> - pulmonaler Gefäßwiderstand: niedrig halten.

Bei kombinierten Störungen haben die Erkrankungen der Mitral- und Aortenklappen im anästhesiologischen Denken und Handeln Vorrang.
▶ Hohe Atemwegsdrücke und Venodilatation vermeiden; hierdurch wird der venöse Rückstrom gehemmt, das Herzzeitvolumen fällt ab.

- Blutvolumen und den zentralen Venendruck erhöhen, damit das effektive Rechtsherzschlagvolumen aufrechterhalten wird und dadurch eine ausreichende Füllung des linken Ventrikels gewährleistet ist.
- Anstiege des pulmonalen Gefäßwiderstands verhindern, denn hierdurch droht eine Rechtsherzinsuffizienz. Auslösende Faktoren können sein: Hypoxie, Hyperkapnie, Azidose, α-Stimulatoren, Lachgas (meist nur bedeutsam, wenn pulmonaler Gefäßwiderstand bereits vorher hoch). Vasodilatatoren sollen nützlich sein, um den pulmonalen Gefäßwiderstand zu senken.

**Literatur**

Anderson KP, Sinson EB, Derby GC et al. (1983) Vulnerability of patients with obstructive hypertrophic cardiomyopathy to ventricular arrhythmia induction in the operating room. Analysis of 17 patients. Am J Cardiol 51: 811
Bonow RO, Rosing DR, Kent KM et al. (1982) Timing of operation for chronic aortic regurgitation. Am J Cardiol 50: 325
Braunwald E (ed) (1992) Heart disease, 4th edn. Saunders, Philadelphia
Christakis GT, Kormos RL, Weisel RD et al. (1985) Morbidity and mortality in mitral valve surgery. Circulation (Suppl II) 72: III 120
Erdmann E, Riecker G (Hrsg) (1996) Klinische Kardiologie, 4. Aufl. Springer, Berlin Heidelberg New York Tokio
Hanrath P (1996) Erworbene Herzklappenfehler. In: Erdmann E, Riecker G (Hrsg) Klinische Kardiologie. Springer, Berlin Heidelberg New York Tokio, S 354
Hilgenberg JC, McCammon RL, Stoelting RK (1980) Pulmonary and systemic vascular responses to nitrous oxide in patients with mitral stenosis and pulmonary hypertension. Anesth Analg 59: 323
Murday HK, Hack G, Hermanns E et al. (1985) Hämodynamische Effekte einer Kombination von Etomidat, Flunitrazepam oder Midazolam mit Fentanyl zur Anästhesie-Einleitung bei Patienten mit Herzklappenvitien. Anesth Intensivther Notfallmed 20: 175
Reichelt W (1982) Hämodynamik der häufigsten Herzfehler. Thieme, Stuttgart
Roskamm H, Reindell H (Hrsg) 1996 Herzkrankheiten, 4. Aufl. Springer, Berlin Heidelberg New York Tokio
Schulte-Sasse U, Hess W, Tarnow J (1982) Pulmonary vascular responses to nitrous oxide in patients with normal and high pulmonary vascular resistance. Anesthesiology 58: 9
Stone JG, Hoar PF, Calabro JR et al. (1980) Afterload reduction and preload augmentation improve the anesthetic management of patients with cardiac failure and valvular regurgitation. Anesth Analg 59: 737
Stone JG, Hoar PF, Khambatta HJ (1983) Influence of volume loading on intraoperative hemodynamics and perioperative fluid retention in patients with valvular regurgitation undergoing prosthetic replacement. Am J Cardiol 52: 530
Stoelting RK (1985) Choice of muscle relaxants in patients with heart disease. Semin Anesth 4: 1
Thompson RC, Liberthson RR, Lowenstein E (1985) Perioperative risk of noc-cardiac surgery in hypertrophic obstructive cardiomyopathy. JAMA 254: 2419

# 8 Anästhesie bei Herztransplantation

INHALTSÜBERSICHT

1 Indikationen und Auswahl der Empfänger  *272*

2 Auswahl des Spenders  *272*

3 Operation  *273*

4 Anästhesiologisches Vorgehen  *273*
4.1 Präoperative Einschätzung  *274*
4.2 Vorgehen im Einleitungsraum  *274*
4.3 Intraoperatives Vorgehen  *275*
4.4 Postoperative Behandlung  *276*

5 Der Patient nach Transplantation  *277*
5.1 Physiologie und Pathophysiologie des transplantierten Herzens  *277*
5.2 Komplikationen im Langzeitverlauf  *277*

6 Herz-Lungen-Transplantation  *279*

Literatur  *280*

Herztransplantationen, einst spektakuläre, medienwirksame Ereignisse, gehören heutzutage zu den Standardoperationen bei schwerster, sonst nicht zu behandelnder Herzinsuffizienz. Weltweit werden jährlich mehr als 2500 Herztransplantationen durchgeführt, davon in Deutschland mehr als 500. Die Fünfjahresüberlebensrate beträgt gegenwärtig über 70 % und entspricht damit derjenigen von Herzklappenoperationen. Diese günstige Entwicklung der Überlebensrate, v. a. bedingt durch Einführung des Immunsuppressivums Ciclosporin, hat dazu geführt, daß zunehmend mehr Herztransplantierte einer engmaschigen und lebenslangen medizinischen Betreuung, bevorzugt in speziellen Nachsorgezentren, bedürfen.

## 1 Indikationen und Auswahl der Empfänger

Grundlegende Indikation für eine Herztransplantation ist das Endstadium einer Herzerkrankung, die keiner medizinischen oder anderen chirurgischen Therapie mehr zugänglich ist. Meist handelt es sich um Patienten mit dilatativer Kardiomyopathie, deren fortgeschrittene Herzinsuffizienz der Behandlung mit verschiedenen kardiovaskulären Medikamenten, Diuretika, Antikoagulanzien usw., evtl. auch der Unterstützung der Herz-Kreislauf-Funktion durch mechanische Assistsysteme bedarf. Als weniger scharf umrissene Indikation gelten Herzerkrankungen des Schweregrads III–IV, bei denen die Einjahresüberlebensrate trotz optimaler medizinischer Behandlung aller Voraussicht nach < 75 % beträgt.

■ **Einschlußkriterien.** Gegenwärtig besteht ein krasses Mißverhältnis zwischen möglichen Kandidaten für eine Herztransplantation und verfügbaren Organspendern. Daher werden die potentiellen Empfänger zumeist strengen Auswahlkriterien unterworfen, in die allerdings neben objektiven wissenschaftlichen Erkenntnissen auch subjektive bzw. ethische und ökonomische Gesichtspunkte einfließen, z. B.
- ohne Transplantation geringere Langzeitüberlebenschance als bei Fortführung der bisherigen Therapie,
- Alter < 60 Jahre,
- keine zusätzlichen Erkrankungen, keine akute Infektion.
- psychische Stabilität und hohe Motivation,
- Zugänglichkeit gegenüber ärztlichem Rat,
- soziale bzw. familiäre Geborgenheit und Betreuung,
- keine hohen Katecholamindosen erforderlich.

■ **Kontraindikationen.** Als absolute Kontraindikation für eine Herztransplantation gilt die schwere pulmonale Hypertonie mit irreversiblen pulmonalen Gefäßveränderungen. Tumorerkrankungen und insulinpflichtiger Diabetes mellitus werden wegen der befürchteten ungünstigen Auswirkungen der immunsuppressiven Therapie ebenfalls oft als Ausschlußkriterien angesehen. Weitere, nicht immer einheitlich beurteilte Kontraindikationen sind z. B.:
- fortgeschrittenes Lebensalter,
- chronisch-obstruktive Lungenerkrankung,
- schwere pulmonale Hypertonie (PVR > 480 dyn · s · cm$^{-5}$, PAP > 30 mm Hg),
- Kachexie,
- periphere oder zerebrale Gefäßerkrankung,
- andere systemische Erkrankungen, die das Überleben oder eine Rehabilitation ausschließen.

## 2 Auswahl des Spenders

Der Erfolg einer Herztransplantation hängt u. a. auch von der Auswahl des richtigen Spenders ab. Abgesehen vom nachgewiesenen Hirntod muß der Spender folgende Kriterien erfüllen:

- Alter < 50 Jahre,
- kein verlängerter Herzstillstand,
- keine vorbestehenden Herzerkrankungen,
- keine intrakardialen Injektionen,
- kein schweres Thoraxtrauma,
- keine Sepsis,
- kein Bedarf an hochdosierten Katecholaminen.

Außerdem muß ABO-Kompatibilität gegeben sein, da Inkompatibilität zu einer akuten Abstoßungsreaktion führen kann. Auch sollte das Körpergewicht nicht mehr als 20 % unter dem des Empfängers liegen. Bei erhöhtem pulmonalen Gefäßwiderstand ist sogar ein größeres Gewicht des Spenders wünschenswert.

## 3 Operation

■ **Entnahme des Spenderherzens.** Nach Entnahme aller für eine Spende vorgesehenen Organe wird schließlich das Spenderherz entnommen. Hierzu wird der Patient heparinisiert, die Aorta abgeklemmt und kardioplegische Lösung infundiert; der Einsatz einer Herz-Lungen-Maschine ist nicht erforderlich. Anschließend werden Aorta und A. pulmonalis durchtrennt, danach die V. cava inferior in Zwerchfellhöhe, schließlich, nach Unterbindung, die V. cava superior, dann die Lungenvenen. Das durchtrennte Herz wird aus dem Perikardbeutel entnommen, in kalte NaCl-Lösung gelegt und in den für die Transplantation vorgesehenen Operationssaal gebracht. Soll das Spenderherz hingegen in eine andere Klinik transportiert werden, so erfolgt die Lagerung ebenfalls in einem Beutel mit kalter Kochsalzlösung, der auf salzfreies Eis gelegt wird.

■ **Transplantation.** Nach Kanülierung der Aorta sowie der oberen und unteren Hohlvene und Anschluß an die Herz-Lungen-Maschine werden Aorta und Pulmonalarterie durchtrennt und das Herz im atrioventrikulären Übergang, unter Stehenlassen von entsprechenden Vorhofstümpfen, exzidiert. Anschließend wird das Spenderherz mit den beiden Vorhöfen der Pulmonalarterie und der Aorta anastomosiert; dieser Vorgang dauert ca. 40–60 min.

## 4 Anästhesiologisches Vorgehen

Grundsätzlich unterscheidet sich das anästhesiologische Vorgehen nicht wesentlich von dem bei anderen Operationen mit der Herz-Lungen-Maschine. Allerdings ist die lückenlose Kommunikation zwischen den einzelnen Teams über den organisatorischen Ablauf erforderlich. Die Narkose sollte nicht zu früh vor dem Eintreffen des Spenderherzens eingeleitet werden, um verlängerte Präbypass- und Bypasszeiten zu vermeiden. Verzögerungen sind jedoch angesichts der kurzen Ischämietoleranz des Spenderherzens ebensowenig hinnehmbar.

## 4.1 Präoperative Einschätzung

Am häufigsten handelt es sich um Patienten mit ischämischer Kardiomyopathie, gefolgt von primärer dilatativer Kardiomyopathie und komplexen kongenitalen Herzfehlern. Bei den meisten Herzempfängern besteht eine kongestive Herzinsuffizienz.

Bei der Prämedikationsvisite sollte der Anästhesist sorgfältig den kardialen Status des Patienten einschätzen und eine genaue Medikamentenanamnese erheben. Von Bedeutung ist weiterhin der pulmonale Gefäßwiderstand: pulmonale Hypertonie? Reversibilität der Veränderungen? postoperative Verschlechterung zu erwarten?

Die meisten Patienten gehören dem NYHA-Schweregrad IV an; die Ejektionsfraktion liegt zumeist unter 20 %; die jährliche Letalitätsrate beträgt 30–40 %. Das Schlagvolumen ist gewöhnlich fixiert niedrig und hängt von einer ausreichenden Vorlast ab. Der Sympathikotonus und die Herzfrequenz sind kompensatorisch erhöht.

 Ungenügende Vorlast, Abnahme der Myokardkontraktilität und Anstieg der Nachlast können zum schlagartigen Abfall des Herzzeitvolumens führen und müssen daher unbedingt vermieden werden.

Angesichts des oft schlechten kardialen Zustands sollte auf eine Prämedikation verzichtet oder aber die Substanzen in erheblich reduzierter Dosis zugeführt werden. Weiterhin ist zu beachten, daß ein Teil der Patienten nicht nüchtern ist und daher erhöhte Aspirationsgefahr besteht.

## 4.2 Vorgehen im Einleitungsraum

Das Vorgehen im Einleitungsraum einschließlich Monitoring entspricht weitgehend dem für andere Herzoperationen mit der Herz-Lungen-Maschine.
- ▶ Da die Patienten bereits präoperativ Immunsuppressiva erhalten und entsprechend infektanfällig sind, ist ein strikt aseptisches Vorgehen erforderlich; dies gilt insbesondere für alle invasiven Maßnahmen wie Gefäßkanülierungen, Legen von Blasenkathetern, endotracheale Intubation usw.
- ▶ Vor Legen der Gefäßzugänge wird die erste prophylaktische Dosis eines Antibiotikums infundiert, vor der Sternotomie die zweite Dosis und nach Abgehen vom kardiopulmonalen Bypass die dritte.
- ▶ Bei der zentralen Venenkatheterisierung sollte der Zugang über die *linke* V. jugularis interna gewählt werden, da die rechte V. jugularis interna postoperativ als Zugang für Myokardbiopsien verwendet wird. Besteht eine pulmonale Hypertonie, so kann ein Pulmonaliskatheter zur Überwachung der Drücke und Messung des Herzzeitvolumens von Nutzen sein (Vorsicht: erhöhte Infektionsgefahr!).
- ▶ Die Narkoseeinleitung muß, trotz möglicher Aspirationsgefahr, behutsam erfolgen, da präoperativ meist schwere Funktionsstörungen des Herzens

mit erheblich eingeschränkter Ejektionsfraktion bestehen und außerdem das Blutvolumen durch die Diuretikatherapie wesentlich vermindert ist. Die Injektion von Sedativhypnotika und Anästhetika kann daher zu Vasodilatation mit bedrohlichem Blutdruckabfall führen. Zweckmäßig ist die langsame Injektion von Opioiden wie Fentanyl in titrierenden Dosen nach Wirkung (z. B. jeweils 0,1–0,15 mg) bis zum Erlöschen des Bewußtseins, alternativ auch von Sufentanil. Zur Muskelrelaxierung kann Pancuronium eingesetzt werden, z. B. 0,05–0,1 mg/kg, vor allem, wenn ein vagolytischer Effekt erwünscht ist.

▶ Als behandlungsbedürftig gelten Blutdruckabfälle auf < 70 mm Hg, wobei die Art der Therapie sich möglichst nach der Ursache richten sollte. Vasodilatation erfordert Vasokonstriktoren, Volumenmangel Volumenzufuhr, Abnahme der Kontraktilität die Zufuhr von positiv-inotropen Substanzen. Grundsätzlich muß hierbei individuell vorgegangen und die Art der kardialen Grunderkrankungen sorgfältig berücksichtigt werden.

▶ Wegen der erhöhten Infektionsgefahr muß die endotracheale Intubation mit sterilem Intubationszubehör einschließlich steriler Handschuhe erfolgen. Bei der Beatmung sollten sterile Schläuche oder ein Bakterienfilter verwendet werden.

## 4.3 Intraoperatives Vorgehen

Die Narkoseführung erfolgt in üblicher Weise unter vorsichtiger Dosierung sämtlicher Substanzen. Hierbei sind folgende **pharmakologische Besonderheiten** zu beachten:

Das implantierte Spenderherz verfügt über keine vagale oder adrenerge Innervation. Dadurch wird die Funktion von intrinsischem Rhythmus, zirkulierenden Katecholaminen und dem Frank-Starling-Mechanismus bestimmt.

> **!** Bradykardien und eine Abnahme der Myokardkontraktilität und der Vorlast werden schlecht toleriert und müssen durch Aufrechterhaltung der Vorlast, Pacing und Zufuhr direkt wirkender positiv-inotroper und chronotroper Substanzen sowie peripher wirkender Vasokonstriktoren verhindert werden.

Atropin, Pancuronium oder Neostigmin haben wegen der Denervierung keinen Einfluß auf die Frequenz des implantierten Herzens. Hingegen wirkt Digitalis unverändert positiv-inotrop auf das Herz.

■ **Kalziumantagonisten.** Wegen ihrer negativ-inotropen Wirkung sollten diese Substanzen nur mit größter Vorsicht angewandt werden.

■ **Positiv-inotrope Substanzen.** Aufgrund der kardialen Denervierung werden die Katecholaminspeicher des Herzens entleert. Entsprechend muß mit einer gesteigerten Empfindlichkeit des transplantierten Herzens auf Adrenalin, Isoprenalin und Noradrenalin gerechnet werden.

- **β-Rezeptorenblocker.** Die Funktion des transplantierten Herzens hängt v. a. von den zirkulierenden Katecholaminen ab. β-Rezeptorenblocker vermindern die Belastungstoleranz des Herzens erheblich und sollten daher vermieden werden.

- **Antiarrhythmika.** Da das Herz denerviert ist, treten nur selten Herzrhythmusstörungen auf. Sind Antiarrhythmika erforderlich, sollten bevorzugt Lidocain, Mexitil und Chinidin eingesetzt werden. Allerdings muß die negativ-inotrope Wirkung dieser Substanzen sorgfältig beachtet werden.

▸ Nach Abschluß der Anastomosierungen und Öffnen der Aorta wird mit der Infusion von Isoproterenol, 5–10 µg/kg/min, begonnen, um die Kontraktionskraft und die Herzfrequenz zu steigern. Die Herzfrequenz sollte ca. 100–110/min betragen, da das Herzzeitvolumen des denervierten Herzens von einer ausreichenden Herzfrequenz abhängt.

▸ Die Entwöhnung vom kardiopulmonalen Bypass wird unter sorgfältiger Beobachtung der Herzfüllung durchgeführt. Besonderes Augenmerk gilt hierbei dem rechten Ventrikel und dem rechten Vorhof, v. a. bei Patienten mit präoperativ erhöhtem pulmonalem Gefäßwiderstand, da in dieser Phase ein Rechtsherzversagen droht. Die Füllungsdrücke des Herzens sollten bei der Entwöhnung nur mäßig ansteigen bzw. der Wedgedruck etwa 12 mm Hg betragen. Gewöhnlich tritt eine Dilatation des rechten Herzens auf, die bis zu 1 Jahr anhalten kann.

▸ Blutungen sind typische Komplikationen von Herztransplantationen; daher ist nach dem Abgehen vom Bypass eine sorgfältige Antagonisierung des Heparins unter Kontrolle der ACT-Werte erforderlich. Bei anhaltenden Blutungen sollten die Gerinnungswerte kontrolliert werden; evtl. ist die Zufuhr von Thrombozytenkonzentraten, Frischplasma oder Aprotinin erforderlich. Der Blutersatz erfolgt mit Erythrozytenkonzentraten; angestrebt wird ein Hämoglobinwert von $> 8$ g/dl.

▸ Nach der Transplantation muß vermehrt mit ventrikulären Herzrhythmusstörungen gerechnet werden; länger anhaltende Bradyarrhythmien sind in den ersten 5 postoperativen Tagen ebenfalls keine Seltenheit. Die Zufuhr von Isoproterenol sollte auch in der unmittelbaren postoperativen Phase fortgesetzt werden, selbst bei scheinbar normaler Herzfunktion, um bedrohliche Bradykardien zu vermeiden.

## 4.4 Postoperative Behandlung

Sie entspricht im wesentlichen der nach anderen Herzoperationen. Wie nach dem Abgehen vom kardiopulmonalen Bypass, so muß auch in der frühen postoperativen Phase eine Dilatation und Insuffizienz des rechten Ventrikels vermieden werden.

Die Zufuhr von Isoproterenol sollte in den nächsten 4–5 Tagen in niedriger Dosierung fortgesetzt werden. Mit der immunsuppressiven Therapie (Ciclosporin) wird sofort begonnen. Meist können die Patienten am 1. postoperativen Tag extubiert werden. Die Mobilisierung sollte so früh wie möglich erfolgen.

# 5 Der Patient nach Transplantation

## 5.1 Physiologie und Pathophysiologie des transplantierten Herzens

■ **Herzrhythmus und -frequenz.** Der Herzempfänger besitzt weiterhin körpereigene Vorhofreste, außerdem Vorhofanteile des Spenders. Der Sinusknoten des Empfängers ist zumeist funktionsfähig und reagiert auch auf Manipulationen an den Barorezeptoren. Demgegenüber ist das Spenderherz afferent und efferent denerviert; der Sinusknoten unterliegt nicht der vagalen Hemmung und weist daher eine höhere Ruhefrequenz – ca. 100/min – auf. Bei körperlicher Belastung steigt die Frequenz des transplantierten Herzens, im Gegensatz zum Gesunden, verzögert und nur langsam an. Der Herzfrequenzanstieg erfolgt sehr wahrscheinlich durch Freisetzung von Katecholaminen (v. a. Noradrenalin) mit nachfolgender Stimulation von adrenergen kardialen Rezeptoren, im weiteren Verlauf der Belastung durch ansteigendes Laktat oder $H^+$-Ionen.

Obwohl die vagale Hemmung fehlt, können nach der Transplantation schwere Knoten- oder Sinusbradykardien auftreten, die evtl. eine Schrittmachertherapie erfordern. Häufiger als diese Bradykardien sind im Langzeitverlauf nach Herztransplantationen atriale und ventrikuläre Herzrhythmusstörungen, gewöhnlich im Zusammenhang mit verlängerter Ischämiezeit des Spenderherzens, pulmonaler Hypertonie beim Empfänger oder niedriger Ejektionsfraktion.

■ **Herzfunktion.** Die Herzfunktion ist in Ruhe gewöhnlich normal und selbst unter submaximaler Belastung steigt das Herzzeitvolumen, wie beim Gesunden, ohne wesentliche Verzögerung, der Belastung entsprechend, an. Diese Anpassung erfolgt über eine Zunahme der Vorlast und den Frank-Starling-Mechanismus, die beide zum Anstieg des Schlagvolumens führen. Insgesamt ist die Leistungsfähigkeit des transplantierten Herzens bei submaximaler Belastung nicht eingeschränkt.

## 5.2 Komplikationen im Langzeitverlauf

Patienten sind nach der Herztransplantation in hohem Maße durch extrakardiale Komplikationen gefährdet und bedürfen einer lebenslangen intensiven ärztlichen Betreuung. Von besonderer Bedeutung sind transplantatbezogene Komplikationen wie Abstoßungsreaktionen und Transplantat-Atherosklerose der Koronararterien sowie Organkomplikationen durch die immunsuppressive Therapie wie Infektionen, Malignome, Ciclosporinhypertonie, Funktionsstörungen von Niere, Gastrointestinaltrakt, Knochenmark bzw. Hämatopoese, Stoffwechsel und neuropsychiatrische Störungen.

Daneben hat sich gezeigt, daß bei Patienten mit transplantiertem Herzen Komplikationen im Zusammenhang mit chirurgischen Eingriffen um ein Vielfaches häufiger auftreten als bei den übrigen chirurgischen Patienten.

■ **Abstoßungsreaktionen.** Etwa 25 % der Todesfälle innerhalb des 1. Jahres nach der Herztransplantation beruhen auf Abstoßungsreaktionen. Diese Reaktionen können hyperakut, akut oder chronisch verlaufen. Wichtigste diagnostische Maßnahme zum Erkennen von Abstoßungsreaktionen ist die Endomyokardbiopsie, in jüngster Zeit ergänzt durch nichtinvasive Verfahren wie z. B. Echokardiographie, intramyokardiales Elektrogramm, zytoimmunologisches Monitoring und Antimyosin-Antikörper-Szintigraphie.

■ **Infektionen.** Bedingt durch die immunsuppressive Therapie, sind Infektionen die häufigste Todesursache nach Herztransplantationen. Seit Einführung von Ciclosporin A hat die Infektionsrate, besonders der bakteriell bedingten, aber deutlich abgenommen.

■ **Malignome.** Die immunsuppressive Therapie geht im Langzeitverlauf vermehrt mit Malignomen einher, v. a. Lymphomen, Hautkrebs und Kaposi-Sarkomen. Das durchschnittliche Risiko für Malignome beträgt bei Herztransplantierten 6 % und liegt damit etwa 100mal höher als das der gleichaltrigen Allgemeinbevölkerung.

■ **Koronarsklerose.** Eine typische Komplikation nach Herztransplantationen ist die Atherosklerose des Spenderherzens, von der nach 5 Jahren ca. 50 % der Patienten betroffen sind. Meist handelt es sich um einen konzentrischen diffusen Befall aller Gefäßabschnitte. Die genaue Ursache ist unbekannt; neben den bekannten koronaren Risikofaktoren sollen immunologische Vorgänge eine Rolle spielen.

■ **Nierenfunktionsstörungen.** Die immunsuppressive Therapie mit Ciclosporin führt zu Nierenschäden. Hierbei kann eine akute Form mit reversibler Vasokonstriktion von einer chronischen Form unterschieden werden, bei der eine irreversible interstitielle Fibrose auftritt.

■ **Arterielle Hypertonie.** Die meisten Patienten entwickeln eine Hypertonie, vermutlich bedingt durch eine direkte vasokonstriktorische Wirkung von Ciclosporin, weiterhin durch einen volumen- und NaCl-retinierenden Effekt der Substanz. Therapeutisch werden ACE-Hemmer und Kalziumantagonisten eingesetzt, evtl. ergänzt durch Diuretika. Mit β-Blockern ist wegen der veränderten autonomen Funktion des Herzens Vorsicht geboten.

■ **Magen-Darm-Trakt.** Störungen des Magen-Darm-Trakts sind medikamentös bedingt. Beobachtet werden Ösophagitis durch Candida albicans oder Herpes simplex aufgrund der immunsuppressiven Therapie, lebertoxische Wirkungen von Ciclosporin mit Cholestase, Magen-Darm-Ulzera durch Kortisondauertherapie und Thrombozytenaggregationshemmung mit Azetylsalizylsäure; lithogene Galle und Cholelithiasis durch Steroide; Pankreatitis, ulzerative Kolitis u. a. m.

■ **Stoffwechselstörungen.** Ciclosporin A und Kortikoidmedikation begünstigen eine diabetische Stoffwechsellage und eine Hypercholesterinämie. Typisch ist weiterhin die Osteoporose durch Kortikosteroide.

■ **Neurologische Störungen.** Bei 3–15 % der Patienten treten zerebrale Krampfanfälle auf. Ätiologisch kommen narbig ausgeheilte embolisch-ischämische Insulte infrage, weiterhin Arrhythmien, Infektionen und eine durch Ciclosporin erniedrigte Krampfschwelle.

## 6    Herz-Lungen-Transplantation

■ **Indikationen.** Als wichtigste Indikationen für die kombinierte Herz-Lungen-Transplantation gelten pulmonale Hypertonie, kongenitale Herzmißbildungen und Mukoviszidose, jeweils im therapierefraktären Stadium der Erkrankung. Allerdings wird die Operation, im Vergleich zur alleinigen Herztransplantation, aus verschiedenen Gründen wesentlich seltener durchgeführt. Hierzu gehören u. a.: begrenzte Verfügbarkeit geeigneter Spender, bislang ungenügende Konservierbarkeit von Lungengewebe, operative Probleme, häufige pulmonale Infektionen, chronische Abstoßungsreaktion mit Bronchiolitis obliterans.

■ **Spenderauswahl.** Der Herz-Lungen-Spender muß zunächst die Kriterien für eine Herzspende erfüllen (s. oben); weiterhin muß das Röntgenbild des Thorax unauffällig sein, der $paO_2$ bei Beatmung mit 100 %igem Sauerstoff $> 300$ mm Hg betragen und die Lunge frei von Infektionen sein.

■ **Operation.** Herz und Lunge werden getrennt entfernt, um N. vagus, N. recurrens und N. phrenicus zu erhalten und größere Blutungen zu vermeiden. Anschließend erfolgt die Anastomosierung der Spenderorgane mit Trachea, rechtem Vorhof und Aorta.

■ **Anästhesiologische Besonderheiten.** Das Vorgehen entspricht weitgehend dem für die einfache Herztransplantation. Die Intubation erfolgt mit sterilen Instrumenten und Tubus. Der Tubus darf nicht zu weit vorgeschoben werden, um das operative Vorgehen nicht zu behindern (die tracheale Anastomose wird zuerst durchgeführt).

Nach Anastomosierung der Aorta wird mit der kontrollierten Beatmung der Lunge begonnen; empfohlen wird die Anwendung eines PEEP von 5 cm $H_2O$; die inspiratorische $O_2$-Konzentration sollte 40 % nicht überschreiten.

Das Abgehen vom kardiopulmonalen Bypass entspricht im wesentlichen dem der einfachen Herztransplantation. Auch hierbei sollte frühzeitig Isoproterenol oder ein anderes Katecholamin in niedriger Dosierung zugeführt werden.

■ **Postoperative Besonderheiten.** Wie das Herz, so ist auch die transplantierte Lunge (unterhalb der trachealen Anastomose) denerviert; weiterhin fehlen die Lymphdrainage und der bronchiale Blutfluß. Wegen der fehlenden Lymphdrainage werden Flüssigkeitsbelastungen nur schlecht toleriert. Daher kann zu ausgiebige Flüssigkeits- und Blutzufuhr rasch zu anhaltender Hypoxie führen.

■ **Komplikationen.** In der Frühphase nach der Transplantation können folgende Komplikationen auftreten:
- Abstoßungsreaktion,
- bakterielle Pneumonie,
- Multiorganversagen.

Zu den gefürchteten Spätkomplikationen gehören die Bronchiolitis obliterans und die Infektion mit Zyotomegalievirus.

### Literatur

Baumgartner WA, Reitz BA, Achuff SC (eds) (1990) Heart and heart-lung transplantation. Saunders, Philadelphia

Miyamoto Y, Curtiss EL, Kromos RL et al. (1990) Bradyarrhythmia after heart transplantation. Incidence, time course, and outcome. Circulation 82: 313

Park J-W, Deng M, Wirth JH, et al. (1993) Herztransplantationsnachsorge: Probleme im Langzeitverlauf. Dtsch Ärztebl 90/11: B 525

Schell J, Meyer M, Marconi C et al. (1990) Steuerung der Frequenz des transplantierten Herzens bei Arbeit. Atemwegs-/Lungenkrankh 9: 437

Schell J, Meyer M, Marconi C et al. (1990) Kardiovaskuläre Anpassung an körperliche Arbeit nach Herztransplantationen. Atemwegs-/Lungenkrankh 9: 441

Stinson EB, Caves PK, Griepp RB et al. (1975) Hemodynamic observations in the early period after human heart transplantation. J Thorax Cardiovasc Surg 69: 264

# 9 Intensivbehandlung nach Herzoperationen bei Erwachsenen

## INHALTSÜBERSICHT

1 Transport zur Intensivstation  *282*

2 Aufnahme des Patienten  *282*
2.1 Analgesie und Sedierung  *284*

3 Überwachung des Patienten  *284*

4 Kardiovaskuläre Behandlung  *286*
4.1 Wiederherstellung des Blutvolumens  *288*
4.2 Stabilisierung von Herzfrequenz und -rhythmus  *288*
4.3 Unterstützung der Myokardfunktion  *289*
4.4 Vasodilatatoren zur Kontrolle von Blutdruck und Afterload  *290*
4.5 Normalisierung der Körpertemperatur  *290*
4.6 Mobilisierung eingelagerter Flüssigkeit  *291*
4.7 Kardiovaskuläre Komplikationen  *292*
4.7.1 Low-output-Syndrom  *292*
4.7.2 Postoperative Nachblutung  *298*
4.7.3 Herztamponade  *299*
4.7.4 Myokardinfarkt  *299*

5 Respiratorische Behandlung  *300*
5.1 Postoperative Routinenachbeatmung  *300*
5.2 Postoperative respiratorische Insuffizienz  *301*
5.2.1 Auslösende Mechanismen  *301*
5.2.2 Indikation zur Beatmung  *302*

6 Akutes Nierenversagen  *303*
6.1 Therapie  *303*

7 Gastrointestinale Komplikationen  *303*

8 Neurologische Störungen  *304*

9 Postperfusionssyndrom  *304*

10 Thoraxdrainagen  *305*

11 Entlassung aus der Intensivstation  *305*

12 Wiederaufnahme in die Intensivstation  *306*

Literatur  *307*

## 1 Transport zur Intensivstation

Der Transport des herzchirurgischen Patienten vom Operationssaal zur Intensivstation ist eine kritische Phase, besonders wenn die Wege weit sind.

> **Für den Transport ist folgendes Zubehör erforderlich:**
> - Sauerstoffflasche + Atembeutel oder Transportrespirator,
> - batteriebetriebener EKG-Monitor mit Einschüben für arteriellen Druck,
> - batteriebetriebenes Pulsoxymeter, evtl. Kapnometer,
> - Stethoskop,
> - bei kritisch Kranken: kardiovaskuläre Medikamente mit Perfusoren und batteriebetriebener Defibrillator,
> - Saugflaschen für Thoraxdrainagen.

Der Transport beginnt i. allg. erst, wenn Herz-Kreislauf-Funktion und Atmung ausreichend stabil bzw. unter Kontrolle sind. Vorher wird der Monitor zur Überwachung des EKG und des arteriellen Drucks angeschlossen. Die Beatmung erfolgt mit 100 % $O_2$. Der Transport muß langsam, schonend und überlegt durchgeführt werden, um den Patienten nicht unnötig zu gefährden:
▶ Rascher oder hektischer Transport beeinträchtigt die Herz-Kreislauf-Funktion des herzoperierten Patienten und führt zu schwerem Blutdruckabfall.

Für den Transport sind mindestens 2 Personen erforderlich, davon sollte eine der verantwortliche Anästhesist sein.

## 2 Aufnahme des Patienten

Unmittelbar nach der Aufnahme des Patienten werden folgende Maßnahmen durchgeführt (ohne daß sich Transportteam und Behandlungsteam gegenseitig behindern):
▶ Beatmungsgerät anschließen und auf der Grundlage der intraoperativ erforderlichen Muster einstellen.

> **Grundeinstellung des Respirators:**
> - Atemfrequenz 8–12/min, z. B. SIMV;
> - Atemzugvolumen 10–15 ml/kg KG;
> - inspiratorische $O_2$-Konzentration 100 %;
> - niedriger Gasfluß, ca. 30 l/min;
> - PEEP + 5 cm $H_2O$, wenn nicht kontraindiziert.

Bei hypothermen Patienten sollte der verminderte Ventilationsbedarf berücksichtigt werden.

Nach etwa 10–15 min wird die Beatmungseinstellung durch eine Blutgasanalyse kontrolliert und, wenn erforderlich, korrigiert. Die inspiratorische Sauerstoffkonzentration sollte so niedrig wie möglich gewählt werden. Angestrebt werden folgende Blutgaswerte:
- $p_aO_2 > 70$ mm Hg,
- $p_aCO_2$ 35–45 mm Hg.

▶ EKG und Druckaufnehmer anschließen. Arteriellen Blutdruck, zentralen Venendruck, Herzfrequenz und Herzrhythmus kontrollieren; Schrittmacherfunktion überprüfen. Temperatursonde einführen.
▶ Kardiovaskuläre Medikamente nach Bedarf über Perfusoren zuführen.
▶ Thoraxdrainagen mit dem Sog ($-20$ cm $H_2O$) verbinden, Durchgängigkeit überprüfen; aktuellen Blutverlust auf dem Überwachungsbogen vermerken.
▶ Klinischen Zustand einschätzen:
- Bewußtseinslage,
- Pupillengröße und -reaktion,
- Hautfarbe,
- Körpertemperatur,
- Urinausscheidung,
- Tubuslage, Manschettendruck,
- Atemgeräusche, Herztöne.
▶ Nichtbeatmete Patienten erhalten angefeuchteten Sauerstoff über Maske oder Endotrachealtubus.

Während diese anfänglichen Maßnahmen durchgeführt werden, berichtet der verantwortliche Anästhesist dem diensthabenden Arzt der Intensivstation kurz die wichtigsten Einzelheiten über den Verlauf von Operation und Narkose sowie zu erwartende Komplikationen.

---

**Informationen bei der Übergabe des Patienten:**
- Name, Alter, Geschlecht und kurze Vorgeschichte des Patienten,
- Art des durchgeführten Eingriffs,
- optimale Füllungsdrücke des Herzens im Operationssaal,
- gegenwärtige Medikamentenzufuhr,
- Herzschrittmacher,
- Blutverluste und Volumenersatz,
- Urinausscheidung,
- Art des Narkoseverfahrens und geplantes Erwachen des Patienten,
- letzte Dosis des Antibiotikums und weitere Planung,
- letzte Laborwerte: Hb oder Hkt, Kalium, arterielle Blutgase,
- Störungen der Ventilation und Oxygenierung,
- Störungen des Säure-Basen-Haushalts,
- Störungen der Serumglukosekonzentration,
- gegenwärtiger Vorrat an Blutkonserven und Derivaten.

## 2.1 Analgesie und Sedierung

In der Regel wird der Patient für den Transport in anästhesiertem Zustand auf die Intensivstation verlegt. Ein rasches Erwachen kurz nach der Aufnahme in die Intensivstation ist gewöhnlich nicht sinnvoll, v. a. wenn der Patient noch hypotherm ist. Muskelzittern und Aufregung oder Agitiertheit müssen vermieden werden, da hierdurch, abgesehen von den Unannehmlichkeiten für den Patienten, die Herz-Kreislauf-Funktion erheblich beeinträchtigt werden kann. Muskelzittern wird am besten mit starken Opioiden behandelt, bei Bedarf ergänzt durch kurzfristige Muskelrelaxierung. Die Sedierung kann mit einer Propofolinfusion in entsprechend angepaßter Sedierung erfolgen, alternativ auch mit Benzodiazepinen wie Midazolam oder Flunitrazepam. Vor Erreichen der Normothermie sollte der Patient nicht erwachen.

Soll bei sonst stabilen Patienten das **Konzept der frühen Extubation** (innerhalb von 8 h postoperativ) angewandt werden, empfiehlt sich der Einsatz gut steuerbarer Substanzen mit kurzer Wirkdauer. Hierfür eignet sich z. B. die Kombination von Propofol (meist 2–3 mg/kg/h) mit Remifentanil (bis zu 0,5 µg/kg/min). Alternativ kann Propofol auch mit Fentanyl oder Sufentanil kombiniert werden, allerdings ist die Steuerbarkeit weniger gut als mit Remifentanil. Angesichts der kurzen Wirkdauer muß vor Beendigung der Remifentanilinfusion auf ein anderes Opioid umgestellt werden, z. B. Piritramid, um ein schlagartiges Auftreten postoperativer Schmerzen zu vermeiden.

## 3 Überwachung des Patienten

Eine intensive Überwachung ist v. a. in der Frühphase nach herzchirurgischen Eingriffen erforderlich. In den ersten 2 h werden die Vitalfunktionen mindestens alle 5–10 min auf den Monitoren sowie klinisch kontrolliert, die nächsten 4 h, wenn der Zustand stabil ist, alle 15 min, und danach, wenn stabil, alle 30 min. Bei allen apparativ überwachten Funktionen sollten am Monitor die entsprechenden *Alarmgrenzen* eingestellt werden, um die Sicherheit für den Patienten zu erhöhen.

> **Die wichtigsten Überwachungsgrößen sind:**
> - arterieller Blutdruck,
> - Herzfrequenz, Herzrhythmus, EKG,
> - zentraler Venendruck,
> - Pulmonalarteriendruck, Wedgedruck: wenn indiziert,
> - linker Vorhofdruck: wenn indiziert,
> - Atemfunktion, pulmonaler Gasaustausch, Respiratorfunktion,
> - Säure-Basen- und Elektrolytstatus,
> - Blutverluste,
> - Urinausscheidung,
> - Körpertemperatur

> Alle gemessenen Parameter müssen immer durch direkte klinische Beobachtung und Einschätzung des Patienten ergänzt werden: Blindes Vertrauen auf Überwachungsinstrumente ist falsch!

■ **Laborwerte.** Bei allen herzchirurgischen Patienten ist in der frühen postoperativen Phase ein bestimmtes Routinelaborprogramm erforderlich. Hierzu gehören vor allem:
- arterielle Blutgase,
- Säure-Basen-Parameter,
- Serumelektrolyte, besonders Kalium,
- Hämoglobin, Hämatokrit, Blutzucker.

Nach Bedarf werden weitere Laborwerte bestimmt, z. B.: Gerinnungsstatus, Gesamteiweiß, Harnstoff, Kreatinin, Herzenzyme, Leberenzyme usw.

■ **Ein- und Ausfuhr.** Zur Kontrolle des Wasser- und Elektrolythaushalts und der Nierenfunktion muß die Ein- und Ausfuhr sorgfältig bilanziert werden.
- *Die Ausfuhr umfaßt:* Urinausscheidung, Verluste über Drainagen, Magensonde, Erbrechen, Durchfälle, Schwitzen.
- *Zur Einfuhr gehören:* Volumen und Zusammensetzung der Infusionslösungen, Blut und Blutbestandteile, Spülflüssigkeiten, oral zugeführte Flüssigkeiten.

■ **Neurologische Überwachung.** Hierbei sollen zunächst mit einfachen Methoden Schädigungen des zentralen Nervensystems, z. B. durch Embolie von Luft oder Teilchen, Hirnblutung oder Hirnödem festgestellt werden:
- Bewußtseinslage,
- Pupillengröße,
- Bewegungen der Extremitäten,
- Mitarbeit des Patienten.

Bei Verdacht auf eine zerebrale Schädigung muß umgehend eine neurologische Untersuchung durchgeführt werden.

■ **Durchgangssyndrome und psychische Störungen** sind nach Herzoperationen relativ häufig zu beobachten; sie manifestieren sich v. a. als:
- Agitiertheit,
- Unruhe,
- motorische Überaktivität,
- Verwirrtheit,
- Wahnideen,
- Stupor.

Gelegentlich werden diese Störungen durch Entzug von Psychopharmaka oder Alkohol sowie durch Elektrolytstörungen hervorgerufen.

## 4 Kardiovaskuläre Behandlung

Die Frühphase nach Herzoperationen ist gekennzeichnet durch potentielle oder manifeste Instabilität der Herz-Kreislauf-Funktion, die v. a. durch folgende Faktoren hervorgerufen wird:
- die zugrundeliegende Herzerkrankung selbst,
- das Herztrauma der Operation,
- die Reaktion des Organismus auf den kardiopulmonalen Bypass, Hypothermie und totalen Kreislaufstillstand,
- die Folgen der operativen Korrektur der Herzerkrankung.

> Im Mittelpunkt der frühen postoperativen Intensivbehandlung steht daher die Stabilisierung der Herz-Kreislauf-Funktion, insbesondere die Aufrechterhaltung eines ausreichenden Herzzeitvolumens und arteriellen Perfusionsdrucks.

Im einzelnen sind in der Frühphase, abgesehen von der zuvor beschriebenen Intensivüberwachung, folgende Basismaßnahmen erforderlich:

> **Kardiovaskuläre Basismaßnahmen:**
> - Wiederherstellung des intravasalen Volumens,
> - Aufrechterhaltung eines ausreichenden arteriellen Perfusionsdrucks: MAP > 70 mm Hg, bei hypertensiven Patienten maximal 20 % unterhalb des präoperativen Ruhewertes,
> - Stabilisierung von Herzfrequenz und -rhythmus,
> - Unterstützung der Myokardkontraktilität mit positiv-inotropen Substanzen,
> - Vasodilatatoren zur Kontrolle von Blutdruck und Afterload,
> - Normalisierung der Körpertemperatur.

Bei den meisten herzchirurgischen Patienten verläuft die postoperative Phase auf der Intensivstation ohne wesentliche Komplikationen, so daß die Basismaßnahmen ausreichen und eine frühzeitige Verlegung auf die Normalstation möglich ist. Bei einigen Patienten treten jedoch schwerwiegende Komplikationen, v. a. Störungen der Herz-Kreislauf- und Atemfunktion, auf, die eine langwierige Intensivbehandlung erfordern können.

### 4.1 Wiederherstellung des Blutvolumens

In der frühen postoperativen Phase besteht bei den meisten herzchirurgischen Patienten ein absoluter oder relativer intravasaler *Volumenmangel*. Die Ursachen sind vielfältig: Kapillarleckage durch die extrakorporale Zirkulation mit Sequestrierung von Flüssigkeit in das Interstitium, ungenügender Ersatz von Blutverlusten; Dehydrierung durch präoperative Diuretikabehandlung, Beatmung mit PEEP, osmotische Diurese usw. Häufig ist nach Herzoperationen zunächst ein *höheres Preload* erforderlich, bedingt durch verminderte Myokardcompliance und beeinträchtigte Myokardfunktion. Hierdurch wird der funktionelle Volumenmangel zusätzlich verstärkt. Wichtige Ursachen für eine Myokardinsuffizienz mit erhöhtem Preloadbedarf sind: Ungenügende Myokardprotektion während der Operation, Myokardödem, Auswirkungen der kardioplegischen Lösung, chirurgische Komplikationen, Störungen des Säure-Basen-Elektrolytgleichgewichts, fortbestehende nicht korrigierte Myokarderkrankung. Ein zu hohes Preload verschlechtert die Myokardfunktion (Lungenödemgefahr!), steigert den myokardialen Sauerstoffbedarf und vermindert die myokardiale Sauerstoffzufuhr.

Der Volumenmangel ist nicht immer leicht zu erkennen, besonders wenn die rechts- und linksventrikulären Füllungsdrücke aufgrund einer hypothermiebedingten Vasokonstriktion scheinbar normal sind:

> **!** Oft manifestiert sich das wirkliche Ausmaß des intravasalen Volumenmangels erst in der Aufwärmphase (Vasodilatation), 2–4 h nach Ankunft des Patienten in der Intensivstation.

Die Wiedererwärmung des Patienten verläuft häufig nicht gleichmäßig die gesamten Gewebe erfassend, sondern eher in „Sprüngen", oft sogar mit einem überschießenden Anstieg der Kerntemperatur auf 39 °C bei weiterhin erniedrigter peripherer Temperatur. Entsprechend muß bei diesen Patienten die Volumentherapie den rasch wechselnden Bedingungen angepaßt werden, um eine hämodynamische Instabilität zu verhindern bzw. zu beseitigen. Der arterielle Blutdruck kann bei hypothermen Patienten zu Fehlbeurteilungen des Volumenstatus verleiten: Nicht selten ist der arterielle Druck im Normbereich, der periphere Widerstand hingegen hoch und der Herzindex niedrig, das intravasale Volumen vermindert. *Kältezittern* in der Aufwärmphase sollte unbedingt vermieden werden, denn hierdurch steigt der Sauerstoffbedarf des Organismus wie auch des Herzens stark an und es entwickelt sich eine metabolische Azidose. Darum sollte die Volumentherapie in der Wiedererwärmungsphase durch ausreichende Analgesie und Sedierung ergänzt werden (Vorsicht: Gefahr des Blutdruckabfalls!).

Die Hypovolämie in der frühen postoperativen Phase muß durch wirkungsvolle Flüssigkeitstherapie beseitigt werden. Grundsätzlich richtet sich die Volumentherapie nach der Hämodynamik:

> **Ziele der Volumentherapie:**
> ▶ Angestrebt wird ein zentraler Venendruck von 6–11 mm Hg bzw. ein Wedgedruck oder linker Vorhofdruck von 8–12 mm Hg, bei Myokardinsuffizienz auch darüber.

Als Erhaltungsflüssigkeit kann Vollelektrolytlösung mit 20–40 mmol KCl/l zugeführt werden. Die Infusionsgeschwindigkeit beträgt etwa 80 ml/h.

Blutverluste werden mit Erythrozytenkonzentraten ersetzt; hierbei sollte ein Hämatokrit von etwa 36 % angestrebt werden. Andere Blutderivate wie Thrombozyten, Frischplasma, Gerinnungsfaktoren usw. bedürfen einer spezifischen Indikation.

## 4.2 Stabilisierung von Herzfrequenz und -rhythmus

Störungen der Herzfrequenz und des Herzrhythmus sind in der frühen postoperativen Phase keine Seltenheit. Wichtige Ursachen sind: Leitungsstörungen durch Myokardödem (Kardioplegie) und/oder direktes Operationstrauma, Myokardischämie, Elektrolytstörungen (Hypokaliämie), Alkalose/Azidose, kardiovaskuläre Medikamente (Sympathikomimetika, Digitalis, β-Blocker, Antiarrhythmika, Kalzium usw.), Schmerzen, Hypovolämie, Low-output-Syndrom, Hyperkontraktilität, vorbestehende Erkrankungen.

**Sinustachykardie:** Tritt postoperativ sehr häufig auf und ist meist durch Schmerzen oder Hypovolämie bedingt. Andere Ursachen: Hypoxämie, akute Herzinsuffizienz, hyperdyname Reaktion. Therapie: β-Blocker, Sedierung, Digitalis.

**Sinusbradykardie:** Sollte behandelt werden, wenn sie mit Blutdruckabfall einhergeht, z. B. durch Herzschrittmacher, Atropin oder Orciprenalininfusion (Alupent).

**Knotenrhythmen** zwischen 40–60/min werden ebenfalls mit Herzschrittmacher behandelt, ebenso ein mit Hypotension einhergehender AV-Block Typ Mobitz I sowie ein AV-Block Typ Mobitz II.

**Supraventrikuläre Extrasystolen:** Sind harmlos, wenn sie vereinzelt auftreten. Bei gehäuften Extrasystolen oder schnellen Knotenrhythmen kann ventrikuläres Überpacen indiziert sein.

■ **Supraventrikuläre Tachykardie.** Dies ist eine gefährliche Rhythmusstörung, die umgehend behandelt werden muß, denn schnelle Herzfrequenz und Blutdruckabfall können zu Myokardischämie führen. Beim sedierten und intubierten Patienten ist die Kardioversion die Methode der Wahl. Bei normalem oder erhöhtem Blutdruck können β-Blocker oder Kalziumantagonisten (Verapamil) zugeführt werden.

**Vorhofflattern** sollte, wenn es frühzeitig auftritt, mit Kardioversion behandelt werden. Weitere Möglichkeiten: Digitalis, Verapamil, β-Blocker, Chinidin, Flecainid, atriales Überpacen.

■ **Vorhofflimmern.** Tritt das Flimmern erstmals in der postoperativen Phase auf, so sollte kardiovertiert werden, wenn die Kreislauffunktion instabil ist oder die Herzfrequenz über 140/min beträgt. Medikamente: s. Vorhofflattern.

**Ventrikuläre Rhythmusstörungen:** Treten postoperativ v. a. bei Hypokaliämie, Alkalose oder Azidose auf. Hier müssen zunächst die zugrundeliegenden Ursachen behandelt werden. Lidocain (Xylocain) ist indiziert, wenn die Korrektur dieser Faktoren nicht zum Erfolg geführt hat sowie bei ventrikulärer Tachykardie und ventrikulären Ektopien. Andere Medikamente: u. a. Ajmalin, Propafenon, Sotalol, Amiodaron, Flecainid.

## 4.3 Unterstützung der Myokardfunktion

Bei den meisten Patienten ist die Myokardkontraktilität nach der Operation beeinträchtigt, gelegentlich wird jedoch auch eine gesteigerte Kontraktilität beobachtet.

Die Mehrzahl der herzoperierten Patienten benötigt postoperativ keine inotropen Substanzen zur Förderung der Myokardfunktion.

**Störungen der Myokardkontraktilität:** Treten meist während oder kurz nach dem Abgehen vom kardiopulmonalen Bypass auf, selten jedoch erst in der postoperativen Phase (dann sollte an sekundäre Komplikationen gedacht werden). Die Funktionsstörungen halten postoperativ etwa 8–24 h an und betreffen den linken oder aber beide Ventrikel. Sie manifestieren sich als Abfall des Herzzeitvolumens bei normalen oder erhöhten Füllungsdrücken. Oft genügt die unterstützende Zufuhr inotroper Substanzen wie z. B. Dopamin oder Dobutamin. Mäßige Störungen der Myokardfunktion mit erhöhten Füllungsdrücken und normalem oder subnormalem Herzindex bedürfen meist nicht der Behandlung mit positiv-inotropen Substanzen.

> In den ersten Stunden nach der Operation gilt ein Herzindex von $1{,}6\ l \cdot min^{-1} \cdot m^{-2}$ als ausreichend; am Morgen nach der Operation sollte er mehr als $2\ l \cdot min^{-1} \cdot m^{-2}$ betragen.

Schwere Störungen der Myokardfunktion erfordern ein komplexes Vorgehen, das sich v. a. an den zugrundeliegenden Mechanismen orientiert (s. weiter unten).

■ **Hyperdynamer linker Ventrikel.** Eine Hyperkontraktilität des linken Ventrikels kann postoperativ v. a. bei Patienten mit vorbestehender Ventrikelhypertrophie, z. B. durch Aortenstenose oder Hypertonie, auftreten. Sie manifestiert sich in folgender Weise: Anstieg von systolischem Druck und arteriellem Mitteldruck sowie von Schlagvolumen und Herzfrequenz, Abfall des diastolischen Drucks. Das hyperdyname Syndrom kann zu einer Gefährdung des myokardialen $O_2$-Gleichgewichts mit nachfolgender Myokardischämie führen. Zur Behandlung werden Vasodilatatoren (z. B. Nitroprussid) und β-Blocker eingesetzt.

## 4.4 Vasodilatatoren zur Kontrolle von Blutdruck und Afterload

**Hypertonie:** Tritt besonders in der frühen Phase nach Koronarbypassoperationen auf, v. a. bei Patienten mit präoperativ normaler Ventrikelfunktion. Die Häufigkeit wird mit 30–70 % angegeben. Begünstigend sollen folgende Faktoren wirken: Inhalationsanästhesie, Anästhesie mit niedrig dosierten Opioiden, gesteigerte $CO_2$-Produktion in der Aufwärmphase, Entzug von β-Rezeptorenblockern oder Kalziumantagonisten, Schmerzen.

In der hypertensiven Phase ist der periphere Gefäßwiderstand erhöht, während das Herzzeitvolumen im Normbereich bleibt. Der erhöhte Blutdruck wirkt sich ungünstig auf das myokardiale $O_2$-Gleichgewicht und auf chirurgische Nähte aus. Darum ist eine möglichst umgehende Behandlung erforderlich. Allerdings ist die maximal tolerierbare Höhe des arteriellen Blutdrucks nicht genau definiert, so daß häufig nach klinischen Kriterien, z. B. myokardiales $O_2$-Gleichgewicht, Zustand der Aorta oder Druckbelastung von Operationsnähten, entschieden werden muß.

Gelingt es nicht, den Blutdruck durch ausreichende Analgesie und Sedierung zu senken, so werden Vasodilatatoren wie Nitroglyzerin, Nitroprussid oder Nifedipin eingesetzt.

■ **Erhöhter peripherer Gefäßwiderstand.** In der frühen postoperativen Phase besteht meist eine arterioläre Vasokonstriktion, die zum Anstieg des Afterloads führt. Die wichtigsten Ursachen sind: Hypothermie, Schmerzen, erhöhte Katecholaminsekretion durch Hypotension, verminderte Durchblutung, chirurgische Stimulation; Aktivierung des Renin-Angiotensin-Systems während des kardiopulmonalen Bypasses.

Hierbei ist zu beachten:
▶ Ein erhöhter systemischer Gefäßwiderstand geht häufig nicht mit einem erhöhten Blutdruck einher!

Bei normaler Myokardfunktion führt der erhöhte periphere Gefäßwiderstand gewöhnlich zu folgenden Kompensationsreaktionen: Zunahme von Kontraktilität und Blutdruck sowie Erhöhung des Preloads. Diese Faktoren wiederum steigern den myokardialen Sauerstoffverbrauch und die Gefahr der Myokardischämie. (Behandlung s. unter: Low-output-Syndrom.)

## 4.5 Normalisierung der Körpertemperatur

Beim Abkühlen während der extrakorporalen Zirkulation nimmt der Tonus der Arteriolen zu, der periphere Gefäßwiderstand steigt erheblich an. Mit zunehmender Wiedererwärmung fällt der periphere Widerstand ab, der Flüssigkeitsbedarf nimmt in dieser Phase aufgrund der Vasodilatation zu, und zwar v. a. etwa 2–3 h nach Aufnahme in die Intensivstation. **Kältezittern** ist eine typische Komplikation der frühen postoperativen Phase. Das Muskelzittern beruht auf einer ungenügenden Erwärmung des Körpers nach intraoperativer Hypothermie. Durch die gesteigerte Muskelaktivität nimmt der Gesamt-$O_2$-Bedarf des Organismus um mehr als 50 %, das Herzzeitvolumen entsprechend um das 3- bis 5fache zu. Dieser kompensatorische Anstieg des Herzzeitvolumens ist insbesondere beim Koronarkranken gefährlich, weil hierdurch der $O_2$-Verbrauch des Myokards erheblich gesteigert wird.

Ist die Myokardfunktion hingegen eingeschränkt bzw. kann das Herzzeitvolumen nicht entsprechend dem erhöhten $O_2$-Bedarf gesteigert werden, so muß beim Kältezittern mit einer stärkeren $O_2$-Ausschöpfung des Blutes und einem Abfall der gemischt-venösen $O_2$-Ausschöpfung des Blutes und einem Abfall der gemischt-venösen $O_2$-Sättigung bzw. des gemischt-venösen $pO_2$ und einer metabolischen Azidose gerechnet werden.

> **!** Die kritische Phase bis zum Erreichen der normalen Körperkerntemperatur beträgt etwa 4–6 h. Ungenügender Temperaturanstieg nach Ablauf dieser Zeit weist auf eine nicht ausreichende Herz-Kreislauf-Funktion hin.

Durch frühzeitige Vasodilatatorentherapie kurz nach dem Bypass kann, bei angemessener Flüssigkeitssubstitution, die Wiedererwärmung des Patienten bereits im Operationssaal eingeleitet und verbessert werden.

## 4.6 Mobilisierung eingelagerter Flüssigkeit

Der kardiopulmonale Bypass führt zur Retention von Wasser und Natrium sowie zu Verlusten des Gesamtkaliumbestandes. Die Wasserretention ist erkennbar an einer Zunahme des Körpergewichts um etwa 5 % des präoperativen Wertes. Die retinierte Flüssigkeit wird primär im Interstitium eingelagert. Die genauen Ursachen der Flüssigkeits- und Natriumretention sowie der Kaliumverluste sind nicht bekannt, jedoch finden sich erhöhte Blutspiegel von ADH und Aldosteron.

Ist der Patient normotherm und sind die intravasalen Flüssigkeitsverluste ausgeglichen worden, so kann die im Interstitium eingelagerte Flüssigkeit mobilisiert und ausgeschieden werden.

> **!** Wichtigstes Ziel ist die Verminderung des durch den kardiopulmonalen Bypass vermehrten extravasalen Lungenwassers.

Hierzu ist eine konsequente Flüssigkeitsrestriktion und Förderung der Diurese erforderlich, wobei das Preload, im Gegensatz zur Initialphase nach Aufnahme in die Intensivstation (s. S. 286), so niedrig wie möglich gehalten werden sollte.

Bei den meisten Patienten kann ca. 6–8 h nach der Aufnahme mit der Mobilisierung der eingelagerten Flüssigkeit begonnen werden, vorausgesetzt, die Herz-Kreislauf-Funktion ist stabil. Die Grundzüge des Vorgehens sind nachstehend zusammengefaßt:

**Mobilisierung eingelagerter Flüssigkeit:**
- auf Zeichen von Lungenstauung bzw. -ödem achten,
- Flüssigkeitsrestriktion auf < 2000 ml/24 h,
- respiratorische Therapie bzw. Beginn der Entwöhnung,
- Förderung der Diurese, bei Bedarf Furosemid,
- bei instabilen Patienten: Dopamin in niedriger Dosierung: 1–2 µg · kg$^{-1}$ · min$^{-1}$, Preloadsenkung durch Nitroglyzerin: 0,5–5,0 µg · kg$^{-1}$ · min$^{-1}$.

## 4.7 Kardiovaskuläre Komplikationen

Die wichtigsten zusätzlichen kardiovaskulären Komplikationen während der Intensivbehandlungsphase sind:
- Low-output-Syndrom,
- postoperative Nachblutung,
- Herztamponade,
- Myokardinfarkt.

### 4.7.1 Low-output-Syndrom

Beim Low-output-Syndrom wirft das Herz ein zu niedriges Herzzeitvolumen aus, so daß die Organe unzureichend durchblutet werden. Sekundäre Organfunktionsstörungen können die Folge sein.

Die Ursachen des Low-output-Syndroms sind zumeist vielschichtig: ungenügende Myokardprotektion während der extrakorporalen Zirkulation, Koronarembolien, akuter Myokardinfarkt, nichtkorrigierter Restdefekt, vorbestehende Ventrikelfunktionsstörung, Herztamponade, Hypoxie usw. Die Therapie muß sich soweit wie möglich nach der zugrundeliegenden Ursache richten: Insbesondere müssen perioperative Komplikationen, wie Blutungen, Herztamponade, Koronarbypassverschluß oder Myokardinfarkt, berücksichtigt werden.

**Klinisch manifestiert sich das Low-output-Syndrom in folgender Weise:**
- Herzindex < 2,2 l · min$^{-1}$ · m$^{-2}$,
- peripherer Gefäßwiderstand > 1100 dyn · s · cm$^{-5}$,
- Hypotension,
- Tachykardie,
- periphere Pulse schwach oder nicht tastbar,
- Haut blaß oder zyanotisch und kalt,
- Urinausscheidung < 20 ml/h,
- metabolische Azidose.

**Die wichtigsten Maßnahmen beim Low-output-Syndrom sind:**
- Sofortige Reoperation bei akuter Herztamponade, Verschluß von Koronarbypass oder fehlerhafter operativer Korrektur des Herzfehlers,
- Herzfrequenz und Herzrhythmus stabilisieren,
- Preload optimieren: Volumenbelastung + Messung des Herzzeitvolumens; Myokardfunktionskurven aufstellen,
- Kontraktilität unterstützen; positiv-inotrope Substanzen: Dopamin, Dobutamin, Dopexamin, Adrenalin, Isoprenalin,
- Afterload senken: Vasodilatatoren: Nitroprussid, Nitroglyzerin; dabei Preload erneut korrigieren,
- intraaortale Ballongegenpulsation.

**Stabilisierung von Herzfrequenz und Rhythmus** entsprechend den zuvor dargelegten Grundsätzen, wenn erforderlich durch Schrittmacherstimulation. Angestrebt werden Herzfrequenzen von 80–100/min.

■ **Optimierung des Preload.** Zunächst Wedgedruck (Pulmonaliskatheter), zentralen Venendruck, arteriellen Mitteldruck und Herzfrequenz messen; danach Herzzeitvolumen bestimmen und Schlagvolumenindex sowie systemischen Gefäßwiderstand berechnen. Dann Anheben des Wedgedrucks durch *Volumenzufuhr*; mehrere Minuten später erneut Schlagvolumenindex und systemischen Gefäßwiderstand (TPW) berechnen (siehe Formel); auf diese Weise aus der Reaktion auf Preloaderhöhung Frank-Starling-Kurve aufstellen. Ein idealer Wedgedruck bzw. linker Vorhofdruck ist erreicht, wenn sich die Hämodynamik stabilisiert. Erfahrungsgemäß sind hierfür linksatriale Drücke von etwa 15 mm Hg erforderlich, bei erheblicher Wanddicke des linken Ventrikels oder verminderter Myokardcompliance und erniedrigter Kontraktilität evtl. auch von 18–20 mm Hg. Akute Überlastung des linken Ventrikels kann jedoch zum *Lungenödem* führen und muß daher vermieden werden.

$TPW = \frac{MAP-ZVD}{HZV} \cdot 80$ (Normalwerte: 770-1500 dyn · s · cm$^{-5}$).

■ **Unterstützung der Myokardkontraktilität.** Dopamin und Dobutamin sind zumeist die positiv-inotropen Substanzen der Wahl beim Low-output-Syndrom nach Herzoperationen.

**Dopamin** (s. auch Kap. 2) in Dosen von 5–10 µg · kg$^{-1}$ · min$^{-1}$ steigert die Myokardkontraktilität; in Dosen von > 10 µg · kg$^{-1}$ · min$^{-1}$ nehmen Preload und Afterload aufgrund der Vasokonstriktion zu. Die Substanz ist v. a. bei anhaltend niedrigen arteriellen Blutdrücken indiziert.

**Dobutamin** (s. auch Kap. 2) steigert ebenfalls die Myokardkontraktilität, senkt jedoch aufgrund der vasodilatierenden Wirkungen das Afterload, in geringerem Maße auch das Preload. Bei schwerem Low-output-Syndrom können Dopamin und Dobutamin gleichzeitig zugeführt werden; die Dosierung sollte hierbei 20 µg · kg$^{-1}$ · min$^{-1}$ nicht überschreiten. Nicht selten wirkt sich die Kombination mit einem Vasodilatator günstiger auf den Herzindex aus als die alleinige Zufuhr der Katecholamine. Grundsätzlich muß zudem beachtet werden, daß Dopamin und Dobutamin den myokardialen Sauerstoffbedarf steigern und Tachykardien oder Herzrhythmusstörungen hervorrufen können.

**Adrenalin** (s. auch Kap. 3) in einer Dosierung von bis zu 20 µg/min kann zugeführt werden, wenn der Herzindex unter Dopamin und Dobutamin nicht zunimmt. Allerdings steigen hierunter der periphere und pulmonale Gefäßwiderstand an. Das Preload nimmt ebenfalls zu. Mit Herzrhythmusstörungen muß gerechnet werden.

**Isoprenalin** (s. auch Kap. 2) sollte nur eingesetzt werden, wenn beim Low-output-Syndrom die Herzfrequenz niedrig und der pulmonale Gefäßwiderstand hoch sind. Die Substanz steigert die Herzfrequenz (Vorsicht: Herzrhythmusstörungen!) und senkt den peripheren und pulmonalen Gefäßwiderstand.

**Amrinon** (s. auch Kap. 2) wirkt positiv-inotrop und peripher vasodilatierend; das Preload nimmt stärker ab als mit Dobutamin. Die bisher vorliegenden Berichte über den Einsatz beim Low-output-Syndrom nach Herzoperationen sind erfolgversprechend. Die Substanz ist v. a. bei exzessiv erhöhten linksventrikulären Füllungsdrücken indiziert oder bei der kombinierten Behandlung des kardiogenen Schocks.

■ **Senkung des Afterload.** Die Senkung des Afterloads ist besonders bei schwer geschädigtem Myokard von großer Bedeutung, weil die Ansprechbarkeit auf Katecholamine hierbei entsprechend vermindert ist. Als Mittel der Wahl gilt wegen der stärker arteriolär dilatierenden Wirkung gegenwärtig **Nitroprussid**. Die Dosierung erfolgt so, daß der arterielle Mitteldruck um etwa 5–15 mm Hg abfällt (ca. 0,5–3 µg · kg$^{-1}$ · min$^{-1}$). Der Erfolg der Therapie wird durch Messung des Herzzeitvolumens und Berechnung von Schlagindex sowie systemischem Gefäßwiderstand überprüft. Unter der Nitroprussidzufuhr fällt das Preload – bedingt durch Venodilatation – ab, so daß durch weitere Volumenzufuhr das Preload auf seinen Ausgangswert gesteigert werden muß. Zu starke Senkung des Afterloads führt zu weiterem Abfall des Herzindex! Günstig ist beim Low-output-Syndrom oft die kombinierte Zufuhr von Vasodilatatoren und inotropen Substanzen.

■ **Intraaortale Ballongegenpulsation.** Dies ist ein mechanisches Verfahren zur Unterstützung der schwer beeinträchtigten Herzfunktion. Das Instrumentarium besteht aus einem aufblasbaren Ballon und einer Maschine, die Gas (Helium oder $CO_2$) in den Ballon pumpt und wieder absaugt. Der Ballon wird zumeist über die A. femoralis in die thorakale Aorta bis in Nähe des Aortenbogens vorgeschoben, jeweils während der Diastole aufgeblasen und während der Systole abgelassen (Abb. 1). Hierdurch wird der Mitteldruck während der Systole maximal vermindert, während der Diastole maximal erhöht, so daß 3 erwünschte Wirkungen hervorgerufen werden:

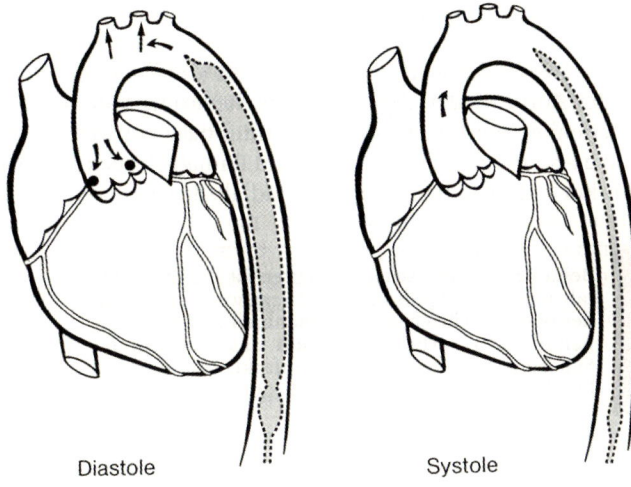
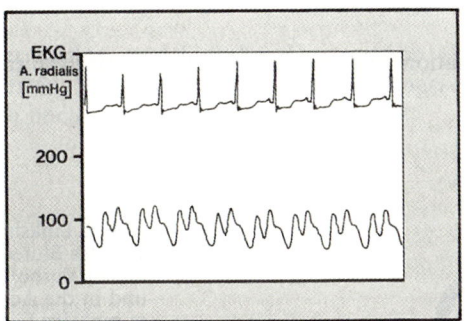

**Abb. 1.** Intraaortale Ballongegenpulsation. *Oben:* Während der Diastole wird der Ballon aufgeblasen, der Druck in der Aorta steigt an, die Koronardurchblutung nimmt zu. Während der Systole verkleinert sich der linke Ventrikel durch den Auswurf des Blutes, der Ballon wird abgelassen, so daß der Blutstrom in die Peripherie gefördert wird. *Unten:* Die Kurven zeigen den Anstieg des diastolischen Drucks in der A. radialis

- Durch Erhöhung des diastolischen Drucks nimmt die Koronardurchblutung und damit die myokardiale Sauerstoffversorgung zu.
- Durch die Senkung des Afterloads wird der myokardiale Sauerstoffverbrauch vermindert.
- Das Schlagvolumen nimmt durch die Verminderung des Afterloads zu, das endsystolische Volumen ab.

Insgesamt beruht somit die günstige Wirkung der intraaortalen Ballongegenpulsation auf der Entlastung des Herzens (verminderte Herzarbeit), bei gleichzeitiger Verbesserung des $O_2$-Angebots an das Herz.

**Abb. 4.** Kombinierter Rechts- und Linksherzbypass: Das Blut wird aus beiden Vorhöfen entnommen und in die A. pulmonalis und Aorta zurückgepumpt

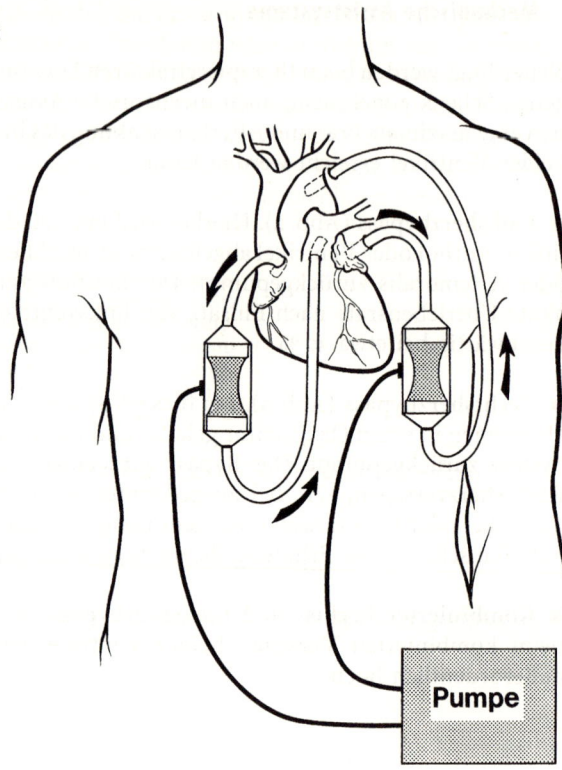

### 4.7.2 Postoperative Nachblutung

Blutverluste von mehr als 100 ml/h über die Thoraxdrainagen sind nach Herzoperationen keine Seltenheit, bedürfen jedoch erhöhter Aufmerksamkeit. Werden in den ersten 12 h mehr als 1200 ml Blut verloren, sollte rethorakotomiert werden, ebenso, wenn Verluste von 150–300 ml/h länger als 4 h anhalten.

Die meisten Blutungen nach Herzoperationen erfolgen nach außen über die Drainagen und sind daher leicht zu erkennen. Schwierig einzuschätzen sind hingegen verdeckte Blutungen, die häufig erst erkannt werden, wenn sekundäre Komplikationen wie Hämatothorax, Herztamponade oder Herz-Kreislauf-Instabilität auftreten.

> **!** Plötzliche massive Blutverluste über die Thoraxdrainagen bei bisher konstant niedrigen Verlusten weisen immer auf eine größere chirurgische Blutung hin. Hier muß meist rasch rethorakotomiert werden.

Gelegentlich sind auch Störungen der Blutgerinnung Ursache postoperativer Blutungen. Begünstigende Faktoren sind: ungenügende Antagonisierung von

Heparin durch Protamin, Störungen der Thrombozytenfunktion durch die extrakorporale Zirkulation, Thrombozytopenie, disseminierte intravasale Gerinnung, Fibrinolysesteigerung usw.

### 4.7.3 Herztamponade

Die Herztamponade entsteht durch Blutungen in den hinteren unteren Anteil des Perikards oder in das umgebende Mediastinum trotz Offenlassens des vorderen und seitlichen Perikards bei der Operation. Häufige Blutungsquellen sind: Bypassnähte, kleine Arterien hinter dem Sternum sowie diffuse Blutungen bei Gerinnungsstörungen.

> Durch den erhöhten intraperikardialen Druck wird bei der Herztamponade die diastolische Füllung der Ventrikel vermindert. Der linksventrikuläre enddiastolische Druck steigt an, die Koronardurchblutung nimmt ab.

Die hämodynamischen Auswirkungen hängen v. a. von der Geschwindigkeit ab, mit der sich die Herztamponade entwickelt.

*Kompensatorisch* werden vermehrt Katecholamine ausgeschüttet: Kontraktilität und Herzfrequenz nehmen zu, Arteriolen und Venen kontrahieren sich, peripherer Gefäßwiderstand und zentraler Venendruck steigen an. Die Haut ist kalt und feucht, die Pulsamplitude klein.

Als typisch gilt die *Beck-Trias:*
- Abfall des arteriellen Drucks,
- Anstieg des zentralen Venendrucks,
- kleines, ruhiges Herz auf dem Thoraxröntgenbild.

Im EKG besteht meist eine diffuse Niedervoltage oder ST-Veränderungen; auf dem Röntgenbild findet sich eine zunehmende Verbreiterung des Mediastinums.

> ! Die Diagnose der Herztamponade muß frühzeitig gestellt werden; Rethorakotomie mit Dekompression ist das Behandlungsverfahren der Wahl. In Notsituationen muß im Bett auf der Intensivstation rethorakotomiert werden.

### 4.7.4 Myokardinfarkt

Der Myokardinfarkt ist eine typische Komplikation der Koronarbypassoperation. Elektrokardiographisch nachweisbare Infarkte treten bei etwa 5 % aller Patienten in der Krankenhausphase nach der Koronarbypassoperation auf, Enzymanstiege (ohne EKG-Veränderungen) als Hinweis auf Myokardnekrosen bei bis zu 15 %. Welche Rolle hierbei die zugrundeliegende Koronarkrankheit und der operative Eingriff spielen, ist unbekannt. Infarkte werden autoptisch auch bei offenen Venentransplantaten gefunden; vollständige Revaskularisierung senkt die postoperative Infarktrate nicht wesentlich. Als potentiell beeinflussende Faktoren für einen postoperativen Infarkt werden angesehen: Schwere der präoperativen Angina pectoris, Anzahl der Venentransplantate, Stenose des linken Hauptstammes, unvollständige Revaskularisierung, Endarteriektomie (?), Dauer des kardiopulmonalen Bypasses. Einen möglichen Einfluß haben weiterhin: Herzinsuffizienz, Herzrhythmusstörungen, Hypertonie (?); reduzierter Allgemeinzustand; Qualifikation von Operateur und Anästhesist; intraoperative Hypotension, Hypertension oder Tachykardie; Art des Anästhesieverfahrens (?).

Der perioperative Myokardinfarkt kann zu bleibenden Funktionsstörungen führen; die Langzeitwirkungen sind noch nicht ausreichend bekannt; die Krankenhausletalität beträgt 10–15 %.

## 5 Respiratorische Behandlung

### 5.1 Postoperative Routinenachbeatmung

Die meisten herzchirurgischen Patienten werden postoperativ für etwa 6–24 h mit einem volumengesteuerten Respirator beatmet, oft im SIMV-Modus. Hierbei sind hohe Atemzugvolumina, niedriger Gasfluß, niedrige Atemfrequenz und ein PEEP von etwa 5 cm $H_2O$ zu bevorzugen, um der postoperativen Atelektasebildung entgegenzuwirken. (Grundeinstellung des Respirators s. S. 282.)

Die wichtigsten Gründe für eine postoperative Nachbeatmung sind:
- Hypothermie,
- Überhang von Anästhetika und Muskelrelaxanzien,
- vorübergehende Störungen der Lungenfunktion mit Abfall der funktionellen Residualkapazität und Steigerung der Atemarbeit.

Für die Beatmung muß der Patient anfänglich sediert werden, z. B. mit Midazolam (Dormicum), Diazepam (Valium), Flunitrazepam (Rohypnol) oder Propofol. Die Analgesie erfolgt mit starken Opioiden, wie Piritramid (Dipidolor); hierbei müssen die Herz-Kreislauf-Wirkungen der Sedativa und Opioide sorgfältig beachtet werden. Die anfängliche Respiratoreinstellung muß häufig überprüft werden, weil der Ventilationsbedarf sich in der Aufwärmphase rasch ändert. Bestehen keine schwerwiegenden respiratorischen oder hämodynamischen Störungen mehr, kann der Patient meist extubiert werden, wenn folgende Kriterien erfüllt sind:

---

**Kriterien für die Extubation**
1. *Herz-Kreislauf-Funktion stabil,* keine wesentliche Nachblutung.

2. *Atemfunktion ausreichend:*
- Vitalkapazität $> 10$–15 ml/kg,
- Atemfrequenz $< 30$/min,
- Inspirationssog $> 20$–25 cm $H_2O$,
- $p_aO_2 > 70$ mm Hg bei Spontanatmung mit CPAP,
- $p_aCO_2 < 55$ mm Hg,
- arterieller pH-Wert $> 7{,}3$.

3. *Normaler O₂-Bedarf:*
- kein starkes Muskelzittern,
- Körpertemperatur > 36 °C, jedoch kein hohes Fieber.

4. *Ausreichender O₂-Transport:*
- Hämatokrit > 25–30 %,
- keine schwere Alkalose (Linksverschiebung der O₂-Bindungskurve).

5. *Neurologisch:* wach und kooperativ.

Bei einigen Patienten muß von diesem Routinevorgehen abgewichen werden, z. B. nach Mitralklappenersatz, bei pulmonaler Hypertonie oder kardialer Kachexie. Diese Patienten werden, selbst wenn der Gasaustausch in den ersten Stunden ausreichend ist, behutsam vom Respirator entwöhnt und nicht sofort extubiert. Die Patienten ermatten nicht selten bei längerer Spontanatmung, auch treten häufig erst im weiteren Verlauf Störungen der Lungenfunktion hinzu. Die Entwöhnung kann bei diesen Patienten über IMV, Druckunterstützung (ASB) oder, wenn indiziert, über CPAP erfolgen. Extubiert wird erst, wenn die Blutgase nach mehrstündiger Spontanatmung stabil geblieben sind und der Patient außerdem ausreichend abhusten kann.

*Nach der Extubation* erhalten die Patienten zunächst angefeuchteten Sauerstoff über eine Atemmaske. Störungen des Gasaustausches mit niedrigen $p_aO_2$-Werten sind bei den meisten Patienten in den ersten Tagen nach der Operation nachweisbar, bedürfen jedoch gewöhnlich keiner besonderen Behandlung. Wenn erforderlich, wird die übliche Atemtherapie durch IPPB mit Bird-Respirator und Thoraxphysiotherapie ergänzt.

## 5.2 Postoperative respiratorische Insuffizienz

Bei einigen Patienten tritt – meist innerhalb der ersten 24–48 h nach der Operation – eine respiratorische Insuffizienz auf, die eine längerdauernde Respiratorbehandlung erfordert.

### 5.2.1 Auslösende Mechanismen

Die wichtigsten auslösenden Mechanismen einer respiratorischen Insuffizienz sind:
- interstitielles Lungenödem mit Verschluß der kleinen Atemwege durch vorbestehendes Lungenödem (Herzinsuffizienz) und/oder Kapillarleckage (extrakorporale Zirkulation),
- Verminderung des Surfactants mit Alveolarkollaps,
- Sekretretention mit Ostruktion der kleinen Atemwege und Atelektasenbildung,
- alveoläre Hypoventilation aufgrund mechanischer Faktoren,
- Kompression der Lunge durch Blut oder Exsudat im Pleuraspalt.

### 5.2.2 Indikation zur Beatmung

Als Indikation zur maschinellen Beatmung gelten folgende Kriterien:

**Leitgrößen für** die Indikation zur Beatmung und Atemtherapie (*RL* Raumluft, $F_IO_2$ = 0,21). (Nach Nemes 1992)

| Parameter | Normwerte ohne Beatmung | Nichtinvasive Atemtherapie | Beatmung |
|---|---|---|---|
| Atemfrequenz | 12–25 | 25–35 | > 35 |
| Vitalkapazität (ml/kg KG) | 30–70 | 15–30 | < 15 |
| Inspirationskraft (Sog) (mbar) | 50–100 | 25–50 | < 25 |
| $FEV_1$ (ml/kg KG) | 50–60 | 10–50 | < 10 |
| $p_aO_2$ (mm Hg) | 75–100 (bei RL) | < 75 (bei RL) | < 60 bei $O_2$-Insufflation über Maske oder Nasensonde |
| $p_aCO_2$ (mm Hg) | 35–45 | 45–55 | > 55 |

Die Entscheidung für die maschinelle Beatmung darf jedoch nicht allein aufgrund der oben angeführten Grenzwerte gefällt werden, vielmehr muß jeweils der klinische Gesamtzustand des Patienten individuell eingeschätzt werden.

Die **Langzeitbeatmung** erfolgt über einen nasotrachealen Tubus mit Niederdruckmanschette mit einem volumenkonstanten Respirator. Die Beatmungsform – assistiert, druckunterstützt kontrolliert, SIMV, PEEP – hängt ganz wesentlich von der Art und dem Schweregrad der respiratorischen Insuffizienz ab.

**PEEP** ist bei sehr vielen Patienten indiziert, um die funktionelle Residualkapazität zu erhöhen und den pulmonalen Gasaustausch zu verbessern. Auch kann unter PEEP die inspiratorische Sauerstoffkonzentration meist vermindert werden.

> PEEP ist besonders wirksam bei diffusen Atelektasen und bei Flüssigkeitseinlagerung in der Lunge (z. B. Herzinsuffizienz, Kapillarleckage).

▶ *Nicht indiziert bzw. kontraindiziert* ist PEEP hingegen bei
- erheblicher kardiovaskulärer Instabilität,
- Lungenemphysem,
- akutem Bronchospasmus,
- Verdacht auf Pneumothorax.

Wird durch den PEEP das Herzzeitvolumen vermindert, so müssen das Blutvolumen durch Flüssigkeitszufuhr angehoben und außerdem positiv-inotrope Substanzen zugeführt werden.

Alle Neueinstellungen des PEEP müssen behutsam unter ständiger Kontrolle der Herz-Kreislauf-Funktion und der Blutgase erfolgen.

# 6 Akutes Nierenversagen

Das akute Nierenversagen nach Herzoperationen wird beim Erwachsenen nur selten beobachtet (0,1 % nach Koronarbypassoperationen), ist aber bei Kindern nach intrakardialen Operationen wesentlich häufiger: 2–10 %. Meist tritt es im Zusammenhang mit einem Low-output-Syndrom auf. Als begünstigende Faktoren gelten:
- niedriges Alter,
- Korrektur zyanotischer Herzfehler,
- bereits präoperativ bestehende Nierenfunktionsstörung,
- lange kardiopulmonale Bypasszeit,
- hohe Serumhämoglobinspiegel (> 40 mg/dl),
- Therapie mit Aminoglykosidantibiotika.

Vereinfacht lassen sich 2 Formen des akuten Nierenversagens unterscheiden: eine frühe Form und eine eher verzögert einsetzende.

**Frühes Nierenversagen** manifestiert sich meist innerhalb von 12–18 h nach der Operation als zunehmende Oligurie mit sehr raschem Anstieg des Serumkaliums und einem langsameren Anstieg von Serumkreatinin und -harnstoff. Es ist resistent gegenüber Dopamin und Furosemid und kann auch durch Normalisierung des Herzindex nicht beseitigt werden. Die Prognose ist weniger günstig.

**Verzögertes Nierenversagen** beginnt meist am 3. bis 4. postoperativen Tag und manifestiert sich als zunehmender Anstieg von Serumharnstoff und -kreatinin, mit einem Maximum am 7. bis 10. Tag. Das Kalium steigt meist nicht über 5 mmol/l an; Oligurie fehlt oder ist nur gering ausgeprägt. Oft verschwindet die Störung ohne spezielle Therapie. Die Prognose ist günstig.

## 6.1 Therapie

Die Grundzüge der Therapie des akuten Nierenversagens sind:
- zunächst Optimierung von Preload, Afterload und Herzindex,
- Dopamin in Nierendosis: ca. 2,5 $\mu g \cdot kg^{-1} \cdot min^{-1}$,
- bei Nichtansprechen: Furosemid in steigender Dosis, bis Erfolg eintritt,
- wenn Furosemid ohne Wirkung: nephrologisches Konsil; Dialysebehandlung.

# 7 Gastrointestinale Komplikationen

Gastrointestinale Komplikationen treten nur bei etwa 1 % der herzchirurgischen Patienten auf, können jedoch lebensbedrohlich sein.

**Magen-Darm-Blutungen** gelten als die häufigste schwerwiegende gastrointestinale Komplikation nach Operationen am kardiopulmonalen Bypass. Meistens befindet sich die Blutungsquelle im Magen oder Duodenum; betroffen sind v. a. schwerkranke Patienten, so daß die Mortalität entsprechend hoch ist.

**Ikterus bzw. Hyperbilirubinämie** tritt bei bis zu 23 % aller Patienten nach kardiopulmonalem Bypass auf. Begünstigende Faktoren sollen sein: Anzahl der transfundierten Konserven, Hypoxie während der Operation, stark erhöhter rechter Vorhofdruck, frühe postoperative Hypotension. Die Dauer des Bypasses oder die Zufuhr von Halothan sollen keine Rolle spielen.

Ist der postoperative Herzindex normal, so normalisiert sich auch die Leberfunktion meist rasch; hingegen muß bei persistierendem Low-output-Syndrom mit einer ungünstigen Prognose gerechnet werden.

**Pankreatitis** ist eine seltene Komplikation mit schlechter Prognose; sie tritt meist im Zusammenhang mit Multiorganversagen auf.

## 8 Neurologische Störungen

Schwere bleibende zerebrale Schädigungen durch den kardiopulmonalen Bypass sind, im Gegensatz zu früher, heutzutage ausgesprochen selten, während diskrete Störungen der Hirnfunktion in den ersten Tagen bei einer Reihe von Patienten nachweisbar sind.

Nach Koronarbypassoperationen treten schwere neurologische Störungen bei etwa 1 % aller Patienten auf. Sie manifestieren sich als Nichterwachen nach der Operation, Erwachen mit neurologischen Ausfällen, Entwicklung neurologischer Ausfälle nach dem Erwachen oder als schwere Verwirrtheit. Die Mortalität bei den nicht erwachenden Patienten ist sehr hoch, während sich die fokalen neurologischen Ausfälle und der Verwirrtheitszustand im weiteren Verlauf meist wesentlich bessern. Als wichtigste Ursache für die Schäden werden Embolien (Luft, Teilchen), längere Phasen von Hypotension und atheromatöse Erkrankungen der Karotiden angesehen.

Nach Operationen am offenen Herzen treten emboliebedingte neurologische Schädigungen häufiger auf als nach geschlossenen herzchirurgischen Eingriffen.

**Periphere Nervenschäden** der oberen Extremität treten bei 5–30 % aller herzchirurgischen Patienten auf. Sie manifestieren sich typischerweise als Parästhesien und Muskelschwäche im Bereich der Segmente von C8 und Th1.

Diese Schädigungen des Plexus brachialis beruhen sehr wahrscheinlich auf der Verschiebung der Nerven im Verlauf der ersten Rippe durch das Spreizen des Sternums. Traumatische Punktionen der V. jugularis interna scheinen hingegen keine wesentliche Rolle zu spielen, v. a. wenn auf sorgfältige Technik geachtet wird.

## 9 Postperfusionssyndrom

Hierbei handelt es sich um eine ungünstige Reaktion auf den kardiopulmonalen Bypass, die sich klinisch v. a. in Störungen der Lungen- und Nierenfunktion, hämorrhagischer Diathese, erhöhter Infektanfälligkeit, vermehrter Ansammlung interstitieller Flüssigkeit, Leukozytose, Fieber, Brustschmerzen, Vasokonstriktion und Hämolyse manifestiert.

Das Syndrom tritt nach der Operation auf und wird als „entzündliche Reaktion" (SIRS) gedeutet, im wesentlichen beruhend auf einer starken Aktivierung des Komplementsystems und Freisetzung anderer Mediatoren durch den kardiopulmonalen Bypass, wobei das Geschehen im einzelnen jedoch noch weitgehend unklar ist.

## 10   Thoraxdrainagen

Thoraxdrainagen dienen zur Ableitung von Blut aus dem Operationsgebiet sowie von Luft und Exsudat oder Blut aus dem Pleuraraum. Die Drainagen dürfen weder auf dem Transport des beatmeten Patienten noch in der postoperativen Frühphase längere Zeit abgeklemmt werden, sondern lediglich kurzfristig beim Wechseln der Sammelgefäße und zur Überprüfung von Leckagen. Bei längerem Abklemmen drohen folgende Gefahren: Herztamponade und Pneumothorax.

Die Thoraxdrainagen werden auf der Intensivstation gewöhnlich an einen Dauersog von etwa 20 cm $H_2O$ angeschlossen. Die Blutverluste müssen in der Frühphase ständig kontrolliert werden. Abknicken der Drainagen und Verstopfung durch Blutgerinnsel müssen unbedingt vermieden werden. Die Thoraxdrainagen werden entfernt, wenn nur noch minimale Flüssigkeitsmengen abfließen bzw. keine Leckage mehr nachweisbar ist.

## 11   Entlassung aus der Intensivstation

Die Entlassung aus der Intensivstation sollte erst erfolgen, wenn keine wesentlichen Organfunktionsstörungen mehr bestehen. Dies gilt besonders für die Herz-Kreislauf- und Atemfunktion, aber auch für Gehirn, Niere und Gastrointestinaltrakt; außerdem sollten keine schwerwiegenden Infektionen vorliegen.

■ **Herz-Kreislauf-Funktion.** Grundsätzlich sollte der Patient erst dann auf die Normalstation verlegt werden, wenn die Herz-Kreislauf-Funktion stabil ist.

> **Kardiovaskuläre Entlassungskriterien:**
> - keine Myokardischämie, keine neuen Herzrhythmusstörungen;
> - keine EKG- oder enzymatischen Hinweise auf einen größeren Myokardinfarkt;
> - ausreichendes Herzzeitvolumen ohne positiv-inotrope oder vasoaktive Substanzen;
> - ausreichende Urinausscheidung.

■ **Atemfunktion.** Wie bereits dargelegt, ist die Oxygenierung für einige Tage nach dem Eingriff gestört und die alveoloarterielle $O_2$-Partialdruckdifferenz erhöht, so daß meist die Zufuhr von Sauerstoff erforderlich ist. Im allgemeinen sollte der Patient erst dann auf die Normalstation verlegt werden, wenn keine $O_2$-Zufuhr mehr notwendig ist und die pulsoxymetrisch bestimmte $O_2$-Sättigung mehr als 94 % beträgt. Muß über den 4. postoperativen Tag hinaus Sauerstoff zugeführt werden, sollte die Ursache näher abgeklärt werden. Häufigste Ursachen sind: niedriges Herzzeitvolumen, Überinfusion von Flüssigkeit, Anämie, Atelektasen, Pneumonien, Abnahme der FRK durch Ileus mit Aufblähung des Abdomens.

■ **Infektionen.** Leichte bis mittelgradige Hyperthermie ist in den ersten Tagen nach Herzoperationen häufig und nicht ungewöhnlich, hingegen muß bei anhaltendem Fieber mit Anstieg der Leukozyten die Ursache abgeklärt werden: Blut-, Urin- und Sputumkulturen, Überprüfung sämtlicher Wunden und Kathetereintrittstellen. Zu den möglichen Ursachen gehören:
- Mediastinitis, Sternumdehiszenz (selten, aber gefährlich),
- Dekubitus,
- Sinusitis,
- Prostatitis,
- Harnwegsinfekt,
- Pneumonie.

## 12 Wiederaufnahme in die Intensivstation

Am häufigsten werden herzchirurgische Patienten wegen kardialer Komplikationen (45 %) erneut in die Intensivstation aufgenommen, gefolgt von respiratorischen (38 %) und neurologischen (10 %) Komplikationen sowie Infektionen (7 %).

■ **Kardiovaskuläre Komplikationen.** Häufigste Ursache für die Wiederaufnahme sind Herzrhythmusstörungen, in erster Linie supraventrikuläre Arrhythmien. Sinustachykardien beruhen zumeist auf Hypovolämie, Schmerzen oder Absetzen der β-Blockertherapie und können gewöhnlich durch angemessene Behandlung auf der Allgemeinstation beseitigt werden. Vorhofflimmern sollte möglichst umgehend behandelt werden, bei hämodynamisch stabilen Patienten zunächst medikamentös auf der Allgemeinstation. Wenn erfolglos, sollte am nächsten Morgen die elektive Kardioversion unter Kurznarkose in der Intensivstation erfolgen.

■ **Respiratorische Komplikationen.** Sie beruhen häufig auf ungenügender postoperativer Atemtherapie und Bronchialtoilette nach Verlegung auf die Allgemeinstation und können durch konsequente Fortführung respiratorischer Maßnahmen und sorgfältige Überwachung meist verhindert werden.

## Literatur

Baird DL, Murkin JM, Lee DL (1997) Neurologic findings in coronary artery bypass patients: perioperative or preexisting? J Cardiothorac Vasc Anesth 11: 694
Barash PG (1980) Cardiopulmonary bypass and postoperative neurologic dysfunction. Am Heart J 99: 675
Bojar RM, Najafi H, DeLaria GA et al. (1983) Neurological complications of coronary revascularization. Ann Thorac Surg 36: 427
Colucci WS, Wright RF, Braunwald E (1986) New positive inotropic agents in the treatment of congestive heart failure. N Engl J Med 314: 290, 349
D'Attelis N, Nicolas-Robin A, Delayance S, Carpentier A (1997) Early extubation after mitral valve surgery: a target-controlled infusion of propofol and low-dose-sufentanil. J Cardiothorac Vasc Anesth 11: 467
Guffin A, Girard D, Kaplan JA (1987) Shivering following cardiac surgery: Hemodynamic changes and reversal. J Cardiovasc Anesth 1: 24
Hanks JB, Curtis SE, Hanks BB et al. (1982) Gastrointestinal complications after cardiopulmonary bypass. Surgery 92: 394
Johnson DJ, Thomson D, Mycyk T, Burbridge B, Mayers I (1997) Respiratory outcomes with early extubation after coronary artery bypass surgery. J Cardiothorac Vasc Anesth 11: 474
Kirklin JK (1989) The postperfusion syndrome: Inflammation and the damaging effects of cardiopulmonary bypass. In: Tinker JH (ed) Cardiopulmonary bypass: current concepts and controversies. Saunders, Philadelphia, pp 131
Kron IL, Joob AW, Meter C van (1985) Acute renal failure in the cardiovascular surgical patient. Ann Thorac Surg 39: 590
Perret C, Vincent LJ (1988) Acute heart failure. Update in intensive care and emergency medicine. Springer, Berlin Heidelberg New York Tokyo
Peters RM, Brimm JE, Utley JR (1979) Predicting the need for prolonged ventilatory support in adult cardiac patients. J Thorac Cardiovasc Surg 77: 175
Sladen RN (1983) Temperature changes and ventilation after hypothermic cardiopulmonary bypass. Anesth Analg 62: 283
Westaby S (1987) Organ dysfunction after cardiopulmonary bypass. A systemic inflammatory reaction initiated by extracorporeal circuit. Intensive Care Med 13: 89

# 10 Anästhesie und Intensivmedizin bei kongenitalen Herzfehlern

INHALTSÜBERSICHT

| | | |
|---|---|---|
| 1 | Einführung | 312 |
| 2 | Einteilung kongenitaler Herzfehler | 312 |
| 3 | Allgemeine Pathophysiologie | 313 |
| 3.1 | Herzinsuffizienz | 313 |
| 3.2 | Zyanose | 314 |
| 3.3 | Säure-Basen-Störungen | 316 |
| 3.4 | Gerinnungsstörungen | 317 |
| 3.5 | Wachstumsstörungen | 317 |
| 3.6 | Pulmonale Hypertonie | 317 |
| 3.7 | Bakterielle Endokarditis | 318 |
| 4 | Operative Eingriffe bei kongenitalen Vitien | 318 |
| 5 | Spezielle Einschätzung und Vorbereitung | 319 |
| 5.1 | Vorgeschichte und Befunderhebung | 319 |
| 5.2 | Präoperative Medikamente | 321 |
| 5.3 | Psychologische Vorbereitung | 322 |
| 5.4 | Blutanforderung | 322 |
| 5.5 | Präoperative Nahrungskarenz | 322 |
| 5.6 | Neugeborene | 323 |
| 5.7 | Notoperationen | 323 |
| 6 | Prämedikation | 324 |
| 7 | Narkoseeinleitung | 325 |
| 7.1 | Einleitung eines schlafenden Kindes | 326 |
| 7.2 | Einleitung eines wachen Kindes | 327 |
| 7.3 | Einleitung eines unkooperativen Kindes | 327 |
| 7.4 | Einleitung bei Rechts-links-Shunt | 328 |
| 7.5 | Einleitung bei Links-rechts-Shunt | 328 |
| 7.6 | Einleitung von Neugeborenen und schwerkranken Kleinkindern | 328 |
| 8 | Aufrechterhaltung der Narkose | 329 |
| 9 | Anästhesie bei Operationen ohne Herz-Lungen-Maschine | 329 |
| 9.1 | Persistierender Ductus Botalli | 329 |
| 9.1.1 | Pathophysiologie | 330 |
| 9.1.2 | Klinisches Bild und Diagnose | 331 |

9.1.3 Operation *331*
9.1.4 Anästhesiologisches Vorgehen *332*
9.1.5 Praktische Leitsätze für die Narkose *332*
9.1.6 Besonderheiten bei Frühgeborenen und reifen Neugeborenen *333*
9.2 Aortenisthmusstenose (Koarktation) *334*
9.2.1 Pathophysiologie *335*
9.2.2 Klinisches Bild und Diagnose *335*
9.2.3 Operation *336*
9.2.4 Anästhesiologisches Vorgehen *336*
9.3 Gefäßringe *338*
9.3.1. Operation *339*
9.3.2 Anästhesiologisches Vorgehen *339*
9.4 Palliativoperationen *340*
9.4.1 Rashkind-Ballonvorhofseptostomie *341*
9.4.2 Blalock-Taussig-Anastomose *342*
9.4.3 Cooley-Waterston-Anastomose *342*
9.4.4 Zentrale Anastomose *343*
9.4.5 Potts-Anastomose *343*
9.4.6 Blalock-Hanlon-Operation *343*
9.4.7 Brock-Operation *344*
9.4.8 Glenn-Anastomose *344*
9.4.9 Banding der Pulmonalarterie *344*

10 Operationen mit der Herz-Lungen-Maschine *345*
10.1 Auswahl der Narkosemittel *345*
10.2 Monitoring *345*
10.2.1 EKG-Monitor *346*
10.2.2 Arterielle Kanülierung *346*
10.2.3 Zentraler Venenkatheter *347*
10.2.4 Rechter und linker Vorhofkatheter *348*
10.3 Intraoperative Flüssigkeitszufuhr *349*
10.4 Extrakorporale Zirkulation *350*
10.4.1 Kanülengröße *350*
10.4.2 Perfusat *351*
10.4.3 Perfusionsvolumen *351*
10.4.4 Myokardprotektion *351*
10.5 Totaler Kreislaufstillstand in tiefer Hypothermie *352*
10.6 Praktisches Vorgehen bei Operationen mit der Herz-Lungen-Maschine *353*
10.6.1 Vor der Narkoseeinleitung *353*
10.6.2 Nach der Narkoseeinleitung *353*
10.6.3 Narkoseführung bis zum Bypass *353*
10.6.4 Kardiopulmonaler Bypass *354*

11 Spezielle Anästhesie bei Operationen mit der Herz-Lungen-Maschine *355*
11.1 Vorhofseptumdefekt vom Sekundumtyp *355*
11.1.1 Pathophysiologie *356*
11.1.2 Klinisches Bild und Diagnose *356*
11.1.3 Operatives Vorgehen und Narkose *356*
11.2 Endokardkissendefekte (AV-Kanal) *357*
11.2.1 Pathophysiologie *357*
11.2.2 Klinisches Bild und Diagnose *358*
11.2.3 Operatives Vorgehen *359*
11.2.4 Anästhesie *359*

11.3    Ventrikelseptumdefekt   360
11.3.1  Pathophysiologie   360
11.3.2  Klinisches Bild und Diagnose   361
11.3.3  Operatives Vorgehen und Narkose   361
11.4    Truncus arteriosus   362
11.4.1  Pathophysiologie   363
11.4.2  Klinisches Bild und Diagnose   363
11.4.3  Operation und Narkose   363
11.5    Aortenstenose   364
11.5.1  Pathophysiologie   364
11.5.2  Klinisches Bild und Diagnose   364
11.5.3  Operation   365
11.5.4  Narkose   365
11.6    Pulmonalstenose mit intaktem Ventrikelseptum   365
11.6.1  Pathophysiologie   365
11.6.2  Klinisches Bild und Diagnose   366
11.6.3  Operation und Narkose   366
11.7    Fallot-Tetralogie   367
11.7.1  Pathophysiologie   368
11.7.2  Klinisches Bild und Diagnose   368
11.7.3  Operation und Narkose   369
11.7.4  Postoperativer Verlauf   369
11.8    Transposition der großen Arterien   370
11.8.1  Pathophysiologie   371
11.8.2  Klinisches Bild und Diagnose   371
11.8.3  Operationen   372
11.8.4  Narkose bei Transpositionoperationen   377
11.9    Trikuspidalatresie   377
11.9.1  Pathophysiologie   377
11.9.2  Klinisches Bild und Diagnose   378
11.9.3  Operation   378
11.10   Pulmonalatresie mit intaktem Ventrikelseptum   380
11.10.1 Pathophysiologie   380
11.10.2 Klinisches Bild und Diagnose   381
11.10.3 Operation   381
11.11   Totale Lungenvenenfehlmündung   381
11.11.1 Pathophysiologie   382
11.11.2 Klinisches Bild und Diagnose   382
11.11.3 Operation   383
11.12   Ebstein-Anomalie   384
11.12.1 Pathophysiologie   384
11.12.2 Klinisches Bild und Diagnose   384
11.12.3 Operation   385
11.13   Single Ventricle   385
11.14   Bland-White-Garland-Syndrom   386
11.14.1 Pathophysiologie   386
11.14.2 Klinisches Bild und Diagnose   386
11.14.3 Operation und Narkose   387

12      Intensivbehandlung nach Operationen
        mit der Herz-Lungen-Maschine   388
12.1    Transport des Kindes zur Intensivstation   388
12.2    Aufnahme des Kindes   388
12.3    Überwachung des Kindes   389

| | | |
|---|---|---|
| 12.3.1 | Routineüberwachung bei allen Kindern | 389 |
| 12.3.2 | Spezielle Überwachungsverfahren | 389 |
| 12.4 | Postoperative Herz-Kreislauf-Funktion | 390 |
| 12.5 | Postoperative Atemfunktion | 391 |
| 12.5.1 | Pathophysiologische Grundlagen | 391 |
| 12.5.2 | Postoperative Störungen der Lungenfunktion | 394 |
| 12.6 | Respiratorische Therapie | 395 |
| 12.6.1 | Kurzfristige Respiratortherapie | 395 |
| 12.6.2 | Beatmungsschwierigkeiten in der frühen Phase | 399 |
| 12.6.3 | Langzeitbeatmung | 399 |
| 12.6.4 | Entwöhnung von der Langzeitbeatmung | 400 |
| 12.7 | Flüssigkeits- und Elektrolyttherapie | 402 |

Literatur 403

# 1 Einführung

Die Häufigkeit angeborener Herzfehler beträgt in der Bundesrepublik Deutschland etwa 8 ‰, bezogen auf die Zahl der Lebendgeburten. Jährlich werden ca. 5500 herzchirurgische Eingriffe bei Kindern durchgeführt, davon ca. 4200 unter Verwendung der Herz-Lungen-Maschine. Die Ursachen der kongenitalen Herzfehler sollen eine wesentliche Rolle spielen. Gesichert sind folgende krankheitsauslösende Noxen:

- Rötelnvirus,
- Thalidomid (Contergan),
- Folsäureantagonisten.

Weiterhin können wahrscheinlich folgende Faktoren zu kongenitalen Vitien führen:

- Amphetamine,
- Antikonvulsiva,
- Lithium,
- Alkohol,
- Progesteron/Östrogen,
- Zytomegalievirus,
- Herpesvirus B,
- Coxsackie-Virus.

Eine wirkungsvolle Prävention kongenitaler Herzfehler ist gegenwärtig nicht möglich. Die Behandlung erfolgt ganz überwiegend durch operative Eingriffe.

Für eine sichere Narkosepraxis sind genaue Kenntnisse der Pathophysiologie des Herzfehlers und der Art und Ausdehnung des jeweiligen operativen Eingriffs erforderlich.

# 2 Einteilung kongenitaler Herzfehler

Eine allseits befriedigende Einteilung kongenitaler Herzfehler gibt es nicht. Für anästhesiologische Bedürfnisse ist folgende Einteilung ausreichend:

**Zyanotische Fehler (Rechts-links-Shunt)**
- Fallot-Tetralogie,
- Transposition der großen Arterien (TGA),
- gemeinsamer Ventrikel,
- totale Lungenvenenfehlmündung,
- Trikuspidalatresie,
- Ebstein-Anomalie,
- Pulmonalatresie.

**Azyanotische Fehler**
*Mit Links-rechts-Shunt*
- Vorhofseptumdefekt (ASD),
- Endokardkissendefekte,
- Ventrikelseptumdefekt (VSD),
- persistierender Ductus arteriosus (PDA),
- Truncus arteriosus.

*Ohne Shunt*
- Aortenstenose,
- Aortenisthmusstenose (ISTHA),
- Gefäßringe,
- Pulmonalstenose.

Bei dieser Einteilung muß folgendes beachtet werden: die Vitien unterscheiden sich in Schweregrad und Größe sowie im Ausmaß des Shunts; der Shunt kann seine Richtung, abhängig von den Drücken, ändern; nicht selten treten mehrere Defekte gleichzeitig auf.

## 3  Allgemeine Pathophysiologie

Herzinsuffizienz und Zyanose sind die beiden hervorstechenden Zeichen kongenitaler Herzfehler. Entsprechend dem jeweils zugrundeliegenden Defekt entwickelt sich entweder ein Herzversagen oder eine Hypoxie.

### 3.1  Herzinsuffizienz

Die Herzinsuffizienz bei kongenitalen Vitien wird durch 2 unterschiedliche Mechanismen hervorgerufen: Obstruktion der Ventrikelausflußbahn oder Links-rechts-Shunt.

■ **Ventrikelobstruktion.** Hierbei entsteht die Herzinsuffizienz entweder durch eine Obstruktion des linken oder aber des rechten Ventrikels.

Eine *Obstruktion des linken Ventrikels* findet sich typischerweise bei Aortenstenose (valvulär, subvalvulär, supravalvulär) und bei Aortenisthmusstenose. Um die Obstruktion zu überwinden und ein ausreichendes Herzzeitvolumen aufrechtzuerhalten, muß der Druck im linken Ventrikel erhöht und ein entsprechender Druckgradient zwischen Ventrikel und Aorta während der Auswurfphase aufgebaut werden. Schließlich tritt eine kompensatorische Linksherzhypertrophie auf. Später entwickelt sich eine Ventrikeldilatation; der linksventrikuläre enddiastolische Druck und das enddiastolische Volumen nehmen zu; der Druck im linken Vorhof steigt ebenfalls an. Nachfolgend nimmt der Druck in den Lungenvenen und den Lungenkapillaren zu; es entsteht ein Lungenödem, später schließlich auch eine Rechtsherzinsuffizienz.

Eine *Obstruktion des rechten Ventrikels* findet sich z. B. bei der Pulmonalstenose. Hier muß der Druck im rechten Ventrikel zunehmen, um ein ausreichendes Herzzeitvolumen aufrechtzuerhalten. Bei entsprechender Schwere entwickelt sich eine Rechtsherzinsuffizienz mit Hepatosplenomegalie und Ödemen.

■ **Links-rechts-Shunt.** Pathologische Verbindungen zwischen dem Systemkreislauf und dem Lungenkreislauf sind die andere wichtige Ursache einer Herzinsuffizienz bei kongenitalen Vitien. Die pathologische Verbindung kann auf Vorhof- oder Ventrikelebene oder über einen persistierenden Ductus arteriosus bestehen. Das Blut fließt hierbei aus dem Bereich hoher Drücke (Systemkreislauf) in den Lungenkreislauf (Links-rechts-Shunt). Die Größe des Links-rechts-Shunts hängt vom Widerstand zwischen den beiden Kreisläufen ab. Durch den Links-rechts-Shunt nimmt die Lungendurchblutung zu; ebenso die Menge des aus der Lunge in das linke Herz zurückkehrenden Blutes. Hierdurch steigt das diastolische Volumen des linken Ventrikels an. Schließlich dilatiert der linke Ventrikel, enddiastolischer Druck und linker Vorhofdruck nehmen zu, zuletzt auch der Lungenvenendruck und der Lungengefäßwiderstand. Die Druckbelastung des rechten Ventrikels steigt ebenfalls an, es entsteht eine Rechtsherzinsuffizienz.

## 3.2 Zyanose

Die Zyanose bei kongenitalen Herzfehlern ist eine *zentrale Zyanose*. Sie entsteht durch eine ungenügende $O_2$-Sättigung des arteriellen Blutes. Eine Zyanose wird sichtbar, wenn mehr als 4 g Hb/100 ml Blut in den Hautgefäßen reduziert, d. h. nicht mit Sauerstoff gesättigt sind. Im Gegensatz dazu beruht eine *periphere Zyanose* gewöhnlich auf einer abnorm hohen $O_2$-Extraktion aus dem normal gesättigten arteriellen Blut.

▶ Die zentrale Zyanose bei kongenitalen Vitien entsteht durch einen Rechts-links-Shunt des Blutes, meist in Verbindung mit einer Obstruktion der Lungendurchblutung.

*Beispiele:* Pulmonalstenose, Fallot-Tetralogie und Trikuspidalatresie. Durch die Obstruktion steigt der Druck im rechten Herzen an, so daß ungesättigtes Blut direkt, unter Umgehung des Lungenkreislaufs, über einen Vorhofseptumdefekt oder einen Ventrikelseptumdefekt in den Systemkreislauf fließen kann.

- Ein weiterer Mechanismus für eine zentrale Zyanose bei kongenitalen Vitien ist die Fehlstellung der großen Arterien: Transposition.

> Der Grad der Zyanose hängt von folgenden Faktoren ab:
> - absolute Menge an reduziertem Hämoglobin,
> - Größe des Rechts-links-Shunts,
> - $O_2$-Sättigung des Hämoglobins im venösen Blut.

Gewöhnlich tritt die Zyanose bei körperlicher Aktivität auf oder nimmt hierunter zu. Ein Abfall des peripheren Widerstands vermehrt ebenfalls die Zyanose, weil hierdurch der Rechts-links-Shunt zunimmt.

Die Zyanose bzw. arterielle Hypoxämie ist häufig mit typischen Begleiterscheinungen verbunden, die klinisch von Bedeutung sind:
- Polyzythämie,
- zerebrale und pulmonale Komplikationen,
- Hockerstellung,
- hypoxische Anfälle („spells").

■ **Polyzythämie.** Die chronische Hypoxämie wirkt als physiologischer Stimulus der Erythropoese. Hierdurch nimmt die Zahl der Erythrozyten zu; der Hämatokrit steigt an. Durch die Zunahme der Erythrozytenzahl entsteht eine Hypervolämie.
- Der Anstieg der Erythrozytenzahl erhöht die $O_2$-Transportkapazität des Blutes und verbessert die $O_2$-Versorgung der Gewebe. Allerdings bewirkt der Anstieg des Hämatokrits auch eine progrediente Zunahme der Blutviskosität, besonders ab einem Hämatokritwert von 60%.
- Hämatokritwerte von über 65% sind häufig mit thromboembolischen Komplikationen in verschiedenen Organen verbunden. Hämorrhagische Diathesen werden ebenfalls beobachtet. Zu hohe Hämatokritwerte müssen durch Hämodilution gesenkt werden.

> ▶ Anzustreben sind hierbei Hämatokritwerte zwischen 55 und 63%.

Der höhere Wert gilt für Kinder mit initial niedriger $O_2$-Sättigung.

■ **Zerebrale und pulmonale Komplikationen.** Thrombosen der Hirngefäße und Hirnabszesse treten v. a. bei Kindern mit schwerer arterieller $O_2$-Untersättigung auf. Die *zerebrale Thrombose* betrifft besonders Kinder unter 2 Jahren. Begünstigend wirken Fieber (Anstieg des $O_2$-Bedarfs) und Dehydratation (Anstieg des Hämatokrit).

*Hirnabszesse* treten meist bei Kindern auf, die älter als 18 Monate sind. Hierbei gilt: je niedriger die arterielle $O_2$-Sättigung, desto größer die Gefahr von Hirnabszessen.

*Lungenbluten* (Hämoptyse) ist eine zwar seltene, doch wichtige Komplikation bei Kindern mit kongenitalen Vitien. Sie tritt bevorzugt bei obstruktiven Erkrankungen der Lungenstrombahn auf, außerdem bei Kindern mit ausgedehnten Bronchialkollateralen oder bei pulmonalvenöser Stauung.

> Eine massive Lungenblutung entsteht nahezu immer durch Ruptur einer dilatierten Bronchialarterie.

■ **Hockerstellung.** Dies ist die typische Stellung von Kindern mit zyanotischen Vitien nach körperlicher Anstrengung. Durch die Hockerstellung nimmt die arterielle $O_2$-Sättigung zu, und zwar weil der periphere Gefäßwiderstand zunimmt und dadurch der Rechts-links-Shunt vermindert wird.

■ **Hypoxische Anfälle.** Hyperzyanotische bzw. hypoxämische Anfälle treten v. a. bei jüngeren Kindern, besonders mit Fallot-Tetralogie, auf. Die Zeichen sind:
- Angst,
- gesteigerte Atmung,
- plötzliche Zunahme der Zyanose;
- bei Fortdauer: Krämpfe, Bewußtlosigkeit.

Die Anfälle können tödlich sein. Ursache der Anfälle ist eine plötzliche Abnahme der Lungendurchblutung. Auslöser können sein: Schwankungen des $p_aCO_2$ und pH; plötzlicher Anstieg des pulmonalen Gefäßwiderstands; plötzlicher Abfall des peripheren Gefäßwiderstands; Abnahme des rechten Ventrikelvolumens durch Tachykardie. Diskutiert wird auch ein Spasmus im Infundibulumbereich der Pulmonalklappe.

> **Behandlung hypoxischer Anfälle:**
> ▶ Sauerstoff,
> ▶ Hockerstellung,
> ▶ Sedierung,
> ▶ wenn erforderlich: Natriumbikarbonat,
> ▶ α-adrenerge Substanzen, um den peripheren Gefäßwiderstand zu erhöhen,
> ▶ β-Blocker bei gesteigerter Sympathikusaktivität.

### 3.3 Säure-Basen-Störungen

Störungen des Säure-Basen-Haushalts treten v. a. bei Kindern mit zyanotischen Vitien oder Herzinsuffizienz auf.

Bei *Herzinsuffizienz* besteht oft eine respiratorische Azidose mit erniedrigter $O_2$-Sättigung. Bei Kindern mit niedrigem Herzzeitvolumen tritt außerdem meist eine schwere metabolische Azidose auf.

Bei *Vitien mit verminderter Lungendurchblutung und Rechts-links-Shunt* liegt gewöhnlich eine respiratorische Azidose vor. Hingegen besteht bei Transposition der großen Arterien oder Trikuspidalatresie meist eine metabolische Azidose zusammen mit einem stark erniedrigten $p_aCO_2$ (kompensatorische Hyperventilation).

## 3.4 Gerinnungsstörungen

Gerinnungsstörungen treten v. a. bei Kindern mit zyanotischen Herzfehlern und hohen Hämatokritwerten auf. Häufigste Ursache sind *Störungen der Thrombozytenfunktion*. Eine verminderte Aktivität der Faktoren I, II, V, VII und VIII ist ebenfalls bei einigen Kindern beobachtet worden. Bei Kindern mit Störungen der Leberfunktion aufgrund einer Rechtsherzinsuffizienz kann die Aktivität der Faktoren II, VII, IX und X erniedrigt sein.

## 3.5 Wachstumsstörungen

Störungen des Wachstums und der körperlichen Entwicklung treten besonders bei Kindern mit *zyanotischen* Herzfehlern auf, seltener hingegen bei azyanotischen Vitien. Die geistige Entwicklung ist zumeist nicht beeinträchtigt. Nicht immer werden durch die operative Korrektur des Herzfehlers die Entwicklungsstörungen günstig beeinflußt.

## 3.6 Pulmonale Hypertonie

Ein Anstieg des Pulmonalarteriendrucks entsteht durch eine gesteigerte Lungendurchblutung und/oder durch eine Zunahme des pulmonalen Gefäßwiderstands.

Veränderungen der Lungengefäße mit Abnahme des Lumens (durch Intimaproliferation sowie Verdickung von Intima und Media) und Zunahme des pulmonalen Gefäßwiderstands entwickeln sich bevorzugt bei Kindern mit Hypoxämie und hohen Hämatokritwerten sowie bei Kindern mit gesteigerter Lungendurchblutung (Links-rechts-Shunt).

Die Veränderungen der Lungengefäße sind für die Indikation zur Korrekturoperation von großer Bedeutung, denn proliferative Veränderungen der Intima mit Hyalinisierung und Fibrose sind irreversibel. Sie können auch durch Korrektur des zugrundeliegenden Herzfehlers nicht wieder beseitigt werden.

> Darum muß bei schwerer pulmonaler Hypertonie vor einer Operation der pulmonale Gefäßwiderstand quantifiziert werden. Ist der Widerstand hoch und besteht eine obstruktive pulmonale Hypertonie, so sind bei Fehlern mit Rechts-links-Shunt oder mit Shunt in beiden Richtungen keine günstigen Korrekturergebnisse zu erwarten.

## 3.7 Bakterielle Endokarditis

Bei allen Kindern mit kongenitalen Vitien wird eine Antibiotikaprophylaxe empfohlen, um eine bakterielle Endokarditis zu vermeiden. Kinder unter 2 Jahren sind selten gefährdet. Betroffen sind später v. a. Kinder mit folgenden Herzfehlern: Fallot-Tetralogie, Ventrikelseptumdefekt, Aortenstenose und Ductus arteriosus. Besonders gefährdet sind postoperativ Kinder mit heterologen oder homologen Prothesen oder Conduits. Die häufigsten Erreger sind Streptococcus viridans und Streptococcus aureus.

## 4 Operative Eingriffe bei kongenitalen Vitien

Die Behandlung kongenitaler Vitien erfolgt ganz überwiegend operativ. Hierbei hängt die Art der Operation von der Anatomie und Pathophysiologie des Herzfehlers sowie von Alter und Größe des Kindes und den Symptomen der Erkrankung ab.

Folgende 3 Arten von Operationen lassen sich unterscheiden:
- anatomische Korrektur,
- physiologische Korrektur,
- Palliativeingriff.

■ **Anatomische Korrektur.** Bei dieser Operation wird die normale Anatomie und Physiologie des Herzens vollständig oder annähernd wiederhergestellt.
*Beispiele:* Durchtrennung eines Ductus arteriosus; Verschluß eines Vorhofseptumdefekts oder Ventrikelseptumdefekts.

■ **Physiologische Korrektur.** Bei dieser Art von Operation wird z. B. das venöse Körperblut in den morphologisch systemischen (linken) Ventrikel umgeleitet, statt in den morphologisch rechten Ventrikel. Der linke Ventrikel pumpt sein Blut in den Lungenkreislauf, der rechte hingegen in den Körperkreislauf.
*Beispiele:* Mustard-Operation (s. S. 374) und Senning-Operation (s. S. 375).

■ **Palliativeingriff.** Hierbei handelt es sich v. a. um Shuntoperationen, durch die eine verminderte Lungendurchblutung gesteigert werden soll. Außerdem gehören hierzu Eingriffe, durch die eine gesteigerte Lungendurchblutung herabgesetzt werden soll. Shuntoperationen werden bei Kindern mit schweren zyanotischen Herzfehlern durchgeführt, die für eine Korrekturoperation noch zu klein oder aber nicht geeignet sind.
*Beispiele:* Blalock-Taussig-Anastomose, Cooley-Anastomose, Rashkind-Eingriff, Blalock-Hanlon-Operation, Banding der Pulmonalarterie.

Während die meisten Korrekturoperationen mit Hilfe der Herz-Lungen-Maschine erfolgen, werden die Palliativeingriffe ohne Herz-Lungen-Maschine durchgeführt.

# 5 Spezielle Einschätzung und Vorbereitung

## 5.1 Vorgeschichte und Befunderhebung

Bei der speziellen präoperativen Einschätzung muß sich der Anästhesist über Art und Schweregrad der Herzerkrankung und die geplante Operation unterrichten. Außerdem wird gezielt nach Begleiterkrankungen gesucht, die Verlauf und Ergebnis der Operation beeinflussen können.

Zunächst informiert sich der Anästhesist über die Vorgeschichte des Kindes, die bisherige Diagnostik und Befunderhebung sowie die medikamentöse Therapie. Eine körperliche Untersuchung schließt sich an.

■ **Vorgeschichte.** Die spezielle kardiale Vorgeschichte umfaßt im wesentlichen folgende Punkte:
- körperliche Belastbarkeit,
- Hinweise auf Herzinsuffizienz,
- zyanotische Anfälle,
- Pneumonie, Asthma, Infekte der oberen Luftwege,
- frühere Herzoperationen.

■ **Befunderhebung.** Bei der körperlichen Untersuchung gilt die besondere Aufmerksamkeit der Größe und Entwicklung des Kindes, v. a. jedoch der Funktion des Herz-Kreislauf-Systems und der Atmung. Denn es gilt:

> ! Präoperative Störungen der kardiorespiratorischen Funktion erhöhen das Operations- und Narkoserisiko!

Tabelle 1. Atemwerte von Neugeborenen und Erwachsenen

| Atemwert | Neugeborene | Erwachsene |
|---|---|---|
| Atemfrequenz f [1/min] | 40–60[a] | 20 |
| Atemzugvolumen $V_T$ [ml/kg] | 6 | 7 |
| Totraum $V_D$ [ml/kg] | 2,2 | 2,2 |
| $p_aCO_2$ [mm Hg] | 32–35 | 35–45 |
| $p_aO_2$ [mm Hg] | 40–80 | 65–105 |

[a] Frühgeborene: 50–70/min.

**Tabelle 2.** Herzfrequenz und systolischer Blutdruck bei Kindern

| Alter | Herzfrequenz [1/min] | systolischer Druck [mm Hg] |
|---|---|---|
| 1 Tag | 120–160 | 60 |
| 5 Tage | 120–160 | 80 |
| 6 Monate | 110–130 | 90 |
| 6 Jahre | 90 | 100 |
| 10 Jahre | 80 | 110 |
| 15 Jahre | | 120 |

**Tabelle 3.** Blutvolumen bei Kindern

| Alter | Blutvolumen [m/kg] |
|---|---|
| Neugeborene | 80–85 |
| 6 Wochen–2 Jahre | 75 |
| 2–15 Jahre | 72 |

Zunächst werden das Präkordium und die peripheren Pulse palpiert und danach Herz und Lunge auskultiert. Anschließend wird noch folgendes beurteilt:
- Zustand der oberen Luftwege,
- Zahnstatus,
- Venenverhältnisse,
- Hautbeschaffenheit im Bereich von Punktionsstellen,
- bei Jungen: Anomalien der Harnröhre? Phimose?

Zum Zeitpunkt der präoperativen Visite sollten folgende Befunde vorliegen:
- EKG,
- Echokardiogramm,
- Herzkatheterbefunde,
- Thoraxröntgenbild.

Außerdem sollten die nachstehenden Laborwerte vorliegen:

**Präoperative Laborwerte bei kongenitalen Vitien**
- Blutbild und Hämatokrit,
- Blutzucker,
- Serumelektrolyte: Na, K, Cl, Ca,
- Serumharnstoff und -kreatinin,
- Gesamteiweiß,
- Gerinnungsstatus + Thrombozyten,
- Arterielle Blutgasanalyse + Säure-Basen-Parameter,
- Blutgruppe + Kreuzprobe,
- Urinstatus + Urinkultur.

Aufgrund der erhobenen Befunde sollte der Anästhesist folgende Fragen beantworten können:
- Besteht eine Herzinsuffizienz? (Zeichen s. unten stehende Aufzählung)
- Ist die Lungenfunktion gestört?
- Sind die Atemwege gefährdet?
- Liegen Elektrolytstörungen vor?
- Besteht eine akute Infektion?
- Ist bei der Narkoseeinleitung mit schwerwiegenden Veränderungen von Blutdruck und Herzfrequenz zu rechnen?
- Wie hoch ist voraussichtlich der Blutverlust?
- Ist mit Störungen der Blutgerinnung nach dem Bypass zu rechnen?

**Zeichen der Herzinsuffizienz beim Kind**
- Knören, Nasenflügeln, Tachypnoe,
- Blässe, Schwitzen,
- Irritabilität,
- Tachykardie,
- Hepatomegalie.

Sind Störungen der kardiorespiratorischen Funktion festgestellt worden, so muß folgendes beachtet werden:

**Herzinsuffizienz** erfordert eine aggressive präoperative Behandlung: Bettruhe, Digitalisierung, Flüssigkeits- und Salzrestriktion sowie Diuretika. Diuretikabehandlung kann zu erheblichen Kaliumverlusten führen, die präoperativ ausgeglichen werden müssen. Hypokaliämie erhöht die Gefahr der Digitalisintoxikation.

**Respiratorische Störungen,** die bereits präoperativ bestehen, beeinflussen häufig in ungünstiger Weise den postoperativen Verlauf. Dies gilt besonders für akute Infekte des oberen Respirationstrakts sowie pulmonale Infekte.

> ! Akute pulmonale Infekte sind eine absolute Kontraindikation für elektive kardiochirurgische Eingriffe und müssen entsprechend präoperativ behandelt werden. Das gilt auch für Infektionen anderer Art.

## 5.2 Präoperative Medikamente

- *Digitalis* sollte, abgesehen von extremen Ausnahmen, 12–24 h vor der Operation abgesetzt werden, damit intra- und postoperative Arrhythmien beurteilt werden können. Dies gilt besonders für Operationen, bei denen das Reizleitungsgewebe verletzt werden kann (z. B. Ventrikelseptumdefekt; Fallot-Tetralogie).
- *Diuretika* sollten ebenfalls am Tag vor der Operation abgesetzt werden.
- *β-Blocker* hingegen sollten vor dem Eingriff nicht abgesetzt werden.

### 5.3 Psychologische Vorbereitung

Emotionale Vorbereitung des Kindes auf die Operation ist besonders wichtig, wird aber häufig gering eingeschätzt. Sie muß bereits lange vor der Prämedikationsvisite des Anästhesisten erfolgen. Zum Zeitpunkt der Anästhesievisite ist die Angst gewöhnlich am größten. Um die Ängste zu mindern, sollte die präoperative Visite des Anästhesisten im Beisein der Eltern erfolgen. Hierbei muß der Anästhesist das Vertrauen des Kindes und möglichst auch der Eltern gewinnen. Verständigen Kindern (meist ab 3 Jahren) werden die wichtigsten Maßnahmen bei der Narkoseeinleitung und postoperativen Intensivbehandlung (Tubus, vorübergehendes Nichtsprechenkönnen, Beatmung, Drainagen) mit einfachen Worten kurz erklärt. Alle Fragen müssen aufrichtig beantwortet werden. Detaillierte Fragen der Eltern dürfen nicht im Bereich des Kindes diskutiert werden.

### 5.4 Blutanforderung

> Für jede Herzoperation muß Blut sofort verfügbar sein; d. h. entweder am Operationstisch bereithängen oder im Operationskühlschrank lagern.

- Am Tag der präoperativen Visite muß sich der Anästhesist davon überzeugen, daß Blut und Blutkomponenten am Operationstag in ausreichender Menge vorhanden sein werden.
- Transfusionsblut sollte nicht älter als 5 Tage sein.
- Für zyanotische Kinder mit einem Hämatokrit über 66 % muß Plasma bereitgestellt werden.
- Für Kinder, bei denen mit einer verlängerten Bypasszeit ($> 1^1/_2$ h) zu rechnen ist, sollten zusätzlich Frischplasma und Thrombozytenkonzentrat angefordert werden.

### 5.5 Präoperative Nahrungskarenz

Anders als beim Erwachsenen ist bei Kindern ein dem Alter angepaßtes Fütterungsschema erforderlich:
- Bei Kindern, die alle 3–4 h Nahrung erhalten, wird die letzte orale Nahrung zurückgehalten und durch klare Flüssigkeit (z. B. gezuckerten Tee oder Apfelsaft, jedoch keinen Orangensaft) ersetzt.
- Kinder über 2 Jahre bzw. Kinder, denen 3 Mahlzeiten pro Tag zugeführt werden, erhalten 6–8 h vor der Operation keine Nahrung mehr. Klare Flüssigkeit kann bis zu 2 h vor der Operation gegeben werden.
- Ist der Hämatokrit hoch, die Umgebungstemperatur sehr warm oder verzögert sich die Operation, so muß u. U. Flüssigkeit intravenös zugeführt werden.

## 5.6 Neugeborene

Kinder, bei denen bereits im Neugeborenenalter ein herzchirurgischer Eingriff durchgeführt werden muß, sind gewöhnlich schwerkrank. Meist ist die Operation erforderlich, weil eine therapierefraktäre Herzinsuffizienz besteht oder die Lungendurchblutung extrem gesteigert oder vermindert ist. Folgende Besonderheiten müssen beachtet werden:
- Neugeborene sind sehr stark durch Auskühlung gefährdet. Hypothermie führt zu metabolischer Azidose und Myokarddepression.
- Hyperthermie ist ebenfalls gefährlich, wenn ein Rechts-links-Shunt besteht. Sie führt zu peripherer Vasodilatation und Zunahme des Rechts-links-Shunts.
- Die Glukosevorräte des Neugeborenen sind sehr gering. Es besteht große Hypoglykämiegefahr; Hypoxie wirkt verstärkend!
- Der Kalziumstoffwechsel ist labil, darum muß rechtzeitig Kalzium zugeführt werden.
- Die Leber ist, besonders beim Frühgeborenen, unreif, die Nierenfunktion eingeschränkt. Hierdurch kann die Ausscheidung von Medikamenten verzögert werden.
- Die $O_2$-Zufuhr muß sorgfältig überwacht werden! Zu hohe $O_2$-Konzentration führt beim Frühgeborenen zu retrolentaler Fibroplasie mit Erblindung. Die inspiratorische $O_2$-Konzentration wird so gewählt, daß der $p_aO_2$ unter 100 mm Hg bleibt.

## 5.7 Notoperationen

Notoperationen bergen ein hohes Risiko. Folgendes muß beachtet werden:
- Das Blutvolumen muß ausreichend hoch sein. Bei Hypovolämie präoperative Volumenzufuhr i. v., bei Hypervolämie diuretische Therapie. Bei Anämie präoperativ Blut- bzw. Erythrozytenzufuhr.
- Bei respiratorischer Insuffizienz, je nach Schweregrad, $O_2$-Zufuhr, endotracheale Intubation und Beatmung.
- Eine metabolische Azidose muß vor der Operation korrigiert werden, ebenso wesentliche Störungen des Elektrolythaushalts.
- Eine Hypoglykämie muß ebenfalls präoperativ ausgeglichen werden.
- Besteht eine Rechtsherzobstruktion, die von einem offenen Ductus Botalli abhängig ist, muß der Ductus präoperativ durch Prostaglandininfusion offengehalten werden.

## 6 Prämedikation

> Ziel der Prämedikation ist ein gut sediertes Kind, bei dem die Narkose ohne Schreien und heftigen Widerstand eingeleitet werden kann.

Allerdings dürfen die Prämedikationssubstanzen nicht so dosiert werden, daß die Atem- und Herz-Kreislauf-Funktion wesentlich beeinträchtigt wird. Ideale Prämedikationssubstanzen gibt es nicht. Je nach persönlicher Bevorzugung und Erfahrung werden meist folgende Substanzen, einzeln oder kombiniert, gegeben: Benzodiazepine (Midazolam, Flunitrazepam), Opiate (z. B. Piritramid), Neuroleptika (z. B. Promethazin), weiterhin Atropin, Scopolamin. Einige Grundsätze für die Prämedikation:
▸ Kinder unter 10 kg und 1 Jahr erhalten keine Prämedikation oder, wenn gewünscht, Atropin 0,02 mg/kg KG i. m.

> **Kinder über 10 kg oder über 1 Jahr können z. B. in folgender Weise prämediziert werden:**
> - Midazolamsaft (Dormicum) 0,5 mg/kg KG per os; Midazolamlösung transnasal oder sublingual ca. 0,4 mg/kg oder ca. 0,5–1 mg/kg KG rektal (Überwachung erforderlich!)
> - Flunitrazepam (Rohypnol) 0,1 mg/kg KG per os
>   + Bellafolinsaft ½ Tropfen/kg KG per os
>   oder
> - Piritramid (Dipidolor) 0,1–0,2 mg/kg
>   + Promethazin (Atosil) 0,5–1 mg/kg KG
>   + Atropin 0,02 mg/kg KG bis maximal 0,5 mg i. m.

▸ Bei Kindern mit Bradykardien in der Vorgeschichte und bei Frühgeborenen wird die Atropinmedikation empfohlen, um Bradykardien während der Narkoseeinleitung zu verhindern.
▸ Kinder mit Rechts-links-Shunt müssen meist stärker prämediziert werden, um Schreien und Abwehr bei der Narkoseeinleitung zu verhindern (hierdurch Zunahme des Rechts-links-Shunts). Wegen der Gefahr der Atemdepression dürfen diese Kinder nach Zufuhr der Prämedikation nicht mehr allein gelassen werden.
▸ Nicht intubierte Kinder mit respiratorischer Insuffizienz oder Obstruktion der oberen Atemwege dürfen präoperativ keine Opiate oder Tranquilizer erhalten.

# 7 Narkoseeinleitung

Vor Ankunft des Kindes im Narkoseeinleitungsraum wird das gesamte erforderliche Narkosezubehör vollständig bereitgestellt, so daß ohne Verzögerung mit der Narkoseeinleitung begonnen werden kann. Neben dem Standardzubehör für Kindernarkosen sollten noch die in Tabelle 4 aufgeführten kardiovaskulären Medikamente verfügbar sein.

**Tabelle 4.** Kardiovaskuläre Medikamente für die Kinderherzchirurgie

| Medikamente | Dosierung |
| --- | --- |
| Adrenalin | 1–10 µg/kg KG initial<br>0,1–1,0 µg/kg KG/min bzw. nach Wirkung |
| Isoprenalin | 0,02–0,1 µg/kg KG initial, dann 0,05–0,5 µg/kg KG/min bzw. nach Wirkung |
| Dopamin | 5–10 µg/kg KG/min |
| Dobutamin | 5–15 µg/kg KG/min |
| Amrinon | 0,75 mg/kg initial, dann 5–10 µg/kg/min |
| Noradrenalin | 0,1–1 µg/kg KG initial, dann nach Wirkung |
| Kalziumglukonat | 50–60 mg/kg KG |
| Atropin | 0,01–0,03 mg/kg KG |
| Propranolol | 10 µg/kg KG initial; bei hypoxischen Anfällen 100–200 µg/kg KG |
| Lidocain 2 % | 10–30 µg/kg KG/min |
| Verapamil | 0,1–0,2 mg/kg KG |
| Nitroprussid | 0,1–0,5 µg/kg KG/min initial, dann 0,05–8 µg/kg/min |
| Nitroglyzerin | 0,2–0,6 µg/kg KG/min initial, dann 0,05–0,07 µg/kg/min bzw. nach Wirkung |

Für die Narkoseeinleitung bei herzkranken Kindern gelten einige Grundsätze, die besonders beachtet werden müssen:
- Besteht ein **Links-rechts-Shunt** mit gesteigerter Lungendurchblutung, so werden *Inhalationsanästhetika* rascher aufgenommen. Hierdurch verläuft die Narkoseeinleitung rasch. Die *intravenöse* Narkoseeinleitung wird hingegen verzögert, weil das Anästhetikum in den Lungenkreislauf rezirkuliert.
- Umgekehrt ist es bei Patienten mit **Rechts-links-Shunt** (Fallot-Tetralogie, Trikuspidalatresie, Pulmonalatresie): Hier verläuft die Narkoseeinleitung verzögert, weil die Lungendurchblutung vermindert ist. Hingegen erfolgt die *intravenöse* Narkoseeinleitung wegen des verkürzten Weges Vene → Gehirn sehr rasch.

Allgemein gilt: Je niedriger der $p_aO_2$, desto langsamer die Einleitung per Inhalation und desto rascher die i.v.-Einleitung.

- Blutdruckabfall sowie Abnahme des peripheren Gefäßwiderstands müssen bei Patienten mit Rechts-links-Shunt unbedingt vermieden werden, weil sonst die Lungendurchblutung weiter abnimmt. Die nachfolgende Hypoxie kann insbesondere bei Fallot-Tetralogie eine *spastische infundibuläre Obstruktion* hervorrufen.
- Bei zyanotischen Kindern mit beeinträchtigter Herz-Kreislauf-Funktion müssen alle Stimuli vermieden werden, die einen hypoxischen Anfall auslösen können, z. B. Venenpunktion beim wachen Kind, intramuskuläre Injektionen, Erregung usw.
  Außerdem muß beachtet werden, daß exzessive Überdruckbeatmung, z. B. mit dem Atembeutel, die Lungendurchblutung weiter vermindert.
- Bei Herzfehlern mit Rechts-links-Shunt müssen *jegliche Luftbläschen* in den venösen Zuleitungen vermieden werden (Gefahr der zerebralen Luftembolie!).

Die Art der Narkoseeinleitung richtet sich im wesentlichen nach der Hämodynamik des zugrundeliegenden Herzfehlers und dem Zustand, in dem das Kind in den Narkoseeinleitungsraum gebracht wird.

### 7.1 Einleitung eines schlafenden Kindes

Ist das Kind gut sediert oder schläft es gar, so kann die Narkose auf folgende Weise per Inhalation eingeleitet werden:
- Präkordiales Stethoskop befestigen (vorwärmen!), Blutdruckmanschette anlegen, EKG-Monitor anschließen. Lautstärke der Herztöne feststellen, periphere Pulse palpieren; Herzfrequenz und Blutdruck bestimmen. Dabei behutsam mit dem Kind umgehen und möglichst nicht aufwecken.
- Danach Sauerstoff/Lachgas 60 : 40 % etwa 4 min lang zuführen; dabei Maske nicht auf das Gesicht aufsetzen.
- Anschließend schrittweise Halothan oder Sevofluran zusetzen, bis inspiratorische Konzentrationen zwischen 1,5 und 2 % bzw. 4 bis 6 % erreicht werden. Zunächst nur spontan atmen lassen, nicht beatmen. Während der ganzen Zeit Atmung und Herztöne überwachen.
- Sobald das Kind richtig schläft, Maske fest aufsetzen, Atmung assistieren, Konzentration des volatilen Anästhetikums ggf. reduzieren.
- Dann venösen Zugang legen, z. B. am Hand- oder Fußrücken.
- Infusion anschließen und Intubationsdosis eines nichtdepolarisierenden Relaxans injizieren, z. B. 0,4–6 mg/kg KG Atracurium, kontrolliert beatmen.
  Im *Notfall* kann auch mit Hilfe von Succinylcholin, 1–2 mg/kg KG, nach Vorinjektion von Atropin, 0,02 mg/kg, und einer geringen Pancuroniumdosis, 0,01 mg/kg KG, intubiert werden.
  Soll eine balancierte Anästhesie durchgeführt werden, so kann bereits jetzt Fentanyl injiziert werden (5–15 µg/kg KG).
- Kurz vor der Intubation das Kind mit 100 % Sauerstoff hyperventilieren.
- Nach der Intubation sofort Atmung (seitengleich?) und Herz-Kreislauf-Funktion überprüfen.

**Weiteres Vorgehen bei Operationen mit der Herz-Lungen-Maschine:**
- Ösophagustemperatursonde + Magensonde legen sowie Blasenkatheter und Rektaltemperatursonde einführen.
- 1 zentralen Venenkatheter (möglichst mehrlumig) über die V. jugularis interna (am besten Seldinger-Technik) einführen. Sind keine Venen zu kanülieren: Freilegung!
- Arterielle Kanülierung, bevorzugt der A. radialis, perkutan; bei älteren Kindern 20-gg.-, bei kleinen Kindern 22–24-gg.-Kanüle. Bei Mißerfolg alternativ A. femoralis per Seldinger-Technik katheterisieren (17, 18 oder 20 gg.).
Bei Mißerfolg: Freilegung und Punktion unter Sicht. Nach der Punktion Druckaufnehmer anschließen und arteriellen Druck sowie zentralen Venendruck direkt messen.

## 7.2 Einleitung eines wachen Kindes

Ist das Kind wach und sind die Venenverhältnisse gut, so kann mit seinem Einverständnis die Narkose intravenös eingeleitet werden:
- Zunächst wird nach Lokalanästhesie (z.B. EMLA-Pflaster) der Haut eine großlumige Venenkanüle gelegt und eine Infusion angeschlossen. Hierbei wird beruhigend mit dem Kind gesprochen.
Danach wie unter 7.1: präkordiales Stethoskop, Blutdruckmanschette, EKG-Monitor.
- Anschließend Voratmung von Sauerstoff über 3–5 min. Maske nicht auf das Gesicht setzen, wenn vom Kind nicht toleriert.
- Danach Einleitungsnarkotikum vorsichtig, d.h. langsam unter Beobachtung der Wirkung injizieren, z.B. Etomidat, 0,3 mg/kg KG (Fentanyl in niedriger Dosis vorinjizieren!); Methohexital 1 mg/kg KG; Thiopental 1–4 mg/kg KG. Bei Erlöschen des Lidreflexes Muskelrelaxans injizieren, wie unter 7.1 beschrieben. Herz-Kreislauf-Funktion ständig überwachen!
Bei Patienten mit schwerer Zyanose sollte nicht mit Barbituraten eingeleitet werden. Hier empfiehlt sich die Kombination Etomidat-Fentanyl.
- Weiteres Vorgehen wie unter 7.1 beschrieben.

## 7.3 Einleitung eines unkooperativen Kindes

Kommt das Kind bereits schreiend und abwehrend in den Einleitungsraum und bleiben alle Beruhigungsversuche erfolglos, sollte die Narkose mit *Ketamin* (Ketanest) i.m. eingeleitet werden.
Die Dosierung beträgt etwa 5–10 mg/kg KG. Sobald das Ketamin zu wirken beginnt, wird ein venöser Zugang gelegt. Danach Injektion eines Muskelrelaxans; bis zum Wirkungseintritt Beatmung mit Sauerstoff über Maske, dann endotracheale Intubation.
Läßt sich nicht so rasch ein venöser Zugang legen, kann auch Succinylcholin i.m. injiziert werden (3–4 mg/kg KG); danach bis zur Intubation Beatmung mit Sauerstoff über Maske.

## 7.4 Einleitung bei Rechts-Links-Shunt

Bei zyanotischen Herzfehlern kann die Narkose, je nach hämodynamischem Zustand des Kindes, intravenös oder per Inhalation eingeleitet werden. Wenn möglich, sollte die i. v.-Einleitung bevorzugt werden.

Bei der Einleitung von Kindern mit Rechts-links-Shunt muß folgendes beachtet werden:
- Anästhetika, die den peripheren Gefäßwiderstand herabsetzen, verstärken den Rechts-links-Shunt und damit die Minderdurchblutung der Lunge.
- Ein Abfall des Herzzeitvolumens kann die Zyanose verstärken, weil die periphere Durchblutung vermindert wird und die $O_2$-Ausschöpfung aus dem Blut zunimmt.
- Kinder mit Rechts-links-Shunt, bei denen bereits ein künstlicher Shunt zwischen Systemkreislauf und Pulmonalarterie angelegt worden ist, benötigen einen ausreichend hohen arteriellen Perfusionsdruck, damit die Lungendurchblutung über den künstlichen Shunt aufrechterhalten wird.
- Die Narkoseeinleitung per Inhalation verläuft bei Kindern mit verminderter Lungendurchblutung verzögert.
- Kinder mit schwerer Zyanose sollten nicht mit myokarddepressiven und/oder peripher vasodilatierenden Anästhetika eingeleitet werden.

## 7.5 Einleitung bei Links-rechts-Shunt

Bei diesen Kindern kann die Einleitung ebenfalls per Inhalation oder intravenös erfolgen. Das Einschlafen mit Inhalationsanästhetika verläuft meist rasch, mit i. v.-Anästhetika eher verzögert. Praktisch wird wie unter 7.1 beschrieben vorgegangen.

> **!** Vorsicht: Blutdrucksteigernde Substanzen können den Links-rechts-Shunt verstärken. Liegt ein bidirektionaler Shunt vor, so verläuft die Einleitung mit beiden Methoden meist normal.

## 7.6 Einleitung von Neugeborenen und schwerkranken Kleinkindern

Neugeborene können entweder im Wachzustand (nur, wenn schwerkrank) oder bevorzugt nach Einleitung mit einem Inhalations- oder i. v.-Anästhetikum intubiert werden. Liegt bereits ein venöser Zugang, sollte immer intravenös eingeleitet werden.

Schwerstkranke Kleinkinder können ebenfalls im Wachzustand intubiert werden. Die i. v.-Narkoseeinleitung sollte bevorzugt werden.

## 8 Aufrechterhaltung der Narkose

Die Auswahl von Anästhetika zur Aufrechterhaltung der Narkose muß sich v. a. an den zuvor für die Narkoseeinleitung beschriebenen Prinzipien orientieren. Für die i. v.-Anästhetika gilt jedoch: Sie sind praktisch immer anwendbar, während für Inhalationsanästhetika bestimmte Einschränkungen gelten. Hierauf wird bei den einzelnen Herzfehlern genauer eingegangen. Ein weiterer Gesichtspunkt ist die postoperative Versorgung. Soll das Kind nach einem weniger invasiven Eingriff (d. h. ohne Herz-Lungen-Maschine) vor dem Transport extubiert werden, so empfiehlt sich eine Inhalationsanästhesie.

## 9 Anästhesie bei Operationen ohne Herz-Lungen-Maschine

Nachfolgend sind die wichtigsten Herzfehler bzw. Operationsverfahren zusammengestellt, bei denen ohne Herz-Lungen-Maschine vorgegangen wird.
- Ductus Botalli,
- Gefäßringe,
- Aortenisthmusstenose,
- Palliativeingriffe: Shuntoperationen, Banding der Pulmonalarterie.

Für die Auswahl der Anästhetika bei diesen Operationen gelten im wesentlichen die unter Abschn. 7 näher erläuterten pathophysiologischen Prinzipien sowie der hämodynamische Zustand des Kindes, daneben noch postoperative Gesichtspunkte.

> **Die Standardnarkoseüberwachung umfaßt:**
> - präkordiales Stethoskop bzw. nach Einleitung: Ösophagusstethoskop,
> - EKG-Monitor,
> - Pulsoxymeter,
> - Kapnometer,
> - Blutdruckmanschette,
> - Temperatursonde.

Für die Volumenzufuhr reicht meist eine großlumige Venenkanüle aus; nur wenn massive Blutverluste zu erwarten sind, werden mehrere Venenkanülen gelegt. Ein zentraler Venenkatheter und eine arterielle Kanüle sind nur bei kritisch kranken Kindern erforderlich. Ein Blasenkatheter sollte nur bei sehr langdauernden Eingriffen gelegt werden.

### 9.1 Persistierender Ductus Botalli

Der Ductus arteriosus ist die normale fetale Gefäßverbindung zwischen A. pulmonalis und Aorta. Während des Fetallebens fließt über den Ductus das Blut aus der A. pulmonalis an der Lunge vorbei in die Aorta. Funktionell schließt sich der

Shunt gewöhnlich innerhalb weniger Stunden nach der Geburt, die Obliteration tritt in der 2.–9. Lebenswoche bei 90 % aller Kinder ein.

Der isolierte offene Ductus Botalli macht rund 10 % aller kongenitalen Herzfehler aus. Er tritt bei 1 von 2000 reifen Neugeborenen auf, hingegen bei bis zu 45 % der Frühgeborenen unter 1750 g.

### 9.1.1 Pathophysiologie

Normalerweise verschließt sich der Ductus funktionell nach der Geburt, weil durch die Lungenatmung des Neugeborenen der $O_2$-Gehalt des Blutes zunimmt und hierdurch der Widerstand in den Lungenarteriolen abfällt. Dadurch sinkt der Lungengefäßwiderstand; das Blut fließt bevorzugt in die Lungen statt über den Ductus. Abnahme des Ductusblutflusses und Zunahme des lokalen $O_2$-Gehalts führen zum Verschluß des Ductus.

- Verschließt sich der Ductus jedoch nicht, so tritt ein erheblicher Links-rechts-Shunt auf, weil der Lungengefäßwiderstand niedrig ist.
  Das Blut fließt dabei kontinuierlich während der Systole und der Diastole. Während der Systole wird ein normaler arterieller Blutdruck aufrechterhalten, während der Diastole fällt hingegen der Druck ab, weil durch den ungehinderten Fluß des Blutes in die Lunge der periphere Widerstand abnimmt.
  Verschließt sich der Ductus nicht, so treten pulmonale und kardiale Veränderungen auf.
- Es entsteht eine pathologische Lungendurchblutung (Abb. 1): bereits arterialisiertes Blut fließt aus der Aorta über den Ductus in die Lunge zurück, ohne die peripheren Gewebe zu erreichen. Diese Rezirkulation ist nicht nur ineffektiv; vielmehr nimmt auch die Lungendurchblutung z. T. erheblich zu. Sie kann z. B. das Dreifache des systemischen Blutflusses betragen.

> Das Verhältnis von Lungendurchblutung zu systemischer Durchblutung kann anhand von Herzkatheterdaten eingeschätzt werden:
> geringer Shunt: $< 2:1$,
> mäßiger Shunt: zwischen $2:1$ und $3:1$,
> großer Shunt: $> 3:1$.

- Aufgrund der gesteigerten Lungendurchblutung entstehen reaktive Veränderungen der Lungenarteriolen. Hierdurch steigt der pulmonale Gefäßwiderstand an, der Shunt nimmt nachfolgend ab. Wird der Ductus nicht unterbunden, so tritt häufig eine irreversible pulmonale Hypertonie ein.
- Durch den gesteigerten Rückfluß von Blut aus der Lunge in das Herz wird der linke Ventrikel erheblich belastet. Hierdurch kann bereits im Kleinkindalter wegen einer Herzinsuffizienz der Tod eintreten.
- Bei länger bestehender pulmonaler Hypertonie kann sich der Shunt umkehren, so daß nun ungesättigtes Blut aus der A. pulmonalis in die Aorta fließt. Dieses seltene Stadium gilt als irreversibel.

**Abb. 1.** Persistierender Ductus arteriosus mit Links-rechts-Shunt von der Aorta über den Ductus in die A. pulmonalis

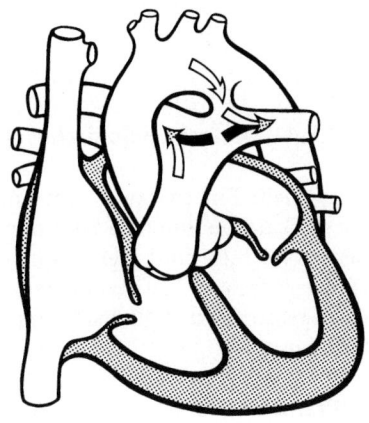

## 9.1.2 Klinisches Bild und Diagnose

Typischerweise sind die Kinder zum Zeitpunkt der Geburt asymptomatisch. Bald entwickelt sich ein kontinuierliches Maschinengeräusch. Mit zunehmender pulmonaler Hypertonie und abnehmendem Shunt wird das Geräusch leiser bzw. tritt nur noch systolisch auf und verschwindet schließlich ganz. Im schweren Endstadium entwickelt sich eine Zyanose.

Einige Neugeborene gedeihen schlecht und entwickeln eine Linksherzinsuffizienz.

Die Diagnose wird durch Herzkatheteruntersuchung gesichert: Der Katheter gleitet durch den rechten Ventrikel über die A. pulmonalis in die Aorta.

## 9.1.3 Operation

Bei der Operation wird der Thorax in rechter Seitenlage des Kindes im 3. ICR antero- oder posterolateral eröffnet und der Ductus durchtrennt. Die durchtrennten Enden werden vernäht. Die Operation ist bei allen Patienten mit offenem Ductus indiziert. Hierbei gilt:

*dringliche Indikation:*
- Herzinsuffizienz beim Kleinkind,
- Schwangerschaft bei Frauen mit Ductus,
- Atemnotsyndrom bei Frühgeborenen;

*therapeutische Indikation:*
- verzögertes Wachstum,
- pulmonale Hypertonie bei noch bestehendem Links-rechts-Shunt (risikoreich!);

*prophylaktische Indikation:*
- Ductus Botalli ohne Symptome,
- obstruktive Lungengefäßerkrankungen,

- bakterielle Endokarditis,
- Aneurysmabildung.

### 9.1.4 Anästhesiologisches Vorgehen

■ **Spezielle Einschätzung und Vorbereitung.** Das Hauptaugenmerk richtet sich auf die kardiopulmonale Funktion: Allgemeine Aktivität und Größe des Kindes; periphere Pulse und Herzfrequenz; Herzgröße, Lautstärke und Charakter des Herzgeräusches; Herzinsuffizienz in der Vorgeschichte; jetzige Zeichen der Herzinsuffizienz; Digitalistherapie; Größe des Links-rechts-Shunts (Herzkatheterbefund).

■ **Prämedikation.** Gewöhnlich genügt eine durchschnittliche Standardprämedikation; Atropin sollte, wenn gewünscht, bevorzugt nach der Narkoseeinleitung gegeben werden.

■ **Narkoseverfahren.** Die Art des Narkoseverfahrens spielt bei den meisten Kindern keine wesentliche Rolle: eine i. v.-Narkose kann ebenso angewendet werden wie eine Inhalationsnarkose; jeweils mit endotrachealer Intubation und Muskelrelaxierung. Wichtig für den Operateur ist ein relativ bewegungsloses Operationsgebiet, damit die diffizile Präparation und Durchtrennung des Ductus gefahrlos durchgeführt werden kann.

### 9.1.5 Praktische Leitsätze für die Narkose

▶ Die Narkose kann intravenös oder per Inhalation eingeleitet werden (Technik s. unter 7).
▶ Als venöser Zugang genügt meist eine gut laufende Venenkanüle; ein zentraler Venenkatheter ist höchstens bei Kindern mit Herzinsuffizienz erforderlich; eine arterielle Kanüle ist so gut wie immer überflüssig.
▶ Die Narkoseüberwachung umfaßt: Ösophagusstethoskop (oder ein nicht im Operationsgebiet befestigtes Stethoskop auf dem Thorax); Blutdruckmanschette, EKG-Monitor; Temperatursonde.
▶ Nach der Narkoseeinleitung wird das Kind auf die *rechte* Seite gelagert, damit eine (links)anterolaterale oder posterolaterale Thorakotomie durchgeführt werden kann.
▶ Vor der Thorakotomie muß Blut bereitgestellt werden (Blutungsgefahr aus dem Ductus). Außerdem sollte das Kind zu diesem Zeitpunkt gut relaxiert sein, um Abwehrbewegungen beim Eröffnen des Thorax zu verhindern.
▶ Für die Operation muß die obere Lunge beiseitegedrückt werden. Hierdurch wird die Ventilation z. T. erheblich eingeschränkt. In dieser Phase sollte mit 100 % Sauerstoff beatmet werden. Der Anästhesist muß darauf achten, daß die komprimierte Lunge mit jedem Atemzug mindestens bis zu 1/3 ihrer Kapazität beatmet wird. Außerdem sollte die Lunge in bestimmten Zeitabständen voll gebläht werden.

Ebenso muß fortlaufend kontrolliert werden, ob die untere Lunge ausreichend belüftet wird.
- Bei der Präparation des Ductus können der N. vagus und der N. recurrens beschädigt werden. Verletzung des N. recurrens führt zu langanhaltender Heiserkeit.
- Für die Unterbindung, Durchtrennung und Vernähung des Ductus ist ein besonders *ruhiges Operationsfeld* erforderlich. Während dieser Phase sollte das Kind behutsam per Hand mit dem Atembeutel beatmet werden. Bei jeder Naht kann die Atmung kurz unterbrochen werden.
- Unmittelbar nach Abklemmen des Ductus überprüft der Anästhesist das Ductusgeräusch: es sollte verschwunden sein. Ist das Geräusch dennoch weiterhin zu hören, so wurde das falsche Gefäß abgeklemmt.
- Eine weitere kritische Phase ist das Eröffnen der Klemmen, nachdem die Nähte gelegt worden sind: Tritt eine Blutung auf, so müssen weitere Nähte bei möglichst bewegungslosem Operationsgebiet gelegt werden.
- Die Flüssigkeitszufuhr sollte knapp gehalten werden, zumal nach Abklemmen des Ductus zunächst mehr Volumen in den Systemkreislauf einströmt.
- Die Narkose sollte so gesteuert werden, daß das Kind am Ende der Operation wach ist und extubiert werden kann. Bei Inhalationsanästhesie kann Halothan häufig nach Verschluß der Pleura abgestellt werden.

Vor Verschluß des Thorax Atelektasen vollständig mit dem Atembeutel aufblähen.

### 9.1.6 Besonderheiten bei Frühgeborenen und reifen Neugeborenen

■ **Reife Neugeborene.** Besteht bei einem reifen Neugeborenen ein offener Ductus mit großem Shunt, sollte operiert werden, um eine pulmonale Hypertonie mit Rechtsherzinsuffizienz zu vermeiden.

■ **Frühgeborene.** Nicht selten findet sich ein offener Ductus arteriosus bei Kindern mit idiopathischem Atemnotsyndrom, gewöhnlich eine lebensbedrohliche Kombination. Die Operation wird durchgeführt, um den Verlauf des Atemnotsyndroms (RDS) abzukürzen. Der richtige Operationszeitpunkt ist nicht genau bekannt.

Häufig wird versucht, den Ductus medikamentös durch Infusion des Prostaglandin-$E_1$-Synthesehemmers Indometacin zu verschließen (Kontraindikationen: Hirnblutungen, Niereninsuffizienz).

Die operative Durchtrennung des Ductus wird meist erst durchgeführt, wenn eine therapierefraktäre schwere Herzinsuffizienz besteht.

**Leitsätze für die Narkose**
- Präoperativ: Standardlaborwerte; Thoraxröntgenbild, evtl. Herzkatheter. Störungen des Flüssigkeits- und Elektrolythaushalts sowie des Säure-Basen-Gleichgewichts korrigieren. Wenn erforderlich, digitalisieren. Überprüfen, ob reife Frühgeborene Vitamin K erhalten haben. Hypothermie vermeiden; Operationssaal auf ca. 27 °C vorheizen.

- Nach Lagerung des Kindes auf dem Operationstisch Wärmelampe bis zum Abwaschen anstellen (Vorsicht: Verbrennungsgefahr).
- Ist das Kind noch nicht intubiert, so wird im Wachzustand intubiert. Vorher präoxygenieren!
- Ist das Kind bereits intubiert und sind inspiratorische $O_2$-Konzentration und zugehöriger $p_aO_2$ bekannt, so wird zunächst die gleiche $O_2$-Konzentration zugeführt, wenn der $p_aO_2$ zwischen 80–100 mm Hg liegt. Beträgt der $p_aO_2$ ca. 60 mm Hg, so wird zunächst die inspiratorische $O_2$-Konzentration 10–15% höher eingestellt. Dann Neueinstellung entsprechend den Blutgasanalysen.
- Überwachung: Stethoskop, Blutdruckmanschette, EKG-Monitor, Pulsoxymeter, Temperatursonde.
- 1 Venenkanüle. Bei sehr schwer kranken Kindern kann arteriell kanüliert werden.
- Narkoseverfahren: z. B. Lachgas/Sauerstoff + Muskelrelaxierung; oder Lachgas/Sauerstoff/Sevofluran + Muskelrelaxierung; oder Sauerstoff/Luft/Sevofluran + Muskelrelaxierung. Bei schwerkranken Kindern: Fentanyl (0,5–2 µg/kg KG)/Luft/Sauerstoff + Muskelrelaxierung.
- Bei vorbestehender Herzinsuffizienz: negativ-inotrop wirkende Anästhetika und Adjuvanzien vermeiden, medikamentöse Therapie perioperativ fortsetzen.
- Während der Operation Körpertemperatur im Normbereich halten.
- $p_aO_2$ zwischen 60 und 80 mm Hg; wenn erforderlich, metabolische Azidose korrigieren (Vorsicht: Hypernatriämie bei übermäßiger Natriumbikarbonatzufuhr).
- Vor Verschluß des Thorax Lunge blähen bzw. Atelektasen vollständig beseitigen.
- Über die postoperative Atemtherapie muß individuell entschieden werden.

## 9.2 Aortenisthmusstenose (Koarktation)

Koarktationen oder Verengungen können im gesamten Bereich der thorakalen (und abdominalen) Aorta auftreten. Einengungen der Aorta descendens distal der A. subclavia werden als Aortenisthmusstenosen bezeichnet. Die Einteilung in präduktale (selten) und postduktale (häufig) Formen gilt als überholt. Statt dessen sollte folgende Einteilung bevorzugt werden: umschriebene juxtaduktale Koarktation, Hypoplasie des Aortenisthmus und Unterbrechungen des Aortenbogens (Arkusstenosen). Koarktationen umfassen 5–8 % aller kongenitalen Herzfehler. Am häufigsten ist die umschriebene juxtaduktale Koarktation; männliche Kinder sind 2- bis 5mal häufiger betroffen als weibliche Kinder; Begleitmißbildungen sind nicht selten: Turner-Syndrom, bikuspidale Aortenklappe, Ventrikelseptumdefekt, Mitralstenose oder -insuffizienz. Die Hypoplasie des Aortenisthmus (sog. präduktale Koarktation) ist hingegen selten und so gut wie immer mit schweren anderen Herzmißbildungen verbunden: großer Ventrikelseptumdefekt, Endokardkissendefekte, Transposition der großen Arterien, „double outlet right ventricle". Unterbrechungen des Aortenbogens sind sehr selten und verlaufen meist tödlich.

In Abb. 2 ist die juxtaduktale Koarktation der Aorta schematisch dargestellt:

**Abb. 2.** Juxtaduktale Koarktation der Aorta mit verschlossenem Ductus arteriosus

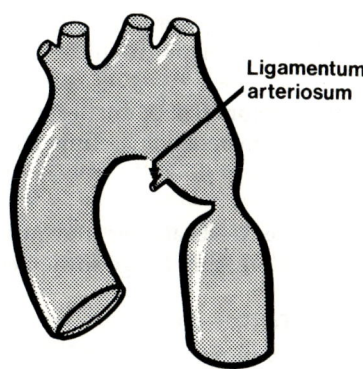

## 9.2.1 Pathophysiologie

Zumeist ist bei den Koarktationen das Lumen der Aorta nahezu vollständig obliteriert. Darum hängt das Überleben von einem ausreichenden Kollateralkreislauf ab. Bei der *juxtaduktalen Koarktation* ist der Ductus arteriosus verschlossen. Der linke Ventrikel pumpt sein gesamtes Blut in den Aortenbogen. Von dort wird das Blut zu den Armen und in den Kopf geleitet. Hingegen wird die untere Körperhälfte über einen Umgehungskreislauf versorgt: Blut fließt aus den Aa. subclaviae und mammariae internae in umgekehrter Richtung über die Interkostalarterien in die periphere Aorta.

Anders bei *Hypoplasie des Aortenisthmus:* Hier versorgt der linke Ventrikel nur den Aortenbogen sowie Kopf und obere Extremitäten, während der rechte Ventrikel über den offenen Ductus arteriosus Blut in die A. descendens pumpt und auf diese Weise die untere Körperhälfte versorgt.

> Durch die Obstruktion der Aorta nimmt die Belastung des Herzens zu; systolischer und diastolischer Blutdruck steigen nach und nach an; es entsteht eine linksventrikuläre Hypertrophie, später kann sich eine Herzinsuffizienz entwickeln.

## 9.2.2 Klinisches Bild und Diagnose

Die meisten Kinder mit umschriebener juxtaduktaler Koarktation sind beschwerdefrei. Das klinische Bild hängt v. a. davon ab, wie schnell sich die Obstruktion entwickelt. Eine sich rasch entwickelnde schwere Obstruktion beim Kleinkind führt zur Linksherzinsuffizienz mit Minderversorgung des Körperkreislaufs.

Als typisch für die Koarktation gelten folgende **Zeichen:**
- Hypertonus in den oberen Extremitäten,
- verzögerte, stark abgeschwächte oder fehlende Femoralarterienpulse,
- niedriger oder nicht meßbarer Blutdruck in den unteren Extremitäten,
- mittsystolisches Geräusch über dem vorderen Thorax sowie im Rücken.

ausreichendem Kollateralkreislauf meist gut aufrechterhalten. Beachte hierbei:

> **Minderdurchblutung der A. spinalis anterior kann das Rückenmark schädigen. Die Häufigkeit von ischämischen Rückenmarkschäden beträgt 0,5 %!**

▶ Blutdruckanstieg in der oberen Körperhälfte kann meist mit Sevofluran beseitigt werden; hierbei sollte der Blutdruck leicht über die Norm erhöht gehalten werden. Läßt sich der Blutdruck mit Sevofluran nicht befriedigend senken oder wird eine Opiatanästhesie durchgeführt, so kann der Blutdruck vorsichtig mit Nitroprussid (Infusionspumpe) oder Servofluransupplementierung gesenkt werden.

> **!** **Hypotension muß jedoch unbedingt vermieden werden, damit keine Minderdurchblutung des Rückenmarks eintritt.**

▶ Bevor der Chirurg die Aortenklemmen öffnet, sollte(n)
- Blut transfusionsbereit sein,
- Sevofluran und/oder der Vasodilatator einige Minuten vorher abgestellt werden,
- arterielle Blutgase und Säure/Basen normalisiert sein,
- keine Hypovolämie (mehr) bestehen.

▶ Die Aortenklemmen werden langsam geöffnet, zunächst die distale, dann die proximale. Bei massiven Blutverlusten muß die Aorta erneut abgeklemmt werden. Ebenso, wenn der Blutdruck unter 100 mm Hg abfällt.

▶ Mit Beginn des Thoraxverschlusses sollte die Anästhetikazufuhr reduziert werden, damit das Kind am Ende der Operation wach ist und extubiert werden kann. Patienten mit Herzinsuffizienz werden nicht extubiert, sondern zunächst postoperativ nachbeatmet.

▶ Unmittelbar nach der Korrektur oder einige Zeit später kann eine „*Reboundhypertonie*" auftreten, die vorübergehend antihypertensiv behandelt werden muß.

▶ Postoperative Interkostalnervenblockade zur Schmerzbekämpfung ist wegen der erweiterten Interkostalarterien nicht ungefährlich.

## 9.3 Gefäßringe

Gefäßringe sind Mißbildungen des Aortenbogens, durch die Trachea und/oder Ösophagus eingeengt werden (Abb. 3). Das Herz ist bei diesen Mißbildungen nicht betroffen; ebensowenig ist die Gefäßfunktion beeinträchtigt. Symptome treten meist erst Wochen oder Monate nach der Geburt auf. Sie hängen im wesentlichem vom Ausmaß der Kompression von Trachea und Ösophagus ab. Bei Kompression der Trachea bestehen meist folgende Zeichen: Stridor, rezidivie-

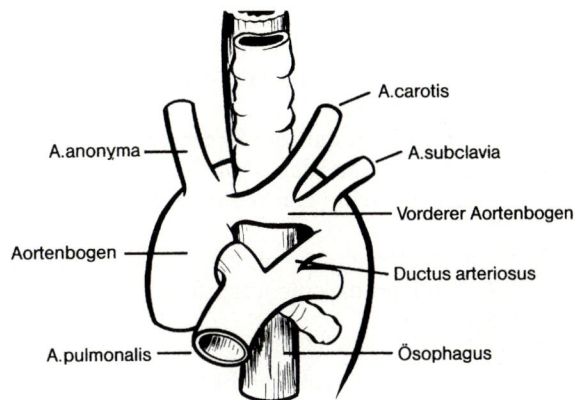

**Abb. 3.** Doppelter Aortenbogen, Ansicht von vorn

rende Atemwegsinfekte und Husten. Ist die Kompression stark, so halten die Kinder ihren Kopf häufig überstreckt, um besser Luft zu bekommen. Durch diese Haltung wird nämlich die Trachea gestreckt und die Kompression durch den Gefäßring vermindert. Hierauf sollte bei der Narkoseeinleitung Rücksicht genommen werden.

Die wichtigsten Gefäßmißbildungen sind:
- doppelter Aortenbogen,
- rechter Aortenbogen mit linksseitigem Ductus oder Lig. arteriosum,
- aberrierende rechte A. subclavia.

**Diagnose:** Nachweis einer pulsierenden Konstriktion durch Tracheoskopie und/oder Ösophagoskopie. Röntgenologischer Nachweis einer Einengung der Trachea und/oder des Ösophagus. Die Tracheaeinengung liegt gewöhnlich kurz oberhalb der Carina.

### 9.3.1 Operation

Thorakotomie im linken 3. oder 4. ICR; danach Unterbindung des kleineren Anteils des Gefäßrings oder des Ductus arteriosus.

### 9.3.2 Anästhesiologisches Vorgehen

> Die Hauptrisiken des Eingriffs sind:
> - Verlegung der Atemwege vor, während und nach dem Eingriff,
> - akute massive Blutverluste bei der Präparation der großen Gefäße.

#### Praktische Leitsätze für die Narkose
▶ Bei Kindern mit schwerer Atemwegsstenose sollte bevorzugt per Inhalation eingeleitet werden.

Muskelrelaxanzien und i. v.-Anästhetika sollten erst zugeführt werden, wenn sicher über Maske/Atembeutel beatmet werden kann.

Bei schwerer respiratorischer Insuffizienz, z. B. durch Infekte, wird mit Sevofluran/$O_2$ eingeleitet.

▶ Bei der Intubation darf der Endotrachealtubus nicht über die verengte Stelle hinausgeschoben werden; tödliche postoperative Schwellung dieses Bereichs kann die Folge sein (Tracheotomie hilft nicht, weil die verengte Stelle zu tief liegt!).

▶ Für den Volumenersatz werden 1–2 sicher laufende Venenkanülen gelegt. Arterielle Kanülierung kann nützlich sein, wenn eine respiratorische Insuffizienz vorliegt.

▶ Durch chirurgische Manipulationen kann schlagartig die Trachea komplett verlegt werden, so daß eine Beatmung nicht mehr möglich ist.

▶ Blut muß immer verfügbar sein, weil akute Blutungen durch Verletzungen der großen Gefäße auftreten können.

▶ Die Extubation darf erst erfolgen, wenn das Kind wieder kräftig atmen kann. Vorsicht: Nach der Extubation kann eine schwere Atemwegsobstruktion auftreten, obwohl die Trachea durch die Operation entlastet worden ist.

## 9.4 Palliativoperationen

Palliativoperationen bei kongenitalen Herzfehlern werden durchgeführt, wenn die Lungendurchblutung bei Fehlern mit Rechts-links-Shunt kritisch vermindert ist und eine Korrektur nicht oder noch nicht möglich ist, z. B. bei Fallot-Tetralogie oder Transposition der großen Arterien, außerdem bei Fehlern mit Links-rechts-Shunt und übermäßig gesteigerter Lungendurchblutung, die ebenfalls noch nicht korrekturfähig sind, z. B. VSD.

> Bei Fehlern mit Rechts-links-Shunt werden künstliche Links-rechts-Shunts angelegt: bei Fehlern mit stark gesteigerter Lungendurchblutung wird hingegen der Blutfluß durch die A. pulmonalis mit Hilfe eines Bändchens gedrosselt („banding").

Zu den wichtigsten künstlichen Links-rechts-Shunts (Abb. 4) gehören:
- Rashkind,
- Blalock-Taussig-Anastomose,
- Waterston- oder Cooley-Anastomose,
- Potts-Anastomose,
- Blalock-Hanlon-Operation,
- Brock-Operation,
- Glenn-Anastomose.

*Das allgemeine anästhesiologische Vorgehen* ist wie folgt:

▶ Narkoseeinleitung mit Lachgas/Sauerstoff 50:50 + Sevofluran, oder Sauerstoff + Sevofluran oder intravenös.

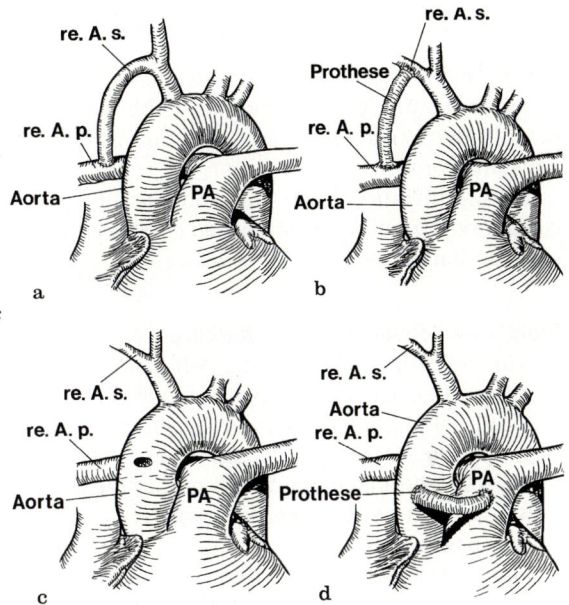

**Abb. 4. a–d.** Shuntoperationen bei kindlichen Herzfehlern. **a** Blalock-Taussig-Anastomose zwischen A. subclavia und A. pulmonalis; **b** A.-subclavia-A.-pulmonalis-Interponat aus Gore-Tex; **c** Cooley-Waterston-Anastomose zwischen Aorta ascendens und rechter Pulmonalarterie; **d** zentrale Anastomose: Gore-Tex-Shunt zwischen dem Hauptstamm der A. pulmonalis und der Aorta ascendens. *re A. s.* rechte A. subclavia, *re A. p.* rechte A. pulmonalis, *PA* Pulmonalarterie

- Blutverluste sind selten während der Operation. Darum genügt meist eine Venenkanüle.
- Während der Operation sollte großzügig Flüssigkeit zugeführt werden, besonders bei hohem Hämatokrit.
- Nach Eröffnen des Thorax wird mit Halothan und 100 % Sauerstoff beatmet.
- Für die Operation ist ein ruhiges Operationsgebiet erforderlich. Darum Muskelrelaxierung.
- Am Ende der Operation können die meisten Kinder extubiert werden.

### 9.4.1 Rashkind-Ballonvorhofseptostomie

Dieser Eingriff wird zumeist am Ende der Herzkatheterisierung bei Kleinkindern durchgeführt, um eine ausreichende Shuntverbindung zwischen Pulmonalkreislauf und Systemkreislauf herzustellen, so daß die Kinder überleben können, z. B. gelegentlich bei Transposition oder bei Trikuspidalatresie.

Hierzu wird von der V. femoralis aus ein Ballonkatheter über den rechten Vorhof durch das Foramen ovale in den linken Vorhof geschoben und anschließend mit gefülltem Ballon (Kontrastmittel) brüsk durch das Vorhofseptum zurückgezogen. Dieser Vorgang wird einige Male wiederholt. Bei Erfolg ist ein künstlicher Vorhofseptumdefekt geschaffen worden, der eine Mischung des Blutes ermöglicht.

## 9.4.2 Blalock-Taussig-Anastomose

Hierbei handelt es sich um eine rechts- oder linksseitige Anastomosierung der A. subclavia mit der A. pulmonalis (Abb. 4 a). Hierzu wird die A. subclavia etwa in Höhe der Axilla durchtrennt und End-zu-Seit mit der gleichseitigen A. pulmonalis anastomosiert.

Als Modifikation kann auch ein Gore-Tex-Shunt zwischen A. subclavia und A. pulmonalis interponiert werden (Abb. 4 b). die Blalock-Taussig-Anastomosen sind am haltbarsten und zuverlässigsten.

**Praktische Leitsätze für die Narkose**
- Vor der Operation Atropin, Adrenalin, Kalzium in angemessener Verdünnung aufziehen, ebenso Natriumbikarbonat.
- Blutdruckmanschette an der Gegenseite des Shunts anlegen (sonst wird im Verlauf der Operation der Anästhesist erschreckt „Pulslosigkeit" feststellen). Bei schwerkranken Kindern Kanülierung der linken A. radialis; Kontrolle der Blutgase und Säure-Basen-Parameter.
- Wegen der Kompression der oben liegenden Lunge muß nach Eröffnung des Thorax mit 100 % Sauerstoff sowie Halothan beatmet werden.
- Bradykardie durch vagale Stimulation kann beim Freipräparieren der A. subclavia auftreten. Darum Atropin griffbereit! Stimulation abbrechen lassen!

> ! Schwerste Bradykardie oder Herzstillstand droht beim Abklemmen der A. pulmonalis. Höchste Gefahr, denn das HZV fällt ab, ebenso die $O_2$-Sättigung, zumal nur eine Lunge durchblutet wird.

Bradykardie sofort beseitigen, außerdem Azidose ausgleichen (ggf. Adrenalin, Natriumbikarbonat bzw. Tris). Tödlich verläuft meist folgende Kombination: schwerer Abfall des HZV mit Hypoxämie und rasch zunehmender Azidose bei nur einer durchbluteten Lunge.

## 9.4.3 Cooley-Waterston-Anastomose

Dies ist eine Anastomosierung zwischen der aszendierenden Aorta und der *rechten* Pulmonalarterie (Abb. 4 c). Die Anastomose sollte etwa 4 mm Durchmesser aufweisen. Bei zu großer Anastomose nimmt die Lungendurchblutung übermäßig zu. Lungenödemgefahr! Pulmonale Hypertonie! Ein weiterer Nachteil dieser Anastomose: Abknicken oder Stenose der Pulmonalarterie proximal von der Anastomose. Hierdurch kann bevorzugt die rechte Lunge durchblutet werden, während die linke Pulmonalarterie evtl. hypoplastisch wird.

*Operativer Zugang.* Rechtsseitige Thorakotomie in linker Seitenlage. Anästhesie wie bei Blalock-Taussig-Anastomose.

### 9.4.4 Zentrale Anastomose

Hierbei wird die aszendierende Aorta über einen Gore-Tex-Shunt mit dem Hauptstamm der A. pulmonalis anastomosiert, z. B. wenn nach vorangegangenen Operationen die Aa. subclaviae nicht mehr verwendet werden können (Abb. 4 d).

### 9.4.5 Potts-Anastomose

Hierbei wird die deszendierende Aorta mit der *linken* Pulmonalarterie anastomosiert. Die Operation wird wegen ihrer Spätkomplikationen (pulmonale Hypertonie durch zu große Shuntdurchblutung) nur noch selten durchgeführt.

### 9.4.6 Blalock-Hanlon-Operation

Hierbei handelt es sich um eine Septektomie des Vorhofs. Die Operation wird palliativ bei Transposition durchgeführt, wenn durch die Rashkind-Ballonseptostomie kein ausreichend großer Vorhofseptumdefekt geschaffen werden konnte.

■ **Operatives Vorgehen.** Rechtsseitige laterale Thorakotomie im 5. ICR; Anschlingen der rechten Pulmonalarterie und Venen; Ausklemmen eines Teils der Vorhofwand einschließlich des Septums. Um den Blutverlust zu mindern, wird häufig der venöse Rückstrom kurzfristig durch Anschlingen der V. cava inferior und superior während der Septektomie unterbrochen.

**Anästhesiologisches Vorgehen**
Im wesentlichen wie bei Blalock-Taussig-Anastomose. Besonderheiten:
▶ Meist schwerkranke Kinder, darum möglichst Kanülierung der linken A. radialis.
▶ Vor Unterbrechung des venösen Rückstroms Patienten gut relaxieren (Bewegungen müssen unbedingt vermieden werden! Gabe von 100 % Sauerstoff). Vagale Reflexe durch Atropinzufuhr vermindern.
▶ Tritt beim Abklemmen eine *Bradykardie* auf, müssen Klemme und Zügel vorübergehend gelockert werden. Versuch nach einigen Minuten wiederholen. Kontrolle der Säure-Basen-Parameter, wenn nötig Korrektur!
▶ Hauptgefahr der Operation ist die *Luftembolie*. Darum muß der Anästhesist beim Ausscheiden des Vorhofseptums die Beatmung unterbrechen. Nach Verschluß des Vorhofs Lunge blähen, um die Lungengefäße zu komprimieren, das Herz mit Blut zu füllen und auf diese Weise Luft aus den Lungenvenen und dem Herzen zu verdrängen.

### 9.4.7 Brock-Operation

Dies ist eine geschlossene Infundibulumresektion mit Valvotomie, die z. B. gelegentlich bei Fallot-Tetralogie oder Pulmonalhypoplasie durchgeführt wird, um den Blutfluß durch die Pulmonalarterie zu verbessern. Manchmal wird die Operation auch bei Pulmonalatresie oder Pulmonalstenose durchgeführt.

Der *operative Zugang* erfolgt über eine linksanteriore Thorakotomie im 4. ICR. Nach einer kleinen Inzision des Herzens wird die Obstruktion durch Dilatatoren, Valvotome etc. erweitert. Hierbei darf die Unterbrechung der rechten Ausflußbahn nicht zu lange dauern. Das Operationsergebnis ist meist nicht genau vorhersehbar.

> Bei der Operation können massive Blutverluste auftreten. Darum 2 gut laufende Venenzugänge!

### 9.4.8 Glenn-Anastomose

Hierbei handelt es sich um eine Anastomosierung zwischen V. cava superior und rechter Pulmonalarterie. Wegen der schlechten Langzeitergebnisse wird die Operation nur selten durchgeführt. Der operative Zugang erfolgt über eine rechtsanteriore Thorakotomie. Die Operation selbst ist technisch einfach; spezielle Anästhesieprobleme sind nicht vorhanden.

### 9.4.9 Banding der Pulmonalarterie

Bei einigen Kindern mit stark gesteigerter Lungendurchblutung aufgrund eines Links-rechts-Shunts ist die vorübergehende Reduzierung des Pulmonalarterienblutflusses durch Bändelung der Arterie gerechtfertigt. So z. B. bei bestimmten Kindern mit Transposition und Ventrikelseptumdefekt oder bei Single ventricle oder anderen komplexen Herzfehlern mit gesteigerter Lungendurchblutung. Durch das Bändeln soll eine pulmonale Hypertonie verhindert bzw. vermindert werden. Die Operation wird gewöhnlich nur bei schwerkranken Kindern durchgeführt. Die Mortalität ist entsprechend hoch, die hämodynamischen Ergebnisse nicht vorhersehbar.

Der *operative Zugang* erfolgt über eine linksanteriore Thorakotomie in Rückenlage. Der Operateur schlingt ein 0,5–1 cm breites Silastic- oder Teflonband um den Stamm der Pulmonalarterie. Das Band darf nicht zu fest sitzen (Minderdurchblutung der Lunge) und nicht zu locker (Überdurchblutung der Lunge und Herzinsuffizienz bleiben bestehen). Direkte Druckmessung in der A. pulmonalis distal des Bändchens! Nach dem Banding steigt der arterielle Blutdruck gewöhnlich an, während die Herzfrequenz leicht abnimmt.

**Narkose**
Anästhesiologisch gelten die Prinzipien der Narkoseführung bei schwerkranken Kindern. Das Anschlingen der Pulmonalarterie sollte unter pulsoxymetrischer Kontrolle erfolgen, weil hiermit rasch ein ungenügender pulmonaler Blutfluß (Abfall der $O_2$-Sättigung) festgestellt werden kann.

Postoperativ müssen die Kinder häufig nachbeatmet werden, bis sich ihr Zustand gebessert hat.

## 10 Operationen mit der Herz-Lungen-Maschine

Die meisten *Korrekturoperationen* kongenitaler Herzfehler werden mit Hilfe der Herz-Lungen-Maschine durchgeführt. Alle Operationen, mit Ausnahme einiger sehr kurzer Eingriffe, erfolgen in Hypothermie des gesamten Körpers, oft unterstützt durch lokale Kühlung des Herzens. Bestimmte Herzfehler werden in tiefer Hypothermie bei totalem Kreislaufstillstand korrigiert.

Das Vorgehen bei der extrakorporalen Zirkulation entspricht in den Grundprinzipien dem der Erwachsenenchirurgie (Einzelheiten s. Kap. 6). Abweichungen ergeben sich jedoch im Detail; sie beruhen in erster Linie auf der unterschiedlichen Größe und einigen physiologischen Besonderheiten von Kindern.

### 10.1 Auswahl der Narkosemittel

Die wichtigsten Kriterien für die Auswahl der Narkosemittel sind in den vorangehenden Abschnitten dargestellt worden.

> Bei den meisten Kindern wird eine Basisnarkose mit Lachgas/Sauerstoff durchgeführt, ergänzt durch Inhalationsanästhetika, wie z. B. Isofluran oder Sevofluran oder Opioide, z. B. Fentanyl.

*Lachgas* sollte nicht angewendet werden, wenn eine *hypoxische Vasokonstriktion* der Lungengefäße besteht. Auch beim schwerkranken Kind wird auf die Lachgassupplementierung verzichtet und statt dessen eine reine i.v.-Anästhesie unter Beatmung mit 100 % Sauerstoff durchgeführt.

Besteht eine *starke Zyanose*, so muß Halothan sehr vorsichtig dosiert werden, um einen kritischen Abfall des Herzzeitvolumens zu vermeiden.

### 10.2 Monitoring

Bei Korrekturoperationen kongenitaler Vitien ist, ähnlich wie in der Herzchirurgie von Erwachsenen, ein umfangreiches und invasives Monitoring erforderlich. Auch hier gelten die gleichen Grundprinzipien und Methoden wie beim

Erwachsenen (s. Kap. 5). An dieser Stelle wird daher nur auf Besonderheiten hingewiesen.

Nachstehend sind die wichtigsten **Überwachungsmethoden** für Operationen mit der Herz-Lungen-Maschine im Kindesalter zusammengefaßt.

### Vor der Narkoseeinleitung
- präkordiales Stethoskop,
- EKG-Monitor,
- Blutdruckmanschette,
- Pulsoxymeter.

### Nach Narkoseeinleitung vor Operationsbeginn
- Ösophagusstethoskop,
- intraarterielle Druckmessung,
- zentrale Venendruckmessung,
- Kapnometrie,
- rektale und ösophageale Temperatursonde,
- Harnblasenkatheter,
- EEG-Monitor (fakultativ).

### Nach Korrektur, vor Verschluß des Thorax
- Herzschrittmacherdrähte,
- rechter Vorhofkatheter,
- linker Vorhofkatheter (bei entsprechender Indikation),
- Pulmonalarterienkatheter (bei entsprechender Indikation).

Diese Überwachungsverfahren werden ergänzt durch
- klinische Beobachtung und
- Laboruntersuchungen.

### 10.2.1 EKG-Monitor

Der EKG-Monitor dient bei Kindern v. a. dem Erkennen von *Herzrhythmusstörungen*. Arrhythmien sind häufig nach Korrekturoperationen zu erwarten, besonders Störungen der Erregungsleitung. Aus diesem Grund werden auch bei vielen Herzoperationen nach der Korrektur routinemäßig Vorhof- und Ventrikelschrittmacherdrähte gelegt.

### 10.2.2 Arterielle Kanülierung

Bei allen Eingriffen mit der Herz-Lungen-Maschine wird eine Arterie kanüliert und der Druck intraarteriell gemessen. Mit einiger Übung gelingt die perkutane Kanülierung von Arterien bei fast allen Kindern; Freilegungen sind nur selten erforderlich.

■ **Auswahl der Arterie.** Für die perkutane Kanülierung wird die A. radialis am Handgelenk bevorzugt. Die Punktion erfolgt unmittelbar proximal des Lig. carpale.

Meist wird eine 22-gg.-Kunststoffkanüle verwendet, bei älteren Kindern auch 20 gg. Sind die Punktionsverhältnisse schwierig, so können auch 20-gg.-Katheter mit Seldinger-Technik eingeführt werden. Für Neugeborene sind 24-gg.-Kanülen erhältlich, die jedoch wegen ihres geringen Durchmessers eine genaue Messung des Drucks beeinträchtigen können. Läßt sich die Arterie nicht perkutan kanülieren, so wird sie freigelegt und unter Sicht direkt punktiert.

Ist die Kanülierung der A. radialis nicht möglich, können alternativ die Femoralarterien oder die Temporalarterien gewählt werden. In die A. femoralis läßt sich relativ leicht per Seldinger-Technik ein 20-gg.-Katheter einführen.

> **Grundsätzlich gilt bei Kindern:**
> - Arterien werden erst nach der Narkoseeinleitung kanüliert!

■ **Praktischer Umgang mit der Arterienkanüle.** Um schwerwiegende Komplikationen zu verhindern und eine längere Verweildauer zu gewährleisten, sollte folgendes beachtet werden:
▶ Eine sichere Fixierung der Kanüle ist unbedingt erforderlich, ebenso eine auffällige Kennzeichnung, damit nicht versehentlich Medikamente intraarteriell injiziert werden.
▶ Dreiwegehähne werden nicht direkt an die Kanüle, sondern über ein Zwischenstück angeschlossen, um unnötige Bewegungen mit Traumatisierungen der Arterie zu vermeiden.
▶ Die Kanüle sollte kontinuierlich mit einer Kochsalz-Lösung über eine Infusionspumpe gespült werden, und zwar mit 1–2 ml/h. Druckspülungen über ein Intraflowsystem sind weniger günstig, v. a. weil eine Kontrolle der Volumenzufuhr beim Durchspülen nicht möglich ist.
▶ Bei Entnahmen von Blut sollte kein bzw. nur geringer Sog ausgeübt werden, damit die Intima der Arterienwand an der Kanülenspitze nicht traumatisiert wird. Starker Sog führt zum Kollaps der Arterienwände bzw. zum Arterienspasmus. Einmal entnommenes Blut sollte nicht wieder rückinjiziert werden, um Mikroembolisierungen zu vermeiden.
▶ Die Injektion von Luftbläschen in die Arterie muß unter allen Umständen vermieden werden.

### 10.2.3 Zentraler Venenkatheter

Zentrale Venenkatheter sind bei den meisten Operationen mit der Herz-Lungen-Maschine erforderlich. Sie dienen zur *Messung des zentralen Venendrucks* und der *sicheren Zufuhr von Medikamenten*.

■ **Auswahl der Vene.** Bei allen Kindern sollte grundsätzlich die Punktion der rechten V. jugularis interna bevorzugt werden, bei Mißerfolg die der linken. Wenig traumatisierend ist hierbei die Katheterisierung der Vene per Seldinger-Technik. Alternative: V. subclavia, evtl. Armvenen oder V. femoralis.

Gelingt die perkutane Katheterisierung der Venen nicht, so wird freigelegt, meist im Bereich der Ellenbeuge oder der V. saphena.

> **!** Bei Kindern mit zyanotischen Herzfehlern ist folgendes zu beachten:
> Die i.v.-Injektion auch kleinster Luftmengen muß unbedingt vermieden werden, damit keine Luftbläschen in die Koronararterien oder Hirnarterien eindringen können!

Dies gilt auch für azynotische Kinder, denn Luft könnte vom rechten Herzen über ein offenes Foramen ovale oder einen offenen Ductus arteriosus in den Systemkreislauf gelangen.

#### 10.2.4 Rechter und linker Vorhofkatheter

Beide Katheter werden vom Chirurgen kurz vor Beendigung der extrakorporalen Zirkulation direkt in die Vorhöfe eingeführt und durch die Haut nach außen geleitet. Sie dienen zur Überwachung der jeweiligen *Vorhofdrücke* während des Entwöhnens vom Bypass und in der postoperativen Phase. Die Vorhofdrücke entsprechen relativ genau den ventrikulären enddiastolischen Drücken – sofern keine Stenosen der AV-Klappen vorliegen. Die ventrikulären Füllungsdrücke (ventrikulären enddiastolischen Drücke) wiederum bestimmen aufgrund des Frank-Starling-Mechanismus im wesentlichen das Herzzeitvolumen.

■ **Linker Vorhofdruck.** Der mittlere Druck im linken Vorhof entspricht dem linksventrikulären Füllungsdruck. Der linke Ventrikel kann nur ein ausreichendes Herzzeitvolumen pumpen, wenn der Füllungsdruck im jeweils für den betreffenden Patienten individuell zu ermittelnden Normbereich liegt. Hierzu dient der linke Vorhofkatheter.
- Normalwerte LAP: 0–12 mm Hg.

■ **Rechter Vorhofdruck.** Bei einigen kongenitalen Vitien ist nicht der linke, sondern der rechte Ventrikel der limitierende Faktor für ein ausreichendes Herzzeitvolumen nach der Korrektur. Dann ist es sinnvoll, die Drücke in beiden Vorhöfen postoperativ zu überwachen und die Therapie danach auszurichten.
- Normalwerte RAP: −2 bis +6 mm Hg.

**Interpretation der Drücke:**
- Gleichzeitiger Abfall beider Drücke: Hypovolämie oder Besserung der Ventrikelfunktion.

- Allmählicher Anstieg beider Drücke: Hypervolämie oder Verschlechterung der Ventrikelfunktion.
- Abrupter Anstieg beider Drücke: lebensbedrohliche Arrhythmie oder Myokardischämie.
- Schlagartiger Abfall beider Drücke: lebensbedrohliche Blutung.
- Anstieg des rechten Vorhofdrucks mit gleichzeitigem Abfall des linken Vorhofdrucks: Herztamponade oder plötzlicher Anstieg des Lungengefäßwiderstands.
- Erhöhter rechter Vorhofdruck: zu hohe Beatmungsdrücke bei der postoperativen Beatmung.

**Praktischer Umgang mit den Vorhofkathetern:**
▶ Die Katheter werden in die Vorhöfe eingenäht, durch die Thoraxwand nach außen geleitet und an der Haut fixiert.
▶ Danach Anschluß der Druckaufnehmer und kontinuierliche Messung der Drücke.
▶ Infusionslösungen und Medikamente können ebenfalls über die Katheter zugeführt werden. Günstig ist die Zufuhr inotroper Substanzen wie Adrenalin über den linken Vorhofkatheter, weil hierbei eine geringere Dosis erforderlich ist und außerdem eine pulmonale Gefäßkonstriktion vermieden wird.
Umgekehrt können bei der Behandlung eines erhöhten pulmonalen Gefäßwiderstands Vasodilatatoren direkt über den rechten Vorhofkatheter infundiert werden.
▶ Werden lediglich die Drücke in den Vorhöfen registriert, sollten die Katheter kontinuierlich mit 1–2 ml Lösung/h gespült werden.
▶ Ist die Überwachung der Vorhofdrücke nicht mehr erforderlich, so werden die Katheter durch die Thoraxwand herausgezogen. Blutungen sind nicht zu erwarten.

## 10.3 Intraoperative Flüssigkeitszufuhr

Die Flüssigkeitszufuhr erfolgt über spezielle Pädiatrieinfusionssysteme, bei Neugeborenen am besten mit Hilfe von Perfusoren. Um den Erhaltungsbedarf zu decken, können 5%ige Glukose in Ringer-Lösung, 5%ige Glukose in 0,25 n NaCl-Lösung oder, am besten, fertige Pädiatrieinfusionslösungen infundiert werden.

> Die Infusionsgeschwindigkeit beträgt 3–4 ml/kg/h.

**Hierbei sind folgende Besonderheiten zu beachten:**
▶ Während der extrakorporalen Zirkulation besteht eine Tendenz zur Flüssigkeitsretention. Darum sollten kristalloide Lösungen zurückhaltend infundiert werden.

▶ Scheidet das Kind in der Vorbypassphase nicht genügend Urin aus (< 0,5–1 ml/kg KG/h), so wird mehr Flüssigkeit infundiert. Tritt auch danach keine gesteigerte Urinausscheidung auf, so wird Furosemid (Lasix), 1–2 mg/kg KG, i. v. injiziert.
▶ Bei Kindern mit Polyzythämie (zyanotische Herzfehler) muß auf ausreichende Hydrierung besonders geachtet werden. Keineswegs darf der Hämatokrit weiter ansteigen.
▶ Bei Kindern unter 5 kg KG muß der Blutzucker regelmäßig kontrolliert werden. Gefahr der Hypoglykämie oder Hyperglykämie!
▶ Beim Kanülieren der Hohlvenen können Blutverluste auftreten. Stärkere Blutverluste sollten vom Kardiotechniker über die Aortenkanüle ersetzt werden.

## 10.4 Extrakorporale Zirkulation

Grundlagen und Technik der extrakorporalen Zirkulation sind in Kap. 3 dargestellt. Sie gelten auch für die Kinderherzchirurgie. An dieser Stelle wird daher nur auf wichtige Besonderheiten hingewiesen.

> **Operationen mit der Herz-Lungen-Maschine sind selbst bei sehr kleinen Kindern möglich, wenn ein Zubehör entsprechender Größe zur Verfügung steht. Allerdings sind die technischen Probleme und die operativen Schwierigkeiten um so größer, je kleiner das Kind ist.**

Im allgemeinen erfolgt die extrakorporale Zirkulation, wie beim Erwachsenen, in mäßiger Hypothermie und unter Hämodilution. Für den Gasaustausch wird am häufigsten ein Membranoxygenator verwendet.

### 10.4.1 Kanülengröße

Die Größe der arteriellen und venösen Kanülen ist bei Kleinkindern ein kritischer Faktor. Die *Größe der Aortenkanüle* bestimmt im wesentlichen den arteriellen Blutfluß. Je nach Gewicht des Kindes werden Kanülen zwischen 10 und 20 Charr. verwendet. Während der höchsten Flußrate sollte der Druckgradient an der Aortenkanüle unter 100 mm Hg liegen, um Turbulenzen in Nähe der Kanülenspitze zu vermeiden. Auch sollte der Druck auf der arteriellen Seite der Pumpe 250 mm Hg nicht überschreiten, damit sich die Schlauchverbindungen nicht lösen.

Die Auswahl der *venösen Kanülen* richtet sich ebenfalls v. a. nach den erforderlichen Blutflußraten. Während der extrakorporalen Zirkulation sollte der Venendruck so niedrig wie möglich sein.

## 10.4.2 Perfusat

Die extrakorporale Zirkulation erfolgt grundsätzlich in Hämodilution. Der Hämodilutionsgrad hängt besonders von folgenden Faktoren ab:
- Verhältnis zwischen Füllvolumen der Herz-Lungen-Maschine und Blutvolumen des Kindes,
- Ausgangshämatokritwert,
- voraussichtliche Dauer des Bypasses,
- Grad der Abkühlung des Kindes,
- gewünschter Hämatokritwert am Ende des Bypasses.

> Im allgemeinen werden Hämatokritwerte zwischen 25 und 30 % während der extrakorporalen Zirkulation angewendet.

## 10.4.3 Perfusionsvolumen

Das erforderliche Perfusionsvolumen hängt v. a. von der Körperoberfläche und von der Temperatur ab.

> **Perfusionsvolumina für Kinder:**
> - Normothermie bis mäßige Hypothermie: 2,2–2,6 l/min/m².
> - Unter 28 °C: 1–1,8 l/min/m² bis zu 2 h.
> - 26 °C: 0,5 l/min/m² für 30 min.
> - 22 °C: 0,5 l/min/m² für 45 min.

Beim Abkühlen und Wiedererwärmen sollten hohe Flußraten angewendet werden, um die Zeitspanne abzukürzen. Allerdings darf die Temperaturdifferenz zwischen Perfusat und dem Körper 10–12 °C nicht überschreiten, um beim Abkühlen keine Kälteschäden des Gewebes hervorzurufen und beim Wiedererwärmen das Auftreten von Gasblasen zu verhindern. Auch darf die Warmwassertemperatur 42 °C nicht übersteigen (Schädigung des Blutes!).

## 10.4.4 Myokardprotektion

Der Schutz des Myokards vor ischämischer Schädigung erfolgt, wie beim Erwachsenen, durch die Kombination von Hypothermie und Kardioplegie. Gewöhnlich wird die systemische Unterkühlung durch lokale Hypothermie des Herzens mit einer 4–5 °C kalten Kochsalzlösung ergänzt. Nach Eröffnen des Herzens können zusätzlich die Herzkammern gekühlt werden, so z. B. bei Hypertrophie der Ventrikelmuskulatur.

## 10.5 Totaler Kreislaufstillstand in tiefer Hypothermie

Bei kleinen Kindern kann die Korrektur des Herzfehlers durch die venösen Drainageschläuche erheblich behindert werden. Ebenso wirkt sich eine starke Kollateraldurchblutung, die unter Umgehung des rechten Herzens über den Pulmonalkreislauf direkt in das linke Herz einströmt, ungünstig beim operativen Vorgehen aus. Daher wird bei diesen Kindern die Korrektur des Herzfehlers bei totalem Kreislaufstillstand in tiefer Hypothermie ohne behindernde Schläuche und ohne störenden Kollateralfluß durchgeführt.

Kinder unter 10 kg KG werden hierfür zunächst durch Oberflächenkühlung mit einer Kühlmatte auf eine nasopharyngeale Temperatur von 28–30 °C abgekühlt. Anschließend wird die Herz-Lungen-Maschine angeschlossen. Die weitere Kühlung erfolgt nun durch den Wärmeaustauscher der Herz-Lungen-Maschine während der extrakorporalen Zirkulation auf eine nasopharyngeale Temperatur von 16–20 °C. Zusätzlich kann der Kopf von außen mit Eispackungen gekühlt werden. Ist die tiefe Hypothermie eingetreten, wird zunächst kardioplegische Lösung infundiert, bis das Herz eine Temperatur von etwa 11 °C erreicht. Dann werden die arteriellen Kanülen abgeklemmt, die Pumpe angehalten und schließlich die Kavaschläuche abgeklemmt und aus dem rechten Vorhof entfernt. Die kardioplegische Lösung wird über den rechten Vorhof abgesaugt. Es liegt jetzt ein totaler Kreislauf- und Atemstillstand vor.

> Bei totalem Kreislaufstillstand in Hypothermie zwischen 16 und 20 °C beträgt die zur Verfügung stehende Operationszeit etwa 60 min.

Zur Wiederaufnahme des Bypasses werden die Kavaschläuche erneut eingeführt, die Klemme von der arteriellen Kanüle entfernt und die Pumpe angestellt, während gleichzeitig die Klemmen der Kavaschläuche freigegeben werden. Für die Wiedererwärmung wird ein Perfusionsvolumen von 2,2–2,4 l/min/m² gepumpt.

**Vorteile** der tiefen Hypothermie:
- gute Operationsbedingungen nach Entfernen der Kanülen,
- stark herabgesetzter $O_2$-Bedarf der Vitalorgane,
- verkürzte extrakorporale Zirkulation, dadurch weniger Bypasskomplikationen.

**Nachteile:**
- Gefahr der Gewebehypoxie,
- Störungen der Hirndurchblutung mit zerebralen Funktionsstörungen,
- postoperativ gesteigerte Fibrinolyse mit Blutungsgefahr,
- Kälteschäden der Haut und der inneren Organe (Niere, Leber).

## 10.6 Praktisches Vorgehen bei Operationen mit der Herz-Lungen-Maschine

(Vergleiche hierzu auch Kap. 5)

### 10.6.1 Vor der Narkoseeinleitung

- Blutdruckmanschette anlegen, Blutdruck messen.
- Präkordiales Stethoskop mit der Hand anwärmen und auf dem Thorax befestigen. Herztöne überprüfen.
- EKG-Monitor anschließen. Herzfrequenz ermitteln.
- Pulsoxymeter befestigen.

### 10.6.2 Nach der Narkoseeinleitung

- Zwei großlumige Venenkanülen legen, Infusion anschließen.
- Mehrlumigen Venenkatheter einführen, bevorzugt per Seldinger-Technik über die rechte V. jugularis interna, und zentral plazieren. Druckaufnehmer anschließen.
- Eine arterielle Kanüle, 20 oder 22–24 gg., perkutan in die A. radialis einführen. Alternativ: Femoralarterien, Temporalarterien. Femoralarterie per Seldinger-Technik katheterisieren. Wenn Punktion mißlingt: Freilegung und direkte Punktion einer Arterie unter Sicht. Druckaufnehmer anschließen.
- Kapnometer anschließen.
- Ösophagusstethoskop einführen, präkordiales Stethoskop entfernen.
- Harnblasenkatheter legen.
- Rektale und nasopharyngeale Thermosonde einführen.
- Elektroerdungsplatte befestigen.
- Das Kind für die mediane Sternotomie auf den Rücken lagern.
- Blut für Laborausgangswerte abnehmen: Blutgase, Säure-Basen-Parameter, Hb, Ht, Serumelektrolyte, Blutzucker evtl. Gerinnungsparameter.

### 10.6.3 Narkoseführung bis zum Bypass

- Die Basisnarkose wird mit Lachgas/Sauerstoff (meist 50:50) aufrechterhalten und mit Opioiden, z. B. Fentanyl, oder Inhalationsanästhetika, z. B. Isofluran oder Sevofluran, ergänzt.
- Muskelrelaxierung z. B. mit Pancuronium. Wenn vorhanden, Relaxierung mit Nervenstimulator überwachen.
- Erhaltungsbedarf an Flüssigkeit: ca. 3–4 ml/kg KG/h 5%ige Glukose in 0,25 n NaCl-Lösung oder 5%ige Glukose in Ringer-Lösung.
- Normoventilation.

## 10.6.4 Kardiopulmonaler Bypass

- Nach Anschlingen der Hohlvenen Blutgerinnung aufheben: *300 I. E./kg KG Heparin* in den zentralen Venenkatheter injizieren; nachspülen. ACT-Kontrolle (s. Kap. 3 und 5).
- 1–2 min vor Beginn des Bypasses ausreichend nachrelaxieren. Atembewegungen bei offenem Herzen müssen unbedingt vermieden werden, damit keine Luft in den Kreislauf eindringt.
- Mit Beginn des partiellen Bypasses Lachgaszufuhr unterbrechen und mit 100 % Sauerstoff beatmen. Diese Phase sollte 3–4 min dauern.
- Danach Beginn des totalen Bypasses. Eine stabile Perfusion entwickelt sich gewöhnlich innerhalb der nächsten 5 min. Pharmakologische Maßnahmen sind meist nicht erforderlich, stattdessen höchste Aufmerksamkeit.
- Die **Pumpleistung** sollte bei Neugeborenen (2–3 kg KG) 150–175 ml/kg/min betragen. Bei älteren Kindern können zunehmend niedrigere Flowraten angewendet werden, ab ca. 50 kg KG schließlich Flows wie bei Erwachsenen.
- Der **Perfusionsdruck** sollte zwischen 50 und 70 mm Hg liegen. Werte zwischen 30 und 40 mm Hg sind kurzzeitig tolerabel, wenn die Urinausscheidung normal ist, keine Volumenverluste vom Patienten zum Oxygenator auftreten, keine metabolische Azidose entsteht, die Differenz zwischen arteriellem $pO_2$ und venösem $pO_2$ normal ist. Bei Neugeborenen sind manchmal nur Perfusionsdrücke von ca. 30 mm Hg zu erreichen. Bei solch niedrigen Drücken muß auf einen ungehinderten Einstrom des venösen Blutes ins Herz geachtet werden, da bei Obstruktion der Venendruck ansteigt und der Perfusionsdruck einzelner Organe (z. B. Gehirn, Eingeweide) abfällt und zur Ischämie führt. Wichtig ist v. a. die korrekte Lage der Hohlvenenschläuche!
- Bei stabilem Bypass kann die Narkose mit i. v.-Anästhetika oder Inhalationsanästhetika aufrechterhalten werden.
- Überwachung während des Bypasses s. Kap. 5.
- Nach der Korrektur, beim Verschluß des Herzens, wird die Lunge gebläht, damit sich die Lungengefäße und das Herz mit Blut füllen und alle Luftblasen herausgedrängt werden.
- Anschließend wird das Herz defibrilliert; der totale Bypass wird so lange aufrechterhalten, bis das Herz seine normale Aktivität wieder aufgenommen hat. Danach wird auf partiellen Bypass übergegangen.
- Reicht der arterielle Blutdruck aus, so werden die venösen Schläuche abgeklemmt, anschließend, bei ausreichenden arteriellen Drücken (80–100 mm Hg) und linken Vorhofdrücken (10–20 mm Hg), die arterielle Kanüle. Fehlt Volumen, so kann die arterielle Kanüle geöffnet und erneut Volumen nachgegeben werden.
- Bei ausreichender Herz-Kreislauf-Funktion werden die Kanülen entfernt und die Blutgerinnung wiederhergestellt: 1–1,33 mg *Protamin* pro 1 mg Heparin langsam per Infusion, ACT-Kontrolle.
- Einnähen von Schrittmacherdrähten, Blutstillung, Anlegen von Thoraxdrainagen und Verschluß des Thorax.
- Bei sehr kurzen Bypasszeiten (< 30 min) können die meisten (normothermen!) Kinder am Ende der Operation im Wachzustand extubiert werden. Bei länger dauernden Eingriffen oder kardiovaskulärer Instabilität wird nachbeatmet. (Besonderheiten bei einzelnen Korrekturoperationen s. dort.)

# 11 Spezielle Anästhesie bei Operationen mit der Herz-Lungen-Maschine

## 11.1 Vorhofseptumdefekt vom Sekundumtyp

Drei Arten von Vorhofseptumdefekten (ASD) können unterschieden werden:
1. Offenes Foramen ovale,
2. Ostium-secundum-Defekt und
3. Sinus-venosus-Defekt (Abb. 5).

Der Ostium-secundum-Defekt macht etwa 7 % aller kongenitalen Herzfehler aus. Nicht selten findet sich der Defekt auch bei komplexen intrakardialen Mißbildungen. Der Ostium-secundum-Defekt beruht auf einem ungenügenden Wachstum des Septum secundum.

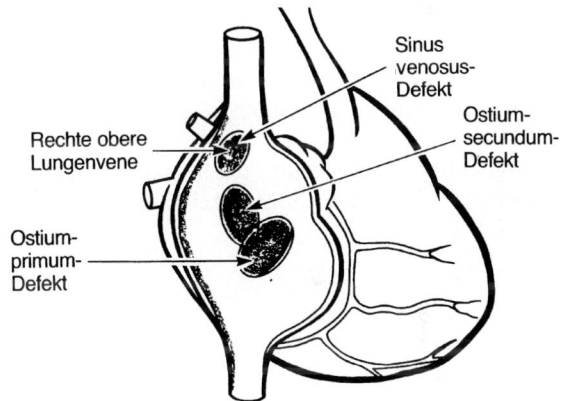

**Abb. 5.** Verschiedene Typen von Vorhofseptumdefekten. Ansicht vom rechten Vorhof auf das Septum

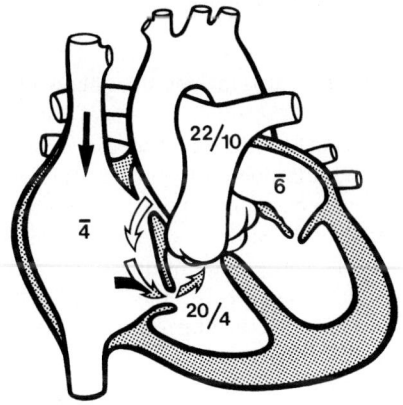

**Abb. 6.** Vorhofseptumdefekt vom Sekundumtyp mit Links-rechts-Shunt

## 11.1.1 Pathophysiologie

Der Defekt ist meist groß; es besteht ein Links-rechts-Shunt aufgrund der höheren Drücke im linken Vorhof (Abb. 6).

Die Lungendurchblutung ist gesteigert, der pulmonale Gefäßwiderstand bleibt jedoch meist bis zum frühen Erwachsenenalter normal.

## 11.1.2 Klinisches Bild und Diagnose

Die meisten Kinder haben keinerlei Beschwerden. Ist der Defekt klein, so besteht eine normale Lebenserwartung, lediglich das Risiko einer bakteriellen Endokarditis ist erhöht. Diese Kinder brauchen gewöhnlich nicht operiert zu werden. Bei großem Links-rechts-Shunt können Ermüdbarkeit und Dyspnoe auftreten. Entwickelt sich eine progrediente Lungengefäßerkrankung, so entstehen im weiteren Verlauf Belastungsdyspnoe, Abnahme des Links-rechts-Shunts, Shuntumkehr und schließlich eine Zyanose. Zwischen dem 2. und 3. Lebensjahrzehnt tritt gehäuft eine Herzinsuffizienz auf, ab dem 4. Lebensjahrzehnt muß mit tödlichen Komplikationen aufgrund von Lungengefäßveränderungen, Herzversagen und Vorhofarrhythmien gerechnet werden.

**Röntgenbild:** Vergrößerung des rechten Ventrikels, vorspringende Pulmonalarterie; vermehrte Lungengefäßzeichnung bei Links-rechts-Shunt entsprechender Größe.

**EKG:** Achse zwischen 50 und 150°, verlängertes PR-Intervall, inkompletter Rechtsschenkelblock.

**Herzkatheter:** Erhöhte $O_2$-Sättigung im rechten Vorhofblut. Die Drücke im rechten Herzen sind meist normal, solange keine pulmonale Hypertonie eingetreten ist. Kontrastmittelinjektion in den Pulmonalishauptstamm zeigt den Shunt während der Lävophase.

## 11.1.3 Operatives Vorgehen und Narkose

Der Thorax wird durch mediane Sternotomie eröffnet. Die Operation erfolgt am kardiopulmonalen Bypass in mäßiger Hypothermie und in Kardioplegie.

Der rechte Vorhof wird in Längsrichtung gespalten, anschließend das Septum dargestellt. Der intrakardiale Sauger darf hierbei nicht in den linken Vorhof eingeführt werden, damit durch den Absaugvorgang keine Luft in den linken Vorhof eindringen kann. Ein „Vent" wird aus diesem Grund ebenfalls nicht in den linken Ventrikel eingeführt. Kleine Defekte werden direkt verschlossen, größere Defekte hingegen mit einem Patch. Der Patchverschluß dauert meist 10–20 min.

Liegen gleichzeitig abnorme Lungenvenen vor, die in die obere Hohlvene münden, sollte eine Umleitung in den linken Vorhof durchgeführt werden.

Vor Legen der letzten Korrekturnähte muß jegliche Luft aus dem linken Vorhof entfernt werden; hierzu wird der Vorhof vollständig mit Blut gefüllt.

*Erregungsleitungsstörungen* können entstehen, wenn die Nähte zu dicht am Koronarsinus oder AV-Knoten gelegt werden.

■ **Anästhesie.** Bei dieser Operation ergeben sich keine speziellen Gesichtspunkte. Inhalationsnarkose wird ebenso vertragen wie i. v.-Narkose. Die Kinder sollten am Ende der Operation wach sein und extubiert werden.

■ **Postoperative Komplikationen.** Herzrhythmusstörungen können nach der Operation auftreten; sie sind um so häufiger zu erwarten, je älter der Patient ist. Beobachtet werden: Vorhofflattern, Vorhofflimmern, Knotenrhythmen, AV-Blockierungen aller Grade.

Bei Patienten mit erhöhtem Lungengefäßwiderstand sind Komplikationen häufiger: Low-output-Syndrom, Arrhythmien, respiratorische Insuffizienz.

## 11.2 Endokardkissendefekte (AV-Kanal)

Entwicklungsstörungen der Endokardkissen führen zu Defekten von Vorhofseptum, Ventrikelseptum und AV-Klappen; die Defekte können einzeln oder kombiniert auftreten. Unterschieden werden partielle und totale AV-Kanäle. Sie machen etwa 3 % aller kongenitalen Vitien aus und sind der häufigste Herzfehler bei Morbus Down.

■ **Partieller AV-Kanal.** Dies ist ein Septum-primum-Defekt. Der posterobasale Anteil des Ventrikelseptums und der kaudale Anteil des Vorhofseptums fehlen, die Mitralklappe ist gespalten. Es besteht eine Verbindung zwischen den Vorhöfen.

■ **Kompletter AV-Kanal.** Hierbei bestehen ein Septum-primum-Defekt, gespaltene oder primitive Mitral- und/oder Trikuspidalklappe und ein Ventrikelseptumdefekt. Es liegt eine Verbindung zwischen den Vorhöfen und den Kammern vor.

### 11.2.1 Pathophysiologie

■ **Partieller AV-Kanal.** Es besteht ein großer Links-rechts-Shunt mit Volumenüberlastung des rechten Ventrikels und gesteigerter Lungendurchblutung; außerdem liegt eine Mitralinsuffizienz wechselnden Grades vor. Der Links-rechts-Shunt beträgt meist über 50 %. Der Druck im rechten Ventrikel ist oft erheblich niedriger als der Systemdruck. Anstieg des Lungengefäßwiderstands ist selten. Bei Volumenüberlastung beider Ventrikel kann eine Herzinsuffizienz auftreten.

■ **Kompletter AV-Kanal.** Bei diesem Defekt stehen alle 4 Herzkammern miteinander in Verbindung (Abb. 7), entsprechend können auf allen Ebenen Rechts-links-Shunts und Links-rechts-Shunts auftreten. Shuntrichtung und Shuntgröße hängen vom Verhältnis der Lungengefäßdrücke zu den Systemdrücken ab.

**Abb. 7.** Endokardkissendefekt (AV-Kanal) mit Shunt auf Vorhof- und Ventrikelebene. Beide Kammern sind hypertrophiert

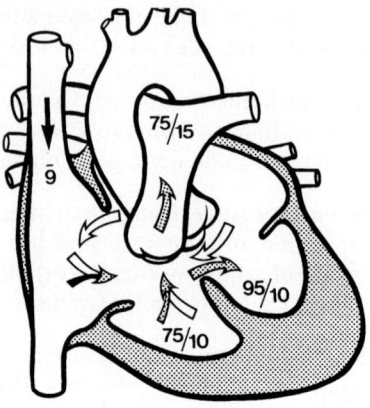

Im Frühstadium ist der Lungengefäßwiderstand niedrig und die Compliance des rechten Ventrikels hoch: Hierdurch entsteht ein großer Links-rechts-Shunt mit gesteigerter Lungendurchblutung. Später entwickelt sich durch den erhöhten Pulmonalarteriendruck eine Lungenarteriolenhypertrophie mit Anstieg des pulmonalen Gefäßwiderstands. Dadurch entsteht eine Rechtsherzhypertrophie mit Abnahme des Links-rechts-Shunts. In Spätstadien kann sich der Shunt umkehren, so daß eine Zyanose auftritt.

### 11.2.2 Klinisches Bild und Diagnose

Das klinische Bild hängt im wesentlichen vom Ausmaß des Shunts und der pulmonalen Hypertension ab.

Kinder mit **partiellem AV-Kanal** entwickeln sich nicht selten bis zum Beginn des Schulalters recht gut; in den darauffolgenden Jahren kann sich eine schwere Herzinsuffizienz einstellen. Bei rund 20 % der Patienten treten Herzrhythmusstörungen auf: Vorhofflimmern, Knotenrhythmen, paroxysmale supraventrikuläre Tachykardie und totaler AV-Block. Es besteht eine Neigung zu rezidivierenden pulmonalen Infekten.

Kinder mit **totalem AV-Kanal** gedeihen schlecht und entwickeln die Zeichen der Herzinsuffizienz innerhalb der ersten 3 Lebensmonate; pulmonale Infekte sind häufig. Das vergrößerte Herz kann leicht palpiert werden. Mit fortschreitender Lungengefäßerkrankung nimmt die Herzgröße und die rechtsventrikuläre Hypertrophie zu. Die Veränderungen der Lungengefäße beginnen bereits im 1. Lebensjahr und sind nicht selten im Alter von 2 Jahren irreversibel. Darum sollte möglichst früh operiert werden.

**EKG:** Bei komplettem AV-Kanal: Zeichen der biventrikulären Hypertrophie, Abweichungen der Linksachse.

**Thoraxröntgenbild:** Kardiomegalie mit vermehrter Lungengefäßzeichnung in den Frühstadien, im weiteren Verlauf verminderte Lungengefäßzeichnung.

**Herzkatheter:** Der Katheter läßt sich bei komplettem AV-Kanal über die untere Hohlvene in alle 4 Herzkammern vorschieben. Die Drücke im rechten Ventrikel entsprechen zumeist dem Systemdruck. Beim Angiokardiogramm mischt sich der Farbstoff in allen 4 Herzkammern, unabhängig in welche Kammer der Farbstoff injiziert wird.

### 11.2.3 Operatives Vorgehen

■ **Partieller AV-Kanal.** Die Operation ist zu jedem Zeitpunkt indiziert, wenn eine therapierefraktäre Herzinsuffizienz besteht. Sonst wird eine elektive Korrektur um das 5. Lebensjahr herum durchgeführt.

Das operative Hauptproblem stellt die deformierte Mitralklappe dar. Meist läßt sich die Mitralinsuffizienz durch Verschluß des Spalts im aortalen Mitralsegel ausreichend vermindern. Der Verschluß des Ostium-primum-Defekts erfolgt mit Kunststoff- oder Perikardpatch.
*Komplikationen* nach dem Eingriff: Restmitralinsuffizienz oder zunehmende Mitralinsuffizienz, kompletter AV-Block und andere Arrhythmien, Herzinsuffizienz.

■ **Totaler AV-Kanal.** Die Operation ist nicht selten bereits im Säuglingsalter indiziert, um eine irreversible pulmonale Hypertonie zu verhindern. Sind allerdings die Atrioventrikularklappen erheblich mißgebildet, muß u. U. auf eine Korrekturoperation verzichtet werden. Stattdessen wird ein Banding der Pulmonalarterie durchgeführt, um die Lungendurchblutung zu vermindern.

Die Korrektur des totalen AV-Kanals ist erheblich schwieriger als die des partiellen AV-Kanals. Zunächst wird der Ventrikelseptumdefekt mit einem Kunststoffpatch verschlossen, danach werden die Klappen rekonstruiert, und schließlich wird der Ostium-primum-Defekt, ebenfalls durch einen Kunststoffpatch, verschlossen.
▶ Die Bypasszeit kann bis zu 3 h betragen!
Mit Verletzungen des His-Bündels und nachfolgenden Störungen der Erregungsleitung muß gerechnet werden.
Häufig bleiben auch *Klappeninsuffizienzen*, besonders der Mitralklappe, zurück. Bei älteren Kindern ist manchmal ein künstlicher Klappenersatz erforderlich (bei schwerer Mitral- oder Trikuspidalinsuffizienz). Leichte bis mäßige Klappeninsuffizienz wird von den meisten Kindern gut toleriert.

### 11.2.4 Anästhesie

Das anästhesiologische Vorgehen richtet sich v. a. nach dem Schweregrad der Herzfunktionsstörung.
Bei *schweren* Defekten kann zwar sehr vorsichtig mit Sevofluran eingeleitet werden. Danach sollte jedoch auf ein Opioid übergegangen werden.

Besonders nach langen Bypasszeiten muß damit gerechnet werden, daß ein stark vergrößertes Herz seine Funktion nur unter Schwierigkeiten wieder aufnimmt. Sind die Elektrolyte und der Säure-Basen-Haushalt ausgeglichen, so kann das Herz mit *Isoprenalin* stimuliert werden.

**Postoperativ** müssen einige der Kinder mit PEEP nachbeatmet und über CPAP entwöhnt werden. Typische Komplikationen in der Frühphase sind: Low-output-Syndrom; supraventrikuläre Arrhythmien.

## 11.3 Ventrikelseptumdefekt

Der isolierte Ventrikelseptumdefekt (VSD) ist der häufigste kongenitale Herzfehler; er tritt bei ca. 28 % aller herzkranken Kinder auf.

### 11.3.1 Pathophysiologie

Größe und Richtung des Shunts beim Ventrikelseptumdefekt hängen von der Größe des Defekts und den Druckgradienten zwischen den Ventrikeln ab. Bei *kleinen Defekten* ist der Links-rechts-Shunt gering, weil der Defekt dem Blutstrom einen erheblichen Widerstand entgegensetzt. Der pulmonale Gefäßwiderstand ist nicht oder nur gering erhöht. Die Druckbeziehungen zwischen beiden Ventrikeln sind normal.

Bei *mittelgroßen Defekten* besteht ein mäßiger Links-rechts-Shunt; der pulmonale Gefäßwiderstand ist leicht erhöht. Die Druckdifferenz zwischen beiden Ventrikeln ist vermindert.

Bei *großen Defekten* ist die Lungendurchblutung erheblich gesteigert; in beiden Ventrikeln herrscht Systemdruck (Abb. 8). Während der isovolumetrischen Relaxationsphase des Herzens tritt häufig ein leichter Rechts-links-Shunt auf, weil der linksventrikuläre Druck rascher und stärker abfällt als der Druck im rechten Ventrikel. Aufgrund des starken Links-rechts-Shunts ist der Pulmonalarteriendruck erhöht. Bleibt der Defekt längere Zeit bestehen, so reagieren die Lun-

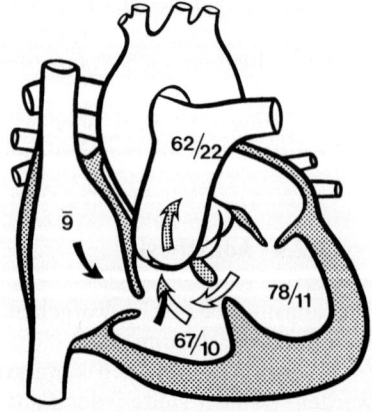

**Abb. 8.** Ventrikelseptumdefekt mit Links-rechts-Shunt und vergrößerter Pulmonalarterie; der rechte Ventrikel ist hypertrophiert

genarteriolen mit Hypertrophie der Gefäßmuskulatur und Intimaverdickung; der pulmonale Gefäßwiderstand steigt an. Besteht ein stark erhöhter pulmonaler Gefäßwiderstand, so ist die Lungendurchblutung vermindert. Übersteigt der pulmonale Gefäßwiderstand den Widerstand im Systemkreislauf, so tritt ein Rechts-links-Shunt mit Zyanose auf: **Eisenmenger-Reaktion**.

### 11.3.2 Klinisches Bild und Diagnose

Bei kleinen Defekten bestehen gewöhnlich keinerlei Beschwerden; Spontanverschluß tritt bei 50–80 % aller Patienten auf. Eine Operation ist nicht indiziert.

Bei Kleinkindern mit großem Defekt bestehen die Zeichen der Herzinsuffizienz mit Tachykardie, Tachypnoe und Dyspnoe; gelegentlich treten auch Hepatomegalie und Schwitzen auf.

Linker Vorhofdruck und Lungenvenendruck sind erhöht, es besteht ein leichtes bis mittelschweres Lungenödem, die Lungencompliance ist vermindert, es treten gehäuft respiratorische Infekte auf, das Kind ermüdet leicht beim Füttern und nimmt nur wenig an Gewicht zu.

Bei älteren Säuglingen und Kindern entwickelt sich nur selten eine Herzinsuffizienz.

**EKG:** Zeichen der Rechtsherzhypertrophie.

**Thoraxröntgenbild:** Rechtsherzhypertrophie, prominente Pulmonalarterie, vermehrte Lungengefäßzeichnung, vergrößerter linker Vorhof und Ventrikel. Steigt der Lungengefäßwiderstand an, so werden rechter Vorhof und Ventrikel sehr groß, die Lungengefäßzeichnung geringer.

**Herzkatheter:** Erhöhte Drücke im rechten Ventrikel und in der A. pulmonalis; Anstieg der $O_2$-Sättigung im Bereich des rechten Ausflußtrakts. Im lateralen Angiogramm fließt der Farbstoff aus dem linken Ventrikel über den Septumdefekt in den rechten Ventrikel. Im Angiogramm lassen sich Größe und Lokalisation des Defekts meist gut feststellen.

### 11.3.3 Operatives Vorgehen und Narkose

Große Ventrikelseptumdefekte mit leicht erhöhtem Lungengefäßwiderstand sind eine klare Indikation zur Operation. Umstritten ist, ob Säuglinge mit großem Defekt und pulmonaler Hypertonie früh korrigiert oder zunächst palliativ (Banding der Pulmonalarterie) operiert werden sollen. Einige Operateure bevorzugen die Frühkorrektur in tiefer Hypothermie.

 Beträgt der Quotient aus Lungen- und Gefäßwiderstand mehr als 0,9, so ist eine Operation absolut kontraindiziert.

Die Korrekturoperation wird am kardiopulmonalen Bypass in mäßiger bis tiefer Hypothermie und Kardioplegie durchgeführt. Je nach Lokalisation der Defekte erfolgt der operative Zugang über den rechten Vorhof oder den rechten Ventrikel. Kleine Defekte können direkt verschlossen werden, große Defekte hingegen mit einem Patch.

Nach dem Bypass wird ein linker Vorhofdruck zwischen 15 und 18 mm Hg angestrebt.

- **Anästhesie.** Hier bestehen keine speziellen Probleme.

- **Postoperative Komplikationen.** Die häufigsten Komplikationen nach der Korrekturoperation sind: Verletzungen des Leitungsgewebes mit nachfolgenden Herzrhythmusstörungen und Restdefekte mit persistierendem Links-rechts-Shunt.

Ein Restshunt beruht entweder auf einer Nahtruptur am Patch oder auf einem übersehenen Defekt beim Vorliegen mehrerer Defekte.

Nach einer Ventrikulotomie können vorübergehende Störungen der Ventrikelfunktion auftreten, so daß die Zufuhr inotroper Substanzen erforderlich ist.

### 11.4 Truncus arteriosus

Bei diesem Vitium entspringt nur *ein* arterieller Hauptstamm an der Basis des Herzens, über den das Blut *beider* Ventrikel fließt (Abb. 9). Die Pulmonalarterienäste entspringen aus dem aszendierenden Teil des Truncus. Beim Truncus arteriosus besteht immer ein Ventrikelseptumdefekt. Entweder reitet der Truncus über dem Ventrikelseptumdefekt oder er entspringt ganz aus dem rechten Ventrikel. Bei 20% der Kinder bestehen weitere Anomalien: offener Ductus Botalli, persistierende linke obere Hohlvene oder Vorhofseptumdefekt.

Der Fehler ist mit 1% aller kongenitalen Herzfehler selten.

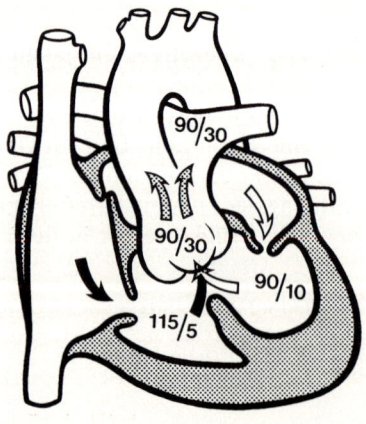

**Abb. 9.** Truncus arteriosus mit Untersättigung des arteriellen Blutes und Hypertrophie beider Ventrikel

## 11.4.1 Pathophysiologie

In den Pulmonalarterien herrscht Systemdruck; hierdurch steigt der pulmonale Lungengefäßwiderstand an; es entwickeln sich obstruktive Lungengefäßveränderungen und letztlich eine *Eisenmenger-Reaktion* mit Rechts-links-Shunt.

Die Lungendurchblutung ist zumeist gesteigert; später nimmt sie aufgrund des angestiegenen Lungengefäßwiderstands ab; es entsteht eine Zyanose.

## 11.4.2 Klinisches Bild und Diagnose

Meist entwickelt sich in den ersten Wochen nach der Geburt eine *Herzinsuffizienz*. Im Vordergrund stehen Gedeihstörungen und Dyspnoe. Zyanose tritt meist nur beim Schreien oder bei Anstrengung auf, regelmäßig jedoch, wenn eine Pulmonalarterienstenose oder obstruktive Lungengefäßveränderungen vorliegen.

**EKG:** Biventrikuläre Hypertrophie.

**Thoraxröntgenbild:** Vergrößerter rechter Vorhof, rechter Ventrikel, Pulmonalarterie und linker Ventrikel. Das Mediastinum ist verbreitert, weil die Pulmonalarterien oben entspringen. Bei Kindern mit Zyanose ist der Pulmonalarterienschatten verkleinert, die Kontur des rechten Herzschattens vergrößert.

**Herzkatheter:** In der aszendierenden Aorta ist keine Sättigungsabnahme gegenüber dem Blut im linken Ventrikel nachweisbar. Im Angiogramm stellt sich die Truncusanatomie dar.

## 11.4.3 Operation und Narkose

Bei Kleinkindern mit gesteigerter Lungendurchblutung wird oft ein *Banding der Pulmonalarterie* durchgeführt, um die Herzinsuffizienz zu beseitigen und obstruktive Lungengefäßveränderungen zu verhindern. Die Narkose für das Banding wird, wie auf S. 344 beschrieben, durchgeführt.

War das Banding erfolgreich, so wird die Korrekturoperation einige Jahre später vorgenommen. Hierbei wird über einen Dacronconduit mit Schweineklappe eine Verbindung zwischen rechtem Ventrikel und Pulmonalarterie hergestellt. Die Pulmonalarterien werden an ihrem Ursprung aus dem Truncus herausgeschnitten, der Defekt in der Aorta (Truncus) verschlossen. Der rechte Ventrikel wird eröffnet, der Ventrikelseptumdefekt mit einem Teflonpatch verschlossen. Anschließend wird das distale Ende des Conduits an die Pulmonalarterien angenäht, danach das proximale Ende mit dem rechten Ventrikel anastomosiert.

Liegt eine erhebliche Insuffizienz der Truncusklappe vor, so ist eine Klappenkorrektur oder ein Klappenersatz erforderlich. Hingegen wird eine leichte bis mäßige Insuffizienz gewöhnlich gut vertragen.

■ **Postoperative Komplikationen.** Low-output-Syndrom; Arrhythmien; respiratorische Insuffizienz, die einige Tage kontrollierte Beatmung erfordert; Blutungen.

## 11.5 Aortenstenose

Die Aortenstenose macht 5–10 % aller kongenitalen Herzfehler aus. Bei über 80 % der Kinder besteht eine Stenose der Klappe, bei den restlichen Kindern hingegen eine sub- oder supravalvuläre Aortenstenose. Die stenotische Aortenklappe ist meist bikuspidal angelegt. Begleitmißbildungen kommen vor: offener Ductus arteriosus, Aortenisthmusstenose oder beides.

### 11.5.1 Pathophysiologie

Um ein ausreichendes Herzzeitvolumen aufrechtzuerhalten, muß das Herz vermehrt Arbeit leisten. Der systolische Ventrikeldruck ist erhöht (Abb. 10), die systolische Auswurfzeit verlängert. Der linke Ventrikel hypertrophiert, der $O_2$-Verbrauch des Myokards nimmt zu.

### 11.5.2 Klinisches Bild und Diagnose

Meist sind die Kinder mit Aortenstenose beschwerdefrei. Schwere Aortenstenosen können jedoch bereits im Kleinkindalter mit Tachypnoe, Tachykardie und Zyanose sowie Links- und Rechtsherzinsuffizienz einhergehen.

**EKG:** Linkshypertrophie.

**Thoraxröntgenbild:** Linksherzvergrößerung unterschiedlichen Grades, vorspringende Aorta ascendens.

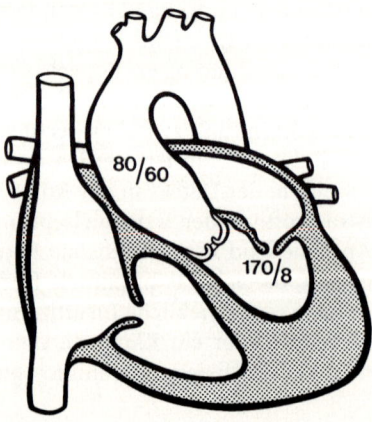

**Abb. 10.** Schwere Aortenstenose mit Hypertrophie des linken Ventrikels und poststenotischer Dilatation der Aorta

**Herzkatheter:** Hiermit lassen sich Lokalisation der Stenose und der Druckgradient zwischen Aorta und Ventrikel sowie linksventrikuläre Funktionsstörungen feststellen. Die Obstruktion ist schwer, wenn die Klappenöffnungsfläche weniger als 0,5 cm$^2$/m$^2$ Körperoberfläche beträgt.

### 11.5.3 Operation

Die Operation ist indiziert, wenn das Kind Beschwerden hat oder der Druckgradient zwischen Ventrikel und Aorta mehr als 60 mm Hg beträgt. Sie erfolgt am kardiopulmonalen Bypass mit Kardioplegie und leichter Hypothermie (wenn Eingriff kurz) oder mäßiger Hypothermie (wenn Eingriff länger als 20 min).
- *Valvuläre Aortenstenose.* Eröffnung der Aorta nach Beginn des Bypasses; Inzision der verschmolzenen Kommissuren 1–2 mm an den Anulus heran, damit keine Aorteninsuffizienz entsteht. Bei älteren Patienten: Klappenersatz.
- *Supravalvuläre Aortenstenose.* Nach Beginn des Bypasses vertikale Inzision des eingeengten Bezirks; umschriebene Bezirke werden exzidiert; bei diffusen oder ausgedehnten Stenosen wird die Aortotomie mit einem Dacronpatch erweitert.
- *Subvalvuläre Aortenstenose.* Beruht die Stenose auf einer fibrösen Membran, so wird die proximale aszendierende Aorta transversal oder schräg inzidiert und die Membran exzidiert.

### 11.5.4 Narkose

Es gelten die gleichen Prinzipien wie für die Aortenstenose des Erwachsenen (Einzelheiten s. Kap. 7). Intravenöse Narkoseverfahren sollten bevorzugt werden, weil Inhalationsanästhetika wie Halothan nicht selten einen Blutdruckabfall bei diesen Patienten hervorrufen.

## 11.6 Pulmonalstenose mit intaktem Ventrikelseptum

Die Pulmonalstenose macht rund 10 % aller kongenitalen Herzfehler aus. Am häufigsten ist die Klappe selbst verengt, seltener liegt eine infundibuläre, supravalvuläre oder periphere Pulmonalstenose vor.

### 11.6.1 Pathophysiologie

Durch die Obstruktion der rechten Ausflußbahn wird der rechte Ventrikel druckbelastet (Abb. 11). Bei weniger schweren Stenosen ist der Druckanstieg im rechten Ventrikel mäßig ausgeprägt. Bei schweren Formen kann eine Trikuspidalinsuffizienz mit Vergrößerung des rechten Vorhofs auftreten. Besteht ein offenes Foramen ovale, so tritt ein Rechts-links-Shunt auf, wenn der rechte Vorhofdruck den Druck im linken Vorhof überschreitet. In schweren Fällen kann sich eine Herzinsuffizienz entwickeln.

**Abb. 11.** Schwere Pulmonalstenose mit Hypertrophie des rechten Ventrikels und poststenotischer Dilatation der A. pulmonalis

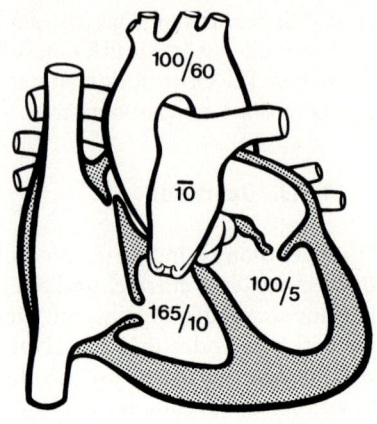

### 11.6.2 Klinisches Bild und Diagnose

Kinder mit leichter bis mäßig schwerer Pulmonalstenose sind beschwerdefrei und azyanotisch. Die Belastbarkeit ist gut. Ein Rechts-links-Shunt durch das offene Foramen ovale entwickelt sich erst, wenn der rechtsventrikuläre Druck den Systemdruck erreicht oder überschreitet.

**EKG:** Es besteht eine direkte Beziehung zwischen dem Schweregrad der Obstruktion und den EKG-Veränderungen. Je höher der Druckgradient, desto stärker die Rechtsabweichung der Herzachse und die R-Zacken in den rechtspräkordialen Ableitungen.

**Thoraxröntgenbild:** Normal bei leichter bis mäßig schwerer Stenose. Bei schwerer Stenose: Kardiomegalie mit verminderter Lungengefäßzeichnung. Poststenotische Dilatation der Pulmonalarterie bei *valvulärer* Stenose.

**Herzkatheter:** Zeigt die Lokalisation und Schwere der Obstruktion sowie Begleitmißbildungen. Beim Zurückziehen des Katheters aus der Pulmonalarterie in den rechten Ventrikel wird der Druckgradient gemessen und so der Schweregrad der Erkrankung festgestellt. Das rechtsventrikuläre Angiogramm zeigt die Größe des rechten Ventrikels und die Anatomie der Ausflußbahn sowie periphere Stenosen.

### 11.6.3 Operation und Narkose

Der Fehler wird primär korrigiert. Die Operation ist indiziert, wenn der Druck im rechten Ventrikel 75–80 mm Hg überschreitet und absolut notwendig, wenn der Druck über 150 mm Hg liegt. Die Korrektur erfolgt unter extrakorporaler Zirkulation, leichter Hypothermie und Kardioplegie.
- ▶ Eventuell vorhandene Bronchialkollateralgefäße werden vor Beginn des Bypasses unterbunden.
- ▶ Ein Vorhofseptumdefekt wird, wenn vorhanden, verschlossen.

▶ Die A. pulmonalis wird inzidiert, anschließend Valvotomie der Pulmonalklappe.
▶ Bei infundibulärer Stenose ist u. U. eine rechte Ventrikulotomie erforderlich, um den hypertrophierten infundibulären Muskel auszuschneiden.
▶ Bei engem Klappenring müssen der Ring und die proximale Pulmonalarterie durch einen Dacronpatch erweitert werden; danach ist mit einer Pulmonalinsuffizienz zu rechnen; sie wird jedoch besser vertragen als eine persistierende Stenose.

> Nach dem Bypass werden die Druckgradienten bestimmt. Annehmbar sind Druckgradienten zwischen 20 und 40 mm Hg; sind die Drücke jedoch höher, so muß unter extrakorporaler Zirkulation nachkorrigiert werden.

■ **Anästhesie.** Bei dieser Operation bestehen gewöhnlich keine Besonderheiten.

## 11.7 Fallot-Tetralogie

Die Fallot-Tetralogie ist der häufigste zyanotische kongenitale Herzfehler. Pathologisch-anatomisch ist der Fehler durch folgende Defekte gekennzeichnet (Abb. 12):
- Ventrikelseptumdefekt,
- über dem Ventrikelseptumdefekt reitende Aorta,
- Obstruktion der rechten Ausflußbahn: infundibulär (25 %), valvulär (15 %) oder kombiniert (60 %),
- Hypertrophie des rechten Ventrikels.

Bei rund 25 % der Patienten besteht zusätzlich ein Vorhofseptumdefekt, bei 25 % ein rechter Aortenbogen.

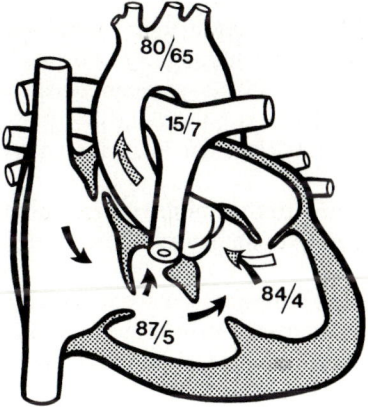

**Abb. 12.** Fallot-Tetralogie. Rechts-links-Shunt über Ventrikelseptumdefekt, verminderte Lungendurchblutung aufgrund der Pulmonalstenose, Hypertrophie des rechten Ventrikels

### 11.7.1 Pathophysiologie

Die Grundstörung besteht in einer verminderten Lungendurchblutung aufgrund der Pulmonalstenose und einem Rechts-links-Shunt. Blut aus dem rechten Ventrikel fließt direkt, unter Umgehung des Lungenkreislaufs, über den Ventrikelseptumdefekt in den linken Ventrikel und von dort in den Systemkreislauf. Hierdurch entsteht eine Hypoxämie und zentrale Zyanose.

> Die Lungendurchblutung hängt im wesentlichen von folgenden Faktoren ab:
> - Ausmaß der Obstruktion der rechten Ausflußbahn,
> - Druck im rechten Ventrikel,
> - Höhe des peripheren Gefäßwiderstands.

Durch die vermehrte Belastung des rechten Ventrikels hypertrophiert das Myokard: Obstruktion der Ausflußbahn und Rechts-links-Shunt nehmen weiter zu.

Aufgrund der verminderten Lungendurchblutung entwickeln sich bronchiale und aortopulmonale Kollateralgefäße.

### 11.7.2 Klinisches Bild und Diagnose

Zyanose ist das Kardinalzeichen der Fallot-Tetralogie; sie kann jedoch auch fehlen, wenn die Pulmonalstenose und das Überreiten der Aorta gering sind: „weißer" oder azyanotischer Fallot. Weitere Zeichen entwickeln sich wenige Wochen nach der Geburt innerhalb des 1. Lebensjahres: Zunehmende Zyanose, mangelhafte Gewichtszunahme und Belastungsintoleranz. Die typische Hockerstellung tritt meist zwischen dem 2. und 5. Lebensjahr auf. Zyanotische Anfälle werden im Kleinkindesalter beobachtet; sie sollen durch infundibuläre Spasmen ausgelöst werden. Trommelschlegelfinger entwickeln sich schrittweise.

**Labor:** Bei schwerstem Fallot kann der $p_aO_2$ bis auf 15 mm Hg und die arterielle Sauerstoffsättigung ($S_aO_2$) bis auf 25 % abfallen. Kompensatorisch steigt der Hämatokrit auf 60–70 % an; gelegentlich werden extrem hohe Werte beobachtet.

**EKG:** Zeichen der Rechtsherzhypertrophie und Rechtsverlagerung.

**Thoraxröntgenbild:** Hypertrophie des rechten Ventrikels, Holzschuhherz, verminderte Lungengefäßzeichnung.

**Herzkatheter:** Rechtsventrikulärer Druck und Systemdruck sind gleich, die Pulmonalarteriendrücke normal. Im linken Ventrikel ist ein Abfall der Sauerstoffsättigung nachweisbar. Angiogramm: Ventrikelseptumdefekt mit Rechts-links-Shunt; infundibuläre Hypertrophie und Stenose. Die Pulmonalarterie ist klein, die Aorta groß.

### 11.7.3 Operation und Narkose

Nicht selten werden vor der Korrektur *palliative Shuntoperationen* durchgeführt (s. S. 340). Bei schwerem Krankheitsbild ist die Frühkorrektur indiziert, bei leichteren Formen etwa um das 4. Lebensjahr, weil dann die Mortalität sehr niedrig ist.

Bei der *Korrektur* wird in folgender Weise vorgegangen: Zunächst Unterbindung größerer Kollateralgefäße und des palliativen Shunts, damit während der extrakorporalen Zirkulation kein Blut in den Lungenkreislauf einströmt. Danach Bypass mit Hypothermie von 20–25 °C und Kardioplegie; bei sehr kleinen Kindern totaler Kreislaufstillstand in tiefer Hypothermie von etwa 18 °C. Eröffnung des rechten Ventrikels, Inzision der Infundibulumstenose. Ist die Pulmonalklappe stenotisch, so werden die Kommissuren inzidiert. Danach Verschluß des Ventrikelseptumdefekts mit einem Patch. Hierbei besteht die Gefahr einer Verletzung des Leitungsgewebes. Dann ist nach dem Eingriff mit einem totalen Herzblock zu rechnen. Läßt sich der Ausflußtrakt des rechten Ventrikels nicht direkt verschließen, so muß eine Ausflußbahnplastik mit einem Patch durchgeführt werden.

■ **Anästhesie.** Für die Narkose gelten die auf S. 328 und 340–345 dargelegten Grundsätze für Operationen bei Kindern mit verminderter Lungendurchblutung und Rechts-links-Shunt.

### 11.7.4 Postoperativer Verlauf

In der frühen postoperativen Phase muß mit kardialen und respiratorischen Störungen gerechnet werden.

Das Herzzeitvolumen kann nach dem Eingriff zunächst erniedrigt sein. Auslösende Faktoren sind u. a.:
- Beeinträchtigung der rechten Ventrikelfunktion durch die Ventrikulotomie mit Anstieg des rechtsventrikulären und des rechten Vorhofdrucks und Abfall des linksventrikulären enddiastolischen und des linken Vorhofdrucks mit Abnahme des Herzzeitvolumens.
- Weiterbestehende Rechtsherzbelastung durch ungenügende Beseitigung der Pulmonalstenose. Pathophysiologische Folgen: Wie oben beschrieben mit Abfall des Herzzeitvolumens.
- Insuffizienz der Pulmonalklappe durch einen über den Klappenring laufenden Patch.
- Insuffizienz eines kleinen linken Ventrikels bei Fallot mit stark überreitender Aorta.

Bei der **Behandlung** sind zumeist inotrope Substanzen erforderlich; auch müssen die ventrikulären Füllungsdrücke ausreichend hoch sein. Der höhere der beiden Vorhofdrücke sollte etwa zwischen 10 und 15 mm Hg liegen. Volumenüberlastung muß jedoch unbedingt vermieden werden, besonders bei kleinem linken Ventrikel.

Neben dem *Low-output-Syndrom* muß v. a. noch mit *Störungen der Erregungsleitung* gerechnet werden.

*Maschinelle Beatmung* ist zumindest bis zum zweiten postoperativen Tag erforderlich; zahlreiche Kinder können über CPAP vom Respirator entwöhnt werden.

## 11.8 Transposition der großen Arterien

Die Transposition ist, neben der Fallot-Tetralogie, der häufigste zyanotische Herzfehler; sie macht rund 10 % aller kongenitalen Vitien aus. Die Klassifizierung der verschiedenen Transpositionsformen („Malposition") erfolgt am zweckmäßigsten aufgrund der Position von Vorhöfen, Ventrikeln, großen Arterien und der Herzachse. Die häufigste Form ist die *D-Transposition*, die folgendermaßen gekennzeichnet ist (Abb. 13):

- Die Aorta entspringt aus dem vorderen, anatomisch *rechten* Ventrikel.
- Die A. pulmonalis entspringt aus dem hinteren, anatomisch *linken* Ventrikel.
- Entsprechend liegt die Aorta vorn und rechts von der hinten und links liegenden A. pulmonalis.

Ohne intrakardiale Kurzschlußverbindungen wären Lungen- und Systemkreislauf parallel geschaltet: venöses Blut würde vom rechten Vorhof über den rechten Ventrikel in die Aorta und von dort – unter Umgehung des Lungenkreislaufs – in den Körper strömen, während arterialisiertes Blut aus der Lunge über den linken Vorhof in den linken Ventrikel und von dort über die A. pulmonalis erneut in den Lungenkreislauf einströmen würde. Zum Überleben nach der Geburt muß darum mindestens eine Kurzschlußverbindung im Herzen vorliegen.

Bei der D-Transposition liegt der morphologisch rechte Ventrikel auf der rechten und der morphologisch linke Ventrikel auf der linken Seite. Bei der *L-Transposition* sind die Verhältnisse umgekehrt.

Bei der *anatomisch korrigierten Transposition* entspringt von Geburt an die Aorta aus dem linken Ventrikel, sie liegt aber vorn und häufig links von der

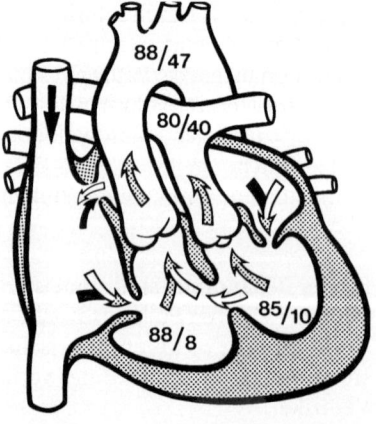

**Abb. 13.** Transposition der großen Arterien. Shunt auf Vorhof- und Ventrikelebene, Hypertrophie des rechten Ventrikels

A. pulmonalis; oft liegen zusätzliche Mißbildungen vor. Hier ist eine Operation nur indiziert, wenn ein Vorhofseptum- oder Ventrikelseptumdefekt vorliegt.

■ **Taussing-Bing-Komplex.** Bei dieser inkompletten Transposition entspringt die Aorta vollständig dem rechten Ventrikel, während der Truncus arteriosus inkomplett transpositioniert ist und über einem hochsitzenden Ventrikelseptumdefekt reitet, d. h. beide Arterien entspringen aus dem rechten Ventrikel („double outlet right ventricle"). Die A. pulmonalis erhält über den Ventrikelseptumdefekt oxygeniertes Blut aus dem linken Ventrikel. Die $O_2$-Sättigung dieses Blutes ist höher als in der Aorta. Pathophysiologisch und klinisch ähnelt der Taussing-Bing-Komplex der kompletten Transposition mit Ventrikelseptumdefekt und pulmonaler Hypertonie.

### 11.8.1 Pathophysiologie

Die pathophysiologischen Verhältnisse sind kompliziert! Die für das Überleben der Kinder erforderliche intrakardiale Kurzschlußverbindung liegt gewöhnlich auf Vorhofebene; bei rund 40 % der Kinder besteht ein Ventrikelseptumdefekt. Es sind jedoch auch andere Shuntverbindungen möglich: Offener Ductus Botalli, bronchopulmonale Kollateralgefäße sowie künstlich angelegte Shunts zwischen Körperkreislauf und Pulmonalarterie. Bronchopulmonale Kollateralen liegen bei rund 30 % aller Kinder unter 2 Jahren vor; sie münden proximal vom Lungenkapillarbett in den Lungenkreislauf ein.

> Die arterielle $O_2$-Sättigung hängt v. a. von der Größe des anatomischen Links-rechts-Shunts ab. Der anatomische Links-rechts-Shunt entspricht dem effektiven systemischen Blutfluß, der anatomische Rechts-links-Shunt hingegen dem effektiven pulmonalen Blutfluß. Bei guter Durchmischung beider Teilkreisläufe gilt: Je höher die Lungendurchblutung, desto größer die arterielle $O_2$-Sättigung. Das ist jedoch nur so lange möglich, wie die hohen Drücke von den Ventrikeln aufgebracht werden können.

### 11.8.2 Klinisches Bild und Diagnose

Das klinische Bild der Transposition ist sehr unterschiedlich.
- Bei einfacher Transposition ohne Ventrikelseptumdefekt entwickeln sich meist innerhalb der ersten Lebenstage eine schwere Zyanose ($p_aO_2$ um 25 mm Hg), metabolische Azidose (pH um 7) und Herzinsuffizienz.
- Besteht ein großer Ventrikelseptumdefekt, so sind Zyanose und metabolische Azidose weniger ausgeprägt; es entwickelt sich jedoch innerhalb von 2–6 Wochen eine massive Herzinsuffizienz mit Lungenödem.

- Bei Transposition mit Ventrikelseptumdefekt und Pulmonalstenose (Obstruktion der linken Ausflußbahn) entwickelt sich sehr früh eine Zyanose, die Herzinsuffizienz ist jedoch weniger schwer.

> Für den Anästhesisten ist noch folgendes wichtig: Nicht selten besteht bei Kindern mit Transposition eine Thrombozytopenie und eine verminderte Aktivität von Gerinnungsfaktoren.

**EKG:** Rechtsventrikuläre Hypertrophie und Rechtsverlagerung der Herzachse. Linksventrikuläre Hypertrophie, wenn ein Ventrikelseptumdefekt mit Pulmonalstenose vorliegt.

**Thoraxröntgenbild:** Typisch ist eine eiförmige Herzsilhouette mit schmalem oberen Mediastinum.

**Herzkatheter:** Sichert die Diagnose. Liegt kein Ventrikelseptumdefekt vor, so wird bei der Herzkatheterisierung palliativ eine Vorhofballonseptostomie (Rashkind) durchgeführt.

### 11.8.3 Operationen

Zu den *Palliativoperationen* bei Transposition gehören: Rashkind-Ballonseptostomie des Vorhofs und Blalock-Hanlon-Vorhofseptektomie, daneben noch, je nach Indikation, künstliche Shunts zwischen Systemkreislauf und Pulmonalarterie und das Banding der Pulmonalarterie. Die Prinzipien der Narkose für diese Eingriffe sind bereits zuvor beschrieben worden.

Die Korrekturoperationen der Transposition sind:
- Umsetzen der großen Arterien: Switch-Operation.
- Mustard-Operation,
- Senning-Operation und Modifikation,
- Rastelli-Operation

■ **Arterielle Switch-Operation.** Durch diese Operation werden annähernd normale anatomische Verhältnisse hergestellt: Die Aorta wird an den linken Ventrikel angeschlossen, die A. pulmonalis an den rechten; zusätzlich werden die intrakardialen Verbindungen verschlossen. Der Eingriff erfolgt bei Neugeborenen und Kleinkindern, und zwar in tiefer Hypothermie. Während des Abkühlens wird der Ductus arteriosus unterbunden, die Aorta abgeklemmt und Kardioplegielösung zugeführt. Die aszendierende Aorta wird oberhalb der Kommissuren durchtrennt, danach die linke und rechte Koronararterie exzidiert, dann die A. pulmonalis durchtrennt. Die Koronararterien werden in den Pulmonalisstumpf (Neoarta) eingenäht, danach die Aorta mit dem Stumpf anastomosiert. Anschließend werden die Gewebedefekte in der Neo-Arteria-pulmonalis im Bereich der exzidierten Koronararterien mit autologen Perikard-Patches verschlossen. Danach wird die Aortenklemme entfernt und überprüft, ob eine ausreichende Koronardurchblutung vorhanden ist. Dabei beginnt das Herz langsam zu schlagen. Anschließend wird die A. pulmonalis mit dem Stumpf der Aorta

(Neo-Arteria-pulmonalis) anastomosiert, danach die restlichen Defekte (ASD oder Foramen ovale) verschlossen. Liegt eine TGA mit VSD vor, so wird der Ventrikelseptumdefekt gewöhnlich durch die Trikuspidalklappe hindurch mit einem Patch verschlossen. Die durchschnittliche Abklemmzeit der Aorta beträgt bei der Switch-Operation 60 min, die kardiopulmonale Bypasszeit 120 min.

**Nach Abgehen vom kardiopulmonalen Bypass sollte folgende Hämodynamik bestehen:**
- systolischer Blutdruck 50–60 mm Hg
- diastolischer Blutdruck 30–40 mm Hg
- mittlerer arterieller Blutdruck 40 mm Hg
- linker Vorhofdruck 5–8 mm Hg
- mittlerer Pulmonalarteriendruck 15–20 mm Hg
- mittlerer rechter Vorhofdruck 5–10 mm Hg
- EKG: Sinusrhythmus mit engem QRS-Komplex oder inkompletter Rechtsschenkelblock; isoelektrische ST-Strecken

Die typischen Komplikationen nach Abgehen vom kardiopulmonalen Bypass sind:
- Gerinnungsstörungen
- Koronarinsuffizienz
- Versagen des unterentwickelten linken Ventrikels.

Gerinnungsstörungen nach dem kardiopulmonalen Bypass müssen durch Zufuhr von Thrombozyten und Frischplasma beseitigt werden. Der Thorax sollte erst verschlossen werden, wenn keine wesentlichen Blutungen mehr bestehen, denn auch eine nur geringe Perikardtamponade wird vom Herzen sehr schlecht toleriert.

Ein Low-output-Syndrom, gekennzeichnet durch anhaltend niedrigen arteriellen Blutdruck, anhaltend hohen linken Vorhofdruck, schlechte periphere Durchblutung und Zeichen der Linksinsuffizienz beruht entweder auf einer Koronarinsuffizienz (EKG: ST-Veränderungen, Echokardiographie: abnorme Wandbeweglichkeit) oder Funktionsstörungen des linken Ventrikels. Therapeutische Maßnahmen: Reexploration der Koronararterien, Nitroglyzerin, positiv inotrope Substanzen.

Postoperativ sollte die Hämodynamik durch einen niedrigen Blutdruck und einen hohen Flow gekennzeichnet sein, damit sich eine schrittweise Hypertrophie des linken Ventrikels entwickeln kann. Darum sorgfältige Flüssigkeits- und Elektrolyttherapie (Hyperkaliämie und Überwässerung vermeiden!) sowie Kontrolle des Gefäßwiderstands und der Körpertemperatur.

Linke Vorhofdrücke von mehr als 8 mm Hg sollten vermieden werden, da sich hierunter die Hämodynamik des unterentwickelten linken Ventrikels rasch verschlechtern kann. Eine mäßige Hypotension wird im allgemeinen gut toleriert. Bei arteriellen Mitteldrücken von < 35 mm Hg sollte Noradrenalin infundiert werden (0,01–0,2 µg/kg/min). Anhaltend hohe Pulmonalarteriendrücke weisen auf einen Restshunt hin und bedürfen daher der echokardiographischen Abklärung. Andere Ursachen: Hypoxie, Hyperkapnie, ungenügende Sedierung und Analgesie.

■ **Mustard-Operation.** Bei dieser Operation wird das Blut auf *Vorhofebene* über einen künstlich angelegten Tunnel so umgeleitet, daß Lungenvenen und Koronarsinusblut durch den Tunnel über die Trikuspidalklappen in den rechten Ventrikel und Blut aus den beiden Hohlvenen durch die Mitralklappe in den linken Ventrikel strömt. Funktionell bedeutet dies nach der Korrektur:

> - Der *linke* Ventrikel pumpt das venöse Blut über die Pulmonalarterien in den Lungenkreislauf.
> - Der *rechte* Ventrikel pumpt arterialisiertes Blut aus dem Lungenkreislauf über die Aorta in den Systemkreislauf. Er bleibt somit systemischer Ventrikel.

Die Korrektur nach Mustard erfolgt am günstigsten zwischen dem 8. und 12. Lebensmonat. Bei ungünstigem Ergebnis der Vorhofseptostomie oder Septektomie kann die Operation jedoch auch früher durchgeführt werden. Operiert wird unter extrakorporaler Zirkulation, mäßiger Hypothermie (etwa bis 20 °C nasopharyngeal) und Kardioplegie. Kinder unter 6 Monaten werden bei totalem Kreislaufstillstand operiert.

Zunächst wird das Perikard zwischen den Nn. phrenici herausgeschnitten; es dient als Patch für den Vorhoftunnel. Danach Anschluß an die Herz-Lungen-Maschine und Einlegen eines rechtsventrikulären Vents. Eröffnung des rechten Vorhofs und Herausschneiden des Septums; wenn Ventrikelseptumdefekte vorhanden: Verschluß durch die Trikuspidalklappe hindurch oder, wenn dies nicht möglich ist, nach Ventrikulotomie des rechten oder linken Ventrikels. Anschließend Einnähen des Patches in den Vorhof, so daß das Blut aus den beiden Hohlvenen über die Mitralklappe in den linken Ventrikel fließt und Blut aus den Lungenvenen um den Patch herum durch die Trikuspidalklappe in den rechten Ventrikel. Oft muß der rechte („pulmonale") Vorhof an der Inzisionsstelle mit einem Dacronpatch erweitert werden.

> **Nach Abgehen vom Bypass muß folgendes beachtet werden:**
> ▶ Der Druck im linken Vorhof sollte nicht höher als 15 mm Hg sein, damit kein Lungenödem auftritt.
> ▶ Kinder mit schwerer Zyanose benötigen oft inotrope Substanzen, ebenso Kinder mit Herzinsuffizienz in der Vorgeschichte.
> ▶ Ist der systemische Widerstand hoch, sollte er z. B. mit Nitroprussid gesenkt werden.

Unmittelbar nach dem Bypass können sich v. a. folgende **Operationskomplikationen** manifestieren:
- Obstruktion der oberen oder unteren Hohlvene (starker Anstieg des Venendrucks!),
- Obstruktion des Lungenvenenrückstroms,

- Herzrhythmusstörungen: kompletter Herzblock, Knotenrhythmen, supraventrikuläre Tachykardie, Vorhofflattern,
- Trikuspidalinsuffizienz,
- Shunts auf Vorhofebene,
- Insuffizienz des rechten Ventrikels.

Weitere Komplikationen: Phrenikusparese, Chylothorax.

*Palliativ-Mustard:* Wird bei Patienten mit schwerer obstruktiver Lungengefäßerkrankung durchgeführt, und zwar wie zuvor beschrieben, jedoch wird der Ventrikelseptumdefekt nicht verschlossen. Hierdurch fließt bei hohem Lungengefäßwiderstand untersättigtes Blut aus dem linken Ventrikel in den systemischen rechten Ventrikel; der Zustrom arterialisierten Blutes in den Systemkreislauf nimmt ebenfalls zu, die arterielle Sauerstoffsättigung steigt an.

■ **Rastelli-Operation.** Bei dieser Operation wird das Blut, im Gegensatz zur Mustard-Operation, auf *Ventrikelebene* umgeleitet.

Die Operation ist indiziert, wenn die Transposition mit einer Pulmonalstenose und einem Ventrikelseptumdefekt einhergeht; denn bei dieser Konstellation sind die Ergebnisse der Mustard-Operation ungünstig.

Die Rastelli-Operation ist am günstigsten zwischen dem 4. und 5. Lebensjahr; sie kann jedoch auch zwischen dem 2. und 3. Lebensjahr durchgeführt werden. Vor Erreichen dieses Alters kann ein palliativer Shunt angelegt werden, um die Lungendurchblutung zu verbessern.

Die Rastelli-Operation erfolgt in extrakorporaler Zirkulation mit mäßiger Hypothermie (20–25 °C) und Kardioplegie. Nach Beginn des Bypasses zunächst Eröffnung des rechten Vorhofs und Inspektion des Septums; wenn vorhanden, wird ein Septumdefekt verschlossen. Dann Inspektion des Ventrikelseptumdefekts und der Papillarmuskeln. Danach Ventrikulotomie des rechten Ventrikels, evtl. Erweiterung des Ventrikelseptumdefekts, um einen guten Blutfluß aus dem linken Ventrikel in die Aorta zu erreichen. Dann Zunähen der Pulmonalklappe und Ligatur der Pulmonalarterie oberhalb der Klappe. Anschließend wird der linke Ventrikel mit Hilfe eines großen Teflonpatches um den Septumdefekt herum an die Aorta angeschlossen. Danach weite Eröffnung der A. pulmonalis im Bereich der Bifurkation und Einnähen eines Conduits mit Klappe zwischen A. pulmonalis und rechtem Ventrikel. Funktionell bestehen nach der Korrektur folgende Beziehungen:

> Der *linke* Ventrikel pumpt das arterialisierte Blut in die Aorta, der *rechte* Ventrikel das venöse Blut über den Klappenconduit in den Lungenkreislauf.

*Postoperative Komplikationen nach Rastelli-Operation*
- Kompression oder Obstruktion des Conduits,
- Obstruktion der künstlich geschaffenen linksventrikulären Ausflußbahn,
- Restdefekte am Ventrikelseptum.

■ **Senning-Operation und Modifikation.** Bei diesem Verfahren wird auf *Vorhofebene* umgeleitet.

Nach Beginn des Bypasses zunächst Inzision des rechten Vorhofs. Danach wird das Vorhofseptum (evtl. mit Patch) zwischen die Mündungen der linken Pulmonalvenen und die Mitralklappe genäht. Anschließend wird der linke Vorhof hinter der interatrialen Furche inzidiert; hier wird die rechte Vorhofwand so vernäht, daß die neu entstandene Lungenveneneinmündung mit dem rechten Vorhof verbunden ist. Danach wird ein rechter Vorhoflappen so vernäht, daß das Blut aus den Hohlvenen durch die Mitralklappe in den linken Ventrikel und von dort in die Pulmonalarterien strömt. Der Rest des rechten Vorhofs wird so an der Inzisionsstelle hinter der interatrialen Furche vernäht, daß das Blut aus den Pulmonalvenen durch den künstlich angelegten Raum unter der vergrößerten Wand des rechten Vorhofs durch die Trikuspidalklappe in den rechten Ventrikel und von dort in die Aorta strömt.

> **Bei der Senning-Operation ist der rechte Ventrikel der Systemventrikel.**

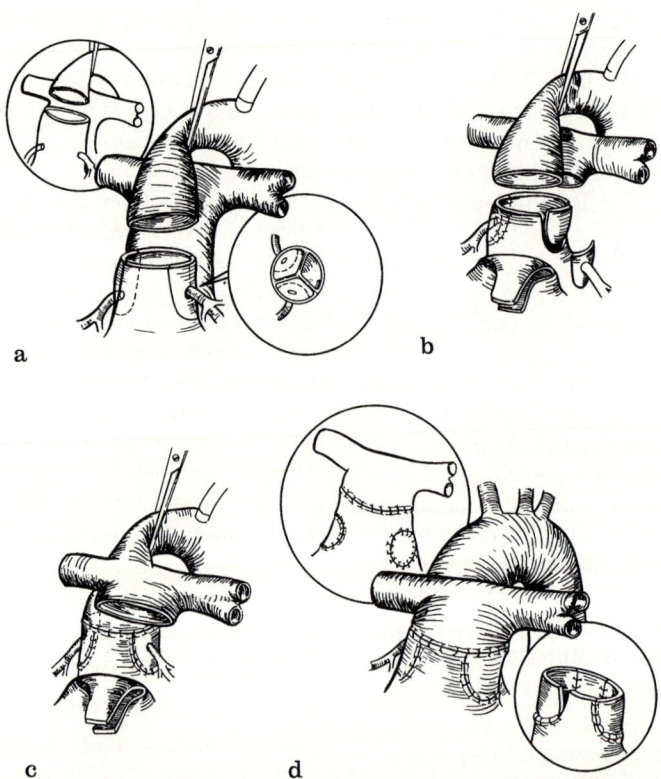

**Abb. 14. a–d.** Arterielle Switchoperation. **a** Durchtrennung der Aorta und Exzision der rechten und linken Koronarostien. **b** Exzision entsprechender Segmente der Pulmonalarterie und Einpflanzen der Koronararterien. **c** Die distale Pulmonalarterie wird vorn an die Aorta ascendens angenäht, die proximale Pulmonalarterie mit der distalen Aorta anastomosiert. **d** Die Explanationsstellen der Koronararterien werden mit Prothesematerial oder Perikard versorgt, die proximale Aorta mit der distalen Pulmonalarterie vernäht

### 11.8.4 Narkose bei Transpositionoperationen

- Es gelten im wesentlichen die Grundsätze der Narkose bei zyanotischen Herzfehlern.
- Bevorzugt i.v. einleiten! Die Narkoseeinleitung per Inhalation verläuft wegen der niedrigen Systemdurchblutung zumeist sehr langsam. Hierdurch darf der Anästhesist sich nicht verleiten lassen, die Konzentration des Inhalationsanästhetikums höher einzustellen: Bradykardie, Abfall des Herzzeitvolumens und metabolische Azidose können die Folge sein.
- Bradykardien müssen sofort behandelt werden: Abstellen der Anästhetika, Zufuhr von 100 % Sauerstoff; bei leichter Bradykardie Atropin, 0,02 mg/kg i. v., bei schwerer Bradykardie Adrenalin 1–3 µg/kg, Repetitionsdosen nach Wirkung. Korrektur der entstandenen metabolischen Azidose anhand des pH-Werts oder Basendefizits.

## 11.9 Trikuspidalatresie

Bei diesem Fehler ist kein Trikuspidalklappengewebe vorhanden; es besteht keine direkte Verbindung zwischen rechtem Vorhof und rechtem Ventrikel. Das venöse Blut muß über einen *Vorhofseptumdefekt* in den linken Vorhof fließen (Abb. 15). Andere Mißbildungen sind häufig, z. B. Ventrikelseptumdefekt, Transposition, Hypoplasie des rechten Ventrikels. Die Trikuspidalatresie macht rund 1 % aller Herzfehler aus.

### 11.9.1 Pathophysiologie

Das gesamte venöse Blut fließt aus dem rechten Vorhof über den Vorhofseptumdefekt in den linken Vorhof, wo es sich mit dem Lungenvenenblut vollständig vermischt.

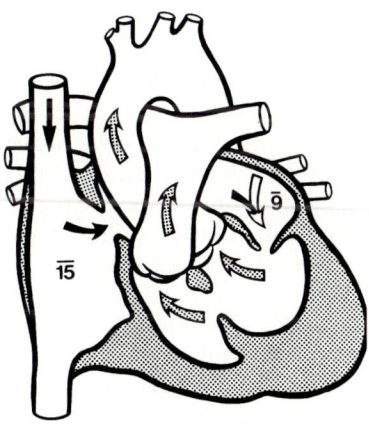

**Abb. 15.** Trikuspidalatresie. Rechts-links-Shunt auf Vorhofebene; kleiner linker Ventrikel

- Das Ausmaß der Zyanose hängt vom jeweiligen Fluß im System- und Lungenkreislauf ab.
- Die Höhe der Lungendurchblutung wiederum hängt von folgenden Faktoren ab: Größe des Ventrikelseptumdefekts; Grad der Obstruktion an der pulmonalen Ausflußbahn und Stellung der großen Arterien.
- Bei intaktem Ventrikelseptum, kleinem Ventrikelseptumdefekt oder bei Pulmonalstenose ist die Lungendurchblutung stark vermindert. Der Hauptblutfluß erfolgt hierbei über einen offenen Ductus Botalli oder über Bronchialkollateralen.
- Bei großem Ventrikelseptumdefekt oder Transposition ist die Lungendurchblutung gesteigert und die Zyanose weniger ausgeprägt; es entwickelt sich eine Herzinsuffizienz.

### 11.9.2 Klinisches Bild und Diagnose

Am häufigsten findet sich bei Kindern unter 6 Monaten eine schwere Zyanose ohne Herzinsuffizienz. Hypoxische Anfälle sind keine Seltenheit. Bei Kindern, die für eine ausreichende Lungendurchblutung auf einen offenen Ductus angewiesen sind, verschlechtert sich der Zustand bei Verschluß des Ductus sehr rasch. Kinder mit stark gesteigerter Lungendurchblutung entwickeln nicht selten frühzeitig eine Linksherzinsuffizienz.

**EKG:** Linksabweichung der Herzachse, Vergrößerung des rechten Vorhofs, Vergrößerung des linken Ventrikels.

**Thoraxröntgenbild:** Je nach anatomischen Verhältnissen: Normales Herz mit verminderter Lungengefäßzeichnung oder stark vermehrte Lungengefäßzeichnung mit Kardiomegalie, wenn die Lungendurchblutung erheblich gesteigert ist.

**Herzkatheter:** Es fließt kein Blut über den rechten Vorhof in den rechten Ventrikel. Bei schwer zyanotischen Kindern wird während der Herzkatheterisierung eine Ballonseptostomie nach Rashkind durchgeführt.

### 11.9.3 Operation

Häufig sind zunächst *Palliativoperationen* erforderlich. Ist die Lungendurchblutung stark vermindert, so wird ein systemopulmonalarterieller Shunt angelegt, bei Kindern mit stark gesteigerter Lungendurchblutung hingegen ein Banding der Pulmonalarterie. Die endgültige Korrektur der Trikuspidalatresie erfolgt mit der Fontan-Operation.

■ **Fontan-Operation.** Für die Fontan-Operation müssen folgende Vorbedingungen erfüllt sein:
- normaler Lungengefäßwiderstand und Pulmonalarteriendruck < 20 mm Hg,
- ausreichende Größe der Pulmonalarterie und ihrer Äste,

- normal großes linkes Herz mit normaler Funktion (LVEDP < 10 mm Hg),
- möglichst Sinusrhythmus.

Vor dem Bypass wird die obere Hohlvene mit dem distalen Ende der rechten Pulmonalarterie Seit-zu-End anastomosiert, danach End-zu-End-Anastomosierung des rechten Vorhofendes mit der rechten A. pulmonalis mit einem Aortenklappenhomograft. Dann Anschluß der Herz-Lungen-Maschine und Inzision des rechten Vorhofs sowie Verschluß des Vorhofseptumdefekts. An der Eintrittstelle der unteren Hohlvene in den rechten Vorhof wird ein Pulmonalklappenhomograft implantiert, dann werden der rechte Vorhof verschlossen, der Bypass beendet und die Kanülen entfernt. Die obere Hohlvene wird an ihrer Eintrittstelle in den rechten Vorhof durchtrennt, beide Enden werden vernäht. Der Pulmonalishauptstamm wird ebenfalls verschlossen. Nach der Korrektur bestehen folgende funktionelle Beziehungen:

- Das Blut aus der oberen Hohlvene wird direkt über die rechte A. pulmonalis in die rechte Lunge geleitet.
- Das Blut der unteren Hohlvene fließt über eine zwischengeschaltete Klappe in der V. cava sowie eine Klappe zwischen rechtem Vorhof und linker Pulmonalarterie in die linke Lunge.
- Der Erfolg der Operation hängt v. a. von einem ausreichenden Gradienten zwischen rechtem und linkem Vorhof ab. Dieser Druckgradient ist der Perfusionsdruck für die Lunge.

Die Klappe zwischen unterer Hohlvene und rechtem Vorhof hat sich als überflüssig herausgestellt; ebenso scheint die Klappe zwischen rechtem Vorhof und A. pulmonalis überflüssig zu sein. Häufiger werden jetzt **Modifikationen der ursprünglichen Fontan-Operation** durchgeführt:
▶ direkte Verbindung der rechten Vorhofspitze und der Pulmonalarterie mit einem Klappenconduit,
▶ Einschalten eines klappenlosen Conduits zwischen der rechten Vorhofspitze und dem rechten Ventrikel (wenn ausreichend groß) sowie Verschluß des Vorhofseptumdefekts,
▶ direkte Verbindung der Spitze des rechten Vorhofs mit dem rechten Ventrikel, wenn nötig unter Zuhilfenahme eines Patches. Der Ventrikelseptumdefekt wird verschlossen.

**Nach den Korrekturoperationen ist ein ausreichender Füllungsdruck im rechten Vorhof erforderlich. Darum gilt:**
▶ Nach der Operation sollte der mittlere rechte Vorhofdruck zwischen 15 und 20 mm Hg gehalten werden (gelegentlich sogar darüber). Ein sich entwickelndes V.-cava-superior-Syndrom kann durch Hochlagerung des Oberkörpers gemildert werden.
▶ Häufig ist postoperativ zunächst die Zufuhr positiv-inotroper Substanzen erforderlich.

▶ Arrhythmien müssen umgehend behandelt werden, damit ein ausreichendes Herzzeitvolumen aufrechterhalten wird.
▶ Postoperativ sollte so früh wie möglich mit Spontanatmung oder SIMV begonnen werden, denn konventionelle Überdruckbeatmung kann den Widerstand gegen die Lungendurchblutung erhöhen.

## 11.10 Pulmonalatresie mit intaktem Ventrikelseptum

Bei dieser extremen Form der valvulären Pulmonalstenose sind die Klappensegel verschmolzen und bilden eine Membran. Der Klappenring und der Pulmonalisstamm können ebenfalls hypoplastisch sein, der rechte Ventrikel ist meist klein (Abb. 16). Ohne Behandlung sterben 50 % der Kinder im 1. Lebensmonat. Der Fehler macht rund 1 % aller kongenitalen Vitien aus.

### 11.10.1 Pathophysiologie

Das über die Trikuspidalklappe in den rechten Ventrikel einströmende Blut kann nicht in die A. pulmonalis ausgeworfen werden. Statt dessen fließt es über einen Vorhofseptumdefekt in den linken Vorhof, wo es sich mit dem Lungenvenenblut mischt. Die Durchblutung der Lunge erfolgt über einen offenen Ductus arteriosus. Frühzeitiger Verschluß des Ductus führt rasch zur Verschlechterung des Zustands.

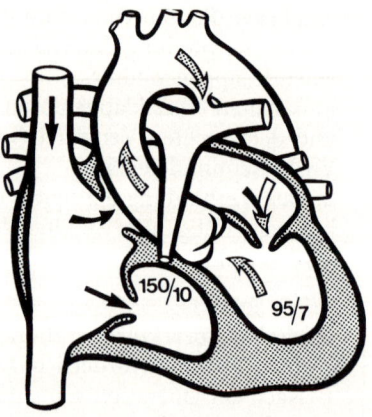

**Abb. 16.** Pulmonalatresie mit intaktem Ventrikelseptum. Rechts-links-Shunt auf Vorhofebene und Links-rechts-Shunt über den Ductus arteriosus

## 11.10.2 Klinisches Bild und Diagnose

Bereits in den ersten Lebenstagen entwickelt sich eine schwere Zyanose, es sei denn der offene Ductus ist sehr groß.

**EKG:** Abhängig von der Ventrikelgröße.

**Thoraxröntgenbild:** Verminderte Lungengefäßzeichnung, Herzgröße variabel – je nach Größe des rechten Ventrikels.

**Herzkatheter und Angiogramm:** Keine Füllung der A. pulmonalis oder der Aorta vom rechten Ventrikel aus. Bei hypoplastischem rechten Ventrikel wird eine Ballonvorhofseptostomie durchgeführt, um die Durchmischung des Blutes zu verbessern.

## 11.10.3 Operation

Das chirurgische Vorgehen hängt von den anatomischen Gegebenheiten ab:
- Bei Pulmonalatresie mit normal großem rechten Ventrikel kann die Valvulotomie entweder nach Brock oder unter direkter Sicht am kardiopulmonalen Bypass durchgeführt werden.
- Patienten mit hypoplastischem rechten Ventrikel und hypoplastischem oder atretischem Infundibulum erhalten einen systemopulmonalarteriellen Shunt. Bei einigen Kindern ist zusätzlich eine Valvulotomie erforderlich, um Größe und Funktion des rechten Ventrikels zu verbessern.
- Bei Patienten mit ausreichender Funktion des rechten Ventrikels und hypoplastischem Infundibulum kann die Korrektur um das 5. bis 6. Lebensjahr in folgender Weise durchgeführt werden: Unterbindung des systemopulmonalarteriellen Shunts, Verschluß des Vorhofseptumdefekts, Einschalten eines Conduits zwischen rechtem Ventrikel und Pulmonalarterie.

Bei zu kleinem rechten Ventrikel kann wie bei Trikuspidalatresie vorgegangen werden (s. dort).

## 11.11 Totale Lungenvenenfehlmündung

Bei diesem Herzfehler mündet das Blut der Lungenvenen statt in den linken in den *rechten* Vorhof und mischt sich dort mit dem venösen Blut des Systemkreislaufs. Drei primäre Einmündungsstellen können unterschieden werden:
1. oberhalb des Herzens in eine persistierende linke obere Hohlvene und V. azygos oder rechte obere Hohlvene: Typ I (Abb. 17),
2. im Herzen selbst: rechter Vorhof, Koronarsinus: Typ II,
3. unterhalb des Herzens: V. portae oder Ductus venosus: Typ III.

Am häufigsten ist Typ I, am seltensten Typ III.
  Fast immer besteht ein Vorhofseptumdefekt oder ein offenes Foramen ovale.

**Abb. 17.** Totale Lungenvenenfehlmündung (supradiaphragmal) mit Rechts-links-Shunt auf Vorhofebene

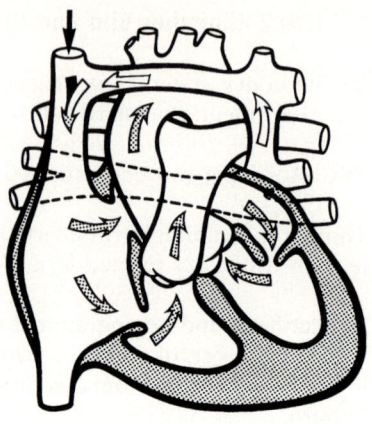

### 11.11.1 Pathophysiologie

Die Pathophysiologie hängt v. a. vom Ausmaß der Obstruktion durch die anomalen Lungenvenen ab:
- Besteht keine Obstruktion der Lungenvenen, so strömt die gesteigerte Rückflußmenge aus dem rechten Vorhof zurück in den Lungenkreislauf oder über den Vorhofseptumdefekt in das linke Herz. Die auftretenden Beschwerden sind gering; eine schwere Herzinsuffizienz entwickelt sich gewöhnlich erst im 4.–5. Lebensjahrzehnt.
- Liegt jedoch eine Obstruktion der Lungenvenen vor, so steigt der pulmonale Gefäßwiderstand an, ebenso der Pulmonalarteriendruck. Es entsteht ein Lungenödem und eine rechtsventrikuläre Belastung. Bei herabgesetzter Lungendurchblutung tritt eine schwere Zyanose und Herzinsuffizienz auf.

### 11.11.2 Klinisches Bild und Diagnose

Drei klinische Erscheinungsformen der totalen Lungenvenenfehlmündung werden beobachtet:
1. Kleinkinder mit Obstruktion der Lungenvenen: Tachypnoe, Zyanose, Gedeihstörungen und Herzinsuffizienz.
Ohne chirurgische Therapie verschlechtert sich der Zustand sehr rasch.
2. Kleinkinder ohne Obstruktion der Lungenvenen mit ausreichendem Vorhofseptumdefekt: Gesteigerte Lungendurchblutung bei normalem Lungengefäßwiderstand. Die Herzinsuffizienz spricht meist auf medikamentöse Behandlung an.
3. Ältere Kinder ohne Obstruktion der Lungenvenen mit ausreichendem Vorhofseptumdefekt und normalem Lungengefäßwiderstand: Die Zeichen und Symptome sind gering.

**EKG:** Rechtsverlagerung der Herzachse, Vergrößerung des rechten Vorhofs und Hypertrophie des rechten Ventrikels.

**Thoraxröntgenbild:** a) Bei Lungenvenenobstruktion: Herzgröße normal oder vermehrt, Lungen zeigen fleckförmige Aufhellungen (venöser Stau). b) Bei fehlender Obstruktion und gesteigerter Lungendurchblutung: Kardiomegalie und vermehrte Lungengefäßzeichnung. Mediastinum und Herzsilhouette können eine 8-förmige Kontur zeigen.

**Herzkatheter:** Die $O_2$-Sättigung in rechtem Vorhof, Pulmonalarterie und Aorta ist nahezu gleich. Beim Angiogramm kann der Fluß des Kontrastmittels bei pulmonarterieller Injektion in die Lungenvenen dargestellt werden.

### 11.11.3 Operation

Die Korrektur der totalen Lungenvenenfehlmündung erfolgt bei totalem Kreislaufstillstand.
- *Typ-I-Korrektur.* Anastomosierung zwischen dem hinter dem Herzen liegenden transversalen Pulmonalvenenstamm und dem linken Vorhof; Ligatur der den venösen Lungenkreislauf mit dem Systemkreislauf verbindenden vertikalen Vene; Verschluß des Vorhofseptumdefekts bzw. offenen Foramen ovale.
- *Typ-II-Korrektur.* Mündet das Lungenvenenblut direkt in den rechten Vorhof, so wird das Vorhofseptum herausgeschnitten und ein künstliches Septum so eingenäht, daß das Lungenvenenblut auf der *linken* Seite des Vorhofseptums einströmt. Mündet hingegen das Lungenvenenblut in den Koronarsinus, so werden das Septum zwischen dem Koronarsinus und das defekte Vorhofseptum herausgeschnitten und mit einem Dacronpatch ein Tunnel geformt, damit das Blut aus den Lungenvenen auf der linken Seite des Vorhofseptums entlangfließt.
- *Typ-III-Korrektur.* Die deszendierende Vene wird am Zwerchfell ligiert bzw. durchtrennt. Der linke Vorhof wird hinten transversal inzidiert und mit dem retrokardialen Stamm der Lungenvenen anastomosiert.

---

**Postoperative Behandlung:**
▶ Die Zufuhr inotroper Substanzen ist nach Abgehen vom Bypass sehr oft erforderlich.
▶ Sehr häufig muß für einige Tage nachbeatmet werden, bis die Lungenfunktion sich adaptiert hat.
▶ Die Flüssigkeitszufuhr muß zunächst zurückhaltend erfolgen.
Die Vorhofdrücke sollten nicht über 10 mm Hg liegen.

---

Die Frühmortalität nach der Korrektur ist mit rund 30 % relativ hoch.

## 11.12 Ebstein-Anomalie

Bei dieser Anomalie besteht eine hypoplastische und insuffiziente Trikuspidalklappe. Häufig sind septales und hinteres Segel der Klappe nach unten verlagert, während das vordere Segel vorhangartig vom Anulus fibrosus zum Papillarmuskel des rechten Ventrikels zieht. Durch die Abwärtsverlagerung der Klappe wird ein Teil des rechten Ventrikels „atrialisiert"; dieser Teil ist dünnwandig und funktionslos. Der kleinere, distale Teil bildet die rechte Kammer. Oft bestehen andere Anomalien: Vorhofseptumdefekt bzw. offenes Foramen ovale (bei 75 %), Ventrikelseptumdefekt, Pulmonalatresie, Pulmonalstenose, hypoplastische Aorta, offener Ductus arteriosus.

### 11.12.1 Pathophysiologie

Bei Ebstein-Anomalie entwickelt sich eine Rechtsherzinsuffizienz. Die Schwere der Herzinsuffizienz hängt v. a. davon ab, in welchem Ausmaß der rechte Ventrikel „atrialisiert" ist und ob die Wand im betroffenen Gebiet sehr dünn geworden oder normal geblieben ist. Liegt ein Vorhofseptumdefekt vor, so bestimmt im wesentlichen die beeinträchtigte Funktion des rechten Ventrikels das Ausmaß des Rechts-links-Shunts. Der dysplastische kleine rechte Ventrikel ist hypokontraktil und behindert den Einstrom von Blut, so daß die Lungendurchblutung vermindert ist. Außerdem kontrahiert sich der atrialisierte Anteil zusammen mit dem Ventrikel und ist der Vorhofkontraktion funktionell entgegengerichtet. Der rechte Vorhof dilatiert erheblich, der rechte mittlere Vorhofdruck steigt an, es tritt ein Rechts-links-Shunt auf Vorhofebene ein, der zur Zyanose führt.

### 11.12.2 Klinisches Bild und Diagnose

Abhängig vom Schweregrad der Mißbildung bestehen Dyspnoe, Zyanose, Ermüdbarkeit, Vorhoftachyarrhythmien, Brustschmerzen. Oft können die Patienten bis zum 3. und 4. Lebensjahrzehnt bei entsprechender medikamentöser Behandlung subjektiv beschwerdefrei sein.

**EKG:** Rechtsabweichung der Herzachse, Vergrößerung des rechten Vorhofs, rechtsventrikuläre Niedervoltage, verlängertes P-R-Intervall, inkompletter oder kompletter Rechtsschenkelblock. Bei $1/4$ der Patienten bestehen Vorhoftachykardien, Vorhofflattern oder Vorhofflimmern.

**Thoraxröntgenbild:** Typisch ist ein vergrößertes, oft kugelförmig aussehendes Herz mit erheblicher Vergrößerung des rechten Vorhofs und Linksverschiebung des rechtsventrikulären Infundibulums. Aorten- und Pulmonalissegmente sind unauffällig.

### 11.12.3 Operation

Die meisten Patienten können medikamentös behandelt werden. Wegen des hohen Operationsrisikos wird nur bei zwingender Indikation operiert. Hierzu gehören: mäßige bis schwere Zyanose, paradoxe Embolien und Obstruktion der rechten Ausflußbahn sowie Patienten der Schweregrade III und IV.

Das operative Vorgehen hängt von der pathologischen Anatomie ab. Eine endgültige Entscheidung kann oft erst intraoperativ getroffen werden.

Folgende Verfahren werden angewendet:
- Bei ausreichend großem vorderen Segel: Plikatur der freien Wand des atrialisierten rechten Ventrikelanteils; hintere Trikuspidalanuloplastik; Verkleinerung des rechten Vorhofs; Patchverschluß des Vorhofseptumdefekts.
- Kann nicht in zuvor beschriebener Weise vorgegangen werden, so wird ein Trikuspidalklappenersatz oder eine modifizierte Fontan-Operation durchgeführt.

---

**Für den Anästhesisten ist folgendes wichtig:**
- Tachykardien verstärken die Trikuspidalinsuffizienz und den Rechts-links-Shunt. Sie müssen daher unbedingt vermieden bzw. umgehend behandelt werden.
- Sind ventrikuläre Arrhythmien aus der Vorgeschichte bekannt, so sollte vor der Einleitung eine Lidocaininfusion angeschlossen werden.
- Arrhythmien können postoperativ ganz unvermittelt auftreten. Darum wird die prophylaktische i. v.-Zufuhr von Lidocain für die nächsten 48 h empfohlen.

---

### 11.13 Single Ventricle

Bei dieser Mißbildung besteht nur eine Herzkammer. Entweder sind Trikuspidal- und Mitralklappe vorhanden oder es liegt eine gemeinsame AV-Klappe mit oder ohne Ausflußkammer vor. Pathologisch-anatomisch können 4 Typen unterschieden werden. Begleitmißbildungen sind häufig: Transposition, Aortenstenose oder -atresie, Pulmonalstenose oder -atresie, Dextrokardie, AV-Kanal, Vorhofseptumdefekt, Aortenisthmusstenose.

■ **Pathophysiologie.** Besteht keine Obstruktion der Lungenstrombahn, so tritt ein erheblicher Links-rechts-Shunt auf. Die Lungendurchblutung ist gesteigert, der linke Vorhof vergrößert; es entwickelt sich eine Herzinsuffizienz. Eine Zyanose besteht nicht, tritt jedoch auf, wenn obstruktive Veränderungen der Lungengefäße entstehen.

■ **Behandlung.** Kinder mit gesteigerter Lungendurchblutung benötigen ein Banding der Pulmonalarterie, Kinder mit verminderter Lungendurchblutung einen systemopulmonalarteriellen Shunt.

Korrekturoperationen haben eine schlechte Prognose. Manche Operateure führen folgende Eingriffe durch:
- künstliche Septierung des gemeinsamen Ventrikels mit einem Patch,
- modifizierte Fontan-Operation bei „single ventricle" mit gemeinsamer AV-Klappe.

### 11.14 Bland-White-Garland-Syndrom

Bei dieser kongenitalen Fehlbildung entspringt die linke Koronararterie aus der A. pulmonalis. Die Häufigkeit wird mit 0,25–0,5 % aller kongenitalen Herzfehler angegeben. Meist entspringt die linke Koronararterie aus dem Sinus der Pulmonalklappe direkt oberhalb des linken posterioren Klappensegels. Die Koronararterie ist erweitert und vermehrt geschlängelt. Im Versorgungsgebiet der Arterie kann sich eine diffuse linksventrikuläre subendokardiale Fibrose entwickeln; evtl. Funktionsstörungen der Mitralklappe durch linksventrikuläre Dilatation mit Klappenringdilatation sowie Fibrosierung und Verkalkung der Papillarmuskeln. Folgende Typen des Bland-White-Garland-Syndroms werden unterschieden:
- *Infantiler Typ:* Die Kollateralversorgung des linkskoronaren Versorgungsgebiets reicht nicht aus und entsprechend treten bereits wenige Wochen nach der Geburt Symptome auf.
- *Erwachsenentyp:* Hierbei besteht eine ausgeprägte interkoronare Kollateralisierung (mit der rechten Koronararterie), so daß einige Patienten auch ein höheres Erwachsenenalter erreichen können.

#### 11.14.1 Pathophysiologie

Die Durchblutung des linken Koronarkreislaufs erfolgt unter niedrigem Druck mit sauerstoffarmem Blut. Durch den niedrigen Druck entwickelt sich ein von der rechten Koronararterie ausgehender Kollateralkreislauf. Das Blut des Kollateralkreislaufs fließt über die proximale linke Koronararterie aufgrund des geringeren Widerstands in die A. pulmonalis ab, d. h. es besteht ein Links-rechts-Shunt. Bei den meisten Kindern entwickeln sich bereits in den ersten Lebensmonaten die Zeichen der Myokardischämie bis hin zum Anterolateralinfarkt und zur Linksinsuffizienz; nur etwa 25 % dieser Kinder erreichen das Erwachsenenalter.

#### 11.14.2 Klinisches Bild und Diagnose

Beim **infantilen Typ** entwickelt sich eine Globalinsuffizienz des Herzens. Das klinische Bild ist gekennzeichnet durch Tachykardie, Kardiomegalie, Hepatomegalie und Lungenstauung. Intensives Schreien gilt als Manifestation der Angina pectoris. Auskultatorisch findet sich meist ein kontinuierliches systolisch-diastolisches Geräusch.

Beim **Erwachsenentyp** entwickeln sich häufig erst beim Heranwachsen oder gar beim Erwachsenen klinische Symptome: Belastungsdyspnoe, Abgeschlagenheit, Belastungsangina, manchmal plötzlicher Herztod ohne vorangegangene Beschwerden.

**EKG:** Häufig Zeichen der linksventrikulären Hypertrophie mit abgelaufener oder frischer Myokardischämie. Bei 10–20 % der Fälle sind im EKG keine Veränderungen nachweisbar.

**Thoraxröntgen:** Häufig Kardiomegalie mit Stauungszeichen; evtl. vergrößerter linker Vorhof.

**Herzkatheter:** Zuverlässigstes diagnostisches Verfahren! Zunächst stellt sich die rechte Koronararterie dar, danach der retrograde Kontrastmittelfluß von der linken Koronararterie in die A. pulmonalis und das Ausmaß der Kollateralisierung über die rechte Koronararterie. Bei großen Shuntvolumina findet sich in der Pulmonalarterie eine erhöhte $O_2$-Sättigung.

### 11.14.3 Operation und Narkose

Beim infantilen Typ gilt die frühzeitige Operation als Verfahren der Wahl. Dringlich ist die Operation, wenn die Ejektionsfraktion weniger als 20 % beträgt (Operationsmortalität allerdings 25–72 %). Beim Erwachsenentyp gilt die Operation wegen der häufig vorhandenen Herzrhythmusstörungen und der Gefahr des plötzlichen Herztods ebenfalls als dringlich.

Operativ werden 2 Verfahren angewandt: Herstellung eines singulären Koronarkreislaufs durch Ligatur der linken Koronararterie oder Herstellung eines dualen Koronarkreislaufs, z. B. durch Reimplantation der fehlentspringenden linken Koronararterie in die Aorta unter Anwendung der Herz-Lungen-Maschine. Die Frühletalität der Reimplantationsoperation beträgt bei Kindern unter 2 Jahren 2–33 %, bei Kindern über 2 Jahre 12 %.

Das anästhesiologische Vorgehen muß v. a. die eingeschränkte Myokardfunktion und die morphologischen Veränderungen (Myokardfibrose, Mitralklappenfunktionsstörungen) berücksichtigen. Die Narkose sollte intravenös eingeleitet und als totale i. v.-Anästhesie (z. B. Opioid in Kombination mit Midazolam) fortgeführt werden.

> Volatile Inhalationsanästhetika, insbesondere Halothan, sollten beim Bland-White-Garland-Syndrom möglichst nicht eingesetzt werden!

Bei Reimplantationsoperationen muß auch nach Abgehen vom kardiopulmonalen Bypass mit anhaltender Linksherzinsuffizienz gerechnet werden. Die alleinige Therapie mit positiv-inotropen Substanzen wie Adrenalin in Kombination mit Dopamin reicht u. U. zur Behandlung des Low-output-Syndroms bei der Entwöhnung vom kardiopulmonalen Bypass nicht aus. Nützlich kann im Einzelfall die ergänzende Zufuhr von Noradrenalin in höheren Dosen sein, um den koronaren Perfusionsdruck zu steigern.

## 12 Intensivbehandlung nach Operationen mit der Herz-Lungen-Maschine

### 12.1 Transport des Kindes zur Intensivstation

Für den Transport von Kindern aus dem Operationssaal auf die Intensivstation gelten die gleichen Grundsätze wie für Erwachsene. Auch hier müssen die Vitalfunktionen lückenlos überwacht werden. Folgende Überwachungsmaßnahmen sollten während des Transports durchgeführt werden:
- EKG,
- direkte arterielle Druckmessung,
- präkordiales Stethoskop,
- Pulsoxymetrie.

### 12.2 Aufnahme des Kindes

Sofort nach der Aufnahme des Kindes werden folgende Maßnahmen durchgeführt:
▶ Beatmungsgerät einstellen: Kinder unter 10 kg werden mit druckgesteuerten oder zeitflowgesteuerten Respiratoren beatmet, Kinder über 10 kg mit volumengesteuerten Geräten.

> **Standardeinstellung des Respirators**
> - Atemfrequenz ca. 24/min bei Kleinkindern,
>   ca. 16/min bei größeren Kindern,
> - Atemzugvolumen 7,5-10-12 ml/kg,
> - Verhältnis von In- zu Exspiration 1:2,
> - PEEP, Beginn mit 3-5 cm $H_2O$, wenn erforderlich schrittweise um 2-3 cm $H_2O$ steigern.
>   Ziele: $p_aO_2 > 70$ mm Hg, $p_aCO_2$ 35-45 mm Hg.

▶ Sofort Druckaufnehmer und EKG anschließen. Arteriellen Druck, zentralen Venendruck, linken Vorhofdruck sowie Herzfrequenz und -rhythmus überprüfen.
▶ Pacemakerfunktion kontrollieren.
▶ Kardiovaskuläre Medikamente zuführen.
▶ Thoraxdrainagen mit dem Sog verbinden, aktuellen Flüssigkeitsstand notieren.
▶ Klinischen Zustand einschätzen.

▶ 15 min nach Beginn der Beatmung Respiratoreinstellung durch Blutgasanalyse überprüfen; wenn erforderlich korrigieren:
- inspiratorische $O_2$-Konzentration so niedrig wie möglich,
- $p_aCO_2$ 35–45 mm Hg.

## 12.3 Überwachung des Kindes

Die Überwachung herzoperierter Kinder entspricht weitgehend der von Erwachsenen; sie beruht auf invasiven Meßverfahren und klinischer Beobachtung.

### 12.3.1 Routineüberwachung bei allen Kindern

1. Kontinuierliches EKG mit oberen und unteren Alarmgrenzen für die Herzfrequenz.
2. Kontinuierliche direkte arterielle Blutdruckmessung mit oberen und unteren Alarmgrenzen.
3. Kontinuierliche Messung des zentralen Venendrucks.
4. Kontinuierliche oder stündliche Messung der Körpertemperatur über eine Temperatursonde.
5. Pulsoxymetrie sowie arterielle Blutgase alle 1–4 h und 10–15 min nach jeder Neueinstellung des Respirators bzw. je nach klinischem Zustand.
6. Ein- und Ausfuhr stündlich.
7. Laborwerte: Elektrolyte, Blutzucker, Harnstoff, Kreatinin, Osmolarität, Gerinnungsstatus, Gesamteiweiß; alle 2–4 h bzw. je nach klinischem Zustand des Kindes.
8. Messen des Körpergewichts 1- bis 2mal/Tag.
9. Röntgenbild des Thorax kurz nach der Aufnahme, danach 1mal täglich.

### 12.3.2 Spezielle Überwachungsverfahren

Bei besonderer Indikation werden noch folgende Überwachungsverfahren durchgeführt:

■ **Pulmonaliskatheter.** Dient zur Überwachung der Pulmonalarteriendrücke und des Wedgedrucks sowie zur Messung des Herzzeitvolumens und zur Analyse gemischtvenösen Blutes. Die Indikation muß streng gestellt werden; die Einführung ist bei kleinen Kindern schwierig.

■ **Linker Vorhofkatheter.** Dient zur Messung des Drucks im linken Vorhof bzw. zur Überwachung des Füllungsdrucks des linken Herzens. Wird intraoperativ gelegt.

■ **Echokardiographie.** Informiert über Herzkammergröße, Klappenfunktion, Kontraktilität des Myokards oder Restdefekt nach der Operation.

■ **12-Kanal-EKG.** Dient zur genauen Arrhythmiediagnostik.

## 12.4 Postoperative Herz-Kreislauf-Funktion

■ **Herzzeitvolumen.** Zu den wichtigsten Zielen der postoperativen Behandlung gehört ein ausreichendes Herzzeitvolumen des Kindes. Zumeist kann das Herzzeitvolumen klinisch eingeschätzt werden; nur selten ist die direkte Messung erforderlich.

> **Ein ausreichendes Herzzeitvolumen kann mit einiger Sicherheit an folgenden Zeichen erkannt werden:**
> - arterieller Blutdruck im Normbereich (Normalwerte s. S. 320),
> - periphere Pulse gut gefüllt und leicht zu tasten,
> - Haut der Extremitäten warm und gut durchblutet,
> - rasche Kapillarfüllung beim Druck auf das Nagelbett,
> - Urinausscheidung $> 0{,}5\text{--}1\,\text{ml/kg KG} \cdot \text{h}$.

Ein Herzindex unter $2\text{--}2{,}2\,\text{l/} \cdot \text{min} \cdot \text{m}^{-2}$ gilt als pathologisch. Der Erfolg einer Herzoperation zeigt sich v. a. daran, ob das operierte Herz seine Hauptfunktion, nämlich ein ausreichendes Herzzeitvolumen zu fördern, annähernd erfüllen kann. Behandlung des Low-output-Syndroms s. Kap. 10.

**Tachykardie:** Tritt nach einer Herzoperation bei Kindern sehr häufig auf. Sie wird meist gut toleriert. Bevor beim Kind das Herzzeitvolumen durch eine Tachykardie abfällt, muß die Frequenz auf 180 und mehr angestiegen sein. Wichtige Ursachen für eine Tachykardie sind:
- Schmerzen und Aufregung,
- Fieber,
- Hypovolämie,
- Hyperkapnie durch falsch eingestelltes Beatmungsgerät,
- ektopische Foki in den Vorhöfen, AV-Knoten oder Ventrikeln.

Fallen durch die Tachykardie das Herzzeitvolumen und der arterielle Blutdruck ab, sollte umgehend in Narkose eine Kardioversion durchgeführt werden. Erforderliche Energie, je nach Alter des Kindes: 10–50 J.

**Bradykardie:** Wird von Kindern sehr schlecht toleriert, denn das Herzzeitvolumen hängt viel stärker als beim Erwachsenen von der *Herzfrequenz* ab. Die Bradykardie kann von einem supraventrikulären Schrittmacher ausgehen oder durch eine Blockierung der AV-Überleitung entstehen.
- *Sinusbradykardie:* Häufigste Ursachen sind Hypoxie und schwerer Blutdruckabfall.
- *AV-Block:* Beruht meist auf einer chirurgischen Verletzung des Erregungsleitungsgewebes oder auf Digitalisintoxikation.

Fällt durch die Bradykardie das Herzzeitvolumen ab und kann die Ursache der Bradykardie nicht beseitigt werden, so ist ein *Pacemaker* indiziert.

■ **Niedriger Füllungsdruck des Herzens.** Die Drücke in beiden Vorhöfen liegen bei guter Funktion der zugehörigen Ventrikel zwischen 5 und 12 mm Hg.

> **!** Sind die Vorhofdrücke erniedrigt, so fallen meist auch Blutdruck und Herzzeitvolumen ab. Darum müssen in der postoperativen Frühphase Blut- und andere Volumenverluste ohne Verzögerung ausreichend ersetzt werden.

Der Volumenbedarf ist meist größer als errechnet, v. a. in der Aufwärmphase, wenn die Gefäße sich erweitern und ihre Kapazität zunimmt.
▶ Sind die Blutverluste größer als 10 ml/kg KG · h, so muß meist rethorakotomiert werden.
Gerinnungsstörungen kommen ebenfalls als Ursache postoperativer Blutungen in Frage, sind jedoch seltener als chirurgisch bedingte Blutungen.

**Pulmonale Hypertonie:** Tritt v. a. bei Herzfehlern mit Links-rechts-Shunt auf. Besteht ein pulmonaler Hochdruck, so müssen alle Faktoren, die den pulmonalen Gefäßwiderstand weiter erhöhen, unbedingt vermieden werden, damit keine Herzinsuffizienz auftritt. Hierzu gehören z. B.:
- Hyperkapnie,
- Hypoxie,
- Azidose,
- hoher Beatmungsdruck,
- Schmerzreize.

## 12.5 Postoperative Atemfunktion

Respiratorische Störungen, die eine maschinelle Beatmung erfordern, treten bei Kindern nach herzchirurgischen Eingriffen häufiger auf als bei Erwachsenen. Besonders betroffen ist die Gruppe der Kinder mit einem Lebensalter unter 2 Jahren. Eine wichtige prädisponierende Rolle für postoperative Störungen spielt hierbei die Pathophysiologie des zugrundeliegenden Herzfehlers und die mit der Korrektur bzw. dem Eingriff verbundenen Änderungen der allgemeinen und pulmonalen Hämodynamik.

### 12.5.1 Pathophysiologische Grundlagen

Die Art der anzuwendenden respiratorischen Therapie erfordert eine sorgfältige Analyse der zugrundeliegenden ätiologischen und pathophysiologischen Faktoren. Hierfür ist es zweckmäßig, die kongenitalen Herzfehler nach folgenden Kategorien zu beurteilen: 1. Fehler mit Links-rechts-Shunt, 2. Obstruktionen der linken Ausflußbahn und 3. zyanotische Herzfehler.

■ **Fehler mit Links-rechts-Shunt.** Hierbei entstehen respiratorische Störungen hauptsächlich durch exzessiv erhöhten Druck und Fluß im Lungenkreislauf. Wesentliche Auswirkungen auf die Lungenfunktion sind jedoch nur dann zu erwarten, wenn der Shunt auf Ventrikelebene oder im Bereich der großen Gefäße stattfindet, so daß der hohe Druck des linken Herzens auf den Pulmonalkreislauf übertragen werden kann.

> **Schwere Störungen der Lungenfunktion treten daher v. a. beim großen Ventrikelseptumdefekt oder beim offenen Ductus arteriosus auf, Fehler, bei denen der Flow in der Pulmonalarterie und auch der Druck erhöht sind.**

Bei großem Defekt hängt die Shuntdurchblutung z. T. von den relativen Widerständen des systemischen und des Lungenkreislaufs ab. Die Zunahme der Lungendurchblutung bewirkt einen vermehrten pulmonalvenösen Rückstrom mit Dilatation des linken Vorhofs. Die Kombination von gesteigerter Lungendurchblutung, pulmonalarterieller Hypertension und vermehrtem pulmonalvenösem Rückstrom oder linksatrialer Hypertension führt zu einer Zunahme des extravasalen Lungenwassers sowie zum interstitiellen und intraalveolären *Lungenödem*. Der Widerstand in den kleinen Atemwegen kann ebenfalls zunehmen, klinisch erkennbar an einem exspiratorischen Giemen bei Kindern mit großem Links-rechts-Shunt.

*Störungen des pulmonalen Gasaustausches* entstehen durch eine Abnahme des Ventilations-Durchblutungs-Verhältnisses, bedingt durch die Überperfusion der Lunge. Daneben spielt die intrapulmonale venöse Beimischung durch kollabierte oder flüssigkeitsgefüllte Alveoli ebenfalls eine Rolle. Weiterhin bewirken diese Veränderungen eine Abnahme der statischen und spezifischen Lungencompliance und eine Zunahme der Atemarbeit, die besonders von herzinsuffizienten Kindern schlecht toleriert wird.

Bei längere Zeit bestehendem großem Links-rechts-Shunt können durch den erhöhten pulmonalen Flow und Druck pulmonale *Gefäßveränderungen* hervorgerufen werden, die zu einer schrittweisen Zunahme des Lungengefäßwiderstands und einer Abnahme des Links-rechts-Shunts führen, so daß die respiratorischen Symptome vermindert werden.

Von der *maschinellen Überdruckbeatmung* sind grundsätzlich positive Auswirkungen zu erwarten: Die Lunge wird hierdurch besser ausgedehnt, außerdem wird die Atemarbeit vermindert. Günstig wirkt sich auch der positive alveoläre Druck aus: Der pulmonale Gefäßwiderstand nimmt zu und der Links-rechts-Shunt entsprechend ab. Es muß jedoch beachtet werden, daß der pulmonalvenöse Rückstrom durch den Überdruck so sehr behindert werden kann, daß der Auswurf des linken Ventrikels kritisch eingeschränkt wird.

■ **Schwere Obstruktion der linken Ausflußbahn.** Bei schwerer Obstruktion der linken Ausflußbahn sind respiratorische Störungen die Regel. Sie entstehen durch die pulmonalvenöse und pulmonalarterielle Hypertonie, die wiederum durch den Anstieg des linksventrikulären enddiastolischen Druckes hervorgerufen wird. Zusätzlich kann durch den Anstieg des linken Vorhofdrucks das Foramen ovale wieder eröffnet werden und ein Links-rechts-Shunt auftreten; nicht selten besteht gleichzeitig auch ein Ventrikelseptumdefekt. Wie bei Fehlern mit isoliertem Links-rechts-Shunt kann es dann zu einer gesteigerten Lungendurchblutung mit den entsprechenden Auswirkungen kommen; allerdings entwickeln sich die respiratorischen Störungen wesentlich rascher.

> Kinder mit kritischer Obstruktion sind gewöhnlich schwer krank und benötigen u. a. eine maschinelle Beatmung, bis der Fehler korrigiert worden ist.

■ **Zyanotische Herzfehler.** Bei Fehlern mit Rechts-links-Shunt können 3 Arten von Anomalien unterschieden werden:
1. Obstruktion des pulmonalen Blutflusses mit Verbindung zwischen rechtem und linkem Herz proximal der Obstruktion, so z. B. beim Fallot mit verminderter Lungendurchblutung und reinem Rechts-links-Shunt.
2. Transpositionstyp: Hierbei fließt der größte Teil des systemischen venösen Blutes zur Aorta zurück und der größte Teil des pulmonalvenösen Blutes in die Pulmonalarterien mit nur geringer Durchmischung der venösen Blutströme, so z. B. bei der Transposition der großen Gefäße.
3. Fehler mit gemeinsamer Durchmischung: Hierbei entsteht die arterielle Hypoxämie durch die Vermischung des gesamten systemischen mit dem pulmonalvenösen Blut in einer gemeinsamen Kammer vor seinem Einstrom in die großen Arterien.

Das Ausmaß der Hypoxämie und der respiratorischen Störungen hängt bei diesen 3 Fehlertypen ganz wesentlich von der zugrundeliegenden Pathophysiologie ab. Bei *reinem Rechts-links-Shunt* wird der arterielle $pO_2$ um so niedriger sein, je mehr die Lungendurchblutung im Vergleich zum systemischen Blutfluß vermindert ist.

Bei *bidirektionalem* Shunt kann die Lungendurchblutung normal und die arterielle $O_2$-Sättigung dennoch extrem niedrig sein, weil der größte Teil des oxygenierten pulmonalvenösen Blutes in die Lunge zurückfließt und sich nur wenig mit dem zur Aorta fließenden Blut vermischt. Das Verhältnis zwischen Lungendurchblutung und systemischem Blutfluß hat bei diesen Fehlern somit wenig Einfluß auf den arteriellen $pO_2$. Hingegen hängt bei den Fehlern mit vollständiger Durchmischung der arterielle $pO_2$ unmittelbar von diesem Verhältnis ab: Ist die Lungendurchblutung hoch im Verhältnis zum systemischen Blutfluß, so weist das vermischte Blut eine relativ hohe $O_2$-Sättigung auf, ebenso der Blutstrom zur Aorta und A. pulmonalis. Besteht jedoch eine pulmonale Obstruktion, so kann die arterielle Untersättigung beträchtlich sein.

Die **Hypoxämie** führt bei den Kindern zu einer Steigerung des Atemminutenvolumens bzw. kompensatorischen Hyperventilation. Die Reaktion auf hypoxische Atemgasgemische ist bei diesen Kindern hingegen abgeschwächt, d. h. die Kinder reagieren, z. B. postoperativ, auf einen Abfall ihres arteriellen $pO_2$ nicht mit einer entsprechenden (kompensatorischen) Atemsteigerung und sind aus diesem Grunde zusätzlich gefährdet.

Bei **reinem Rechts-links-Shunt** wie z. B. dem Fallot ist die mechanische Lungenfunktion gewöhnlich normal, es bestehen jedoch ausgeprägte *Verteilungsstörungen* der Atemluft im Vergleich zur Lungendurchblutung und eine Zunahme des alveolären und physiologischen Totraums, v. a. bedingt durch den niedrigen pulmonalarteriellen Druck und die verminderte Lungendurchblutung. Unter diesen Umständen wird die Verteilung der Lungendurchblutung sehr stark durch die Schwerkraft beeinflußt: Nicht abhängige Lungenpartien werden weniger durchblutet, abhängige Partien hingegen stärker, mit entsprechenden negativen Auswirkungen auf das Ventilations-Perfusions-Verhältnis.

> **!** Alle Faktoren, durch die das Verhältnis zwischen Belüftung und Durchblutung weiter verschlechtert wird, können rasch zu einer ausgeprägten Störung des Gasaustausches mit Hyperkapnie und weiterer Zunahme der Hypoxämie führen.

Hierzu gehören z. B. eine Abnahme des linksatrialen, pulmonalvenösen oder pulmonalarteriellen Drucks oder ein Anstieg des intraalveolären Drucks, durch die ein großer Teil des Blutstroms in die abhängigen Lungenpartien umgelenkt wird. Entsprechende Vorsicht ist bei der maschinellen Beatmung dieser Kinder geboten: Durch den Überdruck in die Alveolen kann der Anteil nichtdurchbluteter Alveolen und entsprechend der physiologische Totraum zunehmen und der pulmonale Gasaustausch sich verschlechtern.

Bei Kindern mit **bidirektionalem Shunt** und erhöhter Lungendurchblutung und pulmonaler Hypertonie können folgende respiratorische Störungen auftreten: Zunahme des Widerstands in den kleinen Atemwegen, interstitielles und intraalveoläres Ödem sowie Beeinträchtigung des pulmonalen Gasaustausches.

Bei Kindern mit **vollständiger Durchmischung der Blutströme** hängen die Auswirkungen auf die Lungenfunktion v. a. von der Höhe des pulmonalen Blutflusses und Druckes ab. Bei pulmonaler Obstruktion sind ähnliche Auswirkungen zu erwarten wie bei isoliertem Rechts-links-Shunt. Besteht keine Obstruktion, so kann der pulmonalarterielle Druck sehr hoch sein. Die respiratorischen Folgen entsprechen dann den für große Links-rechts-Shunts beschriebenen: Erhöhter Atemwegswiderstand, vermehrtes Lungenwasser, beeinträchtigter Gasaustausch. In diesen Fällen kann die gesteigerte Shunt- bzw. Lungendurchblutung durch Überdruckbeatmung vermindert werden. Allerdings nimmt der extrapulmonale Rechts-links-Shunt evtl. durch Anstieg des pulmonalen Gefäßwiderstandes auch zu. Ist der Pulmonalarteriendruck ohnehin hoch, so werden die Auswirkungen der Beatmung jedoch eher gering sein.

### 12.5.2 Postoperative Störungen der Lungenfunktion

Störungen der Lungenfunktion nach der Korrektur des angeborenen Herzfehlers haben vielfältige Ursachen. Wie bereits dargelegt, prädisponieren schwere Herzfehler aufgrund ihrer Pathophysiologie zu respiratorischen Komplikationen. So ist insbesondere bei stark gesteigerter Lungendurchblutung nach der Korrektur von Fehlern mit ursprünglich verminderter Lungendurchblutung vorübergehend mit u. U. schweren Beeinträchtigungen des pulmonalen Gasaustausches zu rechnen. Unterernährung, Herzinsuffizienz, präoperativ bestehende Lungenerkrankungen, pulmonale Hypertonie und sehr lange kardiopulmonale Bypasszeit prädisponieren ebenfalls zu postoperativen Atemstörungen.

Im einzelnen ist die Pathophysiologie der Lungenfunktion nach herzchirurgischen Eingriffen durch folgende Veränderungen gekennzeichnet:
- Abnahme der Lungenvolumina, insbesondere der funktionellen Residualkapazität, mit frühzeitigem Verschluß der kleinen Atemwege während der Exspiration und Ausbildung von diffusen Atelektasen sowie Zunahme des intrapulmonalen Rechts-links-Shunts.
- Zunahme des extravasalen Lungenwassers durch Herzinsuffizienz und Lungenödem, Lungenkapillaren-Leckage-Syndrom oder übermäßige Volumenzufuhr in der postoperativen Phase. Hierdurch Abnahme der Lungencompliance und Zunahme der Atemarbeit sowie Störungen des pulmonalen Gasaustausches.
- Gesteigerte Sekretproduktion sowie Sekretretention mit Obstruktion der kleinen Atemwege und Atelektasenbildung; weiterhin häufig auch Bronchospasmus.
- Zunahme des pulmonalen Gefäßwiderstands.

## 12.6 Respiratorische Therapie

Die weitaus überwiegende Mehrzahl aller Kinder benötigt nach herzchirurgischen Eingriffen eine Respiratortherapie, nur bei etwa 22 % der Kinder ist keinerlei Beatmung erforderlich (Mayo-Klinik).

### 12.6.1 Kurzfristige Respiratortherapie

Kinder in gutem Zustand, die ohne Herz-Lungen-Maschine operiert wurden, oder Kinder, bei denen am kardiopulmonalen Bypass ein unkomplizierter Herzfehler korrigiert wurde, können gewöhnlich kurz nach dem Eingriff bzw. innerhalb von 24 h extubiert werden.

> Voraussetzung für die Extubation ist ein waches Kind mit ausreichender Spontanatmung, normalem $O_2$-Bedarf, stabiler Herz-Kreislauf-Funktion, ausreichendem Hämatokrit und normalen postoperativen Blutverlusten.

In dieser Kategorie fallen nach einer Untersuchung aus der Mayo-Klinik rund 53 % der herzchirurgischen Kinder. Meist kann bei diesen Kindern nach einer wenige Stunden dauernden maschinellen Beatmung auf Spontanatmung über ein T-Stück übergegangen werden. Oft wird hierbei ein kontinuierlicher Atemwegsdruck (CPAP) angewendet, um die funktionelle Residualkapazität zu erhöhen und den Kindern dadurch die Spontanatmung zu erleichtern. In der Regel kann dann kurze Zeit später die Extubation erfolgen.

Auch eine Phase der kurzen respiratorischen Therapie ist nicht frei von Komplikationen und bedarf daher der sorgfältigen Überwachung. Dies gilt insbesondere für den Endotrachealtubus und die richtige Einstellung des Beatmungsgeräts.

- **Endotrachealtubus.** Bewährt haben sich weiche Tuben aus Kunststoff mit röntgendichter Spitze, die bereits im Operationssaal nasotracheal eingeführt werden. Der nasale Zugangsweg sollte bevorzugt werden, weil hierbei der Tubus besser toleriert wird, sicherer fixiert und außerdem nicht zugebissen werden kann. Besonders wichtig ist die richtige Plazierung: Der Tubus sollte in Tracheamitte liegen. Endobronchiale Fehllage führt zu Atelektasenbildung und schwerer Beeinträchtigung des pulmonalen Gasaustausches und muß daher unbedingt vermieden werden. Empfehlenswert ist eine röntgenologische Kontrolle der Tubuslage. Wichtig ist weiterhin die sichere Fixierung des Tubus, um ein Herausgleiten aus der Trachea oder tieferes Eindringen in einen Hautbronchus zu verhindern. Für Kleinkinder werden Tuben ohne Blockmanschette eingesetzt; bei Kindern bis etwa zum 8. Lebensjahr wird die Manschette nicht geblockt, um eine Schädigung der Trachealschleimhaut zu vermeiden. Eine gewisse Leckage bei der maschinellen Beatmung kann hierbei ohne weiteres in Kauf genommen werden.

Wichtig ist eine ausreichende **Pflege der Atemwege:** Anfeuchtung und Erwärmung der Atemluft; Absaugen der Bronchialsekrete mit sterilen Kathetern mindestens alle 30 min und bei Bedarf auch häufiger; regelmäßige Kontrolle des Tubus auf Durchgängigkeit bzw. Obstruktion durch Sekrete, Blut oder Abknickung; wenn erforderlich auch physikalische Atemtherapie bzw. Lagerungsdrainagen.

- **Beatmungsgerät.** Bei Neugeborenen und Kleinkindern werden spezielle Beatmungsgeräte verwendet, die folgende technische Anforderungen erfüllen müssen:
  - stufenlos einstellbare $O_2$-Konzentration von 21–100 %,
  - Atemfrequenz bis maximal 90/min,
  - wählbares Atemzeitverhältnis,
  - PEEP-Ventil,
  - Alarmsystem,
  - möglichst: IMV und CPAP.

Die richtige Einstellung des Beatmungsgerätes muß immer individuell angepaßt werden. Sie erfordert Erfahrung und Geduld.

- **Atemminutenvolumen.** Das Atemminutenvolumen wird so eingestellt, daß sich ausreichende arterielle Blutgase für die jeweilige Altersgruppe ergeben (s. Kasten).

**Normalwerte für arterielle Blutgase und pH-Wert**

|  | pH | $pO_2$ | $pCO_2$ |
|---|---|---|---|
| Neugeborenes | 7,40 | 80 | 33 |
| Säugling | 7,44 | 67 | 33 |
| Kleinkind | 7,39 | 95 | 37 |
| Erwachsener | 7,40 | 90 | 40 |

Bei der Einstellung ist zu beachten, daß für die kontrollierte Beatmung kranker Kinder ein wesentlich größeres Atemminutenvolumen eingestellt werden muß, als aufgrund der herkömmlichen Normalwerte zu erwarten wäre. Die wichtigsten Gründe hierfür sind:
- kompressibles Volumen der Beatmungsschläuche,
- Lecks zwischen Tubus und Trachea,
- erhöhter Atembedarf bei Anpassungsstörungen des Neugeborenen.

■ **Atemzugvolumen.** Um eine gute alveoläre Ventilation zu erreichen, werden – wie beim Erwachsenen – hohe Atemzugvolumina eingestellt, nämlich ca. 10–12(–15) ml/kg.

■ **Atemfrequenz.** Oft werden Neugeborene und Kleinkinder mit ihrer „Normalfrequenz" beatmet (s. Kasten).

**Beatmungsfrequenz am Respirator (Normofrequenzbeatmung)**

| Alter | Beatmungsfrequenz |
|---|---|
| Frühgeborene | 35 |
| reife Neugeborene | 30 |
| 4 Monate | 27 |
| 1 Jahr | 24 |
| 3 Jahre | 22 |
| 5 Jahre | 20 |
| 8 Jahre | 18 |
| 12 Jahre | 16 |
| 15 Jahre | 14 |

Beatmung mit niedrigen Frequenzen (10–14/min) oder mit $2/3$ der Normalfrequenz wird jedoch ebenfalls durchgeführt, besonders bei hohen Atemzugvolumina. Grundsätzlich verläuft die alveoläre Belüftung mit niedrigeren Beatmungsfrequenzen günstiger als mit hohen, so daß auch günstigere Auswirkungen auf den pulmonalen Gasaustausch zu erwarten sind. Jedoch weisen niedrige Frequenzen den Nachteil höherer Beatmungsdrücke auf, durch die ein pulmonales Barotrauma und eine teilweise erhebliche Beeinträchtigung der Herz-Kreislauf-Funktion hervorgerufen werden kann.

■ **Atemzeitverhältnis.** Am häufigsten wird ein Atemzeitverhältnis (In- zu Exspirationszeit) von 1:2 angewendet, bei Atemnotsyndrom auch eine Verlängerung der Inspiration auf 2:1 bis 4:1 bei niedriger Atemfrequenz.

Veränderungen des Atemzeitverhältnisses sollten dann vorgenommen werden, wenn sich mit dem konventionellen Verhältnis keine Besserung des arteriellen $pO_2$ erreichen läßt.

■ **Inspiratorische O₂-Konzentration.** Sie darf nur so hoch gewählt werden, daß – v. a. bei Frühgeborenen – der arterielle $pO_2$ zwischen 60 und 90 mm Hg liegt, bei Säuglingen und Kleinkindern zwischen 70 und 100 mm Hg. Ein zu hoher arterieller $pO_2$ kann beim Frühgeborenen zu retrolentaler Fibroplasie mit Erblindung führen. In dieser Altersgruppe sollte der $pO_2$ kontinuierlich transkutan überwacht werden.

■ **Positiver endexspiratorischer Druck (PEEP).** Die Indikationen für einen PEEP entsprechen denen des Erwachsenen: Erhöhung der funktionellen Residualkapazität, Verminderung intrapulmonaler Rechts-links-Shunts mit nachfolgender Verbesserung des pulmonalen Gasaustausches. Verwendet werden zumeist PEEP-Werte von 4–10 cm $H_2O$.

■ **Assistierte und kontrollierte Beatmung.** Neugeborene und Säuglinge werden am besten kontrolliert beatmet, wenn nötig unter Sedierung, um Unruhe und Gegenatmen zu vermeiden; Muskelrelaxierung ist nur ausnahmsweise erforderlich.

Assistierte Beatmung ist bei Neugeborenen und Kleinkindern wegen der technischen Mängel von pädiatrischen Beatmungsgeräten nicht sinnvoll, kann jedoch bei älteren Kindern evtl. mit Vorteil eingesetzt werden.

■ **Intermittent mandatory ventilation (IMV).** Die IMV gehört zu den häufigsten Beatmungsformen in der pädiatrischen Intensivmedizin, meist in Kombination mit PEEP bzw. CPAP. Das Verfahren wird gewöhnlich für die Entwöhnung vom Respirator eingesetzt und so früh wie möglich begonnen (s. unten).

■ **Kontinuierlicher Atemwegsdruck (CPAP).** Durch CPAP kann zahlreichen herzchirurgischen Kindern die maschinelle Beatmung erspart werden. Daneben wird das Verfahren zur Entwöhnung vom Respirator eingesetzt.

CPAP kann über einen Endotrachealtubus angewendet werden oder, bei Nichtintubierten, über ein- oder doppellumige Tuben, die durch die Nase in den Rachen vorgeschoben werden, bis die Spitze unter dem weichen Gaumen erscheint.
 Kurze, in die Nase eingeführte Tuben oder dicht sitzende Gesichtsmasken werden ebenfalls eingesetzt. Die verwendeten Drücke reichen bis zu 10 cm $H_2O$.

■ **Kontrolle der Beatmung.** Sie erfolgt im wesentlichen wie beim Erwachsenen. Wichtigster Überwachungsparameter ist die arterielle Blutgasanalyse, die in regelmäßigen Abständen sowie 15–20 min nach jeder Neueinstellung des Beatmungsgerätes durchgeführt werden muß.

### 12.6.2 Beatmungsschwierigkeiten in der frühen Phase

Nicht selten treten in der frühen postoperativen Phase Beatmungsschwierigkeiten auf, weil die Kinder agitiert und unruhig sind. Dann ist immer eine sorgfältige Suche nach den möglichen Ursachen erforderlich. Zu Beginn kann, sofern keine längere Beatmung geplant ist, auf Spontanatmung mit CPAP und 100 % Sauerstoff übergegangen werden; außerdem sollte umgehend die Durchgängigkeit und Lage des Tubus überprüft werden. Kann hierdurch die Unruhe nicht beseitigt werden, so müssen andere Gründe differentialdiagnostisch abgeklärt werden, so z. B. Bronchospasmus, Pneumothorax, Funktionsstörungen des Beatmungssystems, Low cardiac output; Schmerzen und Angst.

### 12.6.3 Langzeitbeatmung

Etwa 25 % der am Herzen operierten Kinder müssen länger als 24 h beatmet werden; besonders häufig vertreten sind hierbei Kinder unter 2 Jahren. Die wichtigsten Gründe für eine verlängerte Beatmungstherapie sind:
- Lungenstauung bzw. Lungenödem,
- „low cardiac output",
- Lungenversagen (schweres „respiratory distress syndrome"),
- Bronchospasmus und gesteigerte Bronchialsekretion,
- Schwierigkeiten bei der Entwöhnung vom Respirator,
- postoperative Blutungen,
- schwere Herzrhythmusstörungen.

■ **Indikationen.** Die wichtigste Indikation für die maschinelle Beatmung ist die respiratorische Insuffizienz, die häufig in folgender Weise charakterisiert wird:
▶ arterieller $pO_2$ < 50 mm Hg bei Spontanatmung mit einer inspiratorischen $O_2$-Konzentration von 60–100 %,
▶ arterieller $pCO_2$ > 60 mm Hg unter Spontanatmung.

Bei Früh- und Neugeborenen gelten diese Grenzwerte als Indikation zur maschinellen Beatmung.

Bei Säuglingen und Kleinkindern kann hingegen die Indikation häufig nicht allein aufgrund der angegebenen Grenzwerte der Blutgase gestellt werden, vielmehr müssen die zugrundeliegende Erkrankung, Atemarbeit, Bewußtseinszustand und klinischer Gesamteindruck ausreichend berücksichtigt werden.

Bei Kindern mit unkorrigierten zyanotischen Herzfehlern sind arterielle $pO_2$-Werte von 30–40 mm Hg keine Indikation zur Beatmung.

Wenn möglich, sollten die Kinder *assistiert* oder mit *IMV* beatmet werden; reine kontrollierte Beatmung sollte nur dann eingesetzt werden, wenn die beiden anderen Verfahren nicht möglich sind. Neugeborene und Kleinkinder werden mit Zeit-flow-gesteuerten Respiratoren beatmet, weil diese Geräte besser an die Kinder angepaßt und außerdem einfach bedient werden können. Hingegen kann bei älteren Kindern ein volumengesteuerter Respirator eingesetzt werden. Regelmäßige Kontrolle der Beatmungstherapie anhand arterieller Blutgase ist erforderlich, da insbesondere bei den Zeit-flow-gesteuerten Beatmungsgeräten eine effektive Kontrolle der Beatmung auf andere Weise nicht möglich ist.

Der *Beatmungsdruck* sollte so niedrig wie möglich eingestellt werden, um eine Beeinträchtigung der Herzfunktion sowie ein pulmonales Barotrauma zu verhindern.

> Die zusätzliche Anwendung eines positiven endexspiratorischen Druckes (PEEP) ist insbesondere dann wichtig, wenn die funktionelle Residualkapazität erniedrigt ist.

Werte von 3–10 cm $H_2O$ reichen hierbei gewöhnlich aus. PEEP ist nicht von Nutzen, wenn die FRK normal oder erhöht ist. Bei niedrigem Low-output-Syndrom oder verminderter Lungendurchblutung muß sogar mit ungünstigen Auswirkungen auf die Hämodynamik und den pulmonalen Gasaustausch gerechnet werden. *Kontraindiziert* ist PEEP weiterhin bei akutem Bronchospasmus und bei Verdacht auf Pneumothorax sowie bei Switchoperation, Fontan-Operation und Glenn-Anastomose, um einen weiteren Anstieg des zentralen Venendrucks zu vermeiden.

Die **inspiratorische $O_2$-Konzentration** wird nur so hoch gewählt, daß ein arterieller $pO_2$ von über 60 mm Hg erreicht wird. Der Gasfluß sollte eher niedrig eingestellt werden, das *Atemzeitverhältnis* in der Regel 1:1 oder 1:1,5 betragen.

Von ganz wesentlicher Bedeutung ist weiterhin bei der Langzeitbeatmung eine **sorgfältige Lungen- und Tubuspflege** mit Anfeuchtung und Erwärmung der Atemluft, regelmäßigem und am Bedarf orientiertem Absaugen der Bronchialsekrete, häufigem Lagewechsel des Kindes; evtl. physikalische Atemtherapie und Lagerungsdrainagen; Sekreto- und Broncholyse.

**Komplikationen der maschinellen Beatmung**
Die wichtigsten Komplikationen der maschinellen Beatmung sind:
- pulmonale Infektionen,
- pulmonales Barotrauma durch hohe Beatmungsdrücke (bei ca. 5–10 %): Pneumothorax,
- Funktionsstörungen des Respirators.

Daneben müssen noch Komplikationen der Langzeitintubation beachtet werden:
- Drucknekrosen der Nase,
- Tracheitis,
- tracheoösophageale Fistel,
- subglottische Stenose.

### 12.6.4 Entwöhnung von der Langzeitbeatmung

Gebräuchliche Methoden der Entwöhnung vom Beatmungsgerät sind z. Z. der Übergang von kontrollierter auf assistierte Beatmung, gefolgt von intermittierender Beatmung bei erhaltener Spontanatmung (IMV), jeweils mit und ohne PEEP und anschließender CPAP-Atmung über ein T-Stück. IMV wird gewöhnlich der Vorzug vor anderen Methoden gegeben, obwohl keine Untersuchung schlüssig

beweist, daß hierdurch der Entwöhnungsvorgang signifikant verkürzt werden kann. Unstrittig ist hingegen, daß mit IMV die Entwöhnung von der kontrollierten Beatmung weniger abrupt erfolgt, weil eine schrittweise Veränderung verschiedener Parameter ermöglicht wird, z. B. auf folgende Weise:
- Zunächst wird die inspiratorische $O_2$-Zufuhr so weit herabgesetzt, daß mit einem $F_1O_2$ von 0,4–0,5 ein $p_aO_2$ von 60–80 mm Hg erreicht wird.
- Dann kann die IMV-Frequenz schrittweise um jeweils 2 Atemzüge/min reduziert werden, wobei der PEEP zunächst noch aufrechterhalten wird.
- Ist eine IMV-Frequenz von 4/min erreicht worden, so kann mit der Reduzierung des PEEP, ebenfalls in kleinen Schritten, begonnen werden.
- Bei PEEP-Werten von etwa 3–6 cm $H_2O$ ohne Zunahme des intrapulmonalen Rechts-links-Shunts kann auf CPAP-Atmung übergegangen werden (hierbei muß beachtet werden, daß CPAP die Atemarbeit erhöht).
- CPAP ist zunächst noch wichtig, damit die funktionelle Residualkapazität unter der Spontanatmung nicht schlagartig abfällt. Bleiben auch nach einstündiger Spontanatmungsphase alle respiratorischen Parameter unverändert, so kann das Kind gewöhnlich extubiert werden (Kriterien s. Kasten).

**Folgende Kriterien sollten vor der Extubation erfüllt sein:**
- Unter 2–4 cm $H_2O$ CPAP und einer inspiratorischen $O_2$-Konzentration von 40 %: ausreichende Blutgasanalysen,
- stabile Herz-Kreislauf-Funktion: normaler Blutdruck, ausreichendes Herzzeitvolumen, keine wesentlichen Herzrhythmusstörungen,
- keine starken Blutverluste über die Thoraxdrainagen,
- ausgeglichener Wasser- und Elektrolythaushalt,
- waches Kind mit normalen Hustenreflexen und dünnflüssigen Bronchialsekreten.

**Praktisches Vorgehen bei der Extubation:**
- Zunächst gesamtes Instrumentarium für eine Reintubation bereitstellen.
- Bei geplanter Extubation: Mehrstündige Nahrungskarenz empfehlenswert, da der Glottisreflex gestört und dadurch die Aspirationsgefahr erhöht ist. Nach der Extubation zunächst keine Nahrung zuführen.
- Unmittelbar vor Extubation Luftwege sowie Mund und Rachen absaugen, danach Lunge mit dem Atembeutel mehrfach behutsam blähen, dann Tubus unter voller Blähung der Lunge rasch herausziehen.
- Sauerstoff über Maske oder Haube zuführen.
- Bei Stridor: Kortikosteroide, Anfeuchtung der Atemluft, wenn nötig Inhalationstherapie.

## 12.7 Flüssigkeits- und Elektrolyttherapie

Bei Kindern mit kongenitalen Vitien besteht eine *Tendenz zur Wassereinlagerung* in Lunge, Leber und Bauchraum. Aus diesem Grund darf die postoperative Flüssigkeitszufuhr in den ersten Tagen nicht zu hoch sein.

Der normale Erhaltungsbedarf wird mit Glukose 5 % (ältere Kinder) oder 10 % (Kleinkinder) gedeckt. Der Zusatz von Elektrolyten muß individuell ausgewählt werden. In Tabelle 5 sind Anhaltspunkte für den Volumenersatz nach Herzoperation angegeben, und zwar bezogen auf die Körperoberfläche des Kindes.

Tabelle 5. Volumenersatz nach Herzoperationen bei Kindern

|  | Mit HLM [ml/m$^2$] | Ohne HLM [ml/m$^2$] |
|---|---|---|
| Operationstag | 750 | 1000 |
| 1. postoperativer Tag | 1000 | 1000–1500 |
| 2. postoperativer Tag | 1250 | 1250–2000 |
| 3. postoperativer Tag | 1500 | 1500–2000 |
| 4. postoperativer Tag | 1750 | Wunschmenge |
| 5. postoperativer Tag | 2000 | Wunschmenge |

■ **Natrium.** In der frühen postoperativen Phase ist eine Natriumrestriktion erforderlich: die tägliche Zufuhr sollte maximal 1–2 mmol Natrium/kg betragen, wenn nötig auch weniger. Der Serumnatriumspiegel sollte jedoch nicht unter 128 mmol/l abfallen. Bei der Bilanzierung muß der Natriumgehalt von Spülflüssigkeiten und Medikamentenlösungen berücksichtigt werden.

■ **Kalium.** Abweichungen des Serumkaliums prädisponieren zu Störungen der Herz-Kreislauf-Funktion. Ist die Nierenfunktion ausreichend und liegen die Serumkaliumspiegel im Normbereich, so sollte frühzeitig mit der i. v.-Zufuhr von Kalium begonnen werden, zumal nicht selten perioperativ ein Kaliummangel besteht (chronische Diuretikatherapie, Folge des kardiopulmonalen Bypasses).
▶ Der Kaliumbedarf beträgt etwa 1–3 mmol/kg pro Tag.
Es besteht jedoch eine sehr große Variationsbreite, die entsprechend klinisch berücksichtigt werden muß.

■ **Hypokaliämie.** Schwere, akute Hypokaliämie wird durch i. v.-Zufuhr von Kalium behandelt: ca. 0,2–0,5 mmol/kg per Infusion in 30–60 min. Bei erheblich vermindertem Gesamtkaliumbestand muß die Zufuhr (evtl. mehrfach) wiederholt werden. Die Therapie erfolgt unter kontinuierlicher EKG-Kontrolle.

■ **Hyperkaliämie.** Tritt v. a. auf bei akutem Nierenversagen, übermäßiger Kaliumzufuhr oder akuter Azidose. EKG-Manifestationen: Hohe T-Wellen, ST-Senkung, verlängerter QRS-Komplex. Schwerste Hyperkaliämie kann zu Kammerflimmern oder Asystolie führen.

Notfalltherapie:
- ▶ sofort weitere Kaliumzufuhr unterbrechen,
- ▶ Kalziumchlorid 10–20 mg/kg i. v. oder Kalziumglukonat 30–60 mg/kg,
- ▶ 1 I. E. Insulin auf 4 g Glukose über 10 min infundieren,
- ▶ 1 mmol/kg Natriumbikarbonat.

Bei Nierenversagen Dialyse.

■ **Kalzium.** Der kardiopulmonale Bypass führt zu Verlusten an ionisiertem Kalzium, die bei fehlendem oder unzureichendem Ersatz Störungen der elektrischen und mechanischen Herzfunktion hervorrufen können. Darüber hinaus sind Neugeborene, v. a. aber Frühgeborene, durch eine Hypokalzämie besonders gefährdet. Darum ist eine sorgfältige Überwachung des Serumkalziums bei herzchirurgischen Kindern erforderlich. Die Zufuhr von Kalzium ist indiziert, wenn die Konzentration des ionisierten Kalziums auf weniger als 3–3,5 mmol/dl abgefallen ist. In dringlichen Situationen kann Kalzium unter EKG-Kontrolle langsam in einen zentralen Venenkatheter injiziert werden.

Dosierung:
- 10–20 mg/kg Kalziumchlorid oder
- 30–60 mg/kg Kalziumglukonat.

## Literatur

Borrow KM, Grenn LH, Castaneda AR et al. (1982) Left ventricular function after repair of tetralogy of Fallot and its relationship to age at surgery. Circulation 61: 1150
Crawford FA, Sade RM (1984) Spinal cord injury associated with hyperthermia during coarctation repair. J Thorac Cardiovasc Surg 87: 616
Donahoo JS, Roland JM, Ken J et al. (1981) Prostaglandin $E_1$ as an adjunct to emergency cardiac operation in neonates. J Thorac Surg 81: 227
Friedman WF, Heiferman MF (1982) Clinical problems of postoperative pulmonary vascular disease. Am J Cardiol 50: 631
Hickey PR, Hansen DD, Norwood WI et al. (1984) Anesthetic complications in surgery for congenital heart disease. Anesth Analg 63: 657
Hickey PR, Hansen DD, Cramolini GM et al. (1985) Pulmonary and systemic hemodynamic responses to ketamine in infants with normal and elevated pulmonary vascular resistance. Anesthesiology 62: 287
Lake CL (ed) (1993) Pediatric cardiac anesthesia, 2nd edn. Appleton & Lange, Norwalk
Lang P, Gordan D (1985) Neonatal and pediatric intensive care. PSG Publishing, Boston
Moulton AL (1984) Congenital Heart Surgery. Current techniques and controversies. Butterworths, London
Morray JP, Lynn AM, Stamm SJ et al. (1984) Hemodynamic effects of ketamine in children with congenital heart disease. Anesth Analg 63: 895
Nichols DN, Cameron DE, Greeley WJ, Lappe DG, Ungerleider RM, Wetzel RC (eds) (1995) Critical heart disease in infants and children. Mosby, St. Louis
Radnay PA, Nagashima (1980) Anesthetic considerations for pediatric cardiac surgery. International Anesthesiology Clinics, Vol 18/1. Little Brown, Boston
Schmaltz AA, Singer H (Hrsg) (1994) Herzoperierte Kinder und Jugendliche. WVG, Stuttgart
Schumacher G, Bühlmeyer (1989) Diagnostik angeborener Herzfehler. perimed, Erlangen
Wadouh F, Lindemann EM, Arndt CF et al. (1984) The arteria radicularis magna anterior as a decisive factor influencing spinal cord damage during aortic occlusion. J Thorac Cardiovasc Surg 88: 1

# 11 Anästhesie bei thorakalen Aortenaneurysmen

INHALTSÜBERSICHT

1 Ätiologie und Pathogenese  406

2 Pathophysiologie  407

3 Klassifizierung  407
3.1 DeBakey-Klassifikation  407
3.2 Stanford-Klassifikation  407

4 Klinisches Bild und Diagnose  408
4.1 Chronische Aortenaneurysmen  408
4.1.1 Klinisches Bild  408
4.1.2 Diagnose  408
4.1.3 Therapie  408
4.2 Akute Aortendissektion  408
4.2.1 Diagnostik  409
4.2.2 Differentialdiagnose und Fehldiagnosen  410
4.2.3 Prognose  411
4.2.4 Behandlung  411

5 Patienten  412

6 Aneurysmen der Aorta ascendens  412
6.1 Anästhesiologisches Vorgehen  412

7 Aneurysmen des Aortenbogens  413
7.1 Extrakorporale Zirkulation  413

8 Aortendissektionen  414
8.1 Allgemeines Vorgehen  414
8.2 Aortendissektion Typ I  415
8.2.1 Operatives Vorgehen  415
8.3 Aortendissektion Typ II  416
8.4 Aortendissektion Typ III (Aorta descendens)  416
8.4.1 Abklemmen der Aorta  418
8.4.2 Anästhesiologisches Vorgehen  420

9 Thorakoabdominale Aortenaneurysmen  422

10 Traumatische Aortenruptur  423
10.1 Diagnose  423
10.2 Anästhesiologisches Vorgehen  424

Literatur  424

Die Anästhesie bei thorakalen Aortenaneurysmen ist wegen des hohen operativen Risikos eine besondere Herausforderung für den Anästhesisten. Die Operationsmortalität beträgt bei der akuten Dissektion thorakaler Aneurysmen 15–45%, bei elektiver Resektion hingegen etwa 5–6%. Die Erkrankung betrifft v. a. ältere Patienten mit Arteriosklerose, die häufig zusätzliche Risikofaktoren, v. a. eine Hypertonie, aufweisen.

## 1 Ätiologie und Pathogenese

Die häufigste Ursache eines Aneurysmas ist die Arteriosklerose; seltene Ursachen sind zystische Medianekrose, z. B. bei Marfan-Syndrom, Syphilis und Traumen. Pathologisch-anatomisch können 2 Formen unterschieden werden: Das chronische *Aortenaneurysma*, das durch eine (meist arteriosklerotische) Dilatation der Aortenwand entsteht, und die akute *Dissektion* der Aorta, das dissezierende thorakale Aortenaneurysma. Die Aortendissektion entsteht durch einen Riß der Intima, über den Blut zwischen die innere und äußere Schicht der Lamina media der Aortenwand eindringt und ein falsches Lumen bildet (Abb. 1). Primärer pathogenetischer Mechanismus der akuten Dissektion ist wahrscheinlich eine Degeneration der Media auf dem Boden einer Arteriosklerose. Prädisponierende Faktoren sind Hypertonie, Diabetes mellitus, Zigarettenrauchen, Übergewicht, Marfan-Syndrom, Aortenisthmusstenose, kongenitale Aortenklappenstenose, Spätgravidität.

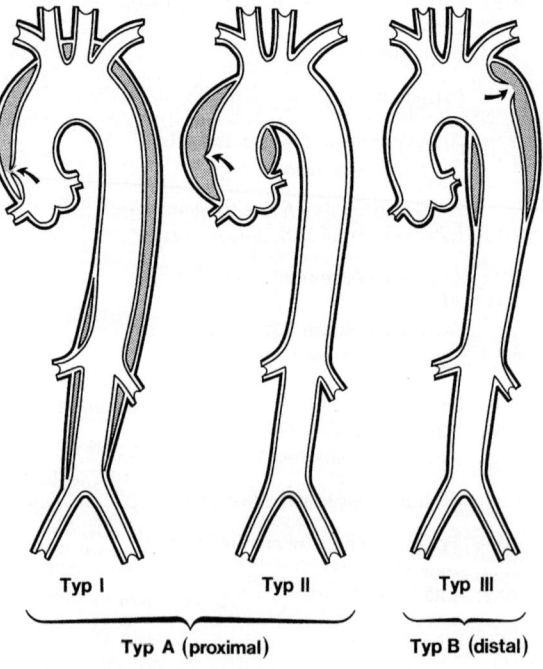

**Abb. 1.** Klassifizierung thorakaler Aortendissektionen nach DeBakey (Typ I–III) und nach Daily (Typ A und B)

## 2 Pathophysiologie

Degenerative Veränderungen der Aorta zusammen mit Bewegungen der Aorta und hydrodynamischen Kräften des Blutstroms führen zum Riß der Intima mit Hämatombildung und Dissektion in die Aortenwand. Der Tod kann durch Ruptur der Aorta oder durch Ischämie von Organen, deren Blutzufuhr durch das Hämatom unterbrochen wird, eintreten.

## 3 Klassifizierung

### 3.1 DeBakey-Klassifikation

Nach DeBakey können – in Abhängigkeit von ihrer Lokalisation – 3 Formen von Aortendissektionen unterschieden werden (Abb. 1):

**Typ I:** Der Intimariß und die Dissektion beginnen in der Aorta ascendens und erstrecken sich meist über die gesamte Länge der Aorta, auch bis in die großen Äste. Dieser Typ ist am häufigsten und macht etwa 70 % aller thorakalen Aortenaneurysmen aus. Bei der Hälfte aller Patienten ist die Aortenklappe mitbetroffen.

**Typ II:** Hier beginnt die Dissektion ebenfalls in der aszendierenden Aorta, endet jedoch proximal der linken A. subclavia. Diese Form findet sich häufig beim Marfan-Syndrom. Die Aortenklappe kann mitbeteiligt sein.

**Typ III:** Bei diesem Typ beginnt die Dissektion distal der linken A. subclavia und erstreckt sich in wechselndem Ausmaß in die Aorta descendens, gelegentlich sogar bis in die Aa. iliacae. Dieser Typ macht rund 20 % aller Aortendissektionen aus. Die Operation wird meist elektiv durchgeführt.

### 3.2 Stanford-Klassifikation

Die Klassifizierung von Daily (Stanford) orientiert sich am Therapieansatz und umfaßt nur noch 2 Arten von Aortendissektionen: Typ A und Typ B.

**Typ A** (entspricht Typ I + Typ II nach DeBakey). Hierbei handelt es sich um Dissektionen der Aorta ascendens, unabhängig vom Ort des Intimarisses. Die Häufigkeit beträgt ca. 50 %; bei der Hälfte der Patienten besteht eine Aortenklappeninsuffizienz; die akute Mortalität beträgt bei der Ruptur ca. 60-70 %.

**Typ B** (entspricht Typ III nach DeBakey). Die Dissektion beschränkt sich auf die Aorta descendens. Die Häufigkeit beträgt 30-35 %, die akute Mortalität 40 %.

# 4 Klinisches Bild und Diagnose

## 4.1 Chronische Aortenaneurysmen

### 4.1.1 Klinisches Bild

**Aneurysmen** der *Aorta ascendens* verlaufen meist symptomlos. Häufig fällt ein erweitertes Mediastinum bei einer Röntgenübersicht des Thorax auf. Gelegentlich treten Dyspnoe und Husten durch Kompression der Trachea und Bronchien auf. Auch bei Aneurysmen des *Aortenbogens* sind die Symptome gewöhnlich gering ausgeprägt; sie entstehen meist durch Kompression benachbarter Strukturen. Aneurysmen der *deszendierenden Aorta* werden häufig zufällig entdeckt. Bei Erweiterung des Aneurysmas können die linke Lunge oder der linke Hauptbronchus komprimiert werden. Kompression des Bronchus führt zu Dyspnoe und Atelektasen, evtl. zu bronchialer Erosion mit Hämoptyse.

### 4.1.2 Diagnose

Die Diagnose des chronischen Aortenaneurysmas erfolgt durch nichtinvasive Verfahren: Thoraxröntgen, transthorakale und transösophageale Echokardiographie, Computertomographie mit Kontrastmittel, Kernspintomographie ohne Kontrastmittel, bei geplanter Operation auch eine Aortographie.

### 4.1.3 Therapie

Mit Symptomen einhergehende Aneurysmen oder symptomlose Aneurysmen mit einem Mindestdurchmesser von 6 cm gelten als Indikation für eine Operation. Hierbei wird der betroffene Gefäßabschnitt reseziert und durch eine Dacronprothese, wenn erforderlich unter Reimplantation der abgehenden Gefäße, ersetzt. Die Letalität hängt von der Größe des Aneurysmas und der Lokalisation sowie von Begleiterkrankungen ab. Bei Befall der Aorta ascendens beträgt die Operationsletalität 6–13 %, bei Befall der Aorta descendens 12–24 %. Die Fünfjahresletalität aller operierten Patienten wird mit 35 % angegeben.

## 4.2 Akute Aortendissektion

Die akute Aortendissektion kann zwar ohne Schmerzen verlaufen, manifestiert sich aber gewöhnlich als typischer reißender Thoraxschmerz, meist verbunden mit Todesangst. Insgesamt ist das klinische Bild allerdings sehr wechselhaft, so daß Fehldiagnosen leicht möglich sind.

> Die akute Aortendissektion manifestiert sich gewöhnlich als plötzlich einsetzender Schmerz, oft stark und reißend, entweder in der Brust (Aorta ascendens) oder zwischen den Schulterblättern (Aorta descendens) mit typischer Wanderung bei Fortschreiten der Dissektion.

Weitere Zeichen und Symptome:
- Synkope, Dyspnoe und Schwächegefühl;
- Hypertension oder Blutdruckabfall;
- Pulslosigkeit;
- Aorteninsuffizienz;
- Lungenödem;
- Schock durch Blutverluste in das paraaortale Gewebe oder freie Ruptur in die Pleurahöhle, Aorteninsuffizienz oder akute Perikardtamponade;
- bei Karotisverschluß neurologische Störungen: Hemiplegie, Hemihypästhesie; bei Ischämie des Rückenmarks: Paraplegie;
- möglich auch: Darmischämie, Myokardischämie, Hämaturie.

Die Zeichen und Symptome entstehen durch den Verschluß von Hauptarterien sowie durch Kompression der die Aorta umgebenden Organe.

■ **Akute Aortenklappeninsuffizienz.** Bei mehr als 50 % aller Patienten mit proximaler Dissektion entwickelt sich eine akute Aortenklappeninsuffizienz, bedingt durch einen kreisförmigen Riß mit Aufweitung der Aortenwurzel oder eine Ruptur des Anulus durch ein dissezierendes Hämatom. Die Zeichen sind:
- schwacher Puls,
- hoher systolischer und niedriger diastolischer Blutdruck,
- diastolisches Geräusch,
- Lungenstauung.

### 4.2.1 Diagnostik

Bei Verdacht auf ein thorakales Aortenaneurysma werden verschiedene diagnostische Verfahren eingesetzt:

■ **Anamnese und körperliche Untersuchung.** Aufgrund des typischen Schmerzes und der oben angeführten möglichen Begleitsymptome kann nur bei 40–50 % der Patienten eine korrekte Verdachtsdiagnose gestellt werden.

■ **Röntgenübersicht des Thorax.** Die Thoraxübersichtsaufnahme gehört zur Basisdiagnostik; ihre Sensitivität ist hoch, die Spezifität allerdings schlecht. Radiologische Zeichen sind, je nach Lokalisation des Aneurysmas: Verbreiterung des Herzschattens, Verbreiterung des Mediastinums, rechts randbildende Aorta, Verlagerung von Trachea nach rechts, des linken Hauptbronchus nach kaudal, erweiterter Aortenkopf usw. Insgesamt kann die Übersichtsaufnahme nur auf ein Aneurysma hinweisen, jedoch schließt ein normales Thoraxröntgenbild ein akutes dissezierendes Aortenaneurysma nicht aus.

■ **Transthorakale und transösophageale Echokardiographie.** Mit dieser leicht einzusetzenden, nichtinvasiven Methode kann eine Aortendissektion festgestellt werden. Mit Hilfe der farbkodierten Dopplerechokardiographie läßt sich der Fluß im falschen und im wahren Lumen darstellen, die Einrißstelle in der Intima lokalisieren und weiterhin eine akute Aorteninsuffizienz oder Herztamponade nachweisen.

■ **Computertomographie und Kernspintomographie.** Mit den verschiedenen Verfahren der Computertomographie lassen sich 2 Lumina und eine Dissektionsmembran nachweisen, allerdings muß hierfür Kontrastmittel eingesetzt werden. Die Sensitivität und Spezifität ist sehr hoch, jedoch sind meist weiterführende Verfahren nötig, zumal die Einrißstelle nur in Ausnahmefällen festgestellt werden kann.

Auch mit der Kernspintomographie können das doppelte Lumen und die Dissektionsmembran dargestellt werden, wobei im Gegensatz zur Computertomographie keine Injektion von Kontrastmittel erforderlich ist. Der wesentliche Vorteil sind hochauflösende Bilder in jeder gewünschten Ebene. Die Untersuchungszeit ist jedoch sehr lang und daher bei hämodynamisch instabilen Patienten nicht anwendbar.

■ **Aortographie.** Die Aortographie war früher das diagnostische Standardverfahren bei Verdacht auf eine Aortendissektion. Sie ermöglicht den Nachweis zweier Lumina mit dazwischen liegender beweglicher Membran sowie der Einrißstelle in der Intima. Die diagnostische Aussagekraft reicht allerdings häufig nicht aus, auch ist für die Untersuchung ein arterieller Zugang erforderlich. Die Aortographie als Verfahren der Primärdiagnostik hat angesichts der neuen Verfahren wesentlich an Bedeutung verloren. Sie wird v. a. dann eingesetzt, wenn eine Herzkatheteruntersuchung zur Beurteilung der Koronargefäße präoperativ als erforderlich angesehen wird, weiterhin wenn die nichtinvasiv erhobenen Untersuchungsergebnisse unzureichend sind.

### 4.2.2 Differentialdiagnose und Fehldiagnosen

Wegen der vielfältigen Symptomatik sind Fehldiagnosen bei akuter Aortendissektion leicht möglich.
  Hierzu gehören, vor allem:
- Myokardinfarkt,
- Kostovertebralsymptom,
- Lungenembolie,
- akute Pleuritis,
- akute Perikarditis,
- Schlaganfall, Hirnblutung,
- akutes Abdomen,
- arterielle Embolien (bei Durchblutungsstörungen der Extremitäten).

### 4.2.3 Prognose

Die akute Aortendissektion ist ein Notfall, der ohne Behandlung meist tödlich verläuft. Die Hälfte der Patienten stirbt innerhalb von 48 h, 80–90 % innerhalb von 3 Monaten. Dissektionen der Aorta ascendens sind akut wesentlich gefährlicher als Dissektionen der Aorta descendens. Besonders ungünstig ist die Prognose bei Patienten mit Marfan-Syndrom.

Die häufigsten Komplikationen sind:
- tödliche Ruptur,
- Aortenklappeninsuffizienz,
- Organfunktionsstörungen durch Verschluß größerer Arterien.

### 4.2.4 Behandlung

Die akute Dissektion ist ein lebensbedrohlicher Notfall, der umgehendes und entschlossenes Handeln erfordert. Die Erstversorgung ist symptomatisch und erfolgt in der Notfallaufnahme oder auf der Intensivstation zusammen mit den nichtinvasiven Untersuchungsverfahren wie Röntgenuntersuchung und Sonographie. Ist die Diagnose wahrscheinlich, sollten umgehend der Gefäßchirurg und der Anästhesist alarmiert werden, damit, wenn nötig, sofort operativ interveniert werden kann.

Bei allen Dissektionen der **Aorta ascendens** sollte bereits *im Akutstadium* operiert werden, da sehr rasch lebensbedrohliche Komplikationen wie Koronararterienverschluß mit Myokardinfarkt, Herzbeuteltamponade oder ein Hirninfarkt durch Karotisverschluß auftreten können.

Bei Dissektionen der **Aorta descendens** entsprechen die Ergebnisse der chirurgischen Therapie im Akutstadium denen der konservativen, so daß die Sofortoperation vielfach nur dann empfohlen wird, wenn lebensbedrohliche Komplikationen wie Ruptur oder ein ischämisches Nierenversagen auftreten.

Dissektionen im *chronischen Stadium* (> 2 Wochen nach der Dissektion) sollten elektiv operiert werden, da hierdurch die Prognose wesentlich verbessert wird.

> Wichtigste Ziele der initialen konservativen Behandlung sind die Unterbrechung des Dissektionsvorgangs und die Stabilisierung der Vitalfunktionen.

Die konservative Behandlung der akuten Dissektion umfaßt im wesentlichen folgende Maßnahmen:
▶ Senkung des systolischen Blutdrucks auf 100–120 mm Hg durch Vasodilatatoren (z. B. Nitroprussid) und der Druckanstiegsgeschwindigkeit in der Aorta durch negativ-inotrope Substanzen (β-Rezeptorenblocker). Ziel: Unterbrechung der Dissektion;
▶ Schmerzstillung;
▶ Schockbehandlung;

▶ Therapie der Herzinsuffizienz;
▶ Behandlung des Nierenversagens.

## 5 Patienten

Die meisten Patienten sind zwischen 50 und 70 Jahre alt: Typ A 50–55 Jahre, Typ B 60–70 Jahre. Häufige Begleiterkrankungen:
- koronare Herzkrankheit,
- Hypertonus, besonders bei Typ B,
- generalisierte Arteriosklerose (besonders bei Typ B),
- Diabetes mellitus.

Patienten mit thorakalen Aortenaneurysmen sind durchschnittlich 70 Jahre alt, bei 29 % findet sich zusätzlich ein abdominales Aortenaneurysma.

## 6 Aneurysmen der Aorta ascendens

Patienten mit Aneurysmen der aszendierenden Aorta werden meist elektiv operiert. Oft besteht eine *Aortenklappeninsuffizienz* aufgrund einer Dehnung des Klappenrings.

Der Zugang zum Aneurysma erfolgt in Rückenlage über eine mediane Sternotomie. Ist das Aneurysma groß, so besteht beim Durchsägen des Sternums Rupturgefahr; einige Chirurgen bevorzugen für solche Patienten einen femorofemoralen Bypass *vor* Eröffnen des Thorax. Nach Eröffnung des Thorax und Darstellung des Aneurysmas werden die Hohlvenen angeschlungen und ein Hohlvenen-A.-femoralis-Herz-Lungen-Bypass mit mäßiger Hypothermie begonnen; die Aorta wird proximal der A. anonyma abgeklemmt. Anschließend wird, nach Kardioplegie, das Aneurysma eröffnet und exzidiert, danach erfolgt die Rekonstruktion der Aorta bzw. der Ersatz durch eine Dacronprothese und die konzentrische Raffung der dilatierten Aorta in Höhe der Kommissuren, so daß sich die Klappe wieder normal schließen kann. Ein Aortenklappenersatz ist nicht immer erforderlich.

Die Bypasszeit beträgt 70–150 min, die Operationszeit 2,5–5 h. Der Blutverlust beträgt normalerweise ca. 300–350 ml.

### 6.1 Anästhesiologisches Vorgehen

Patienten mit Aortenklappeninsuffizienz (s. Kap. 8):
- Senkung des Afterloads bzw. arteriellen Blutdrucks,
- Vermeidung von Bradykardien.

Grundsätzlich können die Standardverfahren der i. v. oder balancierten Anästhesie mit Inhalationsanästhetika angewendet werden. Zu beachten ist folgendes:

> **!** Beim Eröffnen des Thorax besteht Rupturgefahr. Darum ausreichend Blutkonserven bereitstellen und mehrere großlumige Venenkanülen einführen.

■ **Komplikationen.** Die wichtigsten perioperativen Komplikationen sind:
- Blutungen, v. a. aus den Nähten,
- Blutgerinnungsstörungen nach langen Bypasszeiten,
- akutes Linksherzversagen,
- Myokardinfarkt,
- respiratorische Insuffizienz,
- Insuffizienz der Klappenprothese,
- neurologische Ausfälle,
- postoperatives Nierenversagen.

## 7 Aneurysmen des Aortenbogens

Die Resektion des Aortenbogens mit anschließendem Prothesenersatz wird selten durchgeführt und birgt zahlreiche technische Probleme und große Risiken. Die Operationsmortalität ist außerordentlich hoch. Die wichtigsten Risiken sind, abgesehen von technischen Schwierigkeiten:
- Hirnischämie und Hirnembolie (Teilchen oder Luft) aufgrund unzureichender Hirnprotektion während der Operation,
- Myokardischämie, ebenfalls durch nicht ausreichende Myokardprotektion,
- Blutungen nach der Rekonstruktion.

Beim operativen Vorgehen können verschiedene Wege beschritten werden: extrakorporale Zirkulation mit isolierter Perfusion des Gehirns; Oberflächenkühlung + extrakorporale Zirkulation + tiefe Hypothermie; Resektion ohne Herz-Lungen-Maschine und ohne Hypothermie.

Bei großen Aneurysmen sollte grundsätzlich in Lokalanästhesie ein V.-femoralis-A.-femoralis-Bypass angelegt werden. Danach wird die Narkose eingeleitet; hierbei muß der Blutdruck niedrig gehalten werden, um die Rupturgefahr zu mindern.

Soll die A. brachialis perfundiert werden (s. unten), so werden beide Arme ausgelagert. Die Eröffnung des Thorax erfolgt durch mediane Sternotomie.

### 7.1 Extrakorporale Zirkulation

Nach medianer Sternotomie und Darstellung von Aortenbogen und Herz werden die Hohlvenen oder der rechte Vorhof kanüliert. Der arterielle Einstrom erfolgt über die A. femoralis oder A. iliaca. Zusätzlich werden die A. anonyma, linke A. carotis communis und Koronararterien über eigene Pumpen isoliert perfundiert. Dieses ältere Vorgehen ist in folgender Weise vereinfacht worden: Zerebrale Perfusionskatheter werden aus dem arteriellen Haupteinstrom (A. femoralis) abgezweigt. Die rechte A. brachialis wird in der Axilla kanüliert, um die rechte Vertebralarterie und die rechten Karotiden zu perfundieren. Die linke A. carotis communis wird über ein Y-Stück aus den Brachialarterienkanülen isoliert perfundiert. Die Aorta ascendens wird dann 3 cm oberhalb der Aortenklappe abgeklemmt. Um den gesamten Aortenbogen mit dem Aneurysma aus dem Kreislauf auszuschalten, werden nun die deszendierende Aorta, Truncus brachiocephalicus, die linke A. carotis und die linke A. subclavia abgeklemmt. Das Gehirn benötigt hierbei keine isolierte Perfusion über zusätzliche Pumpen. Die linke A. subclavia und die linke A. vertebralis werden nicht perfundiert.

■ **Totaler Kreislaufstillstand in tiefer Hypothermie.** Dies ist das am häufigsten für den Aortenbogenersatz gewählte Verfahren. Nach Anschluß der Herz-Lungen-Maschine (A. femoralis, rechter Vorhof) wird der Patient auf eine Körperkerntemperatur von 15–22 °C abgekühlt, dann das Herz durch die proximale Aortenklemme zum Stillstand gebracht. Die Aortenbogengefäße werden ausgeklemmt und der Aortenbogen durch eine distale Klemme isoliert, um die distale Anastomosierung zu ermöglichen (s. Abb. 2b). Nach Herstellung der distalen Anastomose werden die Kopfgefäße im Block an die Prothese angeschlossen. Danach kann die Klemme mehr proximal plaziert werden. Anschließend wird der Aortenbogen entlüftet, dann die distale Klemme entfernt und der Blutfluß zu den Hirngefäßen über die Kanüle in der A. femoralis wieder aufgenommen. Zum Schluß wird die proximale Anastomose angenäht.

Erforderliche Zeiten: Abklemmen der Aorta 75–120 min, totaler hypothermer Kreislaufstillstand 30–45 min, extrakorporale Zirkulation 3–4,5 h, Gesamtoperationszeit 4–6 h. Der durchschnittliche Blutverlust beträgt 400–700 ml. Die Operationsletalität wird mit 10–15 % angegeben.

## 8 Aortendissektionen

Die akute Aortendissektion ist lebensbedrohlich. Bei Typ I und II (bzw. A) ist die Operation zumeist dringlich indiziert, während Typ III (bzw. B) gewöhnlich elektiv operiert wird.

### 8.1 Allgemeines Vorgehen

Für das **allgemeine Vorgehen** gelten folgende Prinzipien:

> ▶ In den ersten Stunden nach der Krankenhausaufnahme wird der Patient auf der Intensivstation stabilisiert und pharmakologisch behandelt. Danach oder parallel erfolgt die Diagnostik, während gleichzeitig Operationssaal und Narkoseeinleitungsraum vorbereitet werden.

normalisieren und andererseits einen genügend hohen Perfusionsdruck für die untere Körperhälfte zu gewährleisten. Eine zu starke Blutentnahme aus dem linken Vorhof führt zum Blutdruckabfall und muß daher vermieden werden.

**Vorteile distaler Perfusionstechniken:**
- geringerer arterieller Druckanstieg,
- Entlastung des linken Ventrikels,
- Zugang für raschen Volumenersatz bei Blutungen,
- Verhinderung einer metabolischen Azidose und eines Schocks beim Öffnen der Aortenklemme,
- Möglichkeit des raschen Aufwärmens des Patienten,
- Schutz vor ischämischer Schädigung des Rückenmarks.

Wird keines dieser Verfahren angewendet, so muß beim Abklemmen der Aorta mit einer Schädigung der distalen Organe und außerdem mit einem Linksherzversagen durch erhöhtes Afterload des linken Ventrikels gerechnet werden. Der präventive Nutzen temporärer Shunts gegenüber ischämischer Rückenmarkschädigung ist allerdings fraglich: So beträgt die Häufigkeit ischämischer Rückenmarkschäden bei einfacher Abklemmung 2,3 %, bei Verwendung temporärer Shunts 2,5 %. Allgemein besteht jedoch Übereinstimmung, daß bei zu erwarten-

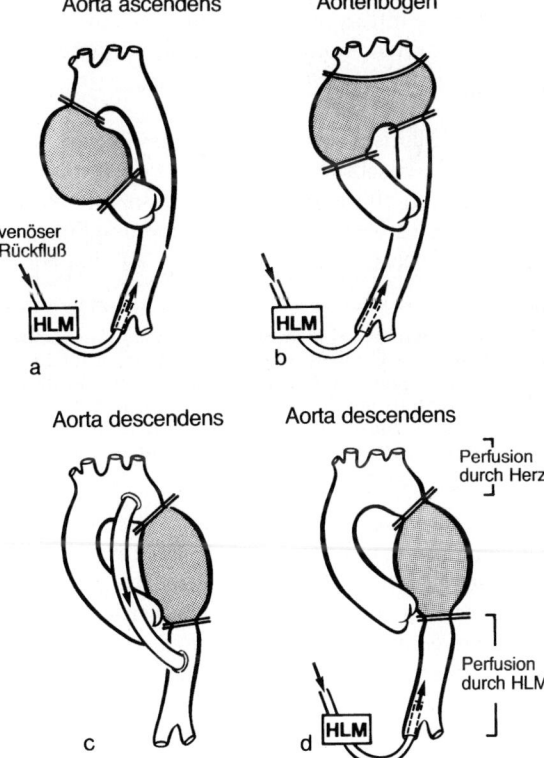

Abb. 2 a–d. Bypassmethoden bei Aortenaneurysmaoperationen. a Totaler Bypass, b totaler Bypass bis zur tiefen Hypothermie, danach totaler Kreislaufstillstand während des Abklemmens der Aorta, c Gott-Shunt, d partieller femoro-femoraler Bypass

der Abklemmzeit von mehr als 30 min ein temporärer Shunt angelegt oder ein partieller Bypass durchgeführt werden sollte.

### 8.4.1 Abklemmen der Aorta

Die wichtigste operative Besonderheit für den Anästhesisten ist das Abklemmen der Aorta descendens zum Anschluß der Prothese:

> **Beim Abklemmen der Aorta drohen 2 Gefahren:**
> - akute Linksherzbelastung bis hin zum Linksherzversagen,
> - Ischämie der unteren Körperhälfte mit Organschädigung.

■ **Linksherzversagen.** Das Abklemmen der Aorta descendens führt zum massiven Blutdruckanstieg im proximalen Segment der Aorta mit erheblicher Belastung des linken Ventrikels. Die Linksherzbelastung kann rasch zur akuten Dekompensation führen, wenn keine mechanischen oder pharmakologischen Maßnahmen ergriffen werden, um den Druck zu senken und so das Herz zu entlasten. Die Dekompensation manifestiert sich als akute Dilatation des linken Ventrikels mit Versagen der Pumpfunktion, Mitralinsuffizienz und Lungenödem. Zusätzlich können intrazerebrale Blutungen sowie ein Anstieg des intrakraniellen Drucks auftreten, wenn der exzessiv erhöhte Druck in der proximalen Aorta auf den Hirnkreislauf übertragen wird.

Zu den mechanischen Maßnahmen der Entlastung des linken Ventrikels gehören die auf S. 416 beschriebenen distalen Perfusionstechniken. Bei einfacher Abklemmung müssen pharmakologische Maßnahmen ergriffen werden, um den arteriellen Druckanstieg zu vermindern und den linken Ventrikel zu entlasten. Häufig wird hierfür Nitroprussid eingesetzt. Hierbei sollte folgendes beachtet werden:

> Beim einfachen Abklemmen der Aorta ohne distale Perfusionstechniken sollte der Blutdruck mit Nitroprussid wegen der Druckabhängigkeit der Kollateraldurchblutung in der unteren Körperhälfte im oberen Normbereich gehalten werden. Außerdem sollte eine Hypovolämie strikt vermieden werden.

Mit der Zufuhr des Vasodilatators sollte bereits kurz vor dem Abklemmen begonnen werden, um einen schlagartigen Blutdruckanstieg zu verhindern. Hierfür sollte der systolische Blutdruck zunächst auf etwa 90 mm Hg gesenkt und dann die Aorta schrittweise abgeklemmt werden.

Gelingt es nicht, den Blutdruck durch den Vasodilatator zu kontrollieren, so können zusätzlich β-Rezeptorenblocker wie z. B. Esmolol in vorsichtig titrierter Dosierung zugeführt werden.

## 8.4 Aortendissektion Typ III (Aorta descendens)

 > **Merke:** Hohe Dosen von Nitroprussid vermindern möglicherweise die distale Perfusion und begünstigen eine ischämische Schädigung des Rückenmarks und der Nieren.

Allerdings reicht die alternative Zufuhr von Nitroglyzerin meist nicht aus, um den erhöhten Blutdruck wirksam zu senken.

■ **Ischämie der unteren Körperhälfte.** Besteht keine ausreichende Kollateraldurchblutung, so kann das Abklemmen der Aorta zu einer Mangeldurchblutung der unteren Körperhälfte mit nachfolgender Schädigung, v.a. von **Niere und Rückenmark,** führen. Folgendes sollte beachtet werden:

> Der Blutfluß über die Kollateralen zur unteren Körperhälfte erfolgt druckpassiv. Daher ist während der Abklemmphase ein ausreichend hoher Perfusionsdruck für diese Gefäßregion erforderlich.

Mit einer ischämischen Schädigung des Rückenmarks (Paraplegie) und der Niere (akutes Nierenversagen) muß besonders bei verlängerter Abklemmzeit (> 30 min) gerechnet werden.

> **Faktoren, die zu einer Rückenmarkschädigung beitragen können:**
> - lange Abklemmphase,
> - zu niedriger distaler Perfusionsdruck,
> - erhöhter Liquordruck,
> - Unterbindung von Interkostalarterien und lumbalen Arterien,
> - Aortendissektion oder -ruptur,
> - Lokalisierung des Aneurysmas,
> - Alter des Patienten,
> - perioperative Hyperglykämie.

■ **Reaktionen beim Öffnen der Aortenklemme.** Wurde während der Operation keine distale Perfusionstechnik angewandt, muß beim Öffnen der Aortenklemmen mit schweren hämodynamischen Reaktionen und metabolischen Veränderungen gerechnet werden:

> **Mögliche Reaktionen beim Öffnen der Aortenklemme:**
> - Abfall des arteriellen Blutdrucks um bis zu 50 %,
> - Abnahme des peripheren Gefäßwiderstands,
> - Anstieg des Pulmonalarteriendrucks,
> - Anstieg des Herzzeitvolumens durch Abnahme der Nachlast des Herzens,
> - Laktatazidose, Hyperkapnie.

Die Schwere dieses „**Declampingschocks**" hängt im wesentlichen von der Dauer der Ischämie der Eingeweide und unteren Extremitäten ab, außerdem vom Blutdruck und von den Füllungsdrücken des Herzens vor Öffnen der Aortenklemme, weiterhin von der möglicherweise noch anhaltenden Wirkung der Vasodilatatoren, β-Rezeptorenblocker oder Inhalationsanästhetika.

Der initiale Blutdruckabfall beruht vermutlich in erster Linie auf der peripheren Vasodilatation. Andere Mechanismen wie reaktive Hyperämie, Umverteilung des Blutflusses und venöses Pooling sowie Freisetzung von Mediatoren und Hypovolämie können jedoch ebenfalls eine Rolle spielen.

Zu den wichtigsten **präventiven Maßnahmen** zur Verhütung des Declampingschocks gehören:

- ausreichender Volumenersatz vor Öffnen der Aortenklemme,
- Unterbrechung der Zufuhr von Vasodilatatoren, β-Rezeptorenblocker und Inhalationsanästhetika,
- langsames Öffnen der Aortenklemme über einen Zeitraum von ca. 2–4 min,
- vorübergehende Zufuhr eines Vasopressors bei niedrigem Blutdruck (Vorsicht: erhöhte Blutungsgefahr bei überschießendem Blutdruckanstieg).

### 8.4.2 Anästhesiologisches Vorgehen

■ **Wahl des Anästhesieverfahrens.** Derzeit gibt es kein Standardanästhesieverfahren für die Operation von Aorta-descendens-Aneurysmen. Opioide sind jedoch praktisch immer Bestandteil der Anästhesie. Die Narkoseeinleitung sollte bei elektiven Eingriffen behutsam erfolgen, z. B. durch Infusion mit Remifentanil und Etomidat. Für die Aufrechterhaltung kann Remifentanil (Fentanyl, Sufentanil) mit einem volatilen Anästhetikum oder i. v. Anästhetikum (z. B. Propofol) kombiniert werden, um überschießende kardiovaskuläre Reaktionen abzufangen. Remifentanil weist in dieser Hinsicht gegenüber den anderen Opioiden eine deutlich stärkere Wirksamkeit auf, auch läßt sich die Substanz aufgrund der sehr kurzen kontextsensitiven Halbwertszeit genauer steuern. Können massive kardiovaskuläre Reaktionen nicht ausreichend unterdrückt werden, sollten Vasodilatatoren, bei Bedarf mit einem kurz wirkenden β-Rezeptorenblocker wie Esmolol, eingesetzt werden.

■ **Ein-Lungen-Anästhesie.** Die Resektion eines Descendensaneurysmas wird durch den Kollaps der linken Lunge wesentlich erleichtert. Daher wird für diese Operation häufig die Ein-Lungen-Anästhesie angewandt. Bei sehr großen Aneurysmen empfiehlt sich der Einsatz eines rechtsseitigen Doppellumentubus, da beim linksseitigen Einführen aufgrund einer Verziehung oder Kompression des linken Hauptbronchus mit Plazierungsgeschwindigkeiten und hierdurch erhöhter Rupturgefahr des Aneurysmas gerechnet werden muß.

■ **Pulmonalarterienkatheter.** Im Einzelfall kann der Pulmonaliskatheter von Nutzen sein, um die rasch wechselnden und nicht selten ausgeprägten kardiovaskulären Reaktionen lückenlos zu überwachen und auch die Therapiemaßnahmen zu kontrollieren. Bei Ein-Lungen-Anästhesie und Plazierung des Pulmonaliskatheters in der linken A. pulmonalis werden jedoch teilweise Verschlußdrücke gemessen, die weit über dem linksventrikulären enddiastolischen Druck liegen und daher nicht verwertbar sind.

- **Transösophageale Echokardiographie.** Mit diesem Verfahren kann die linksventrikuläre Funktion oder eine Aortendissektion eingeschätzt werden. Bei Ventrikel mit eingeschränkter Compliance ist das Verfahren genauer als die Messung des Lungenkapillarenverschlußdrucks. Nützlich ist das Verfahren weiterhin beim Abklemmen der Aorta, da hiermit Veränderungen der Ejektionsfraktion und des enddiastolischen Volumens sowie ischämiebedingte Störungen der Wandbeweglichkeit des Ventrikels rasch festgestellt werden können.

- **Somatosensorisch evozierte Potentiale (SSEP).** Verlust der SSEP für mehr als 30 min geht bei einem großen Teil der Patienten mit einer Paraplegie einher; bei Kindern wurden allerdings bereits nach 14 min neurologische Ausfälle beobachtet. Demgegenüber wurden in einer anderen Untersuchung bei 67 % der Patienten falsch-positive Befunde erhoben. Insgesamt ist dieses technisch aufwendige und schwierige Verfahren nicht spezifisch und empfindlich genug, um als Routinemethode zu dienen.

- **Blutverluste.** Massive intraoperative Blutungen gehören nach wie vor zu den häufigsten Ursachen der Frühletalität in der Aneurysmachirurgie; dies gilt besonders für die akute Aortendissektion. Bei einigen Patienten entwickelt sich außerdem eine disseminierte intravasale Gerinnung mit Verbrauchskoagulopathie.

**Praktisches Vorgehen:**
- *Ein-Lungen-Anästhesie.* Die Operation erfolgt in rechter Seitenlage des Patienten über eine linksseitige laterale Thorakotomie. Um die Operationsbedingungen zu verbessern, kann für den Eingriff die Ein-Lungen-Anästhesie angewandt werden. Hierzu wird der Patient mit einem doppellumigen Tubus intubiert und während des Eingriffs an der Aorta rechtsseitig beatmet (Hypoxämiegefahr!).
- Der arterielle Blutdruck sollte oberhalb und unterhalb der Aortenklemmen kontrolliert werden. Hierzu wird je eine Kanüle in die *rechte* A. radialis und in eine der Femoralarterien eingeführt.
- Wegen der großen Blutungsgefahr sind für den raschen Volumenersatz mehrere (mindestens 4) großlumige Venenkanülen erforderlich.
- Abklemmen der Aorta führt oberhalb der Klemme zum Anstieg des arteriellen Blutdrucks, unterhalb hingegen zum Abfall. Hoher Blutdruck oberhalb der Klemme kann zum Herzversagen führen, niedriger Blutdruck unterhalb der Klemme zur Mangeldurchblutung der versorgten Organe. Hohe Blutdrücke erfordern den Einsatz von rasch und kurz wirkenden Vasodilatatoren wie z. B. Nitroprussid. Allerdings kann hierdurch der Blutdruck unterhalb der Aortenklemme in kritische Bereiche abfallen. Abklemmen der Aorta führt weiterhin zu starken Anstiegen der Plasmakatecholamin- und Reninspiegel sowie zur Abnahme der glomerulären Filtrationsrate und des renalen Plasmaflusses. Entsprechend nimmt auch die *Urinausscheidung* ab, normalisiert sich jedoch bei den meisten Patienten nach Öffnen der Klemme wieder.

▶ *Öffnen der Aortenklemmen.* Vor Eröffnen der Klemmen muß ein ausreichendes Blutvolumen wiederhergestellt werden, damit kein schwerer Blutdruckabfall eintritt. Außerdem muß genügend Blut für den raschen Ersatz bereitstehen. Die Zufuhr von Vasodilatatoren sollte ebenfalls kurz vor dem Öffnen der Klemmen unterbrochen werden. Blutungen unmittelbar nach Beendigung der Aortenrekonstruktion sind keine Seltenheit: Am häufigsten blutet es aus den Nahtstellen der Prothese. Der Blutbedarf beträgt durchschnittlich 5–10 Konserven und mehr.

■ **Komplikationen.** Vor allem wegen der häufigen Begleiterkrankungen und der erforderlichen chirurgischen Manipulationen ist die Morbidität und Mortalität mit ca. 11,7 % hoch.

Die wichtigsten Komplikationen sind:
- Paraplegie,
- Blutungen,
- akute Linksherzinsuffizienz,
- Herzinfarkt,
- akutes Nierenversagen,
- Herzrhythmusstörungen,
- tödlicher Schlaganfall.

Die häufigsten Ursachen für einen tödlichen Verlauf sind Blutungen, schwere Störungen der Herzfunktion und Multiorganversagen.

■ **Paraplegie.** Dies ist eine typische Komplikation von Aneurysmaoperationen an der deszendierenden Aorta. Die Häufigkeit beträgt 3–6,5 %.

Wichtigste Ursache ist eine Mangeldurchblutung des Rückenmarks (wahrscheinlich v. a. der A. radicularis anterior magna = A. Adamkiewicz) durch das Abklemmen der Aorta. Die Komplikation ist nicht sicher vorhersehbar. Begünstigend wirken Lokalisation und Ausdehnung des Aneurysmas, Abklemmzeiten der Aorta von mehr als 30 min und notfallmäßiges Vorgehen bei der Operation. Der prophylaktische Nutzen von Shunts ist umstritten; ein absoluter Schutz gegenüber Paraplegien ist jedenfalls hierdurch nicht gewährleistet.

## 9 Thorakoabdominale Aortenaneurysmen

Ätiologisch spielen degenerative Aortenerkrankungen, eine angeborene Erkrankung (Marfan-Syndrom) und die chronische Aortendissektion eine wesentliche Rolle.

> **Klassifizierung thorakoabdominaler Aortenaneurysmen:**
> - I: umfaßt den größten Teil der Aorta descendens und der oberen abdominalen Aorta,
> - II: umfaßt den größten Teil der Aorta ascendens und der abdominalen Aorta,
> - III: umfaßt die distale Aorta descendens und variierende Abschnitte der Aorta abdominalis,
> - IV: umfaßt den größten Teil oder die gesamte Aorta abdominalis.

Die Operation ist ausgedehnt, aufwendig und schwierig; hierbei wird der gesamte Blutfluß unterhalb des Halses unterbrochen, so daß die Gefahr der Nieren- und Eingeweideischämie besteht. Außerdem kann die Blutversorgung des Rückenmarks kritisch eingeschränkt werden.

Für den Eingriff wird in Rechtsseitenlage eine posterolaterale Inzision durchgeführt und nach unten als abdominale Inzision in der Mittellinie fortgesetzt. Thorax und Abdomen werden eröffnet und die Eingeweide nach anterior verlagert; eine Ein-Lungen-Anästhesie erleichtert das Vorgehen im Thorax. Die Operation des Aneurysmas mit Implantation der Prothese kann in tiefer Hypothermie mit totalem Kreislaufstillstand erfolgen.

Es gelten im wesentlichen die beschriebenen Grundsätze der Anästhesie. Mit größeren Blutverlusten muß gerechnet werden; darum ausreichend großlumige Venenkanülen plazieren.

## 10 Traumatische Aortenruptur

Die traumatische Aortenruptur gehört zu den schwersten kardiovaskulären Verletzungen beim stumpfen Thoraxtrauma. Die meisten Patienten verbluten am Unfallort oder auf dem Transport; nur 10–20 % erreichen lebend das Krankenhaus. Die typischen Rupturstellen sind in Abb. 3 dargestellt. Am häufigsten ist der Aortenisthmus betroffen; Rupturen an anderer Stelle verlaufen zumeist tödlich.

## 10.1 Diagnose

Die Behandlung kann nur dann erfolgreich sein, wenn die Diagnose frühzeitig gestellt wird. Die Symptome der Aortenruptur sind unspezifisch und kommen auch bei anderen Verletzungen vor:
- Thoraxschmerzen,
- Dyspnoe,
- Rückenschmerzen,
- Unfähigkeit, die Beine zu bewegen.

Die *Zeichen* der Aortenruptur können spezifischer sein; als typisch gilt folgende Trias:

**Abb. 3.** Traumatische Aortenruptur. Prädilektionsstellen

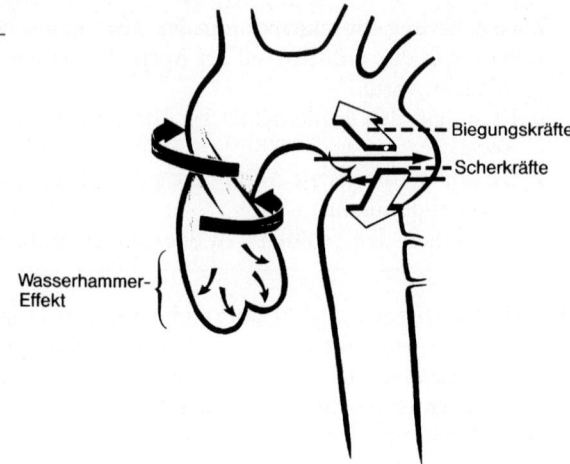

1. erhöhte Pulsamplitude und Blutdruckanstieg in der oberen Extremität,
2. verminderte Pulsamplitude und erniedrigter Blutdruck in der unteren Extremität,
3. röntgenologische Verbreiterung des Mediastinums.

Nicht selten ist eine Verbreiterung des Mediastinums das einzige Zeichen; der Aortenknopf kann verschwommen, der linke Hauptbronchus verlagert sein. Manchmal ist auch nur der Blutdruck in der oberen Extremität erhöht, ohne daß eine Verbreiterung des Mediastinums nachweisbar wäre.

Bei Verdacht wird die Diagnose umgehend durch eine *Aortographie* gesichert. Die Aortographie ist für die Lokalisation und das operative Vorgehen dringend erforderlich. Nach der Angiographie sollte so rasch wie möglich operiert werden.

## 10.2 Anästhesiologisches Vorgehen

Das Vorgehen unterscheidet sich nicht wesentlich von dem bei Aneurysmen der thorakalen Aorta. Die operative Versorgung erfolgt mit Hilfe von Shunts, Linksherzbypass oder totalem kardiopulmonalem Bypass. Wird lediglich die Aorta abgeklemmt, sollte die Abklemmphase nicht länger als 30 min dauern, um ischämische Schäden distal der Klemme zu vermeiden. Tritt während des Abklemmens eine Hypertension auf, müssen Vasodilatatoren eingesetzt werden, um eine Linksherzinsuffizienz zu verhindern.

### Literatur

Berendes JN, Bredee JJ, Schipperheyn JJ et al. (1982) Mechanisms of spinal cord injury after cross-clamping of descending thoracic aorta. Circulation 66: II 12
Casthely PA, Fyman PN, Abrams LM et al. (1985) Anesthesia for aortic arch aneurysm repair: Experience with 17 patients. Can Anaesth Soc J 32: 73
Costello TH, Fisher A (1983) Neurological complications following aortic surgery. Anaesthesia 38: 230

Gelman S, Reeves JG, Fowler K et al. (1983) Regional blood flow during cross-clamping of the thoracic aorta and infusion of sodium nitroprusside. J Thorac Cardiovasc Surg 85: 287

Gelman S (1995) The pathophysiology of aortic cross-clamping and unclamping. Anesthesiology 82: 1026

Livesay JJ, Cooley DA, Ventemiglia RA et al. (1985) Surgical experience in descending thoracic aneurysmectomy with and without adjuncts to avoid ischemia. Ann Thorac Surg 39: 37

Symbas PN, Pfaender LM, Drucker MH et al. (1983) Cross-clamping of the descending aorta, hemodynamic and neurohumoral effects. J Thorac Cardiovasc Surg 85: 300

# 12 Anästhesie bei Bauchaortenaneurysmen- und peripheren Gefäßoperationen

INHALTSÜBERSICHT

1 Bauchaortenaneurysmen  427
1.1 Diagnose  428
1.2 Patienten  428
1.3 Operation  428
1.4 Anästhesiologisches Vorgehen  429
1.4.1 Präoperative Vorbereitung  429
1.4.2 Prämedikation  429
1.4.3 Wahl des Anästhesieverfahrens  429
1.4.4 Intraoperative Überwachung  430
1.4.5 Abklemmen der Aorta  430
1.4.6 Öffnen der Aortenklemme  431
1.4.7 Leitsätze für das anästhesiologische Vorgehen  432
1.4.8 Vorgehen bei rupturiertem Aneurysma  433

2 Periphere Gefäßoperationen  433
2.1 Regionalanästhesie  434
2.2 Postoperative Komplikationen  434

Literatur  434

## 1 Bauchaortenaneurysmen

Häufigste Ursache eines Bauchaortenaneurysmas ist die Arteriosklerose, andere Ursachen sind Marfan-Syndrom, Ehlers-Danlos-Syndrom, Dissektion und Infektionen einschließlich Syphilis. Die Symptome sind zumeist gering ausgeprägt; oft wird das Aneurysma bei einer Routineuntersuchung entdeckt; gelegentlich klagt der Patient über Rückenschmerzen. Bei drohender Ruptur ist das Aneurysma druckempfindlich. Bei Ruptur treten meist folgende **Zeichen** auf:
- Rückenschmerzen,
- Kreislaufkollaps,
- Abdominalschmerz.

Die Rupturgefahr kann aus der Aneurysmagröße ungefähr eingeschätzt werden: Aneurysmen mit einem Durchmesser von 4 cm rupturieren bei 25 % der Patienten, bei Aneurysmen mit einem Durchmesser über 6 cm beträgt die Einjahresüberlebensrate nur noch 50%, die Fünfjahresüberlebensrate 6%. Darum sollten alle Aneurysmen mit einem Durchmesser von 4 cm und mehr elektiv operiert werden. Bei elektiven Eingriffen beträgt die Mortalität etwa 5%, bei einer Ruptur hingegen 40%.

## 1.1 Diagnose

Die Diagnose wird nicht nur klinisch gestellt, sondern sollte durch CT, Aortographie, Sonographie und MRI ergänzt werden. Durch die Aortographie werden begleitende Verschlüsse anderer Arterien (renal, zöliakal, mesenterial, femoral) und die innere Begrenzung des Aneurysmas oder Thrombus festgestellt. Die Ausdehnung des Aneurysmas kann hingegen mit der Sonographie am besten erfaßt werden. Aussagen über die Lage des Aneurysmas in Beziehung zu den Nierenarterien sind jedoch hiermit nicht möglich.

## 1.2 Patienten

Meist handelt es sich um ältere Patienten mit Begleiterkrankungen und hohem Risiko (Männer : Frauen = 4 : 1). Die wichtigsten Begleiterkrankungen sind:
- koronare Herzkrankheit, ca. 65%, davon die Hälfte mit abgelaufenem Myokardinfarkt,
- Hypertonie, ca. 40%,
- periphere Gefäßerkrankungen, ca. 30%,
- Lungenerkrankungen, ca. 30%,
- Nieren- und urologische Erkrankungen, ca. 20%,
- zerebrovaskuläre Insuffizienz, ca. 13%,
- Leber- und gastrointestinale Erkrankungen, ca. 13%,
- Diabetes mellitus, ca. 7%.

## 1.3 Operation

Die Operation abdominaler Aneurysmen erfolgt entweder transperitoneal oder retroperitoneal. Nach Exposition der Aorta von den Nierenvenen bis zu den Aa. iliacae wird die Aorta abgeklemmt, und zwar zuerst proximal, um Thromboembolien zu vermeiden, dann distal. Dann wird die Aorta inzidiert, das Aneurysma ausgeschaltet und der entfernte Aortenanteil durch eine Prothese überbrückt. Der proximale Teil der Prothese wird gewöhnlich an der infrarenalen Aorta angeschlossen, gelegentlich auch an der inframesenterialen oder supracoeliacalen, das Ende der Prothese entweder an der distalen Aorta oberhalb der Bifurkation (= **Rohrprothese**) oder an die Aa. iliacae externae (= **Y-Bypass**) oder Femoralarterien.

■ **Transperitonealer Zugang.** Der Patient wird auf den Rücken gelagert, das Abdomen in der Mittellinie eröffnet. Die Operationsdauer ist 3-5 h, der Blutverlust beträgt im allgemeinen 500 ml. Perioperative Antibiotikaprophylaxe wird empfohlen. Bei elektiven Eingriffen beträgt die Letalität 2–5 %, bei Noteingriffen 50 %. Postoperative Behandlung auf der Intensivstation, im Mittel 8–16 h; massive Volumenzufuhr meist erforderlich, weiterhin umfassendes kardiovaskuläres Monitoring. Der postoperative Schmerz ist sehr stark (VAS 8–10) und kann durch eine peridurale Analgesie beseitigt werden.

■ **Retroperitonealer Zugang.** Rückenlage des Patienten mit leicht angehobener linker Flanke; linksseitiger Flankenschnitt entlang der 10. Rippe in Richtung auf den Nabel. Operationszeiten, Blutverluste, Antibiotikaprophylaxe, postoperative Behandlung wie unter transperitonealem Zugang.

## 1.4 Anästhesiologisches Vorgehen

### 1.4.1 Präoperative Vorbereitung

Die Hauptrisiken der Operation sind kardiale, respiratorische und renale Funktionsstörungen.

Die *kardialen Risiken* können durch eine optimale präoperative Medikation vermindert werden; besteht eine erhebliche koronare Herzkrankheit, z. B. eine Stenose des linken Hauptstamms, sollte vor der Aneurysmaoperation, wenn möglich, eine Koronarbypassoperation durchgeführt werden.

Präoperative *respiratorische Störungen* sollten ebenfalls intensiv präoperativ behandelt werden, denn Pneumonie und Atelektasen sind typische postoperative Komplikationen bei der Resektion von Bauchaortenaneurysmen.

*Renale Komplikationen* sind ebenfalls typisch für Bauchaortenaneurysmaoperationen; sie entstehen v. a. durch das Abklemmen der Aorta mit Beeinträchtigung der Nierendurchblutung. Durch gute präoperative Hydrierung des Patienten kann das Risiko eines postoperativen Nierenversagens vermindert werden.

Naturgemäß ist bei akuter Ruptur eines Bauchaortenaneurysmas keine ausreichende präoperative Vorbereitung möglich; entsprechend hoch ist die Komplikationsrate.

### 1.4.2 Prämedikation

Bei elektiver Operation kann in üblicher Weise, unter Berücksichtigung des Alters und der Begleiterkrankungen, prämediziert werden. Bei akuter Ruptur wird auf eine Prämedikation verzichtet.

### 1.4.3 Wahl des Anästhesieverfahrens

Grundsätzlich können für Bauchaortenaneurysmaoperationen die üblichen Anästhesieverfahren eingesetzt werden, d. h. balancierte Anästhesie mit Opoiden, supplementiert mit volatilen Anästhetika oder eine totale intravenöse Anästhesie, z. B. Opioide mit Propofol. Die Wahl des Anästhesieverfahrens sollte individuell erfolgen und sich v. a. an den Vorerkrankungen des Patienten ausrichten.

Bei Patienten mit **koronarer Herzkrankheit** oder **Hypertonie** kann eine kontrollierte Dämpfung der Herz-Kreislauf-Funktion mit volatilen Anästhetika von großem Nutzen sein. Hingegen sind bei Patienten mit **eingeschränkter Herzfunktion** und/oder schwerwiegenden Herzrhythmusstörungen balancierte Anästhesieverfahren mit Opioiden als primären Substanzen, supplementiert durch volatile Anästhetika in niedriger Konzentration oder eine TIVA, indiziert, weil höhere Konzentrationen der volatilen Inhalationsanästhetika die Myokardfunktion erheblich beeinträchtigen. Allerdings sind bei diesem Vorgehen oft kardiovaskuläre Medikamente erforderlich, um unerwünschte Reflexreaktionen wie Blutdruckanstieg und/oder Tachykardie zu beseitigen. In dieser Hinsicht weist das Opioid Remifentanil Vorteile auf, da sympathoadrenerge Reaktionen hiermit gewöhnlich zuverlässig unterdrückt werden können.

Die **Kombination einer Allgemeinanästhesie mit einer Periduralanästhesie** wird hingegen überwiegend kritisch beurteilt, da durch die Sympathikusblockade und bei hoher Ausdehnung auch durch die Ausschaltung der Nn. accelerantes und der Katecholaminsekretion im Nebennierenmark die intravasale Volumenhomöostase v. a. bei massiven Blutverlusten erheblich gestört und auch kardiovaskuläre Adaptationsmechanismen beeinträchtigt werden können.

### 1.4.4 Intraoperative Überwachung

Bei der perioperativen Überwachung ist ein invasives Vorgehen erforderlich, da zumindest phasenweise eine erhebliche Instabilität der Herz-Kreislauf-Funktion auftreten kann.

> **Überwachung bei Bauchaortenaneurysma-Operationen:**
> - EKG-Monitor (Ableitung II und $V_5$),
> - invasive arterielle Druckmessung,
> - zentrale Venendruckmessung,
> - Pulsoxymeter,
> - Kapnometer,
> - Urinausssscheidung,
> - Temperatursonde,
> - arterielle Blutgase und Säuren-Basen-Parameter,
> - bei sehr schweren Störungen der Herzfunktion: Pulmonaliskatheter (sehr selten erforderlich).

### 1.4.5 Abklemmen der Aorta

Für das Anlegen der Prothese muß die Aorta vorübergehend abgeklemmt werden, meist unterhalb der Nierenarterien, so daß die Nierendurchblutung erhalten bleibt, gelegentlich jedoch oberhalb der Nierenarterien mit Unterbrechung der Nierendurchblutung und der Gefahr der ischämischen Schädigung oder des akuten Nierenversagens.

Das Abklemmen der Aorta bewirkt einen Anstieg des arteriellen Drucks proximal der Klemme mit Zunahme der Nachlast für den linken Ventrikel, außerdem eine Abnahme der Durchblutung in den Regionen distal der Aortenklemme. Diese Gebiete sind während dieser Zeit auf eine ausreichende Kollateraldurchblutung angewiesen.

■ **Infrarenales Abklemmen.** Das Abklemmen der Aorta unterhalb der Nierenarterien führt zum Anstieg des peripheren Gefäßwiderstands und zu einem Abfall des Schlagvolumens und des Herzzeitvolumens mit Anstieg des linksventrikulären enddiastolischen Drucks. Der arterielle Blutdruck steigt an, jedoch meist weniger stark als beim Abklemmen der thorakalen Aorta. Der venöse Rückstrom nimmt ab, bedingt durch die geringere Durchblutung der Gefäßgebiete unterhalb der Aortenklemme. Die Plasmakonzentrationen von Renin und Angiotensin sind intra- oder postoperativ erhöht und tragen zur kardiovaskulären Instabilität der Patienten bei.

> Merke: Bei Patienten mit eingeschränkter Herzfunktion oder schwerer Koronarkrankheit kann durch das Abklemmen der Aorta eine akute Herzinsuffizienz bis hin zur vollständigen Dekompensation ausgelöst werden.

### 1.4.6 Öffnen der Aortenklemme

Direkt nach Öffnen der Aortenklemme treten meist die entgegengesetzten kardiovaskulären Reaktionen auf wie beim Abklemmen:
- Abfall der Nachlast des linken Ventrikels,
- Abnahme des peripheren Gefäßwiderstands,
- Zunahme des Herzzeitvolumens (sofern venöser Rücksktrom ausreichend – sonst Abfall),
- reaktive Hyperämie in den Gebieten distal der Klemme durch Vasoparalyse.

Der venöse Rückstrom nimmt aufgrund des venösen Poolings ab, wenn in dieser Phase nicht ausreichend Volumen zugeführt wird. Dann muß auch mit einem Abfall des Herzzeitvolumens und des Perfusionsdrucks gerechnet werden.

> Der Abfall des Herzzeitvolumens und des arteriellen Blutdrucks nach Öffnen der Aortenklemme muß durch ausreichende Volumenzufuhr und rechtzeitiges Abstellen der Vasodilatatorinfusion vor dem Öffnen der Klemme verhindert werden.

### 1.4.7 Leitsätze für das anästhesiologische Vorgehen

- Vor der Narkoseeinleitung werden mehrere weitlumige Venenkanülen für den raschen Volumenersatz eingeführt, außerdem eine arterielle Kanüle in die A. radialis zur direkten Blutdruckmessung sowie ein zentraler Venenkatheter.
- Für die endotracheale Intubation muß die Narkose ausreichend tief und die Muskelerschlaffung ausgeprägt sein, um Husten und Pressen sowie einen Anstieg des Blutdrucks zu verhindern: Diese Faktoren erhöhen die Rupturgefahr!
- Für die Narkose werden balancierte Anästhesietechniken, häufig kombiniert mit Inhalationsanästhetika in niedriger Dosierung eingesetzt. Alternative: TIVA.
- Beim *Abklemmen der Aorta* (meist unterhalb der Nierenarterien) steigt der Blutdruck gewöhnlich an; hierdurch droht eine Myokardischämie. Der Blutdruck kann durch Vasodilatatoren wie Nitroprussid und Inhalationsanästhetika gesenkt werden.

  Durch das infrarenale Abklemmen der Aorta entsteht eine vorübergehende Beeinträchtigung der Nierenfunktion mit Oligurie. Die Oligurie kann zumeist durch Volumen- und Mannitolzufuhr vor dem Abklemmen verhindert werden, jedoch haben diese Maßnahmen keinen gesicherten präventiven Einfluß auf ein postoperatives Nierenversagen.

  Wird die Aorta oberhalb der Nierenarterien abgeklemmt, so sistiert die Nierendurchblutung. Wie lange diese Nierenischämie ohne Nierenschädigung toleriert wird, ist gegenwärtig nicht bekannt; beschrieben sind Abklemmzeiten von etwa 35 min, die ohne postoperatives Nierenversagen einhergingen. Einige Anästhesisten geben vor dem suprarenalen Abklemmen der Aorta *Mannitol*, um ein postoperatives Nierenversagen zu verhindern; die Wirkung ist jedoch nicht gesichert.

- Beim *Öffnen der Aortenklemme* droht ein Blutdruckabfall. Der genaue Mechanismus des Blutdruckabfalls ist nicht bekannt. Allgemein wird empfohlen, vor dem Öffnen der Klemme ausreichend Volumen zuzuführen.

  Nach Öffnen der Klemme sollte der *Säure-Basen-Status* überprüft werden.

  Wird ein **Y-Bypass** angelegt, so ist der Blutdruckabfall meist weniger ausgeprägt, zumal hierbei die Klemmen schrittweise geöffnet werden: Nach Anlegen der oberen Anastomose und einer distalen Anastomose zur A. iliaca oder A. femoralis wird zunächst das betroffene Bein reperfundiert und die Klemme auf die noch nicht angeschlossene zweite Anastomose gesetzt. Nach Anschluß der zweiten Anastomose wird die Klemme geöffnet und nunmehr auch das andere Bein perfundiert.

## 1.4.8 Vorgehen bei rupturiertem Aneurysma

 Dies ist ein Notfall, der sofort chirurgisch versorgt werden muß!

▶ Sofort mehrere weitlumige Venenkanülen (mindestens 4) anlegen und Volumenverluste ersetzen; außerdem A. radialis kanülieren und Blutdruck kontinuierlich messen; 1 zentralen Venenkatheter (z.B. Sheldonkatheter) legen.
▶ Niedrigen Blutdruck nicht durch Vasopressoren über 80 mm Hg (systolisch) ansteigen lassen: Ruptur und Blutverluste nehmen sonst zu.
▶ Vor der Narkoseeinleitung: Operationsfeld desinfizieren und abdecken.
▶ Bei der Narkoseeinleitung: Husten, Pressen und Blutdruckanstieg vermeiden. Auf Aspiration vorbereitet sein: die Patienten sind meist nicht nüchtern! Anästhetika extrem vorsichtig dosieren, ggf. Patienten im Wachzustand intubieren.
▶ Nach der Narkoseeinleitung wird sofort das Abdomen eröffnet und die Aorta zunächst digital komprimiert. Einige Operateure bevorzugen den transthorakalen Weg, um die Aorta proximal der Ruptur abzuklemmen. Hierzu wird der Thorax im 7. ICR eröffnet und die Aorta zwischen Daumen und Zeigefinger abgeklemmt.
▶ Tritt intraoperativ ein Herzstillstand auf, so muß eine interne Herzmassage durchgeführt werden. Herzstillstand droht v. a. bei Narkoseeinleitung.

■ **Postoperative Komplikationen.** Die wichtigsten postoperativen Funktionsstörungen bzw. Frühkomplikationen sind:
- Hypertonie, Myokardinfarkt, Herzrhythmusstörungen,
- respiratorische Insuffizienz,
- akutes Nierenversagen,
- Ileus; Mesenterialinfarkt, Hyperperistaltik.

## 2 Periphere Gefäßoperationen

Die wichtigsten peripheren Gefäßoperationen sind: *femoropoplitealer Venenbypass,* durch den das verschlossene Gefäßgebiet überbrückt wird; *axillofemoraler, femorofemoraler und axilloaxillärer Bypass,* durch die Blut aus anderen Gefäßgebieten in das erkrankte Gebiet geleitet wird; femorale Profundaplastik, durch die der Durchmesser des erkrankten Gefäßes vergrößert wird.

Bei den Patienten bestehen zumeist die gleichen Begleiterkrankungen wie bei Aortenerkrankungen, v. a. koronare Herzkrankheit, Hypertonie, Diabetes mellitus, pulmonale Erkrankungen und zusätzliche obstruktive Gefäßerkrankungen.

Sind die Patienten nicht heparinisiert, so können bei einigen Operationen regionale Anästhesieverfahren durchgeführt werden. Oft wird jedoch eine flache Allgemeinnarkose mit Inhalationsanästhetika bevorzugt; ausgeprägte Muskelrelaxierung ist nicht erforderlich.

## 2.1 Regionalanästhesie

Periphere Gefäßoperationen können in Periduralanästhesie oder Spinalanästhesie durchgeführt werden; für eine effektive Schmerzausschaltung ist eine Anästhesieausdehnung bis L1 erforderlich.

Als wichtiger Vorteil regionaler Anästhesieverfahren wird die Sympathikolyse angesehen, die zu einer besseren Durchblutung der operierten Extremität beitragen soll. Alle bisherigen Untersuchungen zur Frage des besseren Anästhesieverfahrens haben allerdings bislang ergeben, daß sich Allgemeinanästhesie und Regionalanästhesie in der kardialen Morbidität und zahlreichen anderen Komplikationen nicht unterscheiden. Andererseits ergab sich in einer Untersuchung von Christopherson et al. (1993) in der unter Periduralanästhesie operierten und postoperativ mit Periduralanalgesie versorgten Patientengruppe eine mit 4 % wesentlich geringere Reoperationsrate (erneuter Bypass oder Thrombektomie) als in der Allgemeinanästhesiegruppe mit anschließender PCA-Behandlung. Möglicherweise bestehen in dieser Hinsicht Vorteile der Regionalanästhesie.

## 2.2 Postoperative Komplikationen

Angesichts der häufig bestehenden Vorerkrankungen dieser Patienten ist mit folgenden typischen Komplikationen zu rechnen (nach Christopherson et al. 1993):
- Letalität innerhalb der 1. Woche: ca. 2 %;
- nicht tödlicher Myokardinfarkt, ca. 8 %;
- instabile Angina pectoris: 4 %;
- Rebypassoperation oder Thrombektomie: 26 %;
- respiratorische Insuffizienz: 20 %;
- klinisch relevante Infektionen: 6 %;
- Nierenversagen: ca. 12 %.

### Literatur

Christoperson R, Beattle C, Frank SM et al. (1993) Perioperative morbidity in patients randomized to epidural or general anesthesia for lower extremity vascular surgery. Anesthesiology 79: 422–434

Reiz S, Peter T, Rais O (1979) Hemodynamic and cardiometabolic effects of infrarenal aortic and common iliac artery declamping in man – An approach to optimal volume loading. Acta Anaesthesiol Scand 23: 579

Schmucker P, Franke N, Vogel H et al. (1982) Hämodynamische Veränderungen bei der Operation infrarenaler Bauchaortenaneurysmen. Anaesthesist 31: 155

Seeling W, Ahnefeld FW, Rosenberg G et al. (1985) Aortofemoraler Bifurkationsbypass – der Einfluß des Anästhesieverfahrens (NLA, thorakale kontinuierliche Katheterperiduralanästhesie) auf Kreislauf, Atmung und Stoffwechsel. Anaesthesist 34: 217 und 417

# 13 Anästhesie bei Karotisstenosenoperationen

INHALTSÜBERSICHT

1 Klinische Manifestationen  437
1.1 Transitorische ischämische Attacken  437
1.1.1 Karotisstenose  438
1.1.2 Vertebrobasiläre Insuffizienz  439
1.1.3 Subclavian-steal-Syndrom  439
1.1.4 Stadien der zerebrovaskulären Insuffizienz  440

2 Operatives Vorgehen  440
2.1 Thrombendarteriektomie der A. carotis  441
2.2 Extrakraniell-intrakranielle Bypassoperation  443

3 Anästhesiologisches Vorgehen  443
3.1 Ziele  443
3.2 Risikofaktoren  443
3.3 Risikogruppen  444
3.4 Narkoserisiko  444
3.5 Zerebraler Perfusionsdruck  445
3.6 Arterieller $CO_2$-Partialdruck ($p_aCO_2$)  445
3.7 Wahl des Anästhesieverfahrens  446
3.7.1 Allgemeinanästhesie  446
3.7.2 Regionalanästhesie  447
3.8 Intraoperative Überwachung  447
3.8.1 Herz-Kreislauf-Funktion  448
3.8.2 Hirnfunktion  448
3.9 Hirnprotektion  450
3.10 Postoperative Besonderheiten und Komplikationen  450

4 Karotisstenose und koronare Herzkrankheit  452

Literatur  453

Die zerebrovaskuläre Insuffizienz gehört mit 14,3 % zu den dritthäufigsten Todesursachen in der Bundesrepublik Deutschland. Männer und Frauen sind in gleicher Häufigkeit betroffen, bevorzugt im Alter zwischen 70 und 80 Jahren. Bei etwa 80 % der Patienten liegt der zerebrovaskulären Insuffizienz eine arteriosklerotische Einengung zervikokranialer Gefäße oder ein darauf aufgepfropfter thrombotischer Verschluß zugrunde.

■ **Risikofaktoren.** Ätiologisch spielen für die Arteriosklerose neben der altersbedingten Atheromastose folgende Risikofaktoren eine wichtige Rolle:
- Hypertonie,
- Zigarettenrauchen,
- Hyperlipidämie,
- Diabetes mellitus,
- Hyperurikämie,
- Übergewicht,
- Ovulationshemmer (bei jungen Frauen).

■ **Pathogenese.** Bei der zerebrovaskulären Insuffizienz besteht ein Mißverständnis zwischen dem metabolischen Bedarf des Gehirns und dem Angebot an Sauerstoff und Substraten, und zwar bedingt durch eine unzureichende Durchblutung oder vollständige Unterbrechung der Blutzufuhr.

Eine Abnahme der Durchblutung in den befallenen zervikokranialen Ästen ist jedoch erst dann zu erwarten, wenn der Querschnitt des Gefäßlumens um nahezu 90 % eingeengt worden ist. Auch wird die $O_2$- und Substratversorgung des Gehirns über eine lange Latenzzeit durch bestimmte Kompensationsmechanismen wie poststenotische Dilatation, vermehrte Kollateraldurchblutung, stärkere $O_2$-Ausschöpfung des Blutes usw. aufrechterhalten.

> **Auslöser der zerebralen Ischämie:**
> Meist werden die zerebralen Durchblutungsstörungen, auf der Basis der zugrundeliegenden Gefäßveränderungen, durch bestimmte Faktoren ausgelöst. Hierzu gehören z. B.:
> - Blutdruckabfall in Ruhe, bei Belastung, nach Belastung,
> - exzessiver Blutdruckanstieg,
> - Myokardinfarkt, Herzrhythmusstörungen, Herzinsuffizienz,
> - Mikroembolien durch Plättchenthromben,
> - Embolien bei Herzklappenfehlern,
> - Kompression oder Abknickung von Halsarterien,
> - extreme Anämie bzw. Hämodilution, Polyglobulie, Thrombozythämie.

Die zerebralen Durchblutungsstörungen führen meist zu schlagartigen neurologischen Störungen, die sich entweder innerhalb von Stunden (transitorische ischämische Attacken) bzw. etwa einer Woche (reversibles ischämisches neurologisches Defizit) wieder vollständig zurückbilden oder aber zu irreversiblen Ausfällen führen.

Zur Behandlung der intermittierenden zerebralen Durchblutungsstörungen werden häufig gefäßchirurgische Verfahren eingesetzt. Hierbei ergeben sich einige pathophysiologische Besonderheiten, die während der Operation und Narkose sowie in der unmittelbaren postoperativen Phase beachtet werden müssen.

# 1 Klinische Manifestationen

Stenosen der zervikokranialen Arterien entwickeln sich oft über mehrere Jahre und bleiben so lange symptomlos (= asymptomatische Gefäßpathologie), wie die Durchblutung im nachgeschalteten Gefäßgebiet aufrechterhalten wird.

Gefährdete Patienten können von Anästhesisten erst erkannt werden, wenn sich bereits die klinischen Zeichen der zerebrovaskulären Insuffizienz entwickelt haben.

Beim Vorliegen folgender Erkrankungen sollte jedoch an die Möglichkeit von Stenosen der zervikokranialen Gefäße, insbesondere der A. carotis, gedacht werden:
- koronare Herzkrankheit,
- Aortenaneurysmen,
- arterielle Verschlußkrankheit,
- Nephrosklerose.

Allerdings treten diese Erkrankungen auch häufig allein auf.

Klinisch manifestiert sich die zerebrovaskuläre Insuffizienz als akute intermittierende Durchblutungsstörung (transitorische ischämische Attacke) mit kurzdauernden, reversiblen neurologischen Ausfällen oder als typischer Schlaganfall (Apoplex) mit sich nur langsam zurückbildenden, oft aber auch irreversiblen zerebralen Funktionsstörungen. Nach den *Verlaufsformen* können folgende ischämische Insulte unterschieden werden:
- transitorische ischämische Attacken (TIA);
- reversibles ischämisches neurologisches Defizit (RIND); Dauer maximal 7 Tage;
- progressiver Insult oder Stroke-in-Evolution: Hirninfarkte, die sich nach Aufnahme ins Krankenhaus klinisch verschlechtern;
- komplette Hirninfarkte (Apoplex).

Für den Anästhesisten sind v. a. die transitorischen ischämischen Attacken wichtig, weil für sie oft chirurgische Behandlungsmöglichkeiten bestehen.

## 1.1 Transitorische ischämische Attacken

Dies sind schlagartig auftretende zerebrale Störungen oder neurologische Ausfälle, die einige Minuten bis mehrere Stunden anhalten und sich gewöhnlich innerhalb von 12 bis maximal 24 h vollständig zurückbilden. Das reversible ischämische neurologische Defizit (RIND) ist eine verlängerte transitorische ischämische Attacke, bei der die neurologischen Störungen etwa eine Woche lang anhalten.

Gewöhnlich treten die transitorischen ischämischen Attacken weniger als 1- oder 2mal in der Woche auf, bei einigen Patienten jedoch mehrmals am Tag. Zwischen den Anfällen sind keine pathologisch-neurologischen Befunde nachweisbar.

> Grundsätzlich gelten die transitorischen ischämischen Attacken als typische Vorläufer eines Hirninfarkts.

■ **Ursachen.** Den transitorischen ischämischen Attacken liegen Mangeldurchblutungen (Ischämien) im Karotis-, Vertebrobasilär- oder Retinakreislauf zugrunde, meist bedingt durch arteriosklerotische Gefäßveränderungen. Bei mehr als 75 % der Patienten mit ischämischen Insulten bestehen eine oder mehrere Stenosen oder Verschlüsse, die im Hals oder im Thorax einem chirurgischen Eingriff zugänglich sind. *Emboli* aus diesen Gefäßgebieten sind vermutlich bei den meisten Patienten die Auslöser der ischämischen Attacken.

### 1.1.1 Karotisstenose

Bei 45–60 % aller Patienten mit transitorischen ischämischen Attacken und bei ca. 30 % aller ischämischen Insulte besteht eine ausgeprägte Stenose der A. carotis, zumeist im Bereich der Bifurkation (Abb. 1) oder des Karotissiphons. Die Gesamtzahl der Patienten mit TIA oder leichten Schlaganfällen bei hochgradiger Karotisstenose wird allerdings nur mit 6000 angegeben. Klinisch manifestieren sich diesem Gefäßgebiet zugehörige Attacken in folgender Weise:
- monokulare Blindheit (Amaurosis fugax) durch Ischämie der Retina aufgrund von Emboli aus der A. ophthalmica,
- Sprachstörungen,
- Taubheit oder Schwächegefühl in Armen, Fingern oder Beinen.

Bewußtseinsstörungen sind hingegen selten.

**Abb. 1.** Typische Lokalisation atheromatöser Plaques an der Karotisbifurkation

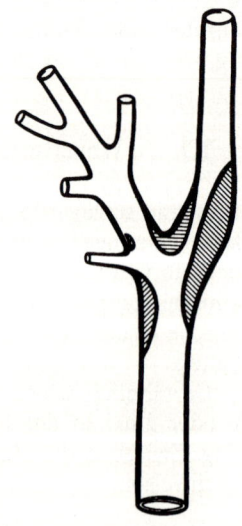

■ **Schlaganfallrisiko bei Karotisstenose.** Das Schlaganfallrisiko von Patienten mit mehr als 75 %iger asymptomatischer Karotisstenose wird mit 5 % pro Jahr angegeben, bei Stenosen von weniger als 75 % mit 1–2 % pro Jahr. Patienten mit ulzerierten Plaques scheinen ein relativ höheres Risiko aufzuweisen. Bei Patienten mit TIA beträgt das Schlaganfallrisiko im darauf folgenden Jahr etwa 10 %.

### 1.1.2 Vertebrobasiläre Insuffizienz

Durchblutungsstörungen im Bereich der Vertebralarterien und der aus ihnen hervorgehenden A. basilaris führen zu folgenden **Symptomen:**
- bilaterale Sehstörungen,
- Attacken von Schwindel, Ataxie, Übelkeit und Erbrechen,
- Sprach- und Schluckstörungen,
- periorale Taubheit,
- Schwäche oder Parese in den 4 Extremitäten,
- transitorische Amnesie.

Häufig besteht bei der vertebrobasilären Insuffizienz eine enge Beziehung zwischen dem Auftreten von Symptomen und abrupten Lageveränderungen, z. B. extremen Kopfbewegungen, die zu einer Drosselung der Blutzufuhr in den Vertebralgefäßen führen. Begünstigend wirken arthritische Veränderungen der Halswirbelsäule.

### 1.1.3 Subclavian-steal-Syndrom

Bei diesem Syndrom treten, v. a. unter Belastung des Armes, die Zeichen basilärer Durchblutungsstörungen mit Schwindel auf. Ursache ist bei etwa 70 % der Patienten eine Stenose der A. subclavia proximal der Abgangsstelle der linken A. vertebralis. Sie führt zu einem „Subklaviaanzapfsyndrom": Hierbei fließt das Blut aus der A. vertebralis der Verschlußseite retrograd aus dem Schädelinneren heraus in die A. subclavia und wird auf diese Weise dem Hirnkreislauf entzogen. Die **klinischen Zeichen** sind:
- ischämische Armsymptome: Kältegefühl der Hand, rasche Ermüdbarkeit des Armes, Claudicatio intermittens,
- transitorische neurologische Symptome, vorwiegend der vertebrobasilären Insuffizienz (s. oben), ausgelöst durch Belastung,
- Puls- und Blutdruckdifferenz zwischen beiden Armen, evtl. Pulslosigkeit und nicht meßbarer Blutdruck der betroffenen Seite.

Zu den wichtigsten diagnostischen Maßnahmen bei transitorischen ischämischen Attacken gehören: Vorgeschichte, Verlauf der neurologischen Symptome, neurologischer Befund, internistischer Befund (v. a. des Herz-Kreislauf-Systems), Palpations- und Auskultationsbefund an den Halsarterien, Dopplersonographische Untersuchung der Gefäße, Computertomographie, zerebrale Angiographie (wenn Operation der Karotisstenose geplant).

gänge bei verminderter Karotisdurchblutung erheblich eingeschränkt werden. Zusätzlich zum vorher beschriebenen Kollateralkreislauf kann noch Blut über Äste der A. meningea media aus der A. carotis externa in den Versorgungsbereich der A. cerebri media einströmen. Außerdem sind noch Verbindungen zwischen A. carotis externa und A. carotis interna über Temporalarterien und die A. ophthalmica vorhanden.

> **!** Besteht kein ausreichender Kollateralkreislauf oder wird die Kollateraldurchblutung durch Maßnahmen des Chirurgen und/oder Anästhesisten eingeschränkt, so muß beim Abklemmen der A. carotis interna mit einer ischämischen Hirnschädigung gerechnet werden.

■ **Komplikationen.** Die perioperative Mortalität (innerhalb von 30 Tagen) beträgt < 1 %; die operative Komplikationsrate für schwere Schlaganfälle (Ischämien und Blutungen) und Tod 3,7 %, unter Einbeziehung auch leichter Schlaganfälle 7,5 %.

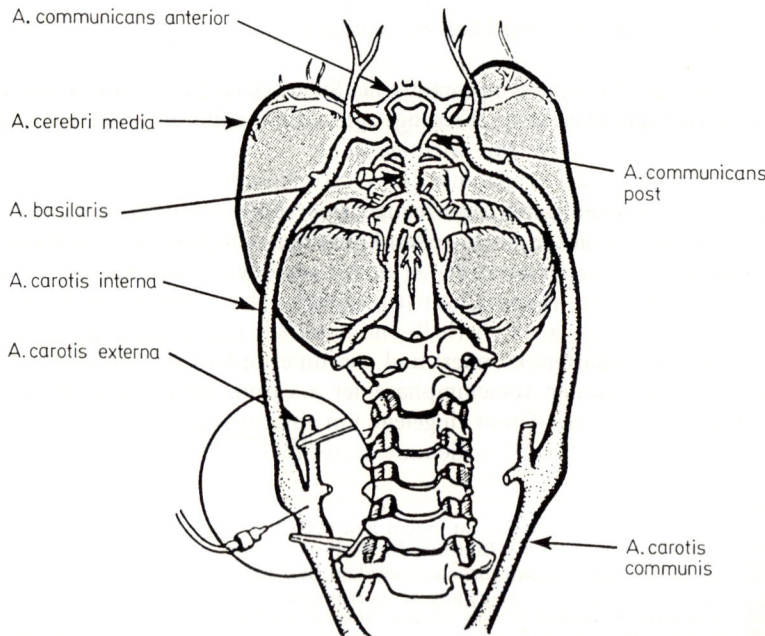

**Abb. 2.** Zerebrale Blutversorgung. Die *Pfeile* kennzeichnen den potentiellen Kollateralkreislauf. *Links* ist die Stumpfdruckmessung in der A. carotis interna distal der Klemme dargestellt

## 2.2 Extrakraniell-intrakranielle Bypassoperation

Hierbei handelt es sich um eine Anastomosierung eines extrakraniellen Blutgefäßes mit einem erkrankten intrakraniellen Ast. Als Spendergefäß dienen meist Äste der A. carotis externa, z. B. der parietale oder frontale Ast der A. superficialis oder die a. occipitalis externa. Der Zugang erfolgt über ein kleines Bohrloch. Als Indikation für die Bypassoperation werden u. a. angegeben: Verschlüsse der A. carotis interna vom Ursprung bis zum Abgang der A. ophthalmica. Verschlüsse im vertebrobasilären Stromgebiet, Verschlüsse der A. cerebri media, Karotissiphonstenose. Durch den Bypass werden die stenosierten oder verschlossenen Gefäßanteile umgangen. Die Operation hat ausschließlich präventiven Charakter und dient der Steigerung der Hirndurchblutung in der betroffenen Region und der Verhinderung transitorischer ischämischer Attacken oder Insulten. Die Operationsletalität beträgt 1–2 %. Die Langzeitprognose wird, wie neuere Ergebnisse zeigen, gegenüber den konservativen Verfahren nicht verbessert.

# 3 Anästhesiologisches Vorgehen

## 3.1 Ziele

Alle anästhesiologischen Maßnahmen müssen darauf ausgerichtet sein, eine ausreichende Durchblutung bzw. $O_2$-Versorgung des Gehirns aufrechtzuerhalten.

## 3.2 Risikofaktoren

Bei Patienten mit zerebrovaskulärer Insuffizienz ist präoperativ eine umfassende internistische Diagnostik erforderlich. Bei zahlreichen Patienten liegt eine generalisierte Arteriosklerose vor. Zusätzlich wird das Operations- und Narkoserisiko durch Begleiterkrankungen erhöht. Nachstehend sind die wichtigsten *medizinischen Risikofaktoren* zusammengestellt:
- koronare Herzkrankheit, ca. 40 %,
- kürzlich erlittener Myokardinfarkt (< 3 Monate),
- schwerer Hypertonus, ca. 50–70 %,
- chronisch-obstruktive Lungenerkrankungen,
- hohes Alter,
- extreme Adipositas.

Neben diesen medizinischen Risikofaktoren sind jedoch auch noch *neurologische Risikofaktoren* von besonderer Bedeutung:
- zunehmende neurologische Ausfälle,
- täglich mehrere transitorische ischämische Attacken,
- Ausfälle durch multiple Hirninfarkte.

Hinzu kommen *angiographisch definierte Risiken:*
- Verschluß der kontralateralen A. carotis interna,
- Carotis-interna-Stenose im Siphonbereich,
- ausgedehnte Stenosierung der zu operierenden Arterie,
- Karotisbifurkation bei C2 in Verbindung mit kurzem, dickem Hals,
- weicher Thrombus im ulzerösen Bereich.

### 3.3 Risikogruppen

Aufgrund der medizinischen und neurologischen Risikofaktoren können die Patienten in 4 Risikogruppen eingeteilt werden:
*Gruppe I:* Neurologisch stabil, größere medizinische Risiken liegen nicht vor. Es besteht eine ein- oder beidseitige ulzeröse Karotisstenose.
*Gruppe II:* Ebenfalls neurologisch stabil, keine wesentlichen medizinischen Risiken; jedoch angiographisch Risiken nachweisbar.
*Gruppe III:* Neurologisch stabil, jedoch wesentliche medizinische Risiken; angiographisch definierte Risiken können ebenfalls vorhanden sein.
*Gruppe IV:* Neurologische instabil und zwar mit oder ohne medizinisch oder angiographisch definierte Risiken.

Aufgrund dieses Klassifizierungssystems kann präoperativ das Risiko relativ genau eingeschätzt werden. In Gruppe I und II ist die Morbidität niedrig und die Mortalität Null. Hingegen ist in Gruppe III und IV das Risiko deutlich erhöht. Häufigste Ursache für irreversible neurologische Ausfälle in beiden Gruppen sind intraoperative Embolisierungen, Haupttodesursache sind perioperative *Myokardinfarkte,* gefolgt von *intrazerebralen Blutungen* aufgrund eines postoperativen Hyperperfusionssyndroms bei gestörter Autoregulation der Hirndurchblutung.

### 3.4 Narkoserisiko

Patienten mit Karotisstenose bzw. zerebrovaskulärer Insuffizienz werden v. a. durch chirurgische Manipulationen und medizinische Risikofaktoren gefährdet. Inwieweit die Narkose selbst zu Morbidität und Mortalität beiträgt, ist gegenwärtig nicht bekannt, zumal die Häufigkeit von postoperativen neurologischen Ausfällen 1–7,5 % beträgt – unabhängig vom Narkoseverfahren!

Da aber bestimmte anästhesiologische Maßnahmen die zerebrale Hämodynamik und den Hirnstoffwechsel beeinflussen können, besteht zumindest die Möglichkeit einer ischämischen Hirnschädigung durch das Narkoseverfahren selbst. An diesen möglichen Gefahren muß sich das anästhesiologische Vorgehen ausrichten.

■ **Hochrisikopatienten.** Folgende Patienten weisen ein wesentlich erhöhtes Operationsrisiko auf und sind daher für elektive Karotisstenosenoperationen nicht geeignet:

- instabile Angina pectoris,
- hochgradige Aortenstenose,
- dekompensierte Herzinsuffizienz,
- kürzlich erlittener Infarkt.

## 3.5 Zerebraler Perfusionsdruck

Die Hirndurchblutung wird bei Patienten mit zerebrovaskulärer Insuffizienz v. a. vom zerebralen Perfusionsdruck, CPP (CCP = mittlerer Aortendruck − intrakranieller Druck), bestimmt, weil die Autoregulation oft beeinträchtigt, in ischämischen Gebieten sogar aufgehoben ist. Da bei diesen Patienten der intrakranielle Druck meist im Normbereich liegt, bestimmt v. a. der *mittlere Aortendruck* die Hirndurchblutung und den Blutfluß in den Kollateralen.

> Der arterielle Blutdruck sollte im Bereich der Ausgangswerte liegen, beim Abklemmen der A. carotis interna etwa 15–20 % darüber.

Starke **Blutdruckanstiege und Tachykardien** erfordern besonders beim Koronarkranken eine umgehende Behandlung:
- Vertiefung der Narkose,
- Esmolol, 50–100 mg i. v., bei Tachykardie und Hypertension,
- Nitroglyzerin bei Hypertension.

**Hypotension** muß auf jeden Fall vermieden werden, besonders bei Hypertonikern, denn während bei intakten Gefäßen ein Blutdruckabfall innerhalb bestimmter Grenzen zu keinen Veränderungen der Hirndurchblutung führt, ist beim Hypertoniker mit *Arteriosklerose der Hirngefäße* die untere Grenze der Autoregulationskurve nach rechts verschoben; d. h. die Hirndurchblutung folgt bereits bei höheren arteriellen Mitteldrücken passiv dem Persusionsdruck.

> Darum ist der Hypertoniker bei Blutdruckabfällen besonders durch eine Hirnischämie gefährdet.

## 3.6 Arterieller $CO_2$-Partialdruck ($p_aCO_2$)

Hyperkapnie steigert, Hypokapnie vermindert die Hirndurchblutung. Hyperkapnie oder Hypokapnie haben, entgegen früheren Annahmen, keinen vorhersagbaren günstigen Einfluß auf die Durchblutung ischämischer Hirnareale und sollten daher vermieden werden.

> Der $p_aCO_2$ sollte bei Karotisoperationen im Normbereich gehalten werden. Hierzu sind regelmäßige intraoperative Kontrollen der Blutgase erforderlich.

## 3.7 Wahl des Anästhesieverfahrens

Die Wahl des Anästhesieverfahrens bei Patienten mit zerebrovaskulärer Insuffizienz ist umstritten. Balancierte Anästhesie mit volatilen Anästhestika und Opioiden wird ebenso eingesetzt wie die TIVA mit Opioiden und Propofol.

Einige Operateure bevorzugen regionale Anästhesieverfahren am wachen Patienten, um die neurologischen Funktionen während der Operation überwachen zu können.

### 3.7.1 Allgemeinanästhesie

Die Vorteile der Allgemeinnarkose mit kontrollierter Beatmung sind: Bessere Kontrolle von Blutdruck und Herzfrequenz (v. a. beim Koronarkranken) sowie der arteriellen Blutgase, ruhigeres Operationsgebiet, sichere Wirkung, angenehmer für den Patienten, Möglichkeit der „Hirnprotektion" mit Thiopental. Nützlich ist die zusätzliche Infiltration des Operationsgebietes mit Lokalanästhetika.

> **Insgesamt scheint die Auswahl der Anästhetika für die neurologische Prognose des Patienten allerdings von untergeordneter Bedeutung zu sein, solange $p_aCO_2$ und arterieller Mitteldruck im Normbereich liegen.**

Allerdings muß beachtet werden, daß *volatile Anästhetika* dosisabhängig die Autoregulation der Hirndurchblutung beeinträchtigen. Bei hohen Konzentrationen folgt schließlich die Hirndurchblutung passiv dem zerebralen Perfusionsdruck und kann bei abfallendem Druck abnehmen. Wird dann während der Inhalationsanästhesie ein Vasopressor zugeführt, um den Perfusionsdruck anzuheben, so kann die Hirndurchblutung unkontrolliert ansteigen bzw. eine unerwünschte zerebrale Hyperämie auftreten.

Wird die Narkose mit Thiopental eingeleitet, so fällt die Hirndurchblutung bei den meisten Patienten vorübergehend ab. Ob niedrige Thiopentaldosen (2–4 mg/kg KG), als Bolus i. v. kurz vor Abklemmen der A. carotis zugeführt, einen hirnprotektiven Effekt gegenüber einer Hirnischämie besitzen, ist beim Menschen bisher nicht schlüssig nachgewiesen worden.

■ **Remifentanil.** Dieses Opioid ist für Karotisstenosenoperationen geeignet, wenn die neurologische Funktion unmittelbar nach der Operation eingeschätzt werden soll. Für die Aufrechterhaltung der Narkose sind im Durchschnitt 0,25 µg/kg/min Remifentanil erforderlich, kombiniert mit einem Inhalationsanästhetikum in niedriger (hypnotischer) Konzentration, z. B. Isofluran oder Desfluran, evtl. auch mit Propofol (2–3 mg/kg/h). Bei älteren Patienten muß die Remifentanildosis wegen der Gefahr des Blutdruckabfalls und der Bradykardie, besonders in Phasen geringer Stimulation, sorgfältig titriert werden. Dieses Verfahren führt in der Regel zu seinem sehr raschen Erwachen und hinreichender Kooperationsfähigkeit des Patienten für die postoperative neurologische Untersuchung. Ein vergleichbar rasches und vollständiges Erwachen ist mit anderen Verfahren der Allgemeinanästhesie gewöhnlich nicht zu erreichen. Wie bereits wiederholt dargelegt, muß allerdings bei Verwendung von Remifentanil frühzeitig, d. h. möglichst vor Operationsende, mit der Schmerztherapie begonnen werden.

### 3.7.2 Regionalanästhesie

Die Karotisendarteriektomie kann mit vergleichbarem Erfolg unter Regionalanästhesie durchgeführt werden. Hierfür stehen 2 Verfahren zur Verfügung: Die zervikale Plexusblockade und die (vermutlich nur selten angewandte) zervikale Periduralanästhesie. Die Blockade des Plexus cervicalis kann oberflächlich entlang dem mittleren Drittel des Hinterrands des M. sternocleidomastoideus, tief oder durch subkutane Infiltration der das Operationsgebiet versorgenden peripheren Nerven am lateralen Hals erfolgen.

Der wesentliche **Vorteil** der Regionalanästhesie gegenüber der Allgemeinanästhesie besteht in der einfachen und kostengünstigen klinischen Überwachung der neurologischen Funktionen während der Operation, die mit keiner der derzeit verfügbaren apparativen Überwachungsverfahren erreicht werden kann. Vorteilhaft ist weiterhin die gute postoperative Analgesie. Wenngleich neurologische Komplikationen unter Regionalanästhesie sofort erkennbar sind, wird die neurologische und auch die kardiale Morbidität und Mortalität der Patienten nicht wesentlich beeinflußt, so daß sich letztlich keine wesentlichen Vorteile gegenüber der von vielen Patienten bevorzugten Allgemeinnarkose ergeben.

■ **Nachteile.** Für die Operation unter Regionalanästhesie ist eine gute Kooperation des Patienten erforderlich; daher muß auf eine stärkere Sedierung verzichtet werden. Hierdurch werden unerwünschte Blutdruckanstiege und Tachykardien aufgrund von Angst und Aufregung begünstigt. Bei plötzlichem Bewußtseinsverlust oder Krämpfen ist die umgehende Kontrolle der Atemwege erschwert, ebenso, wenn eine (seltene) Notfallintubation durchgeführt werden muß. Weiterhin müssen die (ebenfalls seltenen) Komplikationen der zervikalen Plexusblockade berücksichtigt werden: Versehentliche intravasale, peridurale oder subarachnoidale Injektion des Lokalanästhetikums.

Für extrem ängstliche oder klaustrophobische Patienten ist die regionale Anästhesie nicht geeignet, ebensowenig für Patienten mit starkem Husten oder schwierigen Atemwegen.

## 3.8 Intraoperative Überwachung

Die intraoperative Überwachung ist beim Patienten mit zerebrovaskulärer Insuffizienz von größter Bedeutung. Im Mittelpunkt stehen hierbei die Herz-Kreislauf-Funktion und die Hirnfunktion.

> **Überwachung bei Karotisstenosenoperation**
> **Standard:**
> - EKG-Ableitung II und $V_5$,
> - NIBP,
> - invasive arterielle Blutdruckmessung,
> - Pulsoxymeterie,
> - Kapnometrie,
> - Stethoskop,
> - Temperatursonde,
> - arterielle Blutgase.
>
> **Hochrisikopatienten:**
> - zentraler Venenkatheter,
> - Pulmonalarterienkatheter,
> - transösophageale Echokardiographie.

### 3.8.1 Herz-Kreislauf-Funktion

Die Überwachung der Herz-Kreislauf-Funktion ist mit relativ einfachen Methoden möglich:
- EKG-Monitor,
- direkte arterielle Blutdruckmessung in der A. radialis,
- wenn erforderlich, Messung des zentralen Venendrucks,
- bei Hochrisikopatienten: Pulmonaliskatheter.

### 3.8.2 Hirnfunktion

Die Überwachung der Hirnfunktion ist in Allgemeinnarkose schwierig; dabei kommt es gerade in der Abklemmphase der A. carotis darauf an, frühzeitig festzustellen, ob ein ausreichender Kollateralkreislauf vorhanden ist bzw. Zeichen der Hirnischämie auftreten. Zur intraoperativen Überwachung einer ausreichenden Hirnperfusion werden verschiedene Verfahren angegeben: Messung des Stumpfdrucks in der A. carotis, Messung der Hirndurchblutung, kontinuierliche Registrierung des EEG, somatosensorisch evozierte Potentiale, transkranielle Dopplersonographie.

**Messung des Stumpfdrucks,** d. h. des Blutdrucks in der A. carotis interna distal der Gefäßklemme (Abb. 2), ist umstritten. Mit gewissen Vorbehalten wird ein Stumpfdruck von etwa 60 mm Hg als untere Grenze für eine ausreichende Hirndurchblutung angesehen. Eine absolute Sicherheit bietet dieser Druckwert jedoch nicht, zumal ischämisch bedingte EEG-Veränderungen auch bei wesentlich höheren Stumpfdrücken beobachtet worden sind.

**Messung der Hirndurchblutung.** Sie ist aufwendig und umständlich und darum nur wenigen Zentren vorbehalten.

**Kontinuierliche Registrierung eines 8- oder 16kanäligen EEG.** Sie gilt als zuverlässiges Verfahren, um intraoperativ eine beginnende Hirnischämie festzustellen. Wesentliche fokale EEG-Veränderungen treten bei 15–20 % aller Patienten während der Endarteriektomie auf. Dabei besteht eine enge Korrelation zwischen der Schwere der EEG-Veränderungen und der Abnahme der Hirndurchblutung. Die Veränderungen treten meist einseitig auf und sind nahezu bei allen Patienten nachweisbar, deren *Hirndurchblutung unter 18 ml · $min^{-1}$ · $g^{-1}$* absinkt. Nach Anlegen eines temporären Shunts verschwinden die ischämischen EEG-Veränderungen meist innerhalb weniger Minuten. Allerdings muß beachtet werden, daß *Veränderungen der Narkosetiefe* und *Hyperkapnie* ischämische EEG-Veränderungen vortäuschen können. Auch besteht nicht selten eine unerwünschte zeitliche Verzögerung zwischen der Ischämie und entsprechenden EEG-Veränderungen. Insgesamt ist die EEG-Überwachung aufwendig und fordert für die Interpretation geschultes Personal. Darum hat sie sich nicht allgemein durchgesetzt. Der Wert leicht handhabbarer EEG-Filterprozessoren zur intraoperativen Überwachung kann nach wie vor nicht abschließend beurteilt werden.

- **Somatosensorisch evozierte Potentiale (SSEP).** Der Nutzen des SSEP-Monitorings als Verfahren zur Aufdeckung intraoperativer Hirnischämien ist derzeit nicht geklärt. Eine Abnahme der Amplituden von N1-P1 oder P1-N2 oder eine grobe Verformung der gesamten Wellenform gilt als Indikator einer fokalen zerebralen Ischämie. Die hierzu vorliegenden Untersuchungsbefunde sind allerdings in hohem Maße widersprüchlich, so daß die Methode derzeit nicht als essentielles Überwachungsverfahren für Karotisendarteriektomien angesehen wird.

- **Transkranielle Dopplersonographie.** Hierbei werden eine Ultraschallquelle auf dem Schläfenbein plaziert und die Schallwellen auf die A. cerebri media gerichtet. Das Gerät bestimmt die mittlere Blutflußgeschwindigkeit in der A. cerebri media und liefert damit, vorausgesetzt der Gefäßdurchmesser bleibt konstant, Hinweise auf die Größe der Durchblutung der Arterie: Eine starke Abnahme der mittleren Blutflußgeschwindigkeit gilt als zuverlässiger Indikator einer drohenden Minderdurchblutung des von der Arterie versorgten Hirnbereichs. Außerdem können mit dem Gerät vorbeiströmende Emboli festgestellt werden, in der postoperativen Phase auch eine zerebrale Hyperperfusion. Gegenwärtig ist die Bedeutung der transkraniellen Dopplersonographie als Überwachungsverfahren bei Karotisendarteriektomien nicht definiert.

- **Naheinfrarotspektroskopie.** Bei diesem Verfahren werden durch die geschlossene Schädeldecke die regionale zerebrale $O_2$-Sättigung ($rsO_2$) gemessen und mögliche Veränderungen durch das Abklemmen der A. carotis registriert. Bislang liegen hierzu nur einzelne Untersuchungsergebnisse vor, die keine schlüssigen Aussagen über den Wert der Methode ermöglichen. So fand sich zwar in einer Untersuchung beim Abklemmen der A. carotis unter Regionalanästhesie ein signifikanter Abfall der regionalen zerebralen $O_2$-Sättigung in der gleichseitigen Hirnhälfte bei unveränderter $rsO_2$ der anderen Seite, jedoch variierten die $O_2$-Werte von $+2,6\%$ bis $-28,6\%$ im Vergleich zu den Ausgangswerten. Neurologische Funktionsstörungen traten bei diesen Patienten nach der Operation nicht auf.

### 3.9 Hirnprotektion

Zu den allgemeinen Maßnahmen der Hirnprotektion gehören:
- Hals für die Operation nicht zu stark überstrecken oder extrem seitwärts drehen.
- Erkrankte A. carotis auf keinen Fall palpieren: Emboliegefahr!
- Blutdruck und $p_aCO_2$ im Normbereich halten.

Die wichtigste *spezifische* Maßnahme ist das Einlegen eines temporären Shunts in die A. carotis während der Endarteriektomie. Allerdings besteht wegen der Emboliegefahr und des Zeitaufwands keine Einigkeit, ob der Shunt routinemäßig eingeführt werden soll oder nur, wenn Zeichen der Hirnischämie nachweisbar sind.

Ob darüber hinaus auch pharmakologische Maßnahmen wie Barbiturate, Etomidat oder ähnliche Substanzen eine hirnprotektive Wirkung gegenüber einer Ischämie besitzen, ist nicht erwiesen.

### 3.10 Postoperative Besonderheiten und Komplikationen

Wegen der teilweise lebensbedrohlichen Komplikationsmöglichkeiten nach Karotisstenosenoperationen ist in der frühen Phase eine sorgfältige und intensive Überwachung des Patienten erforderlich.

Die wichtigsten postoperativen Störungen und Komplikationen sind:

---

**Postoperative Komplikationen:**
- Hypertonie,
- Hypotension,
- Myokardinfarkt,
- Wundhämatom und/oder glossopharyngeales Ödem mit Beeinträchtigung der Atemwege.

**Neurologische Funktionsstörungen:**
- akute Thrombose im Operationsgebiet,
- leichte neurologische Ausfälle,
- Hyperperfusionssyndrom,
- Schlaganfälle.

---

■ **Normalisierung des Blutdrucks.** Hypotention und/oder Hypertension sind typische Reaktionen bei diesen Patienten. Bereits das Öffnen der Gefäßklemme während der Operation führt häufig zu einem Blutdruckabfall mit oder ohne Bradykardie, bei einigen Patienten auch zum Blutdruckanstieg. Ursache dieser Reaktionen sind vermutlich vorübergehende Störungen der Karotissinusfunktion durch chirurgische Manipulationen. Bei stärkeren **Blutdruckabfällen** sollte ein Vasopressor eingesetzt werden, allerdings muß vorsichtig dosiert werden, um einen überschießenden Blutdruckanstieg mit der Gefahr der Nachblutung sowie der Hirn- und Myokardischämie zu vermeiden.

Mit **akuten Blutdruckanstiegen** in der postoperativen Phase muß v. a. bei Hypertonikern gerechnet werden. Die wichtigsten Risiken stärkerer Blutdruckanstiege sind ein zerebrales Hyperperfusionssyndrom, Myokardinfarkt und Wundhämatom. Für die Behandlung werden Antihypertensiva, i. v. oder per Infusion, eingesetzt, z. B. Nifedipin, aber auch kurz wirkende β-Rezeptorenblocker wie Esmolol.

■ **Kardiale Überwachung.** Wie bereits dargelegt, ist der Myokardinfarkt die häufigste Todesursache nach einer Karotisendarteriektomie. Entsprechend ist in der postoperativen Phase eine lückenlose Überwachung der Herzfunktion erforderlich. Eine Tachykardie und/oder Hypertonie können zur Myokardischämie oder zum Infarkt führen und müssen daher vermieden bzw. umgehend behandelt werden. Eine Hypotension sollte ebenfalls vermieden werden, da hierdurch ebenfalls eine Myokardischämie ausgelöst werden kann.

■ **Neurologische Einschätzung.** Die Vorteile einer Remifentanilanästhesie für die klinische Beurteilung der neurologischen Funktion unmittelbar nach Operationsende wurden bereits hervorgehoben. Im Aufwachraum genügt i. allg. eine einfache klinisch-neurologische Überwachung, um neurologische Komplikationen im Zusammenhang mit der Operation festzustellen. Bei entsprechender Unterweisung sollte das Pflegepersonal in der Lage sein, diese Überwachung durchzuführen und beim Auftreten neurologischer Störungen umgehend den Arzt herbeizurufen. Neurologische Störungen sollen bei 1–7 % aller Patienten auftreten, unabhängig vom jeweiligen Narkoseverfahren.

■ **Nachblutung.** Blutungen im Wundgebiet sind eine typische Komplikation von Karotisstenosenoperationen. In einer Untersuchung von Munro (1996) trat bei 4 % der Patienten ein Wundhämatom auf, das die notfallmäßige Intubation des Patienten erforderte, da die oberen Atemwege komprimiert wurden. Auch in anderen Untersuchungen fand sich ein ausgeprägtes Ödem und Blutungen im Bereich der Atemwege, so daß postoperativ eine sorgfältige Inspektion des Wundgebietes auf Nachblutungen erforderlich ist.

> ! Das Wundhämatom nach Karotistenosenoperationen ist ein chirurgischer Notfall, der wegen der Erstickungsgefahr die umgehende chirurgische Intervention erfordert. Bei ausgeprägtem Befund sollte der Patient sofort endotracheal intubiert werden.

- **Myokardinfarkt.** Nicht der Apoplex, sondern der Myokardinfarkt (Inzidenz ca. 1–2 %) ist die häufigste Todesursache nach Karotisstenosenoperationen. Störungen des myokardialen $O_2$-Gleichgewichts bei Koronarkranken durch postoperative Hypertonie und/oder Tachykardie könnten eine gewisse Rolle spielen.

- **Zerebrales Hyperperfusionssyndrom.** In dem distal der Karotisstenose gelegenen Gefäßgebiet besteht aufgrund der verminderten Durchblutung eine maximale Vasodilation mit Verlust der Autoregulation. Mit Beseitigung der Stenose und Wiederherstellung eines normalen Perfusionsdrucks im zugehörigen Gefäßgebiet kann es zu einer vorübergehenden Steigerung der Durchblutung kommen, solange die autoregulative Kapazität noch nicht wieder hergestellt ist. Die Störung kann mehrere Tage anhalten und sich durch migräneartige Kopfschmerzen, Krämpfe oder intrakranielle Blutung manifestieren. Besonders gefährdet sind Patienten mit hochgradiger Stenose und Hypertonus vor der Operation. Zerebrale Krampfanfälle werden mit Antikonvulsiva behandelt; Antikoagulanzien sind wegen der Gefahr der Hirnblutung kontraindiziert, Thrombozytenaggregationshemmer wahrscheinlich ebenfalls.

> Zur Prävention der postoperativen zerebralen Hyperperfusion ist eine sorgfältige Kontrolle des arteriellen Blutdrucks erforderlich, insbesondere bei Patienten mit beeinträchtigter zerebraler Autoregulation!

- **Apoplex.** Eine seltene, oft jedoch tödliche Komplikation, die bereits intraoperativ oder postoperativ auftreten kann. Wichtigste Ursache sind vermutlich Emboli aus den atheromatösen Plaques, die sich während der chirurgischen Manipulationen gelöst haben. Tritt der Apoplex nach zunächst unauffälligem Verlauf ein, sollte umgehend chirurgisch reexploriert werden. Die perioperative Gabe von Protamin soll das Auftreten von Schlaganfällen begünstigen.

- **Hirnnervenfunktionsstörungen.** Betroffen sind in erster Linie folgende Nerven: Hypoglossus, Vagus (N. recurrens; N. laryngeus superior), Glossopharyngeus, Äste des N. facialis. Die Störungen entstehen v. a. durch lokale Schädigungen während der Operation. Gefährlich sind besonders Störungen des Schluckreflexes und der Stimmbänderfunktion.

## 4 Karotisstenose und koronare Herzkrankheit

Patienten mit Karotisstenose und wesentlicher koronarer Herzkrankheit weisen ein besonders hohes Risiko auf. Das zeitliche operative Vorgehen ist hierbei umstritten. Einige Chirurgen operieren zunächst die Karotisstenose, danach die Koronararterienstenose, andere führen beide Operationen in einer Sitzung durch.

Das anästhesiologische Vorgehen unterscheidet sich nicht wesentlich von dem bei Patienten mit isolierter Karotisstenose oder koronarer Herzkrankheit. Allerdings muß sorgfältig beachtet werden: Blutdruckabfall gefährdet Gehirn und Herz, Blutdruckanstieg hingegen v. a. das Herz. Exzessiver Blutdruckanstieg kann jedoch auch zu Hirnblutungen führen.

## Literatur

Asiddao CB, Donnegan JH, Whitesell RC, Kalbfleisch JH (1982) Factors associated with periopertive complications during carotid endarterectomy. Anesth Analg 61: 631 Barash PG (section editor) Pro and Con (1998)- Zvara DA: Pro: Regional anesthesia is the best technique for carotid endarterectomy. Con: Lineberger CK, Lubarsky DA: Con: General anesthesia and regional anesthesia are equally acceptable choices for carotid artery surgery. J Cardiothorac Vasc Anesth 12: 115

Gabelman CG, Gann DS, Ashworth CJ, Carney WI (1983) One hundred consecutive carotid reconstructions: local versus general anesthesia. Am J Surg 145: 447 Krämer G (1992) Karotis-Thrombendarteriektomie. Ergebnisse multizentrischer Studien zur differenzierten Indikationsstellung. Dtsch Ärztebl. 35: B 2547

Lusby RJ, Wylie EJ (1983) Complications of carotid endarterectomy. Surg Clin North Am 63: 1293

Mauney MC, Buchanan SA, Lawrence WA et al. (1996) Stroke rate is markedly reduced after carotid endarterectomy by avoidance of protamine. J Vasc Surg 22: 264–270

Prough DS, Scuderi PE, Stullken E, Davis CH (1984) Myocardial infarction following regional anesthesia for carotid endarterectomy. Can Anaesth Soc J 31: 192

Samra SK, Dorje P, Zelenock GB et al. (1996) Cerebral oximetry in patients undergoing carotid endarterectomy under regional anesthesia. Stroke 27: 49–55

Schürmann K (1985) Der zerebrale Notfall. Ein interdisziplinäres Problem. Urban & Schwarzenberg, München

Sundt TM, Sharbrough FW, Piepgras DG et al. (1981) Correlation of cerebral blood flow and electroencephalographic changes during carotid endarterectomy. With results of surgery and hemodynamics of cerebral ischemia. Mayo Clin Proc 56: 533

Toole JF, Patel AN (1980) Zerebro-vaskuläre Störungen. Springer, Berlin Heidelberg New York

Wilke HJ, Ellis JE, McKinsey JF (1996) Carotid endarterectomy: Perioperative and anesthetic considerations. Review article. J Cardiothorac Vasc Anesth 10: 928

# 14 Herzschrittmacher

INHALTSÜBERSICHT

1 Elektrophysiologische Grundlagen  456

2 Schrittmachertypen  456
2.1 Schrittmachercode  457

3 Schrittmacher-EKG  458

4 Indikationen für Herzschrittmacher  458

5 Schrittmacherimplantation  460
5.1 Präoperative Einschätzung und Vorbereitung  460
5.2 Praktische Grundsätze für das anästhesiologische Vorgehen  461

6 Implantierbarer Kakrdioverter/Defibrillator  462
6.1 Anästhesiologische Besonderheiten  463

7 Anästhesie bei Patienten mit Herzschrittmacher  463
7.1 Elektrokauter und Diathermie  464
7.2 Stoßwellenlithotripsie  465
7.3 Evozierte Potentiale  465
7.4 Kernspintomographie  465

Literatur  465

Die Bundesrepublik Deutschland ist das führende Land unter den westlichen Industrienationen in der Zahl der Herzschrittmacherpatienten. Tausende von Patienten erhalten jährlich, nicht selten aufgrund einer großzügigen Indikationsstellung, einen Herzschrittmacher implantiert; hinzu kommen zahlreiche Patienten, bei denen der Herzschrittmacher gewechselt werden muß. Zusätzlich begegnet der Anästhesist Herzschrittmacherpatienten in der klinischen Praxis, die sich anderen chirurgischen Eingriffen unterziehen müssen. Darum sollte er mit den Grundlagen der Herzschrittmachertherapie vertraut sein.

## 1 Elektrophysiologische Grundlagen

Durch einen elektrischen Impuls kann eine Kontraktion des Herzens ausgelöst werden. Hierzu muß das Herz Teil eines Stromkreises sein, durch den elektrische Signale zwischen dem Schrittmacher und dem Myokard laufen. Das zwischen den beiden Elektroden entstehende elektrische Feld führt zu einer Hyperpolarisation der Membran in Nähe der Anode und zu einer Verminderung des Membranpotentials nahe der Kathode. Bei genügender Stromstärke wird ein fortgeleitetes Aktionspotential ausgelöst. Als *Erregbarkeitsschwelle (Reizschwelle)* wird die elektrische Energiemenge bezeichnet, die erforderlich ist, um ein Aktionspotential hervorzurufen. Diese Schwelle ist v. a. von den jeweiligen Eigenschaften des Myokards abhängig. Sie ist weitgehend konstant, kann jedoch durch bestimmte exogene Faktoren beeinflußt werden:

- *Schwellenanhebend* wirken z. B. Hypoxämie, Hyperkapnie, Hypernatriämie, erhöhtes intrazelluläres Kalium.
- *Schwellenerniedrigend* wirken z. B. Hyperkaliämie, schwere Hypoxie, körperliche Anstrengung, β-Sympathikomimetika.

Die Wirkungen klinischer Dosen von Antiarrhythmika auf die Erregbarkeitsschwelle sind zumeist gering.

Die *Impulsdauer* beeinflußt ebenfalls die Erregbarkeitsschwelle: Mit zunehmender Impulsdauer nimmt die Erregbarkeitsschwelle ab. Als ausgewogen gilt eine Impulsdauer von 0,5–1,5 ms.

## 2 Schrittmachertypen

Schrittmacher sind über eine Elektrode mit dem Herzen verbunden; die Elektrode leitet die Schrittmacherimpulse zum Herzen hin und das EKG zur Verstärkereinheit des Schrittmachers zurück. Als Energiequelle des Schrittmachers dienen Batterien, z. B. Quecksilber- oder Lithiumbatterien oder das Mallory-Primärelement mit Zink als Anode, Kaliumhydroxid als Elektrolyt und Quecksilberoxid als Kathode. Ein Zeitgeber steuert die Impulsdauer und das Intervall zwischen den Impulsen. Die komplexen Schrittmacher enthalten außerdem einen elektrischen Kreis zur Aufnahme spontaner elektrischer Aktivität des Herzens und zur Regulierung des Zeitgebers.

Die Elektroden von Schrittmachern sind unipolar oder bipolar; sie befinden sich endokardial oder epikardial und sind passiv oder aktiv am Myokard befestigt. Beim *unipolaren* Aufbau ist der Schrittmacher über einen Draht und eine Elektrode mit dem Myokard verbunden; der Rückfluß erfolgt über das leitende Körpergewebe, die zweite Elektrode ist eine Platte auf der Schrittmacheroberfläche oder das Schrittmachergehäuse selbst. Das *bipolare* System enthält hingegen 2 Drähte und 2 Elektroden, die am Herzen befestigt sind.

Folgende Schrittmachertypen können unterschieden werden:

- **Schrittmacher mit fester Frequenz.** Bei diesem Schrittmachertyp werden die Impulse mit einer fixierten Frequenz und einem definierten Stimulationsintervall an das Myokard abgegeben. Ein System zum Aufnehmen elektrischer Eigenaktivität des Herzens ist nicht vorhanden. Liegt die Herzfrequenz des Patienten über der Schrittmacherfrequenz, so werden die Impulse trotzdem ausgegeben. Trifft ein Impuls auf die Kammerrepolarisation, so besteht die Gefahr, daß Kammerflimmern ausgelöst wird. Diese Schrittmacher werden auch als *asynchron* bezeichnet.

- **Vorhofgesteuerter Schrittmacher.** Dieser Schrittmacher wird durch das Vorhofelektrogramm gesteuert; er leitet die Erregung der Kammern mit einer der PQ-Zeit entsprechenden Verzögerung ein. Mit ihm wird, bei ausreichender Sinusknotenfunktion, die autonome Regulation der Herzfrequenz erhalten.

- **Sequentieller Schrittmacher.** Von diesem Schrittmacher werden Vorhof und Ventrikel nacheinander mit definiertem Intervall stimuliert, so daß Vorhofkontraktion und Kammerkontraktion, wie beim vorhofgesteuerten Schrittmacher, aufeinander abgestimmt erfolgen.

- **Demandschrittmacher.** Bei diesem Schrittmacher werden die Impulse nur abgegeben, wenn im Intervall zwischen 400 und 850 ms nach der vorangegangenen Aktion vom Schrittmacher keine elektrische Aktivität des Herzens registriert wird. Liegt die Herzfrequenz des Patienten über der Schrittmacherfrequenz, so wird er gehemmt; liegt die Herzfrequenz unter der Schrittmacherfrequenz, so werden Impulse ausgesandt.

- **Getriggerter Schrittmacher** („Stand-by-Schrittmacher"). Dieser Schrittmacher gibt Impulse in die Refraktärphase des Ventrikels ab, und zwar bis zu einer oberen Grenzfrequenz. Erst wenn die Eigenfrequenz des Patienten unter die Grundfrequenz des Schrittmachers sinkt, bewirken die Impulse des Schrittmachers eine wirksame Stimulation des Herzens.

- **Programmierbarer Schrittmacher.** Bei diesen Schrittmachern können nach der Implantation Frequenz, Stromstärke, Spannung und PR-Intervall von außen geändert werden; auch kann von synchron auf asynchron gewechselt werden.

## 2.1 Schrittmachercode

Über die Art des Schrittmachers informiert ein international gebräuchlicher Code aus 3–5 Buchstaben: Der erste Buchstabe bezeichnet den Stimulationsort, der zweite den Detektionsort, der vierte die programmierbare Funktion und der fünfte die spezifische antitachykarde Funktion (Tabelle 1).

**Tabelle 1.** Internationaler 3–5 Buchstabencode zur Kennzeichnung der Schrittmacherfunktionsarten

1. Buchstabe: stimulierte Kammer(n)
    - A = Atrium
    - B = Ventrikel
    - D = dual (A + V)
2. Buchstabe: Ort des Sensing
    - A = Atrium
    - B = Ventrikel
    - D = dual (A + V)
    - O = kein Sensing, d.h. asynchrone Stimulation
3. Buchstabe: Reaktion auf das Signal
    - I = Inhibition
    - T = Triggerung
    - D = dual (R-inhibiert und P-synchron)
    - O = keine (asynchron)
    - R = Reserve[a]
4. Buchstabe: programmierbare Funktionen
    - P = programmierbar (Frequenz und/oder Amplitude)
    - M = multiprogrammierbar
    - O = keine
5. Buchstabe: spezifische antitachykarde Funktionen
    - B = Burststimulation
    - N = kompetitive Stimulation mit normaler Frequenz
    - S = Scanning
    - E = extern

[a] Der Schrittmacher wird durch eine schnelle Frequenz aktiviert, nicht jedoch bei Bradykardie.

## 3 Schrittmacher-EKG

Im EKG kann zumeist jeder Schrittmacherimpuls gesehen und von der nachfolgenden Depolarisation des Herzens unterschieden werden (Abb. 13.1). Die Schrittmacherimpulse sind schmal, die nachfolgenden Kammerkomplexe schenkelblockartig deformiert, bei rechtsventrikulärer Sondenlage linksschenkelblockartig. Wird der Vorhof retrograd erregt, so finden sich im QRS-Komplex negative P-Wellen.

## 4 Indikationen für Herzschrittmacher

Schrittmacher werden temporär angewandt oder aber dauerhaft implantiert. Die wichtigsten Indikationen für eine *temporäre* Schrittmachertherapie sind:
- akute Asystolie bei Adams-Stokes-Anfall,
- akute Überleitungsstörungen mit hochgradiger Bradykardie (< 40/min), z. B. bei Herzinfarkt, Digitalisintoxikation, β-Blocker-Überdosierung,
- therapieresistente Tachykardien aufgrund kreisender Erregungen.

**Abb. 1 a–d.** EKG bei verschiedenen Formen von Herzschrittmachern. **a** Vorhofinhibierte Stimulation, **b** getriggerter Schrittmacher (R-Zacken-synchron) im linken Bildanteil, wird durch Programmierung in einen R-Zacken-inhibierten Schrittmacher umgewandelt, **c** vorhofsynchroner Schrittmacher, **d** Sequentialschrittmacher

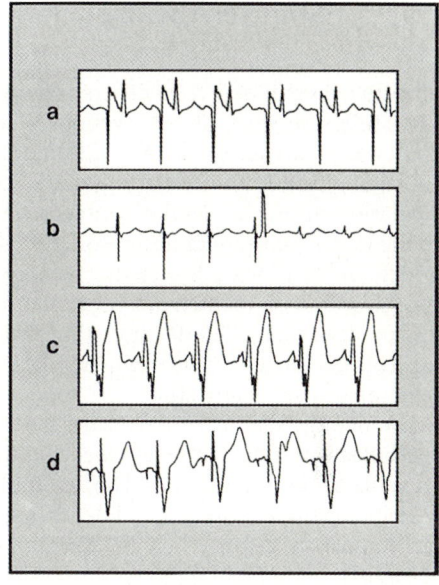

**Indikationen für eine temporäre Schrittmachertherapie:**
- akute Asystolie bei Adams-Stokes-Syndrom,
- akute Überleitungsstörungen mit hochgradiger Bradykardie (< 40/min),
- therapieresistente Tachykardie durch kreisende Erregungen.

**Indikationen für eine Schrittmacherimplantation:**
- Adams-Stokes-Syndrom,
- AV-Blockierungen,
- SA-Blockierungen,
- bradykarde Herzinsuffizienz,
- pathologische Sinusbradykardie,
- Bradyarrhythmia absoluta,
- Sinusknotensyndrom,
- Karotissinussyndrom.

Liegt keine atrioventrikuläre Blockierung vor, so kann ein Vorhofschrittmacher implantiert werden; besteht jedoch ein AV-Block, so wird ein ventrikulärer oder sequentieller Schrittmacher implantiert.

## 5 Schrittmacherimplantation

Schrittmachersonden können transvenös oder transthorakal plaziert werden. Am häufigsten wird der transvenöse Weg gewählt, meist über die V. subclavia, und zwar entweder direkt mit Hilfe der Seldinger-Technik oder indirekt durch Freilegung und Katheterisierung der V. cephalica. Alternative Wege sind die V. jugularis externa, V. jugularis interna und die V. femoralis. Die Plazierung der Sonde im Herzen erfolgt unter Röntgenbildwandlerkontrolle. Ventrikuläre Elektroden werden in der Spitze des rechten Ventrikels fixiert (endokardial), Vorhofelektroden im rechten Herzohr oder im proximalen Anteil des Sinus coronarius (endokardial). Bei der transthorakalen Methode werden die Elektroden in das Epikard eingenäht oder eingedreht. Hierzu ist eine Thorakotomie (und Allgemeinnarkose) erforderlich.

Die richtige Elektrodenlage wird durch Messung der Myokardpotentiale und durch Bestimmung der Reizschwelle kontrolliert. Die Schrittmacherbatterie wird im subkutanen Gewebe des Thorax implantiert. Dies kann in Lokal- oder Allgemeinanästhesie erfolgen. Bei der transthorakalen Methode ist immer eine Allgemeinnarkose erforderlich. Bei Kindern wird ebenfalls die Allgemeinanästhesie bevorzugt.

### 5.1 Präoperative Einschätzung und Vorbereitung

Für die präoperative Einschätzung gelten die allgemeinen Richtlinien der Anästhesie. Folgende Untersuchungen sind präoperativ erforderlich:
- Hb, Hkt, Blutzucker,
- Serumelektrolyte, Kreatinin,
- EKG,
- Thoraxröntgenbild.

Diese Standarduntersuchungen werden bei Bedarf durch spezielle Untersuchungen ergänzt.

Außerdem muß die der Indikation zur Schrittmacherimplantation zugrunde liegende Herzerkrankung beachtet werden. Häufigste Ursache für einen AV-Block oder Sinusknoten-Funktionsstörungen ist die *koronare Herzkrankheit.* Weitere wichtige Ursachen: Kardiomyopathien, rheumatische und degenerative Erkrankungen, herzchirurgisch bedingte Läsionen sowie (bei Kindern) kongenitale Herzfehler. Daneben muß nach weiteren Begleiterkrankungen gezielt gesucht werden, insbesondere:
- Herzinsuffizienz,
- Myokardischämie,
- Hypertonie,
- Diabetes mellitus,
- generalisierte Arteriosklerose,
- chronische Lungenerkrankungen.

> Besteht präoperativ ein kompletter AV-Block oder eine schwere Bradykardie, so muß vor der Narkose bzw. Operation ein temporärer Schrittmacher gelegt werden.

Liegt hingegen ein Sinusrhythmus vor, so ist ein temporärer Schrittmacher meist entbehrlich.

## 5.2 Praktische Grundsätze für das anästhesiologische Vorgehen

▶ Ganz gleich, ob die Implantation des Schrittmachers in Lokal- oder Allgemeinanästhesie erfolgt: bis zur definitiven Plazierung des Schrittmachers ist immer eine sorgfältige Überwachung der Herzfunktion erforderlich.
Die *Standardüberwachung* umfaßt:
- Blutdruck,
- EKG-Monitor,
- Pulsoxymeter,
- Kapnometer und Temperatur (bei Allgemeinnarkose).

Grundsätzlich sollte jedoch, wenn möglich, die Schrittmacherimplantation in Lokalanästhesie erfolgen (Ausnahme: epikardiale Elektrodenplazierung sowie Implantation bei kleinen Kindern), weil die Anästhetika die ohnehin schwer gestörte Herzfunktion noch weiter beeinträchtigen können.

▶ Für die Narkose kann eine balancierte Technik (Opioid-volatiles Anästhetikum-Lachgas-Sauerstoff + Muskelrelaxans) oder eine TIVA, z. B. Remifentamil mit Propofol durchgeführt werden. Dei der Inhalationsanästhesie muß beachtet werden, daß Halothan und Enfluran die AV-Überleitung verzögern können. Zur Narkoseeinleitung können Barbiturate (z. B. Brevimytal oder Trapanal) oder Etomidat verwendet werden.

▶ Tritt nach der Narkoseeinleitung bei Patienten ohne temporären Schrittmacher plötzlich ein AV-Block auf, so kann Isoprenalin (Aludrin) oder Orciprenalin (Alupent) infundiert werden. Die Wirkung ist allerdings nicht zuverlässig vorhersehbar!

▶ Bei Patienten mit temporärem Schrittmacher kann Kammerflimmern auftreten, wenn der Schrittmacher auf ein falsch geerdetes elektrisches Gerät gelegt wird. Während der Operation sollte der temporäre Schrittmacher in Kopfnähe des Patienten liegen, entfernt von anderen elektrischen Geräten.

▶ Beim Einführen der Sonde können ventrikuläre Herzrhythmusstörungen ausgelöst werden. Behandlung, wenn erforderlich: Lidocain (Xylocain) 1 mg/kg KG i. v., evtl. Dauerinfusion.

▶ Nach Plazierung der Sonde und Implantation des Schrittmachers wird der temporäre Schrittmacher ausgestellt. Danach sofort Pulskontrolle; stimmt die Pulsfrequenz nicht mit der Frequenz des implantierten Schrittmachers überein, so wird der temporäre Schrittmacher erneut eingeschaltet.

▶ Unmittelbar postoperativ sollte die Schrittmacherfunktion noch einige Zeit im Aufwachraum überwacht werden.

## 6 Implantierbarer Kardioverter/Defibrillator

Patienten mit lebensbedrohlichen ventrikulären Herzrhythmusstörungen, die auf eine medikamentöse Therapie nicht ansprechen, kann ein antitachykardes Schrittmachersystem, der automatische Kardioverter/Defibrillator (AICD), implantiert werden, um das hohe Risiko eines akuten Herztods (20–30 % innerhalb der Einjahresgrenze) zu vermindern.

Der AICD besteht aus Impulsgenerator, Arrhythmiedetektor, Pacingvorrichtung und 2, meist epikardial plazierten, Defibrillatorelektroden zur Kardioversion oder Defibrillation. Lebensbedrohliche Arrhythmien werden vom AICD innerhalb von 5–10 s erkannt, weitere 5–7 s werden benötigt, um die für die Kardioversion bzw. Defibrillation erforderliche Energie abzugeben. Der AICD kann ca. 100–150 Kardioversionen/Defibrillationen durchführen; die Haltbarkeit des Systems beträgt ca. 3 Jahre. Die Klassifikation der Systeme erfolgt nach dem in Tabelle 2 dargestellten NBD-Code.

■ **Indikationen.** Als Indikationen für die Implantation eines AICD gelten derzeit folgende Erkrankungen:
- Herzstillstand in der Vorgeschichte,
- anhaltende ventrikuläre Tachykardie,
- induzierbares, nicht auf Medikamente oder chirurgische Maßnahmen ansprechendes Kammerflimmern,
- persistierende Arrhythmien nach Rhythmuschirurgie bei medikamentöser Therapieresistenz,
- potentieller Herzempfänger mit ventrikulärer Tachykardie.

■ **Operatives Vorgehen.** Die Implantation des AICD erfolgt gewöhnlich paraumbilikal unter der Bauchdecke; die Sonde wird von der Mohrenheim-Grube aus über die rechte V. subclavia in den rechten Ventrikel eingeführt. Nur selten ist eine Sternotomie erforderlich. Der Eingriff erfolgt jedoch in Bereitschaft der

Tabelle 2. Der NBD-Code für AICD-Systeme

| Position | I<br>Schock-<br>kammer | II<br>Antitachykarde<br>Stimulations-<br>kammer | II<br>Tachykardie-<br>detektion | IV<br>Antibradykarde<br>Stimulations-<br>kammer |
|---|---|---|---|---|
| | O = Keine<br>A = Vorhof<br>V = Ventrikel<br>D = Doppelt<br>(A + V) | O = Keine<br>A = Vorhof<br>V = Ventrikel<br>D = Doppelt<br>(A + V) | E = EKG<br>H = Hämo-<br>dynamik | O = Keine<br>A = Vorhof<br>V = Ventrikel<br>D = Doppelt<br>(A + V) |

Herz-Lungen-Maschine. Intraoperativ wird eine Kammertachykardie ausgelöst, um die für die Kardioversion/Defibrillation erforderliche Energiemenge zu bestimmen und mit einer Sicherheitsgrenze von 10 J am AICD einzustellen. Für diese intraoperative Schwellenwertbestimmung müssen die Antiarrhythmika präopertiv abgesetzt werden und dabei fortlaufend das EKG überwacht werden. Die Dauer der Implantation beträgt ca. 1 h.

## 6.1 Anästhesiologische Besonderheiten

Es handelt sich um Patienten mit einem sehr hohen Risiko. Hauptgefahren sind eine perioperative **Kammertachykardie und Kammerflimmern,** so daß entsprechende Vorsicht geboten ist. Da während der operativen Manipulationen hämlodynamische Störungen auftreten können, sollte der arterielle Druck direkt gemessen werden; auch ein zentraler Venenkatheter kann von Nutzen sein; ein Pulmonaliskatheter gehört hingegen nicht zum Routinemonitoring. Weiterhin sollte der Anästhesist auf folgende Komplikationen vorbereitet sein:

**Hypertonie und Tachykardie:** Diese Störungen treten häufig im Anschluß an die Kardioversion/Defibrillation auf und müssen meist medikamentös behandelt werden.

- **Bradykardie.** Gelegentlich entwickelt sich nach der Kardioversion/Defibrillation eine Bradykardie. Daher sollte ein temporärer Herzschrittmacher zur Verfügung stehen, auch wenn in neueren AICD eine Pacingvorrichtung integriert ist.

## 7 Anästhesie bei Patienten mit Herzschrittmacher

> Herzschrittmacher sind keine Kontraindikation für chirurgische oder diagnostische Eingriffe bzw. eine Allgemeinanästhesie!

**Folgende Besonderheiten sollten beachtet werden:**
▶ Präoperativ informiert sich der Anästhesist über die Art des Pacemakers und seine Funktion:
Pacemakertyp: synchron, asynchron, programmierbar?
Wann implantiert? Welche Herzfrequenz bestand vor der Implantation?
Die korrekte Funktion wird anhand eines EKG überprüft; auf dem Thoraxröntgenbild können Sondenlage und -unversehrtheit beurteilt werden. Bei rund 80 % der Patienten bleibt die Reizschwelle nach Implantation des Schrittmachers unverändert, während sie bei etwa 20 % jährlich beständig zunimmt. (Über exogene Veränderungen der Schwelle s. S. 464). Bestehen Unklarheiten über die Schrittmacherfunktion, sollte der Anästhesist spezielle Funktionstests vom Kardiologen durchführen lassen.

# 15 Anästhesie in der Thoraxchirurgie

INHALTSÜBERSICHT

1 Spezielle präoperative Einschätzung  469
1.1 Klinische Vorgeschichte  469
1.2 Körperliche Untersuchung  470
1.2.1 Atmung  470
1.2.2 Herz-Kreislauf-Funktion  470
1.3 Laboruntersuchungen  470
1.4 Elektrokardiogramm  471
1.5 Thoraxröntgenbilder  471
1.6 Lungenfunktionsprüfungen  471
1.6.1 Lungenvolumina und Spirometrie  472
1.6.2 Bronchodilatatoren  476
1.6.3 Pulmonaler Gasaustausch  477
1.6.4 Pulmonalarteriendruck  478

2 Präoperative Vorbereitung  479
2.1 Präoperative Maßnahmen bei chronisch-obstruktiven Lungenerkrankungen  479
2.2 Chronisches Cor pulmonale  481
2.2.1 Therapeutische Maßnahmen  482

3 Prämedikation  483

4 Auswahl des Narkoseverfahrens  484

5 Intraoperative Überwachung  484

6 Atemfunktion in Seitenlage und bei offenem Thorax  485
6.1 Aufrechte Position  485
6.2 Rückenlage  486
6.3 Seitenlage  486
6.4 Seitenlage des anästhesierten Patienten  487
6.5 Offener Thorax in Seitenlage  487

7 Ein-Lungen-Anästhesie  488
7.1 Pathophysiologie der Ein-Lungen-Anästhesie  489
7.2 Indikationen für die Ein-Lungen-Anästhesie  490
7.3 Techniken der Ein-Lungen-Anästhesie  491
7.3.1 Bronchusblocker  491
7.3.2 Endobronchialtuben  491

7.3.3   Doppellumentuben   492
7.3.4   Technik der endobronchialen Intubation   496
7.3.5   Praktisches Vorgehen bei der einseitigen Beatmung   500

8   Apnoische Oxygenierung   501

9   Spezielle Anästhesie   502
9.1   Mediastinoskopie   502
9.2   Bronchoskopie   503
9.2.1   Allgemeinnarkose bei Bronchoskopie   503
9.2.2   Sedierung bei Bronchoskopien mit flexibler Fiberoptik   505
9.3   Lobektomie und Pneumektomie   507
9.4   Massive Lungenblutung   507
9.4.1   Grundsätze des anästhesiologischen Vorgehens   507
9.5   Riesenbullae und Luftzysten   508
9.6   Lungenvolumenreduktion   508
9.6.1   Anästhesiologische Besonderheiten   509
9.6.1.1   Narkoseverfahren   509
9.6.1.2   Postoperative Intensivbehandlung   511
9.6.1.3   Komplikationen und Prognose   511
9.7   Bronchopleurale Fistel   512
9.8   Einseitige Lungenspülung (Lavage)   512
9.9   Lungentransplantation   512
9.9.1   Spenderauswahl   513
9.9.2   Empfängerauswahl   513
9.9.3   Operatives Vorgehen   514
9.9.4   Anästhesiologische Besonderheiten   515
9.9.4.1   Präoperative Einschätzung   515
9.9.4.2   Anästhesiologisches Vorgehen   516
9.9.4.3   Postoperative Behandlung   518
9.9.4.4   Komplikationen   519
9.10   Trachearesektion und -rekonstruktion   520
9.11   Thymektomie bei Myasthenia gravis   520
9.11.1   Ätiologie und Pathogenese   521
9.11.2   Klinisches Bild und Klassifizierung   521
9.11.3   Behandlung   521
9.11.4   Anästhesiologisches Vorgehen   522

10   Postoperative Behandlung   524
10.1   Bedrohliche Frühkomplikationen   524
10.2   Postoperative Beatmung   525
10.3   Postoperative Atemtherapie   525
10.4   Postoperative Schmerzbehandlung   526
10.4.1   Systemische Zufuhr von Opioiden   526
10.4.2   Interkostalnervenblockade   527
10.4.3   Thorakale Periduralanalgesie   528
10.4.4   Peridurale Opioidzufuhr   528
10.4.5   Kryoanalgesie   529
10.4.6   Interpleuralanalgesie   529

Literatur   530

In diesem Kapitel wird das anästhesiologische Vorgehen bei nichtkardialen Thoraxoperationen beschrieben. Im Mittelpunkt stehen hierbei die spezifischen Besonderheiten der Thoraxchirurgie, insbesondere die Atemphysiologie der Seitenlage mit offenem Thorax sowie die Pathophysiologie und Technik der Ein-Lungen-Anästhesie.

# 1 Spezielle präoperative Einschätzung

Die spezielle Einschätzung richtet sich v. a. auf die Atem- und Herz-Kreislauf-Funktion.

## 1.1 Klinische Vorgeschichte

Zunächst wird der Patient nach den Zeichen und Symptomen respiratorischer und kardialer Erkrankungen sowie dem Grad der körperlichen Belastbarkeit befragt.

Die wichtigsten **Zeichen** respiratorischer Erkrankungen sind:
- Husten,
- abnorme Sekretproduktion,
- Dyspnoe,
- Giemen bzw. Bronchospasmus,
- Thoraxschmerzen,
- Hämoptoe.

■ **Husten und abnorme Sputumproduktion.** Husten ist ein unspezifisches Zeichen, das auch bei extrathorakalen Erkrankungen auftreten kann. Im allgemeinen weist Husten auf gesteigerte bronchiale Reizbarkeit, vermehrte Bronchialsekretion oder verminderten Sekrettransport hin. Es sollte gezielt nach Beginn sowie Dauer und Schwere des Hustens gefragt werden. Die Sputumproduktion ist ebenfalls wichtig: Menge, Farbe, Konsistenz?
▶ Zähes gelbes oder grünes (v. a. übelriechendes) Sputum ist Zeichen einer Infektion.
▶ Ständig wiederkehrender produktiver Husten an den meisten Tagen für mindestens 3 Monate eines Jahres über mindestens 2 Jahre ist meist durch eine chronische Bronchitis bedingt.

**Dyspnoe** ist ein subjektives Zeichen, das grob mit dem Schweregrad der Erkrankung korreliert, jedoch durch psychologische Faktoren stark beeinflußt werden kann. Dyspnoe tritt bei Herzerkrankungen sowie bei obstruktiven und restriktiven Lungenerkrankungen auf. Gefragt werden sollte nach Dauer, Schweregrad (Belastbarkeit), jahreszeitlichen Veränderungen und auslösenden Faktoren der Dyspnoe.
▶ Schwere Belastungsdyspnoe weist auf eine erhebliche Beeinträchtigung der pulmonalen Reserve hin ($FEV_1 < 1500$ ml).

- **Giemen und Asthma.** Hiernach muß immer gezielt gefragt werden, ebenso nach Allergien. Atemwegsobstruktion erhöht das Narkoserisiko.
- ▶ **Rauchen** prädisponiert zu postoperativen pulmonalen Komplikationen. Wieviel Zigaretten pro Tag? Seit wann? Wurde seit Beginn der Erkrankung weniger geraucht? Je mehr Zigaretten und je länger die Raucheranamnese, desto größer das Risiko chronischer und maligner Lungenerkrankungen.

### 1.2 Körperliche Untersuchung

Durch die narkosebezogene spezielle körperliche Untersuchung soll eine Obstruktion der Atemwege sowie eine Herzinsuffizienz festgestellt werden.

#### 1.2.1 Atmung

Bei der Untersuchung sollte v. a. auf folgendes geachtet werden:
- Zyanose.
- Atemfrequenz und Atemmuster.
- Wird die Atemhilfsmuskulatur eingesetzt?
- Ist die Exspirationszeit verlängert? Spitzt der Patient beim Ausatmen die Lippen?
- Welche Befunde ergeben Palpation, Perkussion und Auskultation des Thorax?
- Besteht insbesondere ein Bronchospasmus?

#### 1.2.2 Herz-Kreislauf-Funktion

Bei chronischen Lungenerkrankungen muß gezielt nach den Zeichen der Rechtsherzinsuffizienz und pulmonalen Hypertonie gesucht werden:
- rechts parasternales Heben,
- periphere Ödeme,
- Hepatomegalie,
- erweiterte Jugularvenen,
- hepatojugulärer Reflux,
- gespaltener 2. Herzton,
- verstärkte Pulmonalkomponente des 2. Herztons,
- Galopprhythmus links parasternal, der bei Inspiration verstärkt wird.

### 1.3 Laboruntersuchungen

Für Thorakotomien werden die Standardlaborwerte für große Eingriffe bestimmt (s. auch Kap. 5). Besondere Aufmerksamkeit verdient ein hoher Hämatokritwert (bei normaler Hydrierung) und ein erhöhter $p_aCO_2$.

## 1.4 Elektrokardiogramm

Das Elektrokardiogramm ist essentieller Bestandteil der präoperativen Diagnostik; auch hier wird wieder gezielt nach den Zeichen der Rechtsherzbelastung gesucht.

**Pulmonale Hypertonie** manifestiert sich im EKG als vermehrte Rechtsherzbelastung:
- P-pulmonale: P-Welle > 2,5 mm hoch,
- Rechtsverlagerung der Herzachse,
- rechtsventrikuläre Hypertrophie,
- kompletter oder inkompletter Rechtsschenkelblock.

## 1.5 Thoraxröntgenbilder

Bei allen Patienten wird ein a. p.-Röntgenbild und eine seitliche Aufnahme des Thorax angefertigt. Der Anästhesist sollte v. a. auf folgendes achten:
- Deviation der Trachea: Intubationsschwierigkeiten? Atemstörungen?
- Atelektasen, Ödem: Störungen des pulmonalen Gasaustausches?
- Bullöse Zysten: Rupturgefahr, Kompression benachbarten Gewebes.
- Abszesse: Gefahr der Ausbreitung zur gesunden Lunge.

Allerdings muß beachtet werden: Bei rund 10 % aller Patienten mit wesentlicher chronisch-obstruktiver Lungenerkrankung ist das Thoraxröntgenbild unauffällig. Meist bestehen jedoch folgende röntgenologischen Zeichen der chronisch-obstruktiven Lungenerkrankung (COPD):
- abgeflachte Zwerchfelle,
- schlankes Herz,
- verminderte Lungengefäßzeichnung,
- vergrößertes Pulmonalsegment,
- vermehrte Gefäßzeichnung an der Basis (chronische Bronchitis),
- Bullae,
- lateral: vergrößerter retrosternaler Luftraum; Winkel zwischen Zwerchfell und Sternum über 90°.

## 1.6 Lungenfunktionsprüfungen

Bei Patienten mit obstruktiven oder restriktiven Lungenerkrankungen ist das Operationsrisiko, abhängig vom Schweregrad der Erkrankung, erhöht. Präoperative Lungenfunktionsprüfungen dienen der Einschätzung der respiratorischen Funktionsstörung und des operativen Risikos.

Während der Pneumologe eine Vielzahl von Tests anwenden kann, um die Lungenfunktion zu untersuchen, sind für thoraxchirurgische Belange v. a. die Ergebnisse der Spirometrie von Bedeutung.

## 1.6.1 Lungenvolumina und Spirometrie

Die Spirometrie mißt das Volumen, das von einem Patienten innerhalb einer bestimmten Zeit ein- oder ausgeatmet werden kann. Das Verfahren ist einfach und genau und liefert zumeist für den Anästhesisten hinreichende klinische Informationen. Vor allem kann das Ausmaß einer obstruktiven Lungenerkrankung relativ genau festgestellt und quantifiziert werden.

Die Lungenvolumina (Abb. 1) hängen von der Compliance der Lunge und des Thorax sowie der auf sie einwirkenden Kräfte ab. Folgende Volumina werden unterschieden:

**Totalkapazität (TLC).** Dies ist das gesamte Luftvolumen, das sich nach einer maximalen Inspiration in der Lunge befindet. Die Totalkapazität setzt sich aus 2 großen Teilvolumina zusammen: Der Vitalkapazität und dem Residualvolumen, ihre Größe beträgt etwa 6100 ml. Bei Patienten mit Lungenemphysem ist die TLC erhöht, bei Lungenfibrose oder Kyphoskoliose erniedrigt. Da die TLC von der Stärke der Inspirationsmuskulatur abhängt, kann beim geschwächten Patienten die TLC erniedrigt sein, obwohl Lunge und Thoraxwand normal sind.

**Residualvolumen (RV).** Dies ist das Luftvolumen, das auch nach einer maximalen Exspiration noch in der Lunge zurückbleibt; es beträgt etwa 1600 ml und kann nicht spirometrisch bestimmt werden. Das Residualvolumen macht etwa 26 % der Totalkapazität aus. Bei jüngeren Patienten hängt das Residualvolumen v. a. von der Kraft der Exspirationsmuskulatur ab. Bei Patienten mit *obstruktiver* Lungenerkrankung ist das Residualvolumen erhöht, weil während der Exspiration ein Verschluß der kleinen Atemwege auftritt, so daß die Luft nicht vollstän-

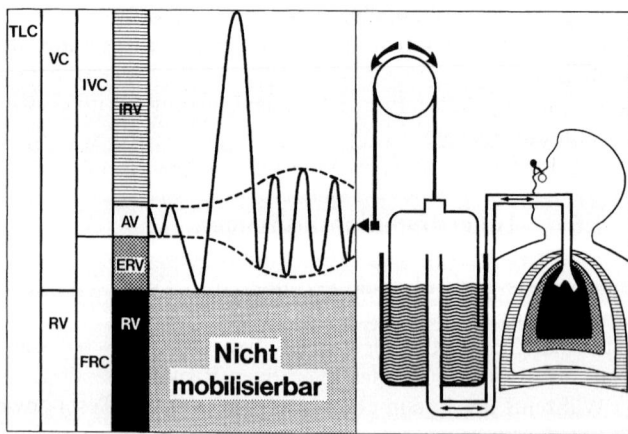

**Abb. 1.** Statische Lungenvolumina. *TLC* totale Lungenkapazität (TLC = VC + RV), *VC* Vitalkapazität, *IVC* inspiratorische Vitalkapazität (IVC = AV + IRV), *RV* Residualvolumen, *FRC* funktionelle Residualkapazität (FRC = RV + ERV), *IRV* inspiratorisches Reservevolumen, *AV* Atemzugvolumen, *ERV* exspiratorisches Reservevolumen. (Mod. nach Matthys)

dig ausgeatmet werden kann. Dieser Mechanismus wird als „air-trapping" (trap = Falle) bezeichnet. Die meisten Patienten versuchen, das „air-trapping" durch Spitzen der Lippen bei der Exspiration des exspiratorischen Widerstands durch Stenosebildung) zu mindern.

**Vitalkapazität (VC).** Dies ist die Differenz zwischen Totalkapazität und Residualvolumen, d. h. die Luftmenge, die nach einer maximalen Inspiration maximal ausgeatmet werden kann. Sie beträgt etwa 4500 ml. Unterschieden werden die inspiratorische Vitalkapazität, d. h. das nach maximaler Ausatmung eingeatmete Volumen, und die exspiratorische Vitalkapazität, das nach maximaler Einatmung ausgeatmete Volumen.

Weiterhin gehören zur Vitalkapazität folgende Untervolumina:
- Atemzugvolumen (AV; Tidalvolumen, TV): Luftvolumen, das mit jedem Atemzug ein- und ausgeatmet wird,
- Inspiratorisches Reservevolumen (IRV): Luftvolumen, das nach einer normalen Inspiration zusätzlich maximal eingeatmet werden kann,
- Exspiratorisches Reservevolumen (ERV): Luftvolumen, das nach einer normalen Exspiration zusätzlich maximal ausgeatmet werden kann.

Die Vitalkapazität hängt stark vom Lebensalter und Körperbau ab, die Reservevolumina auch von der Körperstellung. Das exspiratorische Reservevolumen ist im Liegen um ca. 20 % niedriger als im Sitzen, das inspiratorische Reservevolumen hingegen im Liegen meist etwas größer als im Sitzen. Wegen der starken Schwankungen werden die Reservevolumina meist nicht für die klinische Beurteilung herangezogen.

Die Vitalkapazität kann durch intrapulmonale Erkrankungen und durch extrapulmonale Störungen pathologisch erniedrigt sein. Als Hinweis auf eine ernste Funktionsstörung gilt eine reproduzierbare Abnahme der Vitalkapazität um 25 %. Unter den pulmonalen Erkrankungen führt besonders die fortgeschrittene Lungenfibrose zu einer Abnahme der Vitalkapazität, unter den extrapulmonalen Störungen die Behinderung der Thoraxbeweglichkeit, z. B. durch Thoraxtrauma, Deformitäten, Schmerzen im Bereich von Abdomen und/oder Thorax, weiterhin die Einschränkung der Zwerchfellbeweglichkeit (z. B. durch Aszites) und die Behinderung der Lungenausdehnung (z. B. durch Pleuraerguß, Pleuraverschwartungen). Nimmt die Totalkapazität ab oder das Residualvolumen zu (z. B. beim „air-trapping"), so wird die Vitalkapazität vermindert.

**Funktionelle Residualkapazität (FRC).** Dies ist das endexspiratorische Lungenvolumen in Ruhe, d. h. die Summe von Residualvolumen und exspiratorischem Reservevolumen (exspiratorisches Reservevolumen = Luftvolumen, das nach einer normalen Exspiration noch zusätzlich ausgeatmet werden kann). Die Größe beträgt etwa 2300 ml; sie hängt nicht von der Muskelaktivität ab, sondern vom Gleichgewicht zwischen elastischer Retraktionskraft der Lunge und der entgegengerichteten Retraktionskraft der Thoraxwand. Die funktionelle Residualkapazität kann als Puffer angesehen werden, der zu starke Schwankungen der alveolären und arteriellen $O_2$- und $CO_2$-Partialdrücke während des Atemzyklus verhindert und einen eher gleichmäßigen Gasaustausch gewährleistet. Eine Zunahme der funktionellen Residualkapazität auf > 50 % des Sollwerts weist auf eine Einschränkung der Ventilationsreserve hin: Die inspiratorischen Reserven sind begrenzt, die exspiratorischen Reserven wegen des Anstiegs der Strömungswiderstände in den Atemwegen nur beschränkt verfügbar. Bei *chronisch-obstruktiven* Lungenerkrankungen ist die FRC erhöht, nach Lungenresektionen und bei Lungenfibrose vermindert.

Klinisch von Bedeutung sind v. a. die *dynamischen* Lungenvolumina (Abb. 2), d. h. die Volumina, für deren Messung der zeitliche Ablauf entscheidend ist bzw. deren Größe von der Atemstromstärke abhängt; denn der exspiratorische Atemstrom wird hauptsächlich vom Atemwegswiderstand und der Compliance des Lungenparenchyms bestimmt. Die wichtigsten Größen sind die forcierte exspiratorische Vitalkapazität (FVC) und die exspiratorische Einsekundenkapazität ($FEV_1$).

### Forcierte exspiratorische Vitalkapazität (FVC)

Die forcierte exspiratorische Vitalkapazität ist das aus maximaler Inspirationslage rasch und vollständig ausgeatmete Volumen. Beim Gesunden erreicht die FVC nach 4 s ein Plateau, bei Obstruktion mit „air-trapping" wird hingegen kein Plateau erreicht. Ein terminaler Anstieg der registrierten Kurve beweist eine Atemwegsobstruktion. Eine verminderte Vitalkapazität kann durch eine *restriktive* Lungenerkrankung bedingt sein.

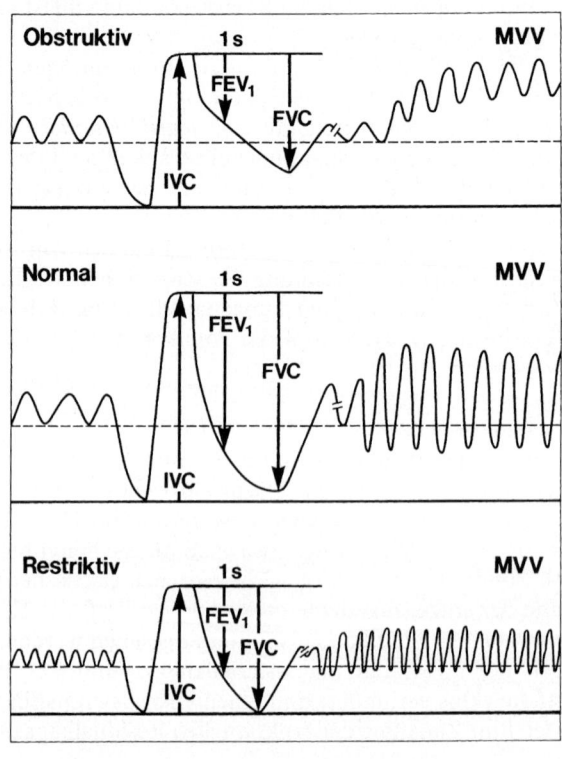

**Abb. 2.** Dynamische Lungenvolumina. $FEV_1/IVC$ forciertes Exspirationsvolumen in der 1. Sekunde/inspiratorische Vitalkapazität = Tiffeneau-Index, *FVC* forcierte exspiratorische Vitalkapazität, *MVV* Atemgrenzwert („maximal voluntary ventilation"). (Mod. nach Matthys)

**Klinische Bedeutung:** Die forcierte exspiratorische Vitalkapazität hängt von der Kraft der Inspirationsmuskulatur sowie von der elastischen Retraktionskraft der Lunge und vom Ausmaß der obstruktiven Lungenerkrankung ab. Für die postoperative Phase ist wichtig, daß für einen wirksamen Hustenstoß die Vitalkapazität des Patienten mindestens das Dreifache des Atemzugvolumens (Normalwert ca. 7 ml/kg) betragen muß.

> **!** Liegt die Vitalkapazität präoperativ unter 50 % des Sollwerts bzw. unter 1,75–2 l, so muß bei über 30 % der Patienten mit einer postoperativen Ateminsuffizienz gerechnet werden.

### Exspiratorische Einsekundenkapazität (FEV$_1$)

Die exspiratorische Einsekundenkapazität ist das innerhalb der ersten Sekunde rasch unter größter Anstrengung ausgeatmete Volumen; es wird meist in Prozent der forcierten exspiratorischen Vitalkapazität angegeben: Forciertes Exspirationsvolumen der 1. Sekunde/FVC bzw. FEV$_1$% = *relative Einsekundenkapazität*. Die Einheit von FEV$_1$ ist hingegen 1. Gesunde junge Männer können 77–85 % ihrer Vitalkapazität innerhalb der ersten Sekunde ausatmen, das restliche Volumen innerhalb der nächsten beiden Sekunden. Hingegen atmen Patienten mit deutlicher *Atemwegsobstruktion* wesentlich weniger Volumen in der ersten Sekunde aus und benötigen auch erheblich längere Zeit, um die gesamte Vitalkapazität auszuatmen: Die Einsekundenkapazität (in % der verfügbaren Vitalkapazität) ist vermindert. Bei *restriktiven Ventilationsstörungen* mit verminderter Vitalkapazität und normalem bronchialem Strömungswiderstand nimmt die absolute Einsekundenkapazität, wie die Vitalkapazität, ab, die relative Einsekundenkapazität bleibt hingegen im Normbereich.

Zu beachten ist, daß beim Tiffeneau-Test für den forcierten Exspirationsstoß hohe intrathorakale Drücke aufgebracht werden müssen (ca. 60 cm $H_2O$), durch die wiederum der Durchmesser der Bronchien abnimmt und der Strömungswiderstand ansteigt. Dieser Effekt ist beim älteren Menschen wegen des physiologischen Elastizitätsverlusts der Lunge ausgeprägter als beim jüngeren. Bei zahlreichen älteren Patienten tritt während des Tiffeneau-Tests ein Bronchiolenkollaps mit Abnahme der Einsekundenkapazität auf, selbst wenn unter normaler Atmung in Ruhe und bei Belastung keine Ventilationsstörung besteht.

Die derzeit gebräuchlichen Spirometer bzw. Spirographen für klinische Routineuntersuchungen ermöglichen die Ableitung weiterer Meßgrößen aus der forcierten Exspirationskurve, z. B. Dreisekundenkapazität und maximale exspiratorische Strömung. Zusätzliche oder bessere Informationen sind jedoch hiermit nicht zu erlangen.

**Klinische Bedeutung:** Die Einsekundenkapazität weist direkt auf den Schweregrad der Obstruktion hin. Als signifikant gelten Änderungen von > 10 % bei Gesunden und von > 15 % bei Patienten mit obstruktiven Lungenerkrankungen.

Allerdings gibt es keine absoluten Grenzwerte, bei denen nicht thorakotomiert werden darf.
- Als sehr kritisch gelten $FEV_1$-Werte unter 800 ml bzw. unter 35 % der forcierten Vitalkapazität.
- $FEV_1$-Werte dürfen jedoch nicht als einziges Kriterium für die Operabilität herangezogen werden, weil sie nicht ausreichend spezifisch oder empfindlich sind.

### Maximale exspiratorische Fluß-Volumen-Kurve

Bei diesem Verfahren wird das forcierte Exspirogramm als maximale Fluß-Volumen-Kurve aufgezeichnet. Aus der Kurve lassen sich bestimmte momentane Flußwerte ermitteln:

**Maximaler exspiratorischer Spitzenfluß** („peak expiratory flow", PEF) ist die höchste Flußgeschwindigkeit, die für mindestens 10 ms aufrechterhalten wird. Der Spitzenfluß hängt von zahlreichen Faktoren ab, v. a. jedoch vom Ausmaß der *Atemwegsobstruktion* und von der Mitarbeit des Patienten. Bei Patienten mit abnormem Spitzenfluß sollen vermehrt respiratorische Komplikationen in der postoperativen Phase auftreten.

Daneben werden noch die **maximalen exspiratorischen Flüsse** nach 25, 50 und 75 % der ausgeatmeten forcierten Vitalkapazität bestimmt (MEF 25, 50, 75). Die MEF 75 ist ein empfindlicher Indikator für einen Querschnittsverlust der peripheren Atemwege; bei Rauchern nimmt zunächst die MEF 25 ab.

Für klinische Belange sind diese Werte insgesamt ohne wesentliche Bedeutung.

### Atemgrenzwert

Der Atemgrenzwert (MVV) ist das Atemminutenvolumen bei maximaler willkürlicher Hyperventilation. Dieser Wert wird vom Gesunden selbst bei schwerster körperlicher Arbeit nicht erreicht.

Damit handelt es sich um eine theoretische Größe. Die diagnostische Aussage ist begrenzt, da der Atemgrenzwert nur Veränderungen der Vitalkapazität und der Einsekundenkapazität widerspiegelt. Nur grobe Abweichungen vom Sollwert können zur Beurteilung herangezogen werden.

### 1.6.2 Bronchodilatatoren

Weisen die spirometrischen Untersuchungen auf eine obstruktive Lungenerkrankung hin, so werden sie nach Gabe von Bronchodilatatoren wiederholt, um die pharmakologische Reversibilität zu überprüfen. Allgemein gilt eine Verbesserung spirometrischer Funktionsgrößen um 15 % als eine signifikante Reaktion auf Bronchodilatatoren. Es hat sich jedoch gezeigt, daß v. a. die $FEV_1$ (Einsekundenkapazität) und die FVC (forcierte Vitalkapazität) als empfindlicher Indikator für eine Reaktion auf Bronchodilatatoren herangezogen werden können. Wichtiger als Einzelbestimmungen sollen jedoch die Veränderungen dieser Parameter nach einer spezifischen respiratorischen und bronchodilatatorischen Therapie sein.

### 1.6.3 Pulmonaler Gasaustausch

■ **Arterieller $pO_2$.** Er hängt vom inspiratorischen $pO_2$, dem gemischt-venösen $pO_2$ sowie dem Belüftungs-Durchblutungs-Verhältnis in der Lunge ab.

Der **gemischt-venöse $pO_2$** hängt von der $O_2$-Aufnahme der Gewebe, vom Herzzeitvolumen sowie vom arteriellen $O_2$-Gehalt und der $O_2$-Bindungskurve ab.

Das Belüftungs-Durchblutungs-Verhältnis ergibt sich daraus, wie alveoläre Ventilation und Lungenkapillardurchblutung aufeinander abgestimmt sind. Hiernach gibt es Alveolarbezirke, deren Belüftung ($\dot{V}$) genau auf die Kapillardurchblutung ($\dot{Q}$) abgestimmt ist ($\dot{V}/\dot{Q} = 1$), außerdem Alveolen, die zwar durchblutet, aber nicht belüftet sind (intrapulmonaler Shunt: $\dot{V}/\dot{Q} = 0$), sowie Alveolen, die im Vergleich zur Durchblutung minderbelüftet sind, und Alveolen, die belüftet, aber nicht durchblutet sind.

Der arterielle $pO_2$ nimmt mit zunehmendem Alter ab. Beim 70jährigen kann ein $p_aO_2$ von etwa 65 mm Hg als unterer Normalwert angesehen werden. Bei Lungenerkrankungen führen v. a. folgende Faktoren zur Hypoxie:
- intrapulmonaler Rechts-links-Shunt,
- Störungen des Belüftungs-Durchblutungs-Verhältnisses,
- Hypoventilation,
- Diffusionsstörungen (in Ruhe vernachlässigbar).

**Klinische Bedeutung:** Ein intrapulmonaler Rechts-links-Shunt spricht nur wenig oder gar nicht auf eine Erhöhung der inspiratorischen $O_2$-Konzentration an, während bei Verteilungs- und Diffusionsstörungen der $p_aO_2$ bei erhöhter $O_2$-Zufuhr ansteigt.

Die Hypoxie bei chronisch-obstruktiven Lungenerkrankungen beruht auf Störungen des Belüftungs-Durchblutungs-Verhältnisses. Sie führt zu einem Anstieg des Lungengefäßwiderstands mit vermehrter Rechtsherzbelastung, schließlich zum Cor pulmonale.

> Beim Cor pulmonale ist die Lebenserwartung des Patienten mit chronisch-obstruktiver Lungenerkrankung erheblich herabgesetzt.

Präoperativ in Ruhe bestimmte $p_aO_2$-Werte erlauben keine eindeutigen Aussagen über den postoperativen Verlauf nach thoraxchirurgischen Eingriffen.

- **Arterieller $pCO_2$.** Er hängt von der $CO_2$-Produktion der Gewebe und von der alveolären Ventilation ab; die alveoläre Ventilation wiederum wird durch das Atemminutenvolumen und die Totraumventilation und damit durch das Verhältnis zwischen Belüftung und Durchblutung bestimmt:

> Nimmt die Kapillardurchblutung stärker ab als die Belüftung, so steigt der Totraumanteil an. Wird hierbei die Atmung nicht gesteigert, so entsteht eine Hyperkapnie mit respiratorischer Azidose.

**Klinische Bedeutung:** Das Atemminutenvolumen hängt von der Atemarbeit ab und kann daher nicht unbegrenzt gesteigert werden. Die Atemarbeit wiederum wird von der Compliance der Lunge und dem Atemwegswiderstand sowie von der Tiefe und Frequenz der Atemzüge bestimmt.

- Patienten mit *restriktiven* Lungenerkrankungen atmen schnell mit kleinen Atemzugvolumina, denn bei ihnen ist v. a. die Compliance der Lunge herabgesetzt.
- Patienten mit *chronisch-obstruktiven* Lungenerkrankungen atmen langsam und tief, denn bei diesen Erkrankungen steht der erhöhte Atemwegswiderstand ganz im Vordergrund. Allerdings können diese Patienten nicht mehr als rund 55 % der maximalen Atemarbeit für längere Zeit aufrechterhalten. Muß dieser Wert überschritten werden, um das anfallende $CO_2$ auszuscheiden, so tritt eine Ermüdung der Atemmuskulatur ein, evtl. gefolgt von muskulärer Ateminsuffizienz mit Anstieg des $p_aCO_2$ (Hyperkapnie) und respiratorischer Azidose.

Die chronische Hyperkapnie führt zu einer verminderten Empfindlichkeit der medullären $CO_2$-Rezeptoren, so daß der Atemantrieb auf $CO_2$-Erhöhung herabgesetzt ist. Außerdem tritt eine metabolische Kompensation der respiratorischen Azidose ein: Die Nieren retinieren vermehrt Bikarbonat, so daß höhere $p_aCO_2$-Werte von diesen Patienten toleriert werden.

> Hyperkapnie ist ein wesentlicher Risikofaktor für thoraxchirurgische Eingriffe, v. a. wenn ein Teil des Atemapparats entfernt wird.

### 1.6.4 Pulmonalarteriendruck

Die präoperative Messung des Pulmonalarteriendrucks erlaubt Aussagen über zu erwartende kardiale Funktionsstörungen, nicht jedoch über postoperative Lungenfunktionsstörungen.

Die Messung kann bei ausgedehnten Lappenresektionen oder Pneumektomien durchgeführt werden. Hierzu wird die Pulmonalarterie der erkrankten Lunge mit einem Ballon vorübergehend verschlossen, so daß auf diese Weise die nach der Pneumektomie zu erwartenden Lungenarteriendrücke simuliert werden.

> Steigt der mittlere Pulmonalarteriendruck proximal der Okklusion auf über 40 mm Hg an oder tritt eine Hypoxie auf, so wird eine Pneumektomie voraussichtlich nicht toleriert.

Der Druck sollte auch unter Belastung gemessen werden, damit die *spätere* Belastbarkeit des Patienten eingeschätzt werden kann.

Aller Voraussicht nach führt eine Verminderung des pulmonalen Gefäßbettes um mehr als 50–60 % zu einer pulmonalen Hypertonie in Ruhe.

## 2 Präoperative Vorbereitung

Bei thoraxchirurgischen Eingriffen ist das Risiko postoperativer Komplikationen erhöht; insbesondere sind die Patienten durch respiratorische Störungen wie Atelektasen, Pneumonie und Bronchospasmus gefährdet. Die Häufigkeit postoperativer respiratorischer Komplikationen hängt ganz wesentlich vom Schweregrad vorbestehender Lungenfunktionsstörungen ab: Je schwerer die präoperative Lungenfunktionsstörung, desto größer das Risiko postoperativer pulmonaler Komplikationen. Bei chronischer Lungenerkrankung ist die Häufigkeit solcher Komplikationen um etwa das 20fache erhöht.

> Nach übereinstimmender Auffassung kann durch prophylaktische präoperative Maßnahmen die Häufigkeit der postoperativen pulmonalen Morbidität und Mortalität gesenkt werden.

Abhängig von der Dringlichkeit des thoraxchirurgischen Eingriffs muß die präoperative Vorbereitung darauf ausgerichtet sein, akute Infektionen zu beseitigen und die chronische Lungenerkrankung optimal medizinisch zu behandeln. Die wichtigsten Maßnahmen finden sich in der folgenden Zusammenstellung.

### 2.1 Präoperative Maßnahmen bei chronisch-obstruktiven Lungenerkrankungen

- Rauchen einstellen,
- akute pulmonale Infekte antibiotisch behandeln,
- Bronchospasmus beseitigen, Sekretolyse,
- Atemübungen,
- physikalische Atemtherapie,
- $O_2$-Therapie,
- Behandlung des Cor pulmonale.

■ **Rauchen einstellen.** Zigarettenrauchen erhöht das Risiko postoperativer pulmonaler Komplikationen um das 6fache. Die meßbaren Veränderungen des Atemwegswiderstands stehen in direkter Beziehung zu Dauer und Menge des Zigarettenrauchens. Betroffen sind zunächst v. a. die kleinen Atemwege unter 3 mm Durchmesser (Spasmus, Kollaps), später auch die größeren Luftwege (Hypersekretion, Sekretretention).

Einstellen des Rauchens 2 Tage vor der Operation senkt den Carboxyhämoglobinspiegel erheblich, während Verbesserungen des Sekrettransports und der Atemwegsfunktion erst Wochen nach Einstellen des Rauchens zu erwarten sind.

> Dennoch wird allen Rauchern, die sich einem thoraxchirurgischen Eingriff unterziehen, empfohlen, das Rauchen präoperativ aufzugeben.

Allerdings sollte der Anästhesist sich keinen Illusionen hingeben: Nur etwa 10–50 % der Patienten werden auf seinen Rat hören.

■ **Pulmonale Infekte behandeln.** Bei akuten respiratorischen Infekten wird der Wahleingriff verschoben, bis die Erkrankung abgeklungen ist. Die antibiotische Therapie erfolgt gezielt anhand des Antibiogramms.

■ **Akuter Bronchospasmus.** Ein akuter Asthmaanfall geht mit Bronchokonstriktion, Sekretretention und Bronchialschleimhautödem einher. Wegen des bedrohlichen Charakters muß der Anfall vor dem thoraxchirurgischen Eingriff behandelt werden: Bronchodilatatoren, Mobilisierung von Sekreten und Kortikosteroide. Ein leichter akuter Bronchospasmus beeinflußt den Atemwegswiderstand meist nur in geringem Maße.

■ **Chronisches Giemen.** Bei chronisch-obstruktiven Lungenerkrankungen besteht häufig eine als Giemen hörbare Behinderung des Gasstroms, die präoperativ pharmakologisch behandelt werden sollte. Die Behandlung besteht gewöhnlich aus einer Kombination von pharmakologischen und physikalischen Maßnahmen: Bronchodilatatoren, Sekretolytika, Anfeuchten der Atemluft, Mobilisierung der Sekrete durch Hydrierung, Abklopfen des Thorax und Lagerungsdrainagen sowie Hustenübungen. Die Wirksamkeit der intermittierenden Atemtherapie mit einem Respirator wird bestritten.

**Sauerstofftherapie** ist indiziert bei akuter respiratorischer Insuffizienz des chronisch-obstruktiv Lungenkranken. Die $O_2$-Konzentration muß so niedrig wie möglich gewählt werden; meist reichen 24–35 % Sauerstoff über eine $O_2$-Maske. Im Stadium der Dekompensation darf nicht elektiv operiert werden.

## 2.2 Chronisches Cor pulmonale

Das Cor pulmonale ist gekennzeichnet durch eine Hypertrophie des rechten Ventrikels, bedingt durch eine Erkrankung der Lunge einschließlich ihrer Gefäße mit Anstieg des Lungengefäßwiderstands. Zu den Grunderkrankungen gehören:
- obstruktive oder restriktive Lungenerkrankungen,
- Obstruktion der Lungengefäße,
- alveoläre Hypoxie,
- chronische Höhenexposition,
- Schlafapnoesyndrom,
- neuromuskuläre Erkrankungen.

Häufigste Ursache des Cor pulmonale ist die chronisch-obstruktive Bronchitis, die meist mit einem obstruktiven Lungenemphysem einhergeht. Die pulmonale Hypertonie entsteht hierbei vor allem durch peribronchiale und perivasale Entzündungen und durch die hypoxische pulmonale Vasokonstriktion, weniger durch anatomische Faktoren wie Verminderungen der Kapillarfläche.

Der Schweregrad der pulmonalen Hypertonie läßt sich mit Hilfe eines Pulmonaliskatheters bestimmen:

---

**Schweregrad der pulmonalen Hypertonie**
- Latente Hypertonie: PAP:
  - in Ruhe: < 20 mm Hg,
  - bei Belastung 50 W: > 28 mm Hg.
- Manifeste Hypertonie: PAP in Ruhe > 20 mm Hg.
- Latente Rechtsherzinsuffizienz: RAP
  - in Ruhe < 8 mm Hg,
  - bei Belastung > 9 mm Hg.
- Manifeste Herzinsuffizienz: RAP in Ruhe > 9 mm Hg.
  PAP = mittlerer Pulmonalarteriendruck,
  RAP = rechter Vorhofdruck.

---

Der mittlere Pulmonalarteriendruck ist für die Prognose des Cor pulmonale von Bedeutung: Ist der Pulmonalarteriendruck normal, so beträgt die 5-Jahres-Lebenserwartung 90 %, hingegen nur 50 % bei Werten von 25–30 mm Hg. Nach der ersten Rechtsherzdekompensation sinkt die 5-Jahres-Lebenserwartung von 50 % auf 5 %.

■ **EKG.** Im EKG bestehen vorwiegend die Zeichen der Rechtsherzhypertrophie; sie sind allerdings bei gleichzeitiger Linksherzhypertrophie nicht erkennbar. Ein Cor pulmonale durch chronisch-obstruktive Bronchitis kann nur bei 50–60 % der Patienten elektrokardiographisch hinreichend genau diagnostiziert werden. Bei latenter oder nur gering ausgeprägter pulmonaler Hypertonie muß mit einer hohen Zahl falsch-negativer und falsch-positiver Befunde gerechnet werden.

## 2.2.1 Therapeutische Maßnahmen

Im Mittelpunkt steht die Behandlung der Grundkrankheit, vor allem durch Medikamente, ergänzt durch Atem- und Krankengymnastik, $O_2$-Langzeittherapie, körperliches Training und richtige Ernährung.

- **Theophyllin.** Die Substanz stimuliert die Atmung und senkt den Pulmonalarteriendruck, ein gewisser diuretischer Effekt ist ebenfalls nachweisbar. Angestrebt werden Serumkonzentrationen im oberen therapeutischen Bereich (15 mg/l) unter Kontrolle der Serumspiegel.

- **Nitrate und Molsidomin.** Beide Substanzen senken die Vorlast und den Pulmonalarteriendruck bzw. die Nachlast für den rechten Ventrikel. Der Nutzen dieser Medikamente ist nicht erwiesen.

- **Kalziumantagonisten.** Die Substanzen können akut den Pulmonalarteriendruck senken, meist jedoch nur für wenige Tage. In Langzeituntersuchungen konnte ein therapeutischer Nutzen nicht nachgewiesen werden.

- **ACE-Hemmer.** Enalapril kann den mittleren Pulmonalarteriendruck senken; Captopril hebt möglicherweise die hypoxische pulmonale Vasokonstriktion auf. Günstige Langzeiteffekte sind nicht gesichert.

- **Almitrin.** Bei chronischer Bronchitis mit ausgeprägter Hypoxie kann Almitrin versuchsweise eingesetzt werden, um den $paO_2$ anzuheben. Der genaue Wirkungsmechanismus ist nicht bekannt.

- **Diuretika.** Sie werden zugeführt, um durch Steigerung der Diurese eine Volumenentlastung zu erreichen. Die pulmonale Hypertonie wird durch Diuretika nicht direkt beeinflußt.

- **Digitalis.** Bei kompensiertem chronischen Cor pulmonale ist Digitalis nicht indiziert, sondern erst, wenn eine Rechtsherzinsuffizienz auftritt. Die Wirkung ist sehr variabel. Praktisch gilt folgendes:
  ▶ Ohne sichere Hinweise auf eine Herzinsuffizienz sollten lungenchirurgische Patienten nicht digitalisiert werden!

Soll der Patient präoperativ digitalisiert werden, so ist folgendes zu beachten:

Hypoxie, respiratorische Azidose und diuretikainduzierte Störungen des Serumkaliums erhöhen das Risiko einer Digitalisintoxikation mit Herzrhythmusstörungen.

Bei digitalisierten Patienten sollte die Zufuhr von Digitalis möglichst 48 h vor der Operation unterbrochen werden, um die Gefahr einer Digitalisintoxikation zu vermindern und das differentialdiagnostische und therapeutische Vorgehen bei perioperativen Herzrhythmusstörungen zu erleichtern.

- **$O_2$-Langzeittherapie.** Liegt der arterielle $pO_2$ trotz medikamentöser Behandlung unter 55 mm Hg, so kann bei COLD durch täglich 18stündige $O_2$-Zufuhr die Letalität vermindert werden.

■ **Hämodilution.** Bei Hämatokritwerten von ca. 60 % kann eine isovolämische Hämodilution durchgeführt werden; die Entnahmemenge sollte hierbei 500 ml nicht überschreiten; bei der Langzeittherapie werden keine normalen Hämatokritwerte angestrebt.

■ **Antikoagulanzien.** Bei rezidivierenden Lungenembolien, ausgeprägter Polyglobulie und primärer pulmonaler Hypertonie ist eine Antikoagulanzientherapie indiziert, bei ausbleibender Wirkung evtl. die Implantation eines Kavafilters.

■ **Atem- und Krankengymnastik.** Bei kompensierten Patienten sollte ein Atemtraining, vor allem mit aktiven Atemtechniken, die nicht schmerzhaft oder anstrengend sind, durchgeführt werden. Hingegen sollte im Stadium der Dekompensation überwiegend Bettruhe (unter Antikoagulanzientherapie) eingehalten und eine belastende Physiotherapie vermieden werden.

■ **Körperliches Training.** Körperliche Belastung ist nur begrenzt möglich und sinnvoll, z. B. Wandern in mäßigem Tempo, Radfahren mit geringerer Geschwindigkeit (ca. 15 kg/h), Schwimmen in temperiertem Wasser. Stärkere Belastungen müssen hingegen vermieden werden, so z. B. starke plötzliche Anstrengungen, statische Belastungen, körperliche Aktivität in Höhen von > 2000 m, körperliche Betätigung bei Kälte, Nässe oder Zugluft.

■ **Richtige Ernährung.** Reduktion von Übergewicht kann zur Besserung der Blutgaswerte führen. Bei pulmonaler Kachexie (Emphysemtyp „pink puffer") kann versucht werden, die Produktion von $CO_2$ durch eine kohlenhydratarme Ernährung mit größerem Fettanteil zu vermindern.

## 3   Prämedikation

Der wünschenswerte Grad der präoperativen Sedierung muß jeweils individuell ermittelt werden; hierbei müssen der Schweregrad der vorbestehenden Lungenerkrankung und die Art des geplanten Eingriffs besonders berücksichtigt werden.

**Grundsätze für die Prämedikation:**
▶ Patienten mit guter Lungenfunktion können zumeist in üblicher Weise prämediziert werden.
▶ Langwirkende Sedativa sollten vermieden werden, wenn der Eingriff kurz ist und der Patient postoperativ frühzeitig mobilisiert werden soll.
▶ Patienten mit arterieller Hypoxie ($p_aO_2$ < 75 mm Hg) und Hyperkapnie ($p_aCO_2$ > 45 mm Hg) bei Raumluftatmung dürfen keine atemdepressiv wirkenden Prämedikationssubstanzen erhalten. Es ist ratsam, eher auf jegliche Prämedikation zu verzichten, als das Risiko der Hypoventilation noch weiter zu erhöhen.
▶ Anticholinergika wie Atropin werden bei Patienten mit chronisch-obstruktiver Lungenerkrankung nicht routinemäßig zugeführt, um eine Sekreteindikkung zu verhindern.

## 4 Auswahl des Narkoseverfahrens

Narkoseverfahren der Wahl für thoraxchirurgische Eingriffe ist die Allgemeinnarkose mit kontrollierter Beatmung. Aus folgenden Gründen wird nicht selten eine Narkose mit volatilen Anästhetika, ergänzt durch Opioide, einer TIVA vorgezogen:
- Inhalationsanästhetika vermindern den Bronchomotorentonus und wirken auf diese Weise bronchodilatierend. Der zugrunde liegende Mechanismus ist nicht geklärt; diskutiert wird eine direkte Wirkung auf die Bronchialmuskulatur.
- Inhalationsanästhetika dämpfen die durch direkte chirurgische Stimulation ausgelösten Atemwegsreflexe.
- Inhalationsanästhetika ermöglichen die Zufuhr hoher $O_2$-Konzentration während kritischer Operationsphasen ohne Abflachung der Narkosetiefe.
- Inhalationsanästhetika werden rasch ausgeschieden, so daß bei elektiven Thoraxeingriffen der Patient kurz nach der Operation extubiert werden kann, während bei balancierter Anästhesie mit Opioiden häufig eine Nachbeatmung erforderlich ist.

Durch Kombination von Remifentanil mit einem volatilen Anästhetikum in hypnotisch wirksamer Konzentration kann jedoch in der Regel ebenfalls eine gute kardiovaskuläre Reflexdämpfung bei maximaler Analgesie erreicht werden.

Sind Inhalationsanästhetika nicht indiziert, kann primär eine TIVA durchgeführt werden. Besonders geeignet ist die Kombination von Remifentanil mit Propofol.

Remifentanil, wie auch Fentanyl, bewirkt im Gegensatz zu Morphin (Histaminfreisetzung!), keine Bronchokonstriktion. Für die Narkoseeinleitung können die gebräuchlichen i. v.-Anästhetika verwendet werden. Besteht eine Hyperreaktivität des Bronchialsystems bzw. Bronchospasmus, sollten Substanzen eingesetzt werden, die keinen Einfluß auf den Bronchomotorentonus haben (z. B. Etomidat oder Propofol) oder bronchodilatierend wirken (z. B. Ketamin). Vor der endotrachealen Intubation können 1–2 mg/kg Lidocain i. v. injiziert werden, um einen Reflexbronchospasmus zu verhindern.

*Muskelrelaxanzien* beeinflussen ebenfalls nicht den Bronchomotorentonus, sofern sie kein Histamin freisetzen, und können daher bei Patienten mit erhöhtem Atemwegswiderstand, nach Bedarf, eingesetzt werden. Für die endotracheale Intubation kann Succinylcholin verwendet werden. Bei der Antagonisierung von nichtdepolarisierenden Muskelrelaxanzien muß beachtet werden, daß die Cholinesterasehemmer, wie z. B. *Neostigmin*, zur Bronchokonstriktion führen!

## 5 Intraoperative Überwachung

Das Ausmaß der intraoperativen Überwachung bei thoraxchirurgischen Eingriffen hängt v. a. von der Art des Eingriffs sowie vom Schweregrad vorbestehender Erkrankungen der Lungen und des Herz-Kreislauf-Systems ab.

**Standardüberwachung** bei Lungeneingriffen:
- EKG-Monitor,
- Blutdruckmanschette,
- Stethoskop,
- Temperatursonde,
- Pulsoxymeter,
- Kapnometer,
- intraarterielle Druckmessung, v. a. bei Ein-Lungen-Anästhesie,
- zentrale Venendruckmessung,
- arterielle Blutgasanalyse: obligatorisch bei Ein-Lungen-Anästhesie,
- Urinausscheidung (Blasenkatheter bei Eingriffen von über 2 h Dauer).

Bei Patienten mit wesentlichen **kardiopulmonalen Erkrankungen** und zusätzlich durch die Art des operativen Eingriffs zu erwartenden **Komplikationen,** z. B. Pneumektomie bei Cor pulmonale, können noch folgende Maßnahmen indiziert sein:
- Pulmonalarterienkatheter,
- Messung des Herzzeitvolumens,
- Berechnung des pulmonalen Gefäßwiderstands.

Grundsätzlich müssen jedoch alle ergänzenden Überwachungsmaßnahmen für jeden Patienten individuell gewählt werden und in vertretbarem Nutzen-Risiko-Verhältnis zueinander stehen.

## 6 Atemfunktion in Seitenlage und bei offenem Thorax

Die meisten Thoraxoperationen werden in Seitenlage am anästhesierten, relaxierten und kontrolliert beatmeten Patienten bei eröffnetem Thorax durchgeführt. Seitenlage, Allgemeinnarkose, Muskelrelaxierung und offener Thorax beeinflussen die Durchblutung und Belüftung der Lunge sowie das Belüftungs-Durchblutungs-Verhältnis. Diese Veränderungen können den pulmonalen Gasaustausch beeinträchtigen und müssen bei der Narkose vom Anästhesisten besonders berücksichtigt werden.

### 6.1 Aufrechte Position

Belüftung und Durchblutung der Lunge sind beim wachen Menschen in aufrechter Position nicht homogen verteilt, vielmehr lassen sich 3 Zonen unterschiedlicher Durchblutung und Belüftung voneinander abgrenzen: eine obere Zone 1, eine mittlere Zone 2 und eine untere Zone 3.

■ **Zone 1.** In dieser oberen Zone der Lunge überschreitet der Alveolardruck den hier negativen Pulmonalarteriendruck, so daß die Blutgefäße kollabieren und keine Durchblutung stattfindet. Diese Zone erhält auch einen geringeren Anteil des Atemzugvolumens, weil ihre Aleolen ohnehin mehr Luft enthalten als die abhängigen Alveolen und sich daher im oberen Anteil der Druck-Volumen-Kurve befinden, in dem die Dehnbarkeit geringer ist als im mittleren Kurvenabschnitt. In dieser Zone besteht eine relative Überbelüftung und Minderdurchblutung mit relativer Hyperoxie und Hypokapnie.

■ **Zone 2.** In dieser mittleren Zone ist der Pulmonalarteriendruck positiv, die Durchblutung beginnt, wenn der Pulmonalarteriendruck den Alveolardruck überschreitet. Da in dieser Region der Pulmonalarteriendruck linear von oben nach unten zunimmt, steigt auch die Durchblutung linear an. Die Belüftung nimmt ebenfalls zu, jedoch nicht so stark wie die Durchblutung; das Belüftungs-Durchblutungs-Verhältnis nimmt ab.

■ **Zone 3.** Im Bereich der unteren Zone (Lungenbasis) sind Pulmonalarterien- und Lungenvenendruck höher als der Alveolardruck, das Kapillarbett ist offen, so daß kontinuierlich Blut fließen kann. Außerdem nimmt der Gefäßradius zu und der Gefäßwiderstand ab, so daß die Durchblutung weiter gesteigert wird. Die unteren (abhängigen) Partien erhalten auch einen größeren Anteil des Atemzugvolumens als die oberen Partien, weil ihre Alveolen aufgrund des höheren (weniger negativen) intrapleuralen Drucks stärker komprimiert werden und kleiner sind, sich jedoch auf dem mittleren Abschnitt der Druck-Volumen-Kurve befinden und dadurch dehnbarer sind als die Alveolen der oberen Zonen. Sie erweitern sich somit stärker pro Einheit Druckänderung als die nichtabhängigen Alveolen. In der unteren Zone besteht eine relative Überperfusion der Lunge mit relativer Unterbelüftung, so daß diese Zone relativ hypoxisch und hyperkapnisch ist.

## 6.2 Rückenlage

Liegt ein wacher Patient auf dem Rücken, so wird das Zwerchfell durch Verlagerung der Baucheingeweide um etwa 4 cm nach kopfwärts in den Thorax verschoben. Hierdurch nimmt die funktionelle Residualkapazität ab, und zwar um etwa 0,8 l. In Allgemeinnarkose wird die funktionelle Residualkapazität um weitere 0,4 l vermindert. In beiden Fällen bleibt jedoch das Verhältnis zwischen Belüftung und Durchblutung in beiden Lungen unverändert. Anders hingegen in Seitenlage: Hier kann sich das Belüftungs-Durchblutungs-Verhältnis beider Lungen verändern.

## 6.3 Seitenlage

Liegt ein wacher Patient spontan atmend auf der Seite, so wird die Kuppel des unteren Zwerchfells höher in den Thorax verschoben als die obere Zwerchfellkuppel, so daß die funktionelle Residualkapazität der unteren Lunge stärker abnimmt als die der oberen. Da sich aber das untere Zwerchfell wegen der stärkeren Wölbung besser kontrahieren kann, wird bei Spontanatmung die untere Lunge immer besser belüftet als die obere Lunge, unabhängig davon, auf welcher Seite der Patient liegt. Außerdem wird die untere Lunge wegen der Einwirkung der Schwerkraft stärker durchblutet als die obere, so daß sich das Belüftungs-Durchblutungs-Verhältnis beider Lungen im Wachzustand nicht wesentlich ändert.

## 6.4 Seitenlage des anästhesierten Patienten

Beim anästhesierten *spontan atmenden* Patienten ändert sich die Verteilung der Lungendurchblutung nicht im Vergleich zum wachen Patienten, d. h. die untere Lunge wird stärker durchblutet als die obere. Hingegen wird jetzt die obere Lunge mehr belüftet als die untere, und zwar aus folgenden Gründen: Durch die Narkose nimmt die funktionelle Residualkapazität weiter ab, hierbei befindet sich dann die untere Lunge, deren FRK bereits beim wachen Patienten in Seitenlage stärker vermindert war, auf dem unteren Abschnitt der Volumen-Druck-Kurve, auf dem die Alveolen weniger dehnbar sind. Wird der Patient zusätzlich *relaxiert und kontrolliert beatmet,* so wird die ursprünglich positive Auswirkung der höher stehenden Zwerchfellkuppel der unteren Lunge wieder aufgehoben, weil sie sich nicht mehr aktiv kontrahieren kann. Außerdem lastet jetzt das Mediastinum auf der unteren Lunge und behindert deren Ausdehnung.

Durch die bevorzugte Ventilation der oberen Lunge in Verbindung mit der verstärkten Perfusion der unteren Lunge wird das Verhältnis von Belüftung zu Durchblutung in ungünstiger Weise verändert. Es gilt jedoch:

> **Durch Anwendung eines positiv-endexspiratorischen Druckes (PEEP) auf beide Lungen kann die Belüftung der unteren Lunge weitgehend normalisiert werden.**

## 6.5 Offener Thorax in Seitenlage

Wird der Thorax des anästhesierten und beatmeten Patienten in Seitenlage eröffnet, so verändert sich die Durchblutung nicht wesentlich, d. h. die untere Lunge wird weiterhin relativ stärker durchblutet als die obere. Hingegen wird die Verteilung der Belüftung zwischen den beiden Lungen erheblich beeinflußt, so daß eine weitere Zunahme der Inhomogenität von Ventilation und Perfusion die Folge ist.

Würde der Patient bei offenem Thorax *spontan* atmen, so träten hierbei eine Mediastinalverschiebung und eine paradoxe Atmung auf. Die **Mediastinalverschiebung** entsteht durch den Atmosphärendruck, der nach Eröffnung der oberen Pleurahöhle auf dem Mediastinum lastet; diese Verschiebung wird durch die spontane Inspiration noch weiter verstärkt; bei Exspiration wird das Mediastinum wieder auf die Gegenseite verschoben. Die **paradoxe Atmung** entsteht dadurch, daß die Lunge aufgrund ihrer Retraktionskraft bei eröffnetem Thorax kollabiert; dieser Kollaps wird durch die Inspirationsbewegung bei Spontanatmung verstärkt, weil durch das tiefertretende Zwerchfell mehr Luft aus der Umgebung in die Pleurahöhle eindringen kann; außerdem tritt Atemgas aus der kollabierten Lunge in die unten liegende Lunge über, weil hier der negative Druck bei Inspiration größer ist. Bei Exspiration kehren sich die Verhältnisse um: Luft strömt nun aus der unteren Lunge in die kollabierte Lunge ein; die Luft in der Pleurahöhle wird durch die Thorakotomie nach außen gedrängt.

▶ Durch kontrollierte Beatmung werden Mediastinalverschiebung und paradoxe Atmung beseitigt.

Dennoch muß auch bei kontrollierter Beatmung mit Störungen des Verhältnisses zwischen Belüftung und Durchblutung gerechnet werden. Da bei eröffnetem Thorax die obere Lunge sich ungehindert ausdehnen kann, wird sie relativ überventiliert bei gleichzeitiger relativer Unterperfusion. Die untere Lunge hingegen wird relativ unterventiliert, jedoch vermehrt perfundiert. Hierdurch wird die Entstehung von Atelektasen begünstigt. Außerdem besteht eine Tendenz zur Flüssigkeitstranssudation und Ödembildung in der unteren Lunge. Alle diese Faktoren tragen mit dazu bei, daß der Gasaustausch in der unteren Lunge beeinträchtigt werden kann.

> Durch selektive Anwendung eines positiv-endexspiratorischen Druckes (PEEP) auf die untere Lunge kann deren Belüftung meist gesteigert und das Belüftungs-Durchblutungs-Verhältnis und damit auch der pulmonale Gasaustausch zumeist verbessert werden.

Allerdings kann durch den selektiven PEEP der pulmonale Gefäßwiderstand zunehmen, so daß mehr Blut zur oberen Lunge fließt. Gegenwärtig kann der Nutzen dieses Verfahrens noch nicht abschließend beurteilt werden; es sollte daher nur mit Zurückhaltung angewendet werden.

Zusammengefaßt ergibt sich für die Seitenlage mit offenem Thorax beim anästhesierten, relaxierten und kontrolliert beatmeten Patienten:

Die obere Lunge ist gut belüftet, jedoch schlecht durchblutet. Die untere Lunge ist gut durchblutet, jedoch schlecht belüftet. Hierdurch können erhebliche Störungen des Belüftungs-Durchblutungs-Verhältnisses der Lunge mit nachfolgender Beeinträchtigung des pulmonalen Gasaustausches auftreten.

## 7  Ein-Lungen-Anästhesie

Bei diesem Verfahren werden die beiden Lungen funktionell voneinander getrennt, so daß die zu operierende (obere) Lunge nicht beatmet wird und sich nicht bewegt, während die untere Lunge weiter beatmet wird und das gesamte Atemminutenvolumen aufnehmen muß. Die funktionelle Trennung wird durch einen doppellumigen Tubus erreicht: Durch Blockade des einen Lumens wird die obere, zu operierende Lunge von der Beatmung ausgeschlossen, während die untere Lunge über das andere Lumen weiterbeatmet wird. Durch dieses Verfahren wird die erkrankte Lunge von der gesunden Lunge getrennt; außerdem werden die Operationsbedingungen verbessert, weil die zu operierende Lunge sich nicht mehr bewegt. Allerdings führt die Ein-Lungen-Anästhesie zu funktionellen Veränderungen, die der Anästhesist für eine sichere Narkosepraxis genau kennen muß.

## 7.1  Pathophysiologie der Ein-Lungen-Anästhesie

Durch die Ein-Lungen-Anästhesie entsteht unweigerlich ein intrapulmonaler Rechts-links-Shunt: das gesamte Blut der nichtbelüfteten Lunge fließt zum linken Herzen zurück, ohne mit Sauerstoff gesättigt zu werden, so daß ein Abfall des $p_aO_2$ mit Hypoxämie eintreten kann. Hingegen verläuft die Ausscheidung von $CO_2$ meist ungestört, weil die überbelüftete untere Lunge vermehrt $CO_2$ abgibt.

Das Ausmaß der durch die Ein-Lungen-Anästhesie entstehenden Hypoxämie ist sehr variabel, weil zahlreiche Faktoren die Größe der Durchblutung der nichtbeatmeten Lunge bestimmen. Die wichtigsten Faktoren sind:
- hypoxische pulmonale Vasokonstriktion,
- Ausmaß der chirurgischen Manipulationen an der oberen Lunge,
- präoperativer und intraoperativer Funktionszustand der unteren Lunge,
- Beatmungsmethode für die untere Lunge.

■ **Hypoxische pulmonale Vasokonstriktion.** Hypoxie führt zur pulmonalen Vasokonstriktion. Hierdurch wird Blut aus den hypoxischen Bezirken der Lunge umgeleitet, so daß der intrapulmonale Rechts-links-Shunt abnimmt. Bei Ein-Lungen-Anästhesie nimmt also die Durchblutung der nichtbelüfteten Lunge ab. In welchem Maße nun vermehrt Blut durch die belüftete (untere) Lunge strömen kann, hängt v. a. vom pulmonalen Gefäßwiderstand in dieser Lunge ab. Faktoren, die den Gefäßwiderstand in der unteren Lunge erhöhen, müssen vermieden werden. Hierzu gehören: Niedrige inspiratorische $O_2$-Konzentration, selektiver PEEP der unteren Lunge, Hypothermie. Ungünstig wirken sich auch Faktoren aus, die zu einer Verminderung der hypoxischen Vasokonstriktion in der nichtbelüfteten Lunge führen können. Hierzu gehören: Anstieg des Pulmonalarteriendrucks (Drücke über 18 mm Hg durchbrechen wahrscheinlich die Vasokonstriktion), Vasodilatatoren wie Nitroprussid und Nitroglyzerin, Aminophyllin, Isoprenalin, Hyperventilation mit einem $p_aCO_2 < 30$ mm Hg hemmt ebenfalls die hypoxische pulmonale Vasokonstriktion. Alle diese Faktoren tragen dazu bei, daß die Durchblutung der nichtbelüfteten Lunge wieder zunimmt und der Gasaustausch sich verschlechtert.

■ **Chirurgische Manipulation der oberen Lunge.** Durch chirurgische Kompression und Retraktion der oberen Lunge wird die Durchblutung dieser Lunge weiter vermindert, zumeist in wechselndem, unvorhersehbarem Ausmaß. Allerdings sollen durch die chirurgische Traumatisierung lokal vasodilatierend wirkende Prostaglandine freigesetzt werden, so daß durch chirurgische Manipulation die hypoxische Vasokonstriktion verstärkt oder vermindert werden kann.

■ **Funktionszustand der unteren Lunge.** Die Funktion der unteren Lunge kann durch verschiedene Faktoren beeinträchtigt sein und auf diese Weise das Ausmaß der Shuntdurchblutung beeinflussen. Wichtig sind z. B. intraoperativ entstehende Atelektasen und Zunahme des Lungenwassers bei längerdauernder Seitenlage, durch die der pulmonale Gasaustausch weiter verschlechtert wird.

■ **Beatmungsmethode für die untere Lunge.** Die Durchblutung der nicht belüfteten Lunge kann auch durch die Beatmungstechnik für die untere Lunge beeinflußt werden. So kann einerseits eine hohe inspiratorische $O_2$-Konzentration die Vasodilatation in der unteren Lunge verstärken und damit die hypoxische Gefäßkonstriktion in der oberen Lunge begünstigen; andererseits fördern hohe $O_2$-Konzentrationen jedoch die Ausbildung von Resorptionsatelektasen in der belüfteten Lunge. Nicht genau einschätzbar sind auch die Wirkungen von PEEP auf die untere Lunge: Zwar wird die Belüftung der unteren Lunge verbessert; die Zunahme des pulmonalen Gefäßwiderstands in dieser Lunge kann sich jedoch ungünstig auf die hypoxische Gefäßkonstriktion in der oberen Lunge auswirken.

> **!** Grundsätzlich gilt: Der pulmonale Gasaustausch ist bei konventioneller Beatmung beider Lungen während der Thorakotomie weniger beeinträchtigt als bei der Ein-Lungen-Anästhesie.

### 7.2 Indikationen für die Ein-Lungen-Anästhesie

Für die Ein-Lungen-Anästhesie gibt es absolute und relative Indikationen:

**Absolute Indikationen**
- Verhinderung einer Infektion der gesunden Lunge,
- massive Blutungen,
- bronchopleurale Fistel,
- einseitige Riesenzyste,
- alveoläre Proteinose einer Lunge.

**Relative Indikationen**
- Thorakale Aortenaneurysmen,
- Pneumektomie, obere Lobektomie,
- Ösophagusresektion,
- Lobektomie.

Absolut indiziert ist die funktionelle Trennung der beiden Lungen, z. B. um die Ausbreitung einer Infektion der erkrankten Lunge auf die gesunde Lunge zu verhindern; relativ indiziert ist die Ein-Lungen-Anästhesie, um bei bestimmten Eingriffen das chirurgische Vorgehen zu erleichtern.

## 7.3 Techniken der Ein-Lungen-Anästhesie

Für die Ein-Lungen-Anästhesie werden fast ausschließlich doppellumige Endotrachealtuben verwendet, sehr selten hingegen Bronchusblocker und Endobronchialtuben.

### 7.3.1 Bronchusblocker

Sie werden v. a. bei Kindern angewandt, weill doppellumige Tuben zu groß sind. In Abb. 3 und 4 sind gebräuchliche Endobronchialblocker dargestellt. Mit den meisten Blockern kann nur der Hauptbronchus geblockt werden, oft ist jedoch auch die Isolierung eines oder zweier Lappen möglich. Eine Beatmung distal der Blockierung ist nicht durchführbar, allerdings kann über Ballonendobronchialblocker abgesaugt werden.

Die genau Plazierung der Endobronchialblocker kann nur mit Hilfe eines Bronchoskops erfolgen.

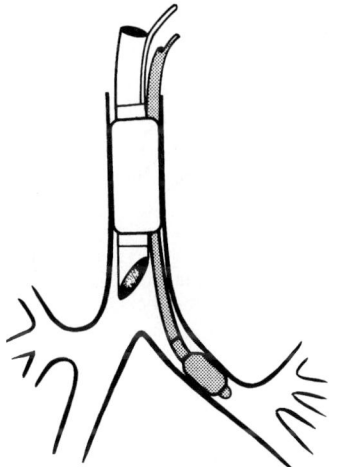
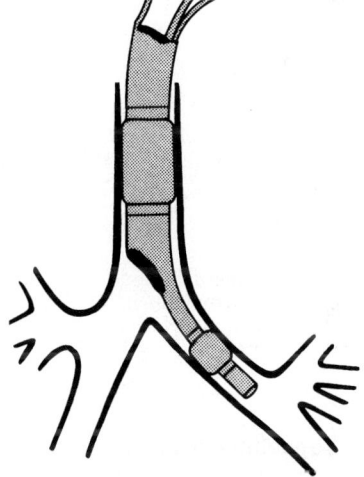

**Abb. 3.** Magill-Ballon-Bronchusblocker

**Abb. 4.** Kombinierter Macintosh-Leatherdale-Endobronchialtubus und Bronchusblocker mit zentraler Absaugöffnung für die linksseitige Thoraxchirurgie bzw. einseitige Beatmung der rechten Lunge

### 7.3.2 Endobronchialtuben

Diese Tuben werden in einen Hauptbronchus eingeführt (Abb. 5), meist mit Hilfe eines Bronchoskops. Sie besitzen einen großen Durchmesser, so daß ihr Atemwegswiderstand niedrig ist. **Nachteile:** Das Operationsgebiet kann über die meisten Blocker nicht abgesaugt werden, der Bronchuscuff ist schwierig zu plazieren, der rechte Oberlappen wird u. U. nach der endobronchialen Intubation nicht ausreichend beatmet; der Tubus ist dünnwandig und kann im hinteren Pharynx abknicken. Der in Abb. 6 dargestellte Gordon-Greene-Tubus bietet einige Vorteile: die blinde Plazierung wird durch einen Carinahaken erleichtert; bei Blokkung des endobronchialen Cuffs wird die linke Lunge isoliert, bei Entblockung dieses Cuffs werden beide Lungen beatmet; der endobronchiale Cuff enthält eine schlitzförmige Öffnung, so daß die Beatmung des rechten Oberlappens aufrechterhalten werden kann. Endobronchialtuben sind jedoch den Doppellumentuben in der praktischen Handhabung unterlegen und werden daher nur noch selten eingesetzt.

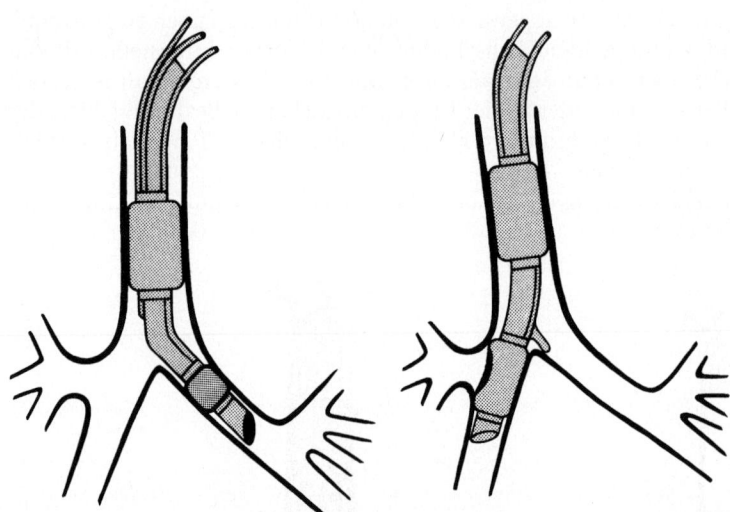

**Abb. 5.** Macintosh-Leatherdale-Endobronchialtubus mit einem Lumen für die linksseitige Intubation bei Operationen der rechten Lunge

**Abb. 6.** Gordon-Greene-Endobronchialtubus für die rechtsseitige Intubation bei Operationen der linken Lunge

### 7.3.3 Doppellumentuben

Meist werden für die Ein-Lungen-Anästhesie doppellumige Endotrachealtuben eingesetzt. Der Hauptvorteil besteht in ihrer einfachen Handhabung: Die Tuben werden blind oder unter bronchoskopischer Kontrolle in den entsprechenden Bronchus vorgeschoben; die richtige Lage wird durch Blocken und Entblocken in Kombination mit Auskultation des Thorax und Bronchoskopie überprüft. Alle gebräuchlichen Doppellumentuben besitzen eine proximale Blockmanschette in der Trachea und eine distale Blockmanschette in einem Hauptbronchus. Folgende Tuben werden häufig in der Ein-Lungen-Anästhesie eingesetzt:
- Carlens-Tuben,
- White-Tubus,
- Bryce-Smith-Tubus,
- Robertshaw-Tubus.

■ **Carlens-Tubus** (Abb. 7). Dieser doppellumige Tubus dient zur Intubation des *linken* Hauptbronchus. Er besitzt 2 Krümmungen sowie einen Carinahaken, um das Einführen in den linken Hauptbronchus zu erleichtern. Hauptnachteile des Tubus sind: Verletzungsgefahr des Kehlkopfs, Abriß des Carinahakens und Behinderung bei der Pneumektomie. Der Durchmesser der beiden Lumina ist oval, so daß nicht immer ein Absaugkatheter vorgeschoben werden kann. Carlens-Tuben gibt es in 4 Größen: 35, 37, 39 und 41 F.

■ **White-Tubus** (Abb. 8). Dieser Tubus ist eine Modifikation des Carlens-Tubus. Er dient zur Intubation des *rechten* Hauptbronchus. Der distale (endobronchiale) Cuff enthält eine schlitzförmige Öffnung zur Beatmung des rechten Oberlappens. Nachteile: s. Carlens-Tubus.

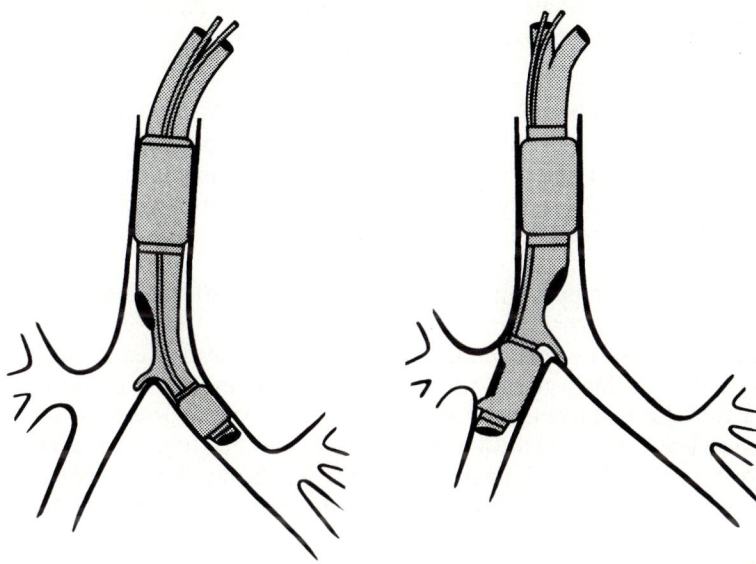

**Abb. 7.** Carlens-Doppellumentubus für die Intubation des linken Hauptbronchus

**Abb. 8.** White-Doppellumentubus für die Intubation des rechten Hauptbronchus

■ **Bryce-Smith-Tubus.** Dieser Tubus ist ebenfalls eine Modifikation des Carlens-Tubus; allerdings fehlt der Carinahaken, außerdem sind beide Lumina rund. Bryce-Smith-Tuben gibt es für die rechtsseitige und für die linksseitige endobronchiale Intubation. Der rechtsseitige distale Cuff für den Hauptbronchus besitzt eine schlitzförmige Öffnung für die Beatmung des rechten Oberlappens. Die Tuben gibt es in 3 Größen, entsprechend ihrem inneren Durchmesser: 6, 6,5 und 7 mm.

■ **Robertshaw-Tubus** (Abb. 9). Dies ist der am häufigsten verwendete doppellumige Tubus. Die Lumina des Tubus sind D-förmig, sie liegen seitlich nebeneinander und sind größer als beim Carlens-Tubus. Ein Carinahaken fehlt, jedoch besitzt der Tubus 2 Krümmungen, um die endobronchiale Plazierung zu erleichtern. Robertshaw-Tuben gibt es für die rechtsseitige und für die linkksseitige endobronchiale Intubation. Der distale Cuff des rechtsseitigen Tubus besitzt eine schlitzförmige Öffnung, um die Beatmung des rechten Oberlappens zu ermöglichen. Der Cuff ist so konstruiert, daß seitlich über dem Schlitz stärker geblockt werden kann, so daß eine bessere Abdichtung erreicht wird. Medial wird die Blockung eingeschränkt, so daß die Gefahr einer Ballonherniation über die Carina vermindert wird. Robertshaw-Tuben gibt es in 3 Größen: groß, mittel, klein, entsprechend einem äußeren Durchmesser von 8, 9,5 und 11 mm. Neben diesen roten Gummituben sind auch durchsichtige Kunststofftuben für die linksseitige Intubation der Größen 35, 37, 39 und 41 F erhältlich; und nur diese Tuben sollten verwendet werden. Robertshaw-Tuben besitzen gegenüber den anderen Tuben folgende Vorteile: Leichter einzuführen, größerer Durchmesser.

> **Für den praktischen Einsatz von Doppellumentuben gilt folgendes:**
> ▶ Bei Operationen an der rechten Lunge und selektiver Beatmung der linken Lunge wird ein *linksseitiger* Doppellumentubus eingesetzt.
> ▶ Bei Operationen an der linken Lunge und selektiver Beatmung der rechten Lunge kann entweder ein rechts- oder linksseitiger Tubus verwendet werden.
> ▶ Bei *rechtsseitigen* Doppellumentuben ist allerdings die Sicherheitsbreite wegen der anatomischen Verhältnisse gering. Denn die Länge des rechten Hauptstammbronchus beträgt nur 1,5–2 cm, die des linken Hauptstammbronchus hingegen 5–5,5 cm. Hierdurch kann der endobronchiale Cuff des rechtsseitigen Tubus den rechten Oberlappenbronchus verlegen. Folge: Der rechte Oberlappen wird nicht belüftet. Wird aber der rechtsseitige Doppellumentubus nicht weit genug vorgeschoben, so kann der endobronchiale Cuff den Carinabereich und damit die linke Lunge blockieren.
> ▶ Aus diesen Gründen verwenden zahlreiche Anästhesien linksseitige Doppelllumentuben für *alle* Operationen mit Ein-Lungen-Anästhesie; es sei denn die linksseitige Intubation ist kontraindiziert, z. B. bei Tumoren oder Stenosierungen des linken Hauptstammbronchus.
> ▶ Muß bei linksseitiger Intubation der Hauptbronchus im weiteren Verlauf der Operation abgeklemmt werden, so kann der Tubus in die Trachea zurückgezogen und wie ein normaler Endobronchialtubus verwendet werden.

■ **Tubusfehllagen.** Wird der Doppellumentubus blind eingeführt und beschränkt sich die Lagekontrolle auf die Auskultation des Thorax, so treten häufig Fehllagen auf (Einzelheiten s. S. 499).

Abgesehen von der primären Fehlplazierung bei der Intubation (Häufigkeit ca. 40 %), können die Tuben aber auch sekundär, nach ursprünglich korrekter Lage, während der Seitenlagerung zur Operation oder intraoperativ durch Manipula-

**Abb. 9.** Robertshaw-Doppellumentuben für die links- und rechtsseitige endobronchiale Intubation

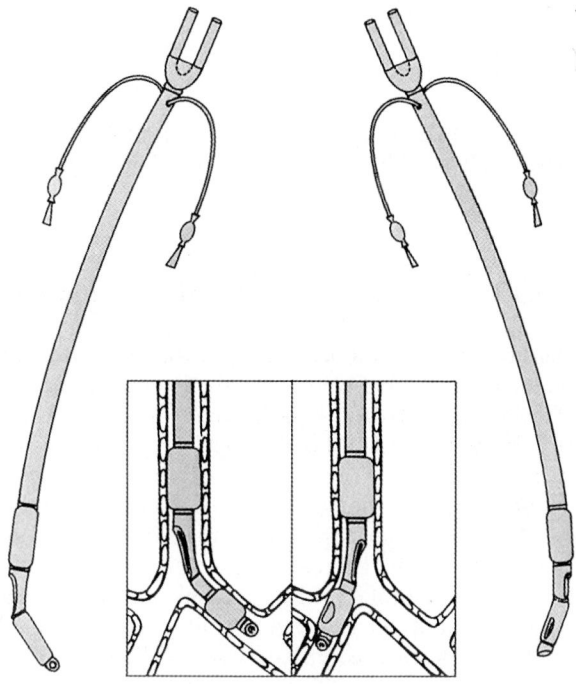

tionen in der Hilusgegend verrutschen (Häufigkeit von sekundären Fehllagen ca. 35 %).

Fehllagen treten vor allem bei Verwendung rechtsseitiger Tuben auf (Abb. 10), bedingt durch anatomische Variationen im Ursprung des rechten Oberlappenbronchus. Dieser Bronchus entspringt am häufigsten der Seitenwand des rechten Hauptbronchus, etwa 2,5 cm von der Carina entfernt; sein Durchmesser beträgt gewöhnlich 1,5 cm. Wegen der großen anatomischen Variabilität im Abgang des rechten Oberlappenbronchus werden linksseitige Tuben oft bevorzugt, allerdings können auch hiermit Fehllagen auftreten (Abb. 11), besonders bei der Umlagerung des Patienten auf die Seite.

*Auswirkungen.* Fehllagen von Doppellumentuben erhöhen den inspiratorischen und/oder exspiratorischen Widerstand bzw. Druck, vermindern den exspiratorischen Flow und führen zu verzögerter oder unvollständiger Ausatmung. Je nach Ausmaß der Obstruktion kommt es zu entsprechenden Störungen des pulmonalen Gasaustausches.

*Wie lassen sich Fehllagen vermeiden?* Grundsätzlich sollte die primäre Lage des Tubus mit einem **Fiberglasbronchoskop** kontrolliert und, wenn erforderlich, unter Sicht korrigiert werden (Technik s. unten). Selbst nach initial korrekter Plazierung kann aber, wie oben erläutert, der Tubus bei der Umlagerung verrutschen, so daß nach Abschluß der Lagerung zur Operation eine erneute fiberoptische Kontrolle durchgeführt werden sollte.

Aufmerksamkeit ist weiterhin bei chirurgischen Manipulationen im Bereich des Hilus geboten: Sie führen besonders leicht zu Tubusfehllagen. Intraoperativ bzw. während der Ein-Lungen-Anästhesie können die Fehllagen in einem hohen Prozentsatz auch durch kontinuierliche Spirometrie zusammen mit Oxymetrie und Kapnometrie erkannt werden: Tubusfehllagen führen zu individuellen Veränderungen der Druck-Volumen- und der Flow-Volumen-Kurve auf dem Monitor, oft auch zum Anstieg des Beatmungsdrucks (> 40 cm $H_2O$) und zum intrinsischen PEEP oder persistierenden exspiratorischen Flow (Einzelheiten s. Bardoczky et al.).

### 7.3.4 Technik der endobronchialen Intubation

Die Technik der endobronchialen Intubation mit Doppellumentuben ist einfach und kann auch vom weniger geübten Anästhesisten meist ohne Schwierigkeiten durchgeführt werden, wenn die nachfolgenden Grundsätze beachtet werden:
- Vor der Intubation Blockmanschetten und Zuleitungen auf Dichtigkeit überprüfen. Danach Tubus mit Gleitmittel, z.B. Lidocaingel, einschmieren. Für Intubationsschwierigkeiten Führungsstab bereithalten.
- Für die Laryngoskopie MacIntosh-Spatel verwenden; ein Glasfiberbronchoskop ist für die korrekte Plazierung erforderlich.
- Doppellumentuben mit Carinahaken werden vorsichtig so durch die Glottis geführt, daß der Haken nach hinten zeigt. Sobald die Spitze des Tubus die Stimmbänder passiert hat, wird der Tubus so gedreht, daß der Haken vorne liegt und in dieser Position die Glottis passiert. Nachdem Tubusspitze und Carinahaken den Kehlkopf verlassen haben, wird der Tubus um 90° gedreht: die Tubusspitze gleitet jetzt beim weiteren Vorschieben in den entsprechenden Bronchus.
- Robertshaw-Tuben werden so eingeführt, daß die Konkavität der Tubusspitze vorne liegt. Sobald die Tubusspitze die Stimmbänder passiert hat, wird der Tubus um 90° gedreht. Die Konkavität liegt jetzt vorn, und der Tubus gleitet beim weiteren Vorschieben in den gewählten Hauptbronchus.

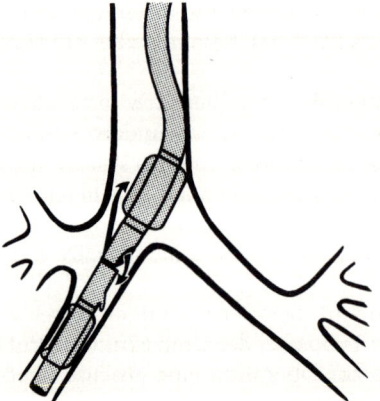 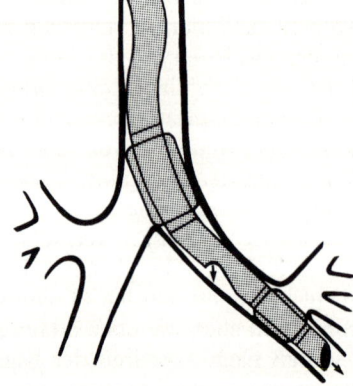

**Abb. 10.** Zu weit vorgeschobener Doppellumentubus

**Abb. 11.** Zu weit vorgeschobener linksseitiger Doppellumentubus

▶ Die Doppellumentuben werden so weit vorgeschoben, bis ein mäßiger Widerstand zu spüren ist: dann liegt die Tubusspitze im gewählten Hauptbronchus bzw. der Carinahaken auf der Carina.
▶ Liegt die Tubusspitze aller Voraussicht nach endobronchial, so werden Lage und Funktion des Tubus sorgfältig überprüft, bei *linksseitiger* Intubation in folgender Weise:

### Kontrolle der trachealen Lage
- Tracheale Manschette blocken,
- rasch manuell beatmen,
- beide Lungen müssen belüftet sein,
- wenn nicht: Tubus etwa 3 cm zurückziehen und erneut beatmen.

### Kontrolle der linken endobronchialen Manschette
- Rechte Tubuszuleitung abklemmen, so daß hierüber keine Luft nach rechts gelangen kann.
- Linke Manschette so weit blocken, bis rechts kein Atemgeräusch mehr zu hören ist. Bei richtiger Lage wird jetzt nur die linke Seite beatmet.
- Klemme von der rechten Zuleitung wieder entfernen und Atemgeräusche erneut überprüfen: Sie müssen über beiden Lungen vorhanden sein. Danach:

### Kontrolle der rechten Seite
- Linke Tubuszuleitung abklemmen, so daß keine Luft hierüber nach links gelangen kann.
- Atemgeräusche überprüfen, bei richtiger Lage der Tubusspitze wird jetzt nur die rechte Seite beatmet.

Bei Überprüfung der *rechtsseitigen* Intubation wird in umgekehrter Weise vorgegangen. Beatmung des rechten Oberlappens besonders beachten!

### Fiberbronchoskopische Intubation und Kontrolle der Tubuslage

Wenn möglich, sollte primär mit Hilfe eines Fiberbronchoskops intubiert, zumindest aber die Lage des Tubus fiberoptisch kontrolliert und bei Fehllage korrigiert werden (Abb. 12).

Für das Vorgehen ist ein Fiberendoskop mit kleinem Durchmesser erforderlich, damit es ohne Widerstand über *beide* Lumina in die Lunge vorgeschoben werden kann. Bei 39- und 41-F-Tuben kann ein 4,9 mm starkes Bronchoskop verwendet werden, bei kleineren Tuben ein 3,6 mm starkes, bei 26- und 28-F-Tuben ein 2,2 mm starkes. Das Bronchoskop wird über eine gefensterte Membran im Konnektor des Tubus eingeführt. Die Membran legt sich um das Bronchoskop und gewährleistet eine ausreichende Abdichtung bei der Beatmung.

■ **Fiberoptische endobronchiale Intubation.** Bei der **linksseitigen Intubation** wird zunächst der Doppellumentubus in herkömmlicher Weise in die Trachea vorgeschoben und dann die Lunge über beide Lumina beatmet. Danach wird das Bronchoskop über die linke Membran, d. h. in das endobronchiale Tubuslumen, eingeführt, und zwar unter Fortführung der Beatmung. Nachdem die Carina ins

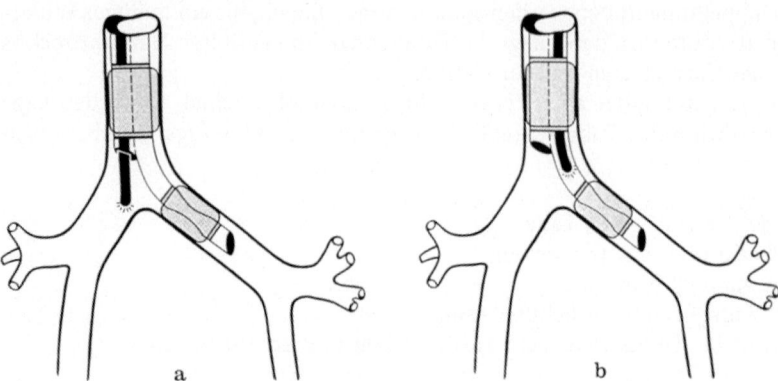

**Abb. 12. a, b.** Lagekontrolle des linksseitigen Doppellumentubus mit dem Glasfiberbronchoskop. **a** Bronchoskop im trachealen Lumen, **b** Bronchoskop im bronchialen Lumen

Sichtfeld gelangt ist, wird das Bronchoskop in den linken Hauptbronchus vorgeschoben, anschließend der Tubus über das als Schiene dienende Bronchoskop in den linken Hauptbronchus. Nun wird das Bronchoskop herausgezogen und erneut, jedoch über das tracheale Lumen, bis zur freien Sicht auf die Carina vorgeschoben. Nun wird der bronchiale Tubus mit wenigen Millilitern Luft geblockt und die Entfaltung der Manschette durch das Bronchoskop beobachtet. Bei korrekter Lage ist diese (meist blaue) Manschette als schmaler Saum im linken Hauptbronchus im Bereich der Carina zu sehen, darf sich jedoch nicht über die Carina vorwölben oder die Carina zur Seite drängen.

Bei der **rechtsseitigen Intubation** wird entsprechend vorgegangen: Vorschieben des Bronchoskops über das rechte (endobronchiale) Lumen in den rechten Hauptbronchus, danach Vorschieben des Tubus über das Bronchoskop in den rechten Hauptbronchus, dann Herausziehen des Bronchoskops und Wiedereinführen über das tracheale Lumen bis zum Blick auf die Carina. Bei korrekter Lage ist die Carina frei, der Abgang des Tubus zeigt nach rechts. Die rechte endobronchiale Manschette (meist blau) befindet sich unterhalb der Carina, ist jedoch nicht immer zu sehen. Beim Blick durch das rechte endobronchiale Lumen ist die Carina des rechten Hauptbronchus unterhalb der Tubusspitze zu sehen. Außerdem sollte das Bronchoskop durch den Beatmungsschlitz im endobronchialen Cuff vorgeschoben werden können und dann der Blick auf den freien rechten Oberlappenbronchus möglich sein.

Nach der Intubation muß der Patient sorgfältig und vorsichtig auf die Seite gelagert werden, ohne daß der Tubus aus seiner ursprünglichen Lage herausgleitet. Nach Abschluß der Lagerungsmaßnahmen Thorax erneut beiderseits in der Axilla auskultieren, wenn erforderlich erneute Bronchoskopie und Lagekorrektur des Tubus.

**Falsche Lage des Doppellumentubus**

Fehllagen des Doppellumentubus (Abb. 12 und 13) treten primär beim Einführen oder nach der Lagerung zur Operation auf. Sie beruhen auf einer Verlegung der Bronchien durch den Cuff oder die Wand des Tubus oder einer Verlegung des Tubuslumens durch den endobronchialen Cuff und führen entweder zu einer ungenügenden Belüftung von Teilen der abhängigen Lunge oder ausbleibendem Kollaps der zu operierenden Lunge.

■ **Fehllagen des linksseitigen Tubus.** Folgende Hauptfehllagen eines linken Doppellumentubus, an der die gesamte Lunge beteiligt ist, können unterschieden werden:
▶ Der Tubus wurde zu weit vorgeschoben: Beide Lumina befinden sich im linken Hauptbronchus. Bei Blockung beider Cuffs und Abklemmen der (linken) endobronchialen Zuleitung ist über der *rechten* Lunge bei Beatmung kein Atemgeräusch zu hören.
▶ Der Tubus wurde nicht weit genug vorgeschoben: Beide Lumina befinden sich in der Trachea. Beim Abklemmen der rechten Zuleitung ist – bei vollständig geblockten Cuffs – links und rechts ein Atemgeräusch zu hören, beim Abklemmen der linken Zuleitung (und beide Cuffs geblockt) hingegen keine oder nur geringe Atemgeräusche, beim Abklemmen der linken Zuleitung und ungeblocktem linkem Cuff wieder rechts und links.
▶ Der Tubus wurde nach rechts statt nach links geschoben, und zumindest der endobronchiale Tubusteil befindet sich fälschlich im rechten Hauptbronchus. Beim Abklemmen der trachealen Zuleitung und geblockten Cuffs ist rechts ein Atemgeräusch zu hören, beim Abklemmen der linken Zuleitung und geblockten Cuffs keine oder nur geringe Atemgeräusche, beim Abklemmen der linken Seite und ungeblocktem linken Cuff hingegen rechts.
▶ Der endobronchiale Cuff wurde zu stark geblockt: Es entsteht eine Herniation des Cuffs mit Verschiebung der trachealen Carina nach rechts. Hierdurch wird die Belüftung der rechten Lunge behindert, durch Einengung des bronchialen Lumens auch der linken.

■ **Verlegung des rechten Oberlappenbronchus.** Eine ungenügende Belüftung der zu beatmenden Lunge tritt auf, wenn das bronchiale Lumen des Tubus die Öffnung des Oberlappenbronchus verlegt. Hierdurch kommt es zur Hypoxie und zum Anstieg des Beatmungsdrucks. Diese Komplikation tritt häufiger auf, wenn ein rechtsseitiger Tubus verwendet wird.

■ **Einfluß von Lageänderungen und operativen Manipulationen.** Lageänderungen begünstigen die Fehllagen von Doppellumentuben: Durch Flexion des Kopfes kann der Tubus zu weit eindringen, während Überstreckung des Kopfes oder Zug am nicht ausreichend fixierten Tubus den Tubus nach kranial verlagern kann. Weiterhin kann der Tubus intraoperativ durch chirurgische Manipulationen in Hilusnähe verlagert werden.

> **!** Plötzlicher Anstieg des Beatmungsdrucks, Hypoxämie oder Wiederbelüftung der ursprünglich ausgeschalteten Lunge weisen auf eine Fehllage des Doppellumentubus hin. Bei diesen Zeichen sollte die Tubuslage umgehend fiberoptisch kontrolliert und korrigiert werden, wenn erforderlich durch manuelle Führung des Operateurs.

### 7.3.5 Praktisches Vorgehen bei der einseitigen Beatmung

Bei der Ein-Lungen-Anästhesie ist das Risiko einer Beeinträchtigung des pulmonalen Gasaustausches mit nachfolgender Hypoxämie besonders groß. Darum müssen folgende praktische Leitsätze für das intraoperative Vorgehen beachtet werden:

▸ Zu Beginn der Ein-Lungen-Anästhesie wird die untere Lunge mit einem Atemzugvolumen von etwa 10 ml/kg beatmet; die Atemfrequenz wird so eingestellt, daß sich ein normaler $p_aCO_2$ ergibt. Hypokapnie sollte vermieden werden, da hierdurch der Atemwegsdruck in der abhängigen Lunge ansteigt und möglicherweise auch der pulmonale Gefäßwiderstand.

▸ Für die gesamte Zeit der einseitigen Beatmung werden *hohe inspiratorische $O_2$-Konzentrationen* eingestellt, um die Gefahr der Hypoxämie zu vermindern. Allerdings muß beachtet werden, daß bei großem intrapulmonalem Rechts-links-Shunt eine Erhöhung der inspiratorischen $O_2$-Konzentration nur einen geringen Einfluß auf den pulmonalen Gasaustausch und damit den $p_aO_2$ hat.

▸ Die arteriellen Blutgase müssen während der Ein-Lungen-Anästhesie häufig kontrolliert werden. Tritt eine schwere Hypoxämie auf, so können folgende Maßnahmen durchgeführt werden:

a) Kontinuierliche Insufflation von Sauerstoff und CPAP (5 cm $H_2O$) für die nicht beatmete Lunge.

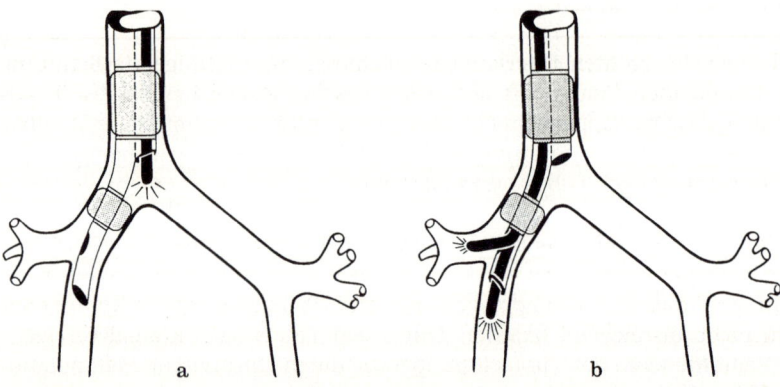

**Abb. 13. a, b.** Lagekontrolle des rechtsseitigen Doppellumentubus mit dem Glasfiberbronchoskop. **a** Bronchoskop im trachealen Lumen, **b** Bronchoskop im bronchialen Lumen: der rechte Oberlappenbronchus ist frei zu sehen

b) Wenn kein Anstieg des arteriellen $pO_2$: zusätzlich Beatmung der unteren Lunge mit PEEP 5 cm $H_2O$.
c) Wenn immer noch kein Effekt: Erhöhung des CPAP der oberen Lunge auf 10 cm $H_2O$; PEEP der beatmeten Lunge unverändert 5 cm $H_2O$.
d) Wenn weiterhin kein Anstieg des $pO_2$; Erhöhung des PEEP der beatmeten Lunge.
e) Bleiben alle diese Maßnahmen erfolglos: Intermittierende Beatmung der oberen Lunge mit 100 %igem Sauerstoff.
f) Bei Pneumektomie: Pulmonalarterie der nichtbeatmeten Lunge so früh wie möglich abklemmen. Hierdurch wird der intrapulmonale Rechts-links-Shunt schlagartig beseitigt; der $p_aO_2$ bessert sich oft dramatisch.

▶ Die Gesamtzeit der einseitigen Beatmung sollte so kurz wie möglich gehalten werden.

■ **Komplikationen durch Doppellumentuben.** Gelegentlich können durch Doppellumentuben, abgesehen von der Beeinträchtigung des Gasaustausches durch die einseitige Beatmung, zusätzliche Komplikationen auftreten. Die wichtigsten sind:
- Verletzungen des Kehlkopfes (v. a. bei Carlens-Tuben),
- falsche Tubuslage (Abb. 12 und 13),
- Trachearuptur,
- Bronchusruptur.

## 8  Apnoische Oxygenierung

Wird bei einer thoraxchirurgischen Operation für kurze Zeit ein ruhiges Operationsfeld benötigt und ist der Patient mit einem konventionellen Tubus zur beiderseitigen Beatmung intubiert, so kann, bei vorübergehender Unterbrechung der kontrollierten Beatmung, durch apnoische Oxygenierung ein ausreichender pulmonaler Austausch für *Sauerstoff* erreicht werden. Hierzu wird die Beatmung unterbrochen und anschließend den Atemwegen des Patienten ein kontinuierlicher $O_2$-Flow von 10–15 ml/min über einen oberhalb der Carina plazierten dünnen Katheter zugeführt. Durch den $O_2$-Fluß wird gewöhnlich für mindestens 20 min ein normaler $p_aO_2$ aufrechterhalten. Allerdings steigt bei der apnoischen Oxygenierung der $p_aCO_2$ kontinuierlich an, und zwar um etwa 3 mm Hg pro Minute (in der ersten Minute um 6 mm Hg). Es empfiehlt sich daher, den Patienten vor der apnoischen Oxygenierung eine Zeitlang zu hyperventilieren.

> ❗ Aus Sicherheitsgründen sollte die apnoische Oxygenierung nicht länger als 10 min durchgeführt werden.

## 9 Spezielle Anästhesie

### 9.1 Mediastinoskopie

Die Mediastinoskopie ist ein chirurgisches Verfahren zur Diagnostik von raumfordernden Prozessen im Mediastinum. Häufigste Indikation ist die Entnahme von Gewebe aus paratrachealen und subkarinalen Lymphknoten für das „Staging" von Bronchialkarzinomen und die Beurteilung der Operabilität dieser Tumoren.

Das (starre) Mediastinoskop wird in tiefer Allgemeinnarkose über eine kleine transversale Inzision im Jugulum eingeführt und an der Vorderseite der Trachea, über die V. anonyma und den Aortenbogen hinaus, in das Mediastinum vorgeschoben. Einsehbar sind hierbei das obere und mittlere Mediastinum.

Als relative Kontraindikationen der Mediastinoskopie gelten die Kompression der V. cava superior, Verlagerungen der Trachea und Aneurysmen der thorakalen Aorta.

■ **Komplikationen.** Bei der Mediastinoskopie können zahlreiche Komplikationen auftreten; die wichtigsten sind:
- Blutungen,
- Pneumothorax,
- Schädigung des N. recurrens,
- Infektionen,
- Tumorverschleppung in die Wunde,
- Schädigung des N. phrenicus,
- Verletzungen des Ösophagus,
- Chylothorax,
- Luftembolie,
- vorübergehende Hemiparese.

Die Gesamtkomplikationsrate beträgt zwar nur etwa 1,5 %; der Anästhesist muß jedoch auf die beschriebenen Komplikationen vorbereitet sein, weil einige sein sofortiges Eingreifen erfordern.

**Leitsätze für das anästhesiologische Vorgehen**
▶ Für die Mediastinoskopie ist meist eine tiefe Narkose erforderlich, um autonome Reflexreaktionen durch Streckung von Trachea, N. vagus und großen Gefäßen mit Veränderungen von Herzfrequenz und/oder Blutdruck zu dämpfen. Hierzu eignen sich eine Inhalationsanästhesie oder die Kombination von Remifentanil mit einem volatilen Anästhetikum oder Propofol, jeweils in hypnotisch wirkender Dosierung.
▶ Die Standardüberwachung umfaßt: EKG-Monitor, Blutdruckmanschette, Pulsoxymeter, Kapnometer, Temperatursonde.
▶ Als venöser Zugang reicht zumeist eine großlumige Venenkanüle aus. Es empfiehlt sich, wegen der Blutungsgefahr Blut zu kreuzen.
▶ Für die endotracheale Intubation wird wegen der starken Überstreckung des Halses ein Spiraltubus verwendet.

▶ Während der Mediastinoskopie sollte der Patient kontrolliert beatmet werden; hierdurch wird die Gefahr einer Luftembolie über die den negativen intrathorakalen Druckschwankungen ausgesetzte Spitze des Mediastinoskops vermindert.
▶ Durch das Mediastinoskop kann die A. anonyma komprimiert werden, so daß die rechte A. carotis und subclavia weniger Blut erhalten. Puls- und Drucklosigkeit am rechten Arm können auf diese Komplikation hinweisen. Darum sollte am linken Arm der Blutdruck gemessen und an der rechten Hand der Fingerpuls kontinuierlich registriert werden.

## 9.2 Bronchoskopie

Die Bronchoskopie ist eine häufige diagnostische und therapeutische Maßnahme, auch vor thoraxchirurgischen Eingriffen. Verwendet werden starre Bronchoskope und Glasfiberbronchoskope. Die **starre Bronchoskopie** wird vor allem eingesetzt bei:
- Extraktion von Fremdkörpern,
- massiven Blutungen,
- kleinen Kindern,
- gefäßreichen Tumoren,
- endobronchialen Resektionen, z. B. von Tumoren.

Zu den wichtigsten **Indikationen** der **fiberoptischen Bronchoskopie** gehören u. a.:
- eingeschränkte Beweglichkeit der Halswirbelsäule,
- Endoskopie der Oberlappen und der Lungenperipherie,
- Gewinnung umschriebener Kulturen, Biopsien und Zytologie,
- Sekretabsaugung beim Intensivpatienten,
- Lokalisierung einer begrenzten Blutungsquelle.

Die Bronchoskopie kann in Oberflächenanästhesie mit oder ohne Sedierung und in Allgemeinnarkose durchgeführt werden. Für die (sehr unangenehme) starre Bronchoskopie sollte die Allgemeinnarkose unter kontrollierter Beatmung bevorzugt werden.

Die fiberoptische Bronchoskopie erfolgt hingegen zumeist am wachen und/oder sedierten Patienten bei erhaltener Spontanatmung.

**Komplikationen:** Beschädigung der Zähne, Blutungen der Schleimhäute, Bronchospasmus, Perforation von Trachea oder Bronchien, Pneumothorax, subglottisches Ödem.

### 9.2.1 Allgemeinnarkose bei Bronchoskopie

Hypoxie, Hyperkapnie und nachfolgende Störungen der Herz-Kreislauf-Funktion, insbesondere Herzrrhythmusstörungen, waren die Hauptkomplikationen der Allgemeinnarkose für die Bronchoskopie. Diese Risiken sind durch Einführung von Beatmungsbronchoskopen, die eine kontinuierliche Beatmung des Patienten während der Bronchoskopie ermöglichen, wesentlich vermindert worden. Die Beatmung erfolgt hierbei meist über einen Seitenarm des Bronchoskops; bei flexiblen Bronchoskopen wird unter Verwendung eines speziellen Verbindungsstückes über den Endotrachealtubus, durch den das Bronchoskop eingeführt wurde, beatmet.

> Ausreichende Beatmung ist besonders bei langandauernden Bronchoskopien erforderlich; intermittierende Beatmungstechniken sollten hierbei möglichst nicht angewendet werden.

**Praktisches Vorgehen bei der Narkose**
- Venenkanüle einführen, Infusion anschließen, präoxygenieren.
- Überwachungsmaßnahmen: EKG-Monitor, Blutdruckmanschette, Pulsoxymeter, Kapnometer, Stethoskop.
- Narkoseeinleitung mit einem i.v.-Anästhetikum, z. B. Propofol- und Remifentanilinfusion, danach Muskelrelaxierung mit Succinylcholin (vorher präkurarisieren) oder Mivacurium, Laryngoskopie und Einsprühen von Kehlkopf, Stimmbändern und Trachea mit Lidocain (Xylocain).
- Laryngoskop entfernen und kurze Zeit über Maske mit 100 % Sauerstoff beatmen, Inhalationsanästhetikum in hypnotischer Konzentration oder Propofolinfusion zuführen.
- Wenn Narkose ausreichend tief: Einführen des Bronchoskops und sofortige Beatmung mit 100 % Sauerstoff unter Zusatz von Halothan oder eines anderen Inhalationsanästhetikums, evtl. auch Lachgas. Die Inhalationsanästhesie hat folgende Vorteile: Tiefe Narkose trotz reinen Sauerstoffs mit ausreichender Reflexdämpfung, weniger Muskelrelaxanzien erforderlich, rasches Erwachen mit Wiederaufnahme der Spontanatmung und Hustentätigkeit.
- Bei fiberoptischer Bronchoskopie: Zunächst orotracheale Intubation mit einem Tubus von 8–9 mm Innendurchmesser, danach Einführen des flexiblen Bronchoskops über den Tubus in das Bronchialsystem.
- Ist eine Inhalationsanästhesie nicht erwünscht oder kontraindiziert, so kann auch eine totale intravenöse Anästhesie z. B. mit Remifentanil/Propofol/Mivacurium durchgeführt werden. Balancierte Anästhesie, z. B. $O_2$/$N_2O$/Remifentanil/Muskelrelaxans, ist ebenfalls möglich.
- Bei übermäßiger Speichelsekretion kann Atropin i. v. zugeführt werden, ebenso bei vagalen Reflexreaktionen mit Bradykardie und Bronchospasmus.
- Am Ende des Eingriffs werden das Bronchoskop entfernt, die Anästhetikazufuhr unterbrochen und der Patient, entweder über Maske oder Endotrachealtubus, so lange beatmet, bis die Relaxanzienwirkung abgeklungen und eine ausreichende Spontanatmung zurückgekehrt ist.

## 9.2.2 Sedierung bei Bronchoskopien mit flexibler Fiberoptik

Die fiberoptische Bronchoskopie des wachen Patienten gehört zu den Standardverfahren bei einer Vielzahl diagnostischer und therapeutischer Indikationen. Das Fiberglasbronchoskop wird gewöhnlich durch die Nase eingeführt; der orale Weg ist aber ebenfalls möglich, und zwar am besten über einen speziellen Tubus, der das Bronchoskop über den Zungenrücken führt und eine Beschädigung des Instruments durch die Zähne verhindert („Schlitz-Guedeltubus").

Für die Bronchoskopie genügt zwar eine Oberflächenanästhesie der Atemwege, evtl. ergänzt durch eine Blockade des N. glossopharyngeus an der Zungenbasis und Blockade des N. laryngeus superior, jedoch hat eine Untersuchung ergeben, daß mehr als 60 % der Patienten dieses Vorgehen als sehr unangenehm oder sogar als nicht hinnehmbar empfinden. Daher sollte Bronchoskopiepatienten eine zusätzliche Sedierung angeboten werden, sofern keine schwerwiegenden Gründe dagegen sprechen.

■ **Auswirkungen der Bronchoskopie.** Die flexible Bronchoskopie geht praktisch immer mit einer Hypoxie, d. h. einem Abfall des $paO_2$ einher, der durchschnittlich 20 mm Hg beträgt und bis zu 4 h nach Abschluß der Bronchoskopie anhält. Die Ursachen der Hypoxie sind vielfältig: Partielle Verlegung der Atemwege, ungleichmäßige Verteilung der Ventilation, Reflexreaktionen auf Bronchoskopie und Lavage, Oberflächenanästhesie und schließlich Sedierung. Ist daher der $paO_2$ bereits vor der Bronchoskopie erniedrigt ($< 70$ mm Hg), so empfiehlt sich die Zufuhr von **Sauerstoff** während des Eingriffs, z. B. über Nasensonde oder eine spezielle Gesichtsmaske. Zur Prophylaxe der mechanisch ausgelösten Reflexreaktionen sollte präoperativ **Atropin** i.v. injiziert werden, wenn nötig auch während der Bronchoskopie.

Beim Absaugen über das Bronchoskop nehmen inspiratorische $O_2$-Konzentration, alveolärer $pO_2$ und FRC ab, so daß sich eine Hypoxie entwickeln kann. Daher sollten die Absaugvorgänge möglichst nur von kurzer Dauer sein.

### Auswahl der Substanzen und praktisches Vorgehen

Die Ziele der Sedierung bei der Bronchoskopie sind: Wohlbefinden des Patienten, Amnesie, Anxiolyse und Analgesie. Diese Ziele werden am ehesten durch eine Kombination von Oberflächenanästhesie und Sedativ-Hypnotika erreicht. Grundsätzlich sollten kurz wirkende Substanzen bevorzugt werden, um einen Überhang mit ungünstigen Auswirkungen auf Atemfunktion und Bewußtseinslage zu vermeiden, vor allem bei ambulanten Patienten. Geeignet sind z. B. Benzodiazepine wie Midazolam oder Hypnotika wie Propofol. Angestrebt wird gewöhnlich ein Sedierungsgrad, bei dem der Patient den Eingriff gut toleriert und die spontan geschlossenen Augen nach Aufforderung öffnen kann.

■ **Midazolam.** Crawford empfiehlt folgendes Vorgehen: Initiale Injektion von 2 mg i.v., nach ca. 2 min gefolgt von 1-mg-Dosen, jeweils über einen Zeitraum von etwa 1 min injiziert. Bei diesem Vorgehen wird der gewünschte Sedierungsgrad (s. oben) durchschnittlich nach 4 min erreicht; die benötigte Dosis beträgt im Mittel 6 mg (Bereich 3–18 mg), die mittlere Aufwachzeit 10 min (Bereich 5–40 min). Eine Hypoxämie, d. h. ein Abfall der $O_2$-Sättigung, tritt praktisch bei allen Patienten auf, oft bereits unter der Sedierung allein bzw. vor Einführen des Bronchoskops, im Mittel auf 86 % (Bereich 77–95 %). Durch Kombination mit einem Opioid werden die atemdepressiven Effekte verstärkt.

Nach dem Eingriff ist mit einer länger anhaltenden Beeinträchtigung der motorischen Reaktion und der Gedächtnisfunktion zu rechnen als bei Sedierung mit Propofol.

■ **Propofol.** Die Substanz ist aufgrund ihrer pharmakokinetischen Eigenschaften wesentlich besser steuerbar als Midazolam. Die Zufuhr kann über eine spezielle, mikroprozessorgesteuerte Infusionspumpe erfolgen; hierdurch lassen sich unerwünscht hohe Plasmakonzentrationen von Propofol am einfachsten vermeiden. Bei konstanter Infusionsrate nähert sich die Propofolkonzentration sehr rasch einem Gleichgewichtszustand, in dem eine lineare Beziehung zwischen Blutkonzentration und Infusionsrate besteht. Hierdurch kann für die jeweilige Infusionsrate die entsprechende Blutkonzentration vorausgesagt werden. Durch eine initiale Bolusinjektion unmittelbar vor Beginn der Infusion läßt sich der Wirkungseintritt beschleunigen.

Der durchschnittliche Dosisbedarf von Propofol für eine Bronchoskopie beträgt etwa 0,11 mg/kg/min. Wie bei Midazolam ist auch für Propofol mit einer Hypoxämie zu rechnen, oft bereits vor Einführen des Bronchoskops. Die Aufwachzeit liegt im Bereich von 5–10 min und ist damit wesentlich kürzer als bei Midazolam. Auch kehrt die motorische Reaktion und die Gedächtnisleistung deutlich früher zurück.

**Praktisches Vorgehen:**
- Nahrungskarenz vor dem Eingriff: mindestens 8 h.
- Venöser Zugang und Infusion.
- Atropin vor dem Eingriff i. v. zur Prophylaxe von Reflexbradykardien und Reflexreaktionen der Atemwege mit Bronchospasmus.
- Monitoring: EKG, nichtinvasive Blutdruckmessung, Pulsoxymeter, Stethoskop.
- Oberflächenanästhesie der Atemwege.
- Sedierung: Wie oben beschrieben. Vorsichtige Dosierung der Substanzen wegen Gefahr der Atemdepression.
- Empfehlenswert: Supplementierung von Sauerstoff während und unmittelbar nach dem Eingriff.

■ **Komplikationen.** Abgesehen von Hypoxie und Bronchospasmus treten Komplikationen bei fiberoptischer Intubation insgesamt wesentlich seltener auf als bei starrer Bronchoskopie. Zu den wichtigsten Komplikationen gehören: Systemische Wirkungen überdosierter Lokalanästhetika, zu starke intravenöse Sedierung mit Atemdepression, Obstruktion der Atemwege bei Tracheastenosen, Traumatisierung der Schleimhäute mit Blutungen.

## 9.3 Lobektomie und Pneumektomie

Für diese Operationen wird der Patient auf die Seite gelagert und die Pleurahöhle posterolateral eröffnet, so daß die unter 6 beschriebenen Veränderungen der Lungenfunktion besonders beachtet werden müssen, bei Ein-Lungen-Anästhesie auch noch die unter 7 dargelegten Grundsätze (Auswahl des Narkoseverfahrens s. S. 484, intraoperative Überwachung s. S. 485).

**Weitere Besonderheiten**
- Vor Verschluß des Thorax müssen beide Lungen manuell mit dem Atembeutel gebläht werden, um die atelektatischen Bezirke wieder zu eröffnen und das Mediastinum in die Mittellage rückzuverlagern. Nach Pneumektomie kann die Rückverlagerung des Mediastinums durch Absaugen von Luft aus der leeren Pleurahöhle unmittelbar bei Verschließen des Thorax begünstigt werden.
- Thoraxdrainagen unterstützen die Entfaltung der Lunge und die Drainage der Pleurahöhle. Starker Sog muß vermieden werden, damit das Mediastinum nicht zur betroffenen Seite herübergezogen wird.
- Nach der Operation sollte der Patient so früh wie möglich extubiert werden, damit durch Überdruckbeatmung die Bronchusstumpfnähte nicht belastet werden.

## 9.4 Massive Lungenblutung

Eine massive Lungenblutung führt unbehandelt rasch zu Hypovolämie und Ersticken. Bei konservativer Behandlung ist die Mortalität außerordentlich hoch, bei operativem Vorgehen hingegen deutlich niedriger. Die häufigsten Ursachen der Blutung sind: Tuberkulose, Bronchiektasen, Abszesse, Karzinome, Aktinomykosen, Pneumokoniosen, arteriovenöse Mißbildungen, Goodpasture-Syndrom.
*Diagnostik:* Bronchoskopie, selektive Pulmonalisangiographie.

### 9.4.1 Grundsätze des anästhesiologischen Vorgehens

- Bei massiver Blutung Patienten sofort endotracheal intubieren, am besten unter Spontanatmung im Wachzustand und halbsitzender Position.
- Bei einseitiger Blutung Doppellumentubus in den Hauptbronchus der betroffenen Lunge vorschieben und blocken, so daß kein Blut in die gesunde Lunge gelangen kann.
- Sofort nach der Intubation Blut aus der Lunge absaugen, dann 100 % Sauerstoff zuführen, kontrolliert beatmen.
- Bei der Thorakotomie möglichst Ein-Lungen-Anästhesie durchführen; hierdurch wird nicht nur die Kontamination der gesunden Lunge verhindert, sondern auch das operative Vorgehen ganz wesentlich zum Vorteil des Patienten erleichtert.
- Intraoperativ: Wiederholt arterielle Blutgasanalysen, betroffene Lunge absaugen. Blutdruck intraarteriell messen.

## 9.5 Riesenbullae und Luftzysten

Eine Bulla ist ein luftgefüllter dünnwandiger Raum innerhalb der Lunge, der durch Zerstörung von Alveolargewebe entstanden ist, meist auf der Grundlage eines Lungenemphysems. Luftzysten können hingegen auch ohne weitere Lungenerkrankungen auftreten. Die Resektion der Bullae oder Zysten erfolgt in Allgemeinnarkose. Hierbei ist folgendes zu beachten:

▶ Patienten mit Bullae sind chronisch lungenkrank, die pulmonale Reserve ist zumeist erheblich eingeschränkt.
▶ Während der Operation sind hohe inspiratorische $O_2$-Konzentrationen erforderlich. Auf die Zufuhr von Lachgas sollte verzichtet werden, damit sich die Bullae und Zysten nicht weiter ausdehnen.
▶ Bei Überdruckbeatmung besteht Rupturgefahr mit nachfolgendem (Spannungs-)pneumothorax; wird in dieser Situation die betroffene Pleurahöhle drainiert, so entsteht eine bronchopleurale Fistel, über die ein erheblicher Anteil des Atemminutenvolumens nach außen geleitet wird. Bei einseitigem Befall der Lunge wird darum zur Prophylaxe der Ruptur die Intubation mit einem Doppellumentubus und einseitige Beatmung empfohlen.

## 9.6 Lungenvolumenreduktion

Hierbei handelt es sich um eine chirurgische Behandlung der schweren Dyspnoe beim fortgeschrittenen massiven Lungenemphysem. Durch multiple atypische Resektion von überblähtem und funktionell unbedeutendem Lungengewebe („lung shaving", Reduktionspneumoplastik, können folgende Wirkungen erreicht werden:
- Wiederherstellung der elastischen Retraktionskräfte der Lunge und der zirkumferentiellen Traktion an der Bronchialwand,
- Reaktivierung des Zwerchfells,
- Verbesserung des Ventilations-/Perfusions-Verhältnisses.

Der Eingriff wird über eine mediane Standardthorakotomie oder durch videoassistierte Throaskopie mit ein- oder beidseitiger Lungenvolumenreduktion durchgeführt. Unabhängig vom gewählten chirurgischen Vorgehen erfolgt die Operation in Ein-Lungen-Anästhesie. Bei dem Eingriff wird das periphere Lungengewebe v. a. in den apikalen Regionen entfernt, meist 20–30 % auf jeder Seite; der Wundverschluß in der verbleibenden Lunge erfolgt mit einem perikardarmierten Klammernahtgerät. Wichtigstes Risiko der Operation sind *Luftlecks*. Während kleine Lecks durch Drainage behandelt werden können, müssen größere Lecks verschlossen werden, um die Entwicklung einer bronchopleuralen Fistel zu verhindern.

Für die Operation sollten die Patienten folgende Kriterien erfüllen:

> **Kriterien für die Lungenvolumenoperation:**
> - heterogenes Lungenemphysem;
> - schwere Dyspnoe trotz optimaler konservativer Therapie;
> - schwere Obstruktion: $FEV_1 < 30\%$ des Sollwerts;
> - massive Überblähung der Lunge:
>   - Totalkapazität $> 140\%$ des Sollwerts,
>   - funktionelle Residualkapazität $> 160\%$ des Sollwerts,
>   - Residualvolumen $> 250\%$ des Sollwerts;
> - starke körperliche Einschränkung trotz maximaler Therapie;
> - Alter $< 75$ Jahre;
> - Körpergewicht: 70–130 % des Idealgewichts;
> - keine das Operationsrisiko wesentlich erhöhenden Begleiterkrankungen;
> - Nikotinabstinenz für mindestens 6 Monate vor dem Eingriff;
> - Mitarbeit beim umfassenden pulmonalen Rehabilitationsprogramm.

### 9.6.1 Anästhesiologische Besonderheiten

Typischerweise handelt es sich um Patienten mit einem schweren Lungenemphysem und den damit verbundenen Auswirkungen und Komplikationen. Etwa die Hälfte der Patienten benötigt eine $O_2$-Therapie in Ruhe, mehr als 9 % der Patienten unter körperlicher Belastung. Die Blutgaswerte sind variabel: Normale Werte finden sich ebenso wie eine respiratorische Partialinsuffizienz und respiratorische Globalinsuffizienz. Da der Eingriff in Ein-Lungen-Anästhesie erfolgt, muß intraoperativ mit zusätzlichen Störungen des pulmonalen Gasaustausches gerechnet werden.

#### 9.6.1.1 Narkoseverfahren

Die Narkose sollte so geführt werden, daß der Patient am Ende des Eingriffs extubiert werden kann, da durch Überdruckbeatmung die Entstehung von pulmonalen Lecks begünstigt wird. Grundsätzlich sind folgende Verfahren möglich:
- balancierte Anästhesie, z. B. mit Remifentanil als Analgetikum und einem volatilen Anästhetikum in niedriger Konzentration für die Hypnose,
- TIVA, z. B. Remifentanil mit Propofol,
- Kombination der Allgemeinnarkose mit einer thorakalen Periduralanalgesie.

Reminfentanil ermöglicht eine frühzeitige Extubation, jedoch ist zu beachten, daß nach Unterbrechung der Zufuhr sehr früh stärkste Schmerzen auftreten können. Daher sollte ausreichend lange vor Operationsende ein Opioidanalgetikum, z. B. Piritramid zugeführt werden.

■ **Thorakale Periduralanalgesie.** Für den Eingriff wird die Kombination einer flachen Allgemeinanästhesie mit einer thorakalen Periduralanalgesie empfohlen, um eine optimale intra- und postoperative Analgesie und eine möglichst frühzeitige Extubation (im Operationssaal) sowie Mobilisation und Physiotherapie des Patienten zu erreichen. Derzeit ist nicht bekannt, ob dieses Verfahren günstigere Auswirkungen auf die Morbidität und Letalität des Patienten hat als die alleinige Allgemeinnarkose.

Bestehen Bedenken gegen die intraoperative Anwendung der periduralen Analgesie, so kann hiermit auch kurz vor Operationsende begonnen werden, um so den zu erwartenden Schmerz nach Abstellen der Remifentanilinfusion zu verhindern.

■ **Intraoperative Beatmung.** Die wichtigsten Risiken der Überdruckbeatmung beim schweren Lungenemphysem mit Überblähung sind:
- Zunahme der Überblähung,
- Airtrapping,
- pulmonales Barotrauma,
- Hypoxämie und Hyperkapnie.

Um diese Risiken zu minimieren, sollte der Respirator nur für die Phase der Operation eingesetzt werden. Bestehen schwere Störungen der Lungenfunktion, so sollte ein Intensivrespirator eingesetzt und in nachfolgender Weise eingestellt werden.

> **Intraoperative Einstellung des Respirators:**
> - volumen- oder druckkontrollierter Beatmungsmodus,
> - inspiratorischer Spitzendruck < 30–35 mm Hg,
> - Atemfrequenz 12–14/min,
> - Atemzugvolumen 7–8 ml/kg,
> - Atemzeitverhältnis 1:4 bis 1:5,
> - extrinsischer PEEP < 5 cm $H_2O$.

Mit dieser Einstellung werden hohe inspiratorische Spitzendrücke (Gefahr des Barotraumas) und eine Hypoxämie vermieden, jedoch findet sich meist eine Hyperkapnie, bedingt durch Airtrapping, Zunahme der Totraumventilation unter der Ein-Lungen-Anästhesie und Beatmung mit niedrigen Atemzugvolumina. Diese permissive Hyperkapnie wird von den meisten Patienten aber toleriert.

■ **Extubation.** Die sofortige Extubation am Ende des Eingriffs gehört zu den vorrangigen anästhesiologischen Zielen. Denn hierdurch wird das Risiko eines pulmonalen Barotraumas ganz wesentlich vermindert. Folgendes sollte aber beachtet werden:

> **Eine frühzeitige Extubation erfordert eine ausreichende Analgesie ohne wesentliche Sedierung des Patienten!**

Außerdem müssen wegen der großen Gefahr des Barotraumas Husten und Pressen bei der Extubation vermieden werden.

## Postoperative Analgesie

Wie bereits dargelegt, ist eine ausreichende Analgesie ohne Beeinträchtigung der Kooperation des Patienten und seiner Atemfunktion erforderlich, um eine Spontanatmung zu ermöglichen. Hierfür gilt die thorakale Periduralanalgesie (Th 6–10) als Methode der Wahl.

> **Analgesie nach Lungenvolumenreduktion:**
> - Fentanyl (2 µg/ml) + Bupivacain (0,125 %) als kontinuierliche peridurale Infusion von 3–10 ml/h.

Mit diesem Vorgehen läßt sich zumeist eine befriedigende Analgesie erreichen. Morphin sollte wegen der Gefahr der Atemdepression für die peridurale Analgesie bei diesen Patienten nicht eingesetzt werden.

### 9.6.1.2 Postoperative Intensivbehandlung

Wichtig ist die Zufuhr von Sauerstoff, um eine Hypoxämie zu vermeiden. Allerdings muß die Konzentration bei chronisch-hyperkapnischen Patienten vorsichtig titriert werden, um eine Minderung des Atemantriebs zu vermeiden. Eine leichte bis mäßige Hyperkapnie gilt in der frühen postoperativen Phase als akzeptabel, wenn sich der Zustand des Patienten zunehmend verbessert. Der arterielle $pO_2$ nimmt postoperativ meist um einige mm Hg zu.

### 9.6.1.3 Komplikationen und Prognose

Die wichtigsten Komplikationen des Eingriffs sind in Tabelle 1 zusammengefaßt. Im günstigen Fall nimmt postoperativ die Obstruktion ab, $FEV_1$ steigt an, ebenso die maximale freiwillige Ventilation. Die Gehstrecke nimmt im 6-min-Gehtest deutlich zu. Allerdings ist fraglich, ob diese Veränderungen von bleibender Dauer sind. Im Gegensatz zu früheren optimistischen Einschätzungen weisen neuere Ergebnisse darauf hin, daß die Verbesserung der körperlichen Leistungsfähigkeit und der Lungenfunktion begrenzt sind und nach 1–2 Jahren der alte Zustand wieder eintritt. Die 90-Tage-Letalität wird mit ca. 4 % angegeben.

**Tabelle 1.** Ergebnisse und Komplikationen der bilateralen Lungenvolumenreduktion bei 150 Patienten. (Nach Cooper et al. (1996), J. Thorac Cardiovasc Surg 112: 1319)

| Ergebnis/Komplikation | |
|---|---|
| Extubation am Operationsende | 149 Patienten |
| Mittlerer Krankenhausaufenthalt | 7 Tage |
| Luftleck > 7 Tage | 46 % |
| Pneumonie | 11 % |
| Maschinelle Beatmung | 7 Patienten |
| Reoperation (Leckage, Blutung, Ausdehnung der Lunge) | 6 % |

## 9.7 Bronchopleurale Fistel

Bronchopleurale Fisteln finden sich v. a. bei Lungenabszessen, Bullae, Zerreissungen des Lungenparenchyms durch Beatmung mit sehr hohen Drücken, Erosion durch Karzinom, Nahtinsuffizienz nach Pneumektomie.

Bei der operativen Versorgung muß folgendes beachtet werden:
- Ist die Fistel klein, so kann meist mit einem konventionellen Tubus intubiert und anschließend kontrolliert beatmet werden.
- Ist die Fistel groß und/oder besteht gleichzeitig ein Abszeß oder ein Empyem, sollte mit dem Doppellumentubus intubiert und anschließend einseitig beatmet werden. Hierdurch wird kein Atemgas über die Fistel verloren und außerdem eine Kontamination der gesunden Lunge verhindert.
- Die Intubation mit dem Doppellumentubus sollte in halbsitzender Position, bei erhaltener Spontanatmung, am allgemeinanästhesierten Patienten durchgeführt werden.

## 9.8 Einseitige Lungenspülung (Lavage)

Die einseitige Lungenspülung wird v. a. bei Patienten mit alveolärer Proteinose durchgeführt. Die Spülung erfolgt in Allgemeinnarkose am einseitig mit einem Doppellumentubus intubierten Patienten; meist wird hierzu ein linksseitiger Robertshaw-Tubus verwendet, der den Zugang auch zum rechten Oberlappenbronchus ermöglicht. Die Spülung der Lunge erfolgt mit erwärmter physiologischer Kochsalzlösung, die Drainage aufgrund der Schwerkraft. Die Flüssigkeitsinstillationen werden 10- bis 20mal wiederholt. Am Ende der Lavage werden beide Lungen abgesaugt und wiederholt mit dem Atembeutel gebläht; die meisten Patienten können kurz nach der Lavage extubiert werden, weil sich ihre Lungenfunktion erheblich verbessert hat.

## 9.9 Lungentransplantation

Die einseitige oder doppelseitige Lungentransplantation und die kombinierte Herz-Lungen-Transplantation gehören zu den etablierten Verfahren der Behandlung von Erkrankungen der Lunge oder der Lungengefäße im Endstadium. Am häufigsten werden die Ein-Lungen-Transplantation und die beidseitige sequentielle Ein-Lungen-Transplantation durchgeführt. Die Zweijahresüberlebensrate beträgt derzeit, je nach Indikation und operativem Vorgehen, 62–80 %.

> **Indikationen für die Lungentransplantation:**
> - erworbenes Lungenemphysem,
> - idiopathische oder sekundäre Lungenfibrose,
> - pulmonale Hypertonie,
> - $\alpha_1$-Antitrypsinmangel,
> - Bronchiektasen,
> - Sarkoidose,
> - eosinophiles Granulom.

■ **Unilaterale Transplantation.** Als typische Indikation für die einseitige Lungentransplantation gilt die idiopathische oder sekundäre Lungenfibrose im Endstadium. Aufgrund der erniedrigten Compliance und des erhöhten pulmonalen Gefäßwiderstands der verbleibenden kranken Lunge wird die transplantierte Lunge bevorzugt belüftet und durchblutet. Eine weitere Indikation sind chronisch-obstruktive Lungenerkrankungen, v. a. wegen des geringeren Operationsrisikos gegenüber der zweiseitigen Transplantation. Störungen des Ventilations-/Perfusions-Verhältnisses treten trotz möglicher Mediastinalverschiebung zur Transplantationsseite nur selten auf.

■ **Beidseitige Lungentransplantation.** Bei beidseitigen septischen Lungenerkrankungen wie zystischer Lungenfibrose und Bronchiektasen kann die unilaterale Lungentransplantation nicht durchgeführt werden. Hierbei ist vielmehr eine beidseitige Transplantation erforderlich. Die Operation ist jedoch nur dann erfolgreich, wenn die Einschränkung der rechtsventrikulären Funktion als reversibel eingestuft werden kann. Besteht hingegen ein schweres Rechtsherzversagen, so muß ein kombinierter Herz-Lungen-Ersatz durchgeführt werden.

### 9.9.1 Spenderauswahl

Lungentransplantationen sind nur in sehr begrenztem Umfang möglich, weil nur ein kleiner Teil der Multiorganspender die derzeitig angewendeten Kriterien erfüllt.

> **Kriterien der Auswahl von Lungenspendern:**
> - Alter $< 60$ Jahre,
> - Nichtraucher bzw. keine COPD,
> - keine Pilze im Bronchialsekret nachweisbar,
> - Thoraxröntgen: keine größeren pneumonischen Infiltrate,
> - Intubationszeit $< 5$ Tage,
> - ABO-Blutgruppenverträglichkeit mit dem Empfänger.

Zu beachten ist die kurze Konservierungszeit der Spenderlunge: Sie beträgt derzeit maximal 4–6 h.

### 9.9.2 Empfängerauswahl

Zwar gelten nach wie vor relativ strikte Auswahlkriterien für Lungenempfänger, jedoch sind diese Kriterien in neuerer Zeit von einigen Zentren „aufgeweicht" worden.

> **Kriterien für die Auswahl von Lungenempfängern:**
> - Lungenerkrankung im Endstadium, geschätzte Lebenserwartung < 18 Monaten und meßbare Verschlechterung der Lungenfunktion,
> - Alter unter 60 Jahre für unilaterale Transplantation, < 50 Jahre für bilaterale,
> - keine anderen schwerwiegenden Erkrankungen,
> - anamnestisch keine malignen Erkrankungen,
> - als reversibel einzuschätzende Rechtsherzinsuffizienz
> - keine Abhängigkeit vom Respirator,
> - Teilnahme am präoperativen Rehabilitationsprogramm,
> - stabile soziale und psychosoziale Verhältnisse,
> - allenfalls geringe systemische Erkrankung oder Endorganschädigung,
> - Potential für ambulante Rehabilitation,
> - eingeschränkte Lebenserwartung ohne Transplantation.

### 9.9.3 Operatives Vorgehen

■ **Einseitige Lungentransplantation.** Der Eingriff wird durch Ein-Lungen-Ventilation wesentlich erleichtert; daher sollte ein Doppellumentubus oder, wenn dies nicht möglich ist, ein Bronchusblocker über das Operationsgebiet eingeführt werden. Für die Operation wird der Patient auf die Seite gelagert (meist die linke). Die thorakale Inzision erfolgt posterolateral. Bei schwerer pulmonaler Hypertonie oder bei massiver Hypoxie während der Ein-Lungen-Ventilation kann der Anschluß der Herz-Lungen-Maschine erforderlich sein. Bei linksseitiger Thorakotomie ist hierfür die Kanülierung der A. und V. femoralis erforderlich, bei rechtsseitiger kann die Kanülierung im Thorax erfolgen.

Bei einseitiger Lungentransplantation wird zumeist die linke Lunge exzidiert, danach die Anastomosen mit dem Bronchus, der A. pulmonalis und der V. pulmonales hergestellt.

■ **Doppelseitige Lungentransplantation.** Die Lungen werden bei diesem Eingriff nicht en bloc, sondern sequentiell transplantiert. Der Patient wird auf dem Rücken gelagert, der operative Zugang erfolgt über eine beidseitige anterolaterale Thorakotomie; hierbei wird das Sternum quer durchtrennt. Zunächst wird eine Lunge, wie oben beschrieben, exzidiert und ersetzt (meist die linke), danach unter Ventilation und Perfusion dieser Lunge die kontralaterale. Bei diesem Vorgehen ist der komplikationsreiche Einsatz der Herz-Lungen-Maschine meist nicht erforderlich. Auch weist die beidseitige Bronchusanastomosierung eine geringere Komplikationsrate auf als eine Trachealanastomose nach dem älteren Vorgehen. Weiterhin ist die Operation technisch einfacher als die en bloc Transplantation; auch bleibt die Innervation des Herzens erhalten.

■ **Kombinierte Herz-Lungen-Transplantation.** Der Zugang erfolgt über eine mediane Sternotomie. Nach Anschluß der Herz-Lungen-Maschine wird zunächst das Herz entfernt, und zwar unter Stehenlassen eines Teils der Pulmonalarterie nahe des Lig. arteriosum, um den N. recurrens zu erhalten. Danach wird jede Lunge entfernt und die Trachea oberhalb der Carina durchtrennt. Weitere Einzelheiten s. Kap. 8.

### 9.9.4 Anästhesiologische Besonderheiten

#### 9.9.4.1 Präoperative Einschätzung

Lungenempfänger durchlaufen ein umfassendes Untersuchungsprogramm, bevor sie auf die Warteliste für eine Transplantation gesetzt werden. Für den Anästhesisten sind in erster Linie die Lungen- und die Herz-Kreislauf-Funktion, v. a. die Funktion des *rechten* Ventrikels, von Bedeutung. Weiterhin sind umfassende Laboruntersuchungen erforderlich. Auch muß gezielt nach pulmonalen und extrapulmonalen Infektionen gesucht werden, besonders bei Patienten mit zystischer Fibrose oder Bronchiektasen. In dieser Phase sollte auch festgelegt werden, welche Methoden der postoperativen Schmerzbehandlung zu wählen sind.

> Bereits präoperativ sollte das Vorgehen bei der postoperativen Schmerztherapie festgelegt werden. Auch hier gilt die thorakale Katheterperiduralanästhesie als am besten geeignetes Verfahren. Der Katheter sollte, wenn möglich, schon präoperativ eingeführt werden.

Für das weitere Vorgehen müssen die Ursachen und pathophysiologischen Besonderheiten der terminalen Lungenerkrankung berücksichtigt werden.

■ **Obstruktive Lungenerkrankung.** Diese Erkrankung ist gekennzeichnet durch erhöhte Atemwegwiderstände, verminderten Exspirationsflow, massive Störungen des Belüftungs-/Durchblutungs-Verhältnisses und Airtrapping sowie erhöhten pulmonalen Gefäßwiderstand mit Rechtsherzbelastung oder -insuffizienz. Wichtigste Ursache sind Lungenemphysem, Asthma, kongenitale Erkrankungen und $\alpha_1$-Antitrypsinmangel mit bullösem Emphysem.

■ **Restriktive Lungenerkrankungen.** Sie führen zum Elastizitätsverlust des Lungengewebes mit Abnahme der Compliance. Meist handelt es sich um eine idiopathische Lungenfibrose. Die Lungengefäße können ebenfalls betroffen sein. Die Lungenvolumina sind reduziert, die Diffusionskapazität der Lunge vermindert, die Atemmuskulatur hingegen nicht beeinträchtigt, ebensowenig der Exspirationsflow.

■ **Infektiöse Lungenerkrankungen.** Häufigste Erkrankungen, die als Indikation für eine Lungentransplantation gelten, sind die zystische Lungenfibrose und Bronchiektasen. Die zystische Lungenfibrose führt zur Verstopfung der kleinen Atemwege, chronischer Bronchitis, Bronchiektasen und Pneumonie.

■ **Terminale Lungengefäßerkrankungen.** Ursache solcher Erkrankungen sind die (seltene) primäre pulmonale Hypertonie, kongenitale Herzfehler mit Eisenmenger-Syndrom oder diffuse arteriovenöse Mißbildungen. Bei der primären pulmonalen Hypertonie besteht eine Hyperplasie der muskulösen Pulmonalarterien mit Fibrose und Obliteration der Arteriolen. Der pulmonale Gefäßwiderstand ist massiv erhöht.

#### 9.9.4.2 Anästhesiologisches Vorgehen

Das Vorgehen bei der Anästhesie wird weitgehend von der respiratorischen Funktionsstörung und dem Grad der pulmonalen Hypertonie mit Rechtsherzinsuffizienz bestimmt. Von großer Bedeutung ist weiterhin das operative Vorgehen, das schlagartig zu schweren hämodynamischen und respiratorischen Störungen führen kann.

■ **Narkoseeinleitung- und führung.** Für den u. U. erforderlichen raschen Volumenersatz sollten mehrere großlumige Venenkanülen eingeführt werden. Bei schwerer Dyspnoe muß die Narkoseeinleitung, nach optimaler Präoxygenierung, meist bei erhöhtem Oberkörper oder sogar in sitzender Position des Patienten erfolgen. Hierfür ist Etomidat in Kombination mit einem starken Opioid (Vorsicht: Thoraxrigidität!) geeignet. Oft ist eine Blitzintubation unter Krikoiddruck erforderlich, weil die auf der Warteliste stehenden Patienten keine Nahrungskarenz einhalten konnten. Die Narkose kann als TIVA (z. B. Remifentanil und Propofol in niedriger Dosierung) erfolgen, alternativ, bei guter rechtsventrikulärer Funktion, auch als balancierte Anästhesie.

Lachgas kann den pulmonalen Gefäßwiderstand steigern und sollte daher nicht eingesetzt werden.

Die maschinelle Beatmung sollte möglichst mit einem Intensivrespirator erfolgen, möglichst mit niedrigen inspiratorischen Spitzendrücken, um ein pulmonales Barotrauma zu vermeiden. Weiterhin sollte beachtet werden, daß mit Beginn der Überdruckbeatmung das Herzzeitvolumen und der arterielle Blutdruck abfallen, da der venöse Rückstrom beeinträchtigt wird. Daher müssen Vasopressoren und positiv-inotrope Substanzen bereitgehalten werden. Oft besteht eine therapieinduzierte Hypovolämie mit niedrigen Füllungsdrücken des Herzens; dann sollte vor der Narkoseeinleitung (vorsichtig!) die Vorlast des Herzens durch Volumenzufuhr optimiert werden.

■ **Monitoring.** Das Standardmonitoring für große Eingriffe ist erforderlich; weiterhin wird häufig ein Pulmonaliskatheter empfohlen, um die Pulmonalisdrücke und den pulmonalen Gefäßwiderstand sowie die rechtsventrikuläre Ejektionsfraktion zu bestimmen. Das Einführen sollte über eine ausreichend lange, sterile Hülle erfolgen, da intraoperativ die Plazierung des Katheters geändert werden muß.

Als sehr nützlich für die Beurteilung der Rechtsherzfunktion gilt weiterhin die transösophageale Echokardiographie, deren Interpretation allerdings eine entsprechende Ausbildung erfordert.

■ **Ein-Lungen-Ventilation.** Durch Ein-Lungen-Ventilation kann das operative Vorgehen bei unilateraler und bilateraler sequentieller Lungentransplantation wesentlich erleichtert werden. Die inspiratorische $O_2$-Konzentration sollte grundsätzlich 100 % betragen, um eine Hypoxämie zu verhindern. Eine permissive Hyperkapnie wird gewöhnlich gut toleriert, solange eine ausreichende Oxygenierung gewährleistet ist. Da der inspiratorische Spitzendruck unter der einseitigen Ventilation meist ansteigt, besteht die Gefahr des pulmonalen Barotraumas. Daher sollte das Atemzugvolumen möglichst reduziert werden, z. B. auf 7–8 ml/kg. Bei Hypoxie kann außerdem ein PEEP auf die beatmete Lunge und ein CPAP auf die nichtventilierte Lunge angewandt werden, um den Gasaustausch zu verbessern.

Bei schwerster Hypoxie kann durch Abklemmen der Pulmonalarterie der nichtventilierten Lunge zwar die venöse Beimischung unterbrochen und die Oxygenierung verbessert werden, jedoch besteht die Gefahr der massiven pulmonalen Hypertonie mit akuter Dilatation des rechten Ventrikels, so daß auf einen kardiopulmonalen Bypass übergegangen werden muß.

■ **Beatmung nach Anschluß der transplantierten Lungen.** Mit Beginn der Beatmung der transplantierten Lungen sollte ein niedriger PEEP (5–10 cm $H_2O$) angewandt werden, um die Oxygenierung zu verbessern und mit der geringst möglichen inspiratorischen $O_2$-Konzentration auszukommen. Liegt ein Emphysem vor, so kann eine seitengetrennte Beatmung mit Anwendung von PEEP nur auf die transplantierte Lunge erfolgen, um eine Überblähung der verbliebenen Lunge zu vermeiden. Die verbliebene Lunge sollte mit niedrigen Atemzugvolumina und niedriger Frequenz beatmet werden.

Bei zystischer Fibrose oder Blutungen sollte wiederholt bronchoskopisch abgesaugt und gespült werden.

■ **Stickstoffmonoxid und Prostacyclin.** Stickstoffmonoxid (NO) dilatiert die Lungengefäße ventilierter Regionen und senkt den pulmonalen Gefäßwiderstand; die Oxygenierung wird verbessert. Die Substanz kann daher bei erhöhtem Pulmonalgefäßwiderstand in einer Konzentration von 5–20 ppm eingesetzt werden, bevor mit der Ein-Lungen-Anästhesie begonnen wird; im günstigen Fall wird hierdurch der Einsatz der Herz-Lungen-Maschine vermieden. Alternativ wird auch die Zufuhr von Prostacyclin in Aerosolform empfohlen, um eine pulmonale Vasodilatation zu erreichen. NO gilt allerdings wegen der leichteren Zufuhr und des möglicherweise günstigen Einflusses auf die transplantierte Lunge als vorteilhafter.

■ **Herz-Lungen-Maschine.** Bei den meisten Lungentransplantationen ist der Einsatz einer Herz-Lungen-Maschine nicht erforderlich. Dies gilt auch für die beidseitige Transplantation, die mittlerweile nicht mehr en bloc, sondern sequentiell in einer Sitzung erfolgt. Der kardiopulmonale Bypass gilt als ungünstig, da hierdurch vermehrt Komplikationen auftreten, v. a. Blutungen und Funktionsstörungen der transplantierten Lunge. Nicht immer kann aber der Einsatz der Herz-Lungen-Maschine vermieden werden, so z. B. bei zunehmender respiratorischer Azidose und Hypoxämie oder massiver Rechtsherzinsuffizienz.

#### 9.9.4.3 Postoperative Behandlung

Am Ende der Operation wird der Doppellumentubus entfernt und durch einen normalen Endotrachealtubes ersetzt. Tuben größerer Durchmesser sollten bevorzugt werden, um das Absaugen und bronchoskopische Maßnahmen erleichtern.

■ **Maschinelle Beatmung.** In den ersten 2–3 Tagen nach der Operation muß die Atmung gewöhnlich maschinell unterstützt werden; bewährt haben sich die druckkontrollierte Beatmung oder die druckunterstützte Atmung. Der inspiratorische Spitzendruck sollte 35–40 cm $H_2O$ nicht überschreiten, der PEEP 5–8 cm $H_2O$. Bei Lungenemphysem kann die verbliebene Lunge mit einem geringen PEEP beatmet werden, um den Exspirationsfluß günstig zu beeinflussen. Regelmäßige röntgenologische Kontrollen auf Airtrapping in der nativen Lunge sind erforderlich, da es hierdurch zur Mediastinalverschiebung und Kompression der transplantierten Lunge kommen kann. Möglicherweise wird die Ventilation der transplantierten Lunge durch Lagerung des Patienten auf die noch verbliebene emphysematöse Lunge begünstigt.

Ist die transplantierte Lunge kleiner als die verbliebene, so besteht die Gefahr der Überblähung mit Zunahme des pulmonalen Gefäßwiderstands und zu hohen Lungenvolumina. In diesem Fall müssen kleine Atemzugvolumina und niedrige Atemwegsdrücke angewandt werden, um ein pulmonales Barotrauma zu verhindern.

Bei geschwächten Patienten mit Ermüdung der Atemmuskulatur kann die Entwöhnung von der Beatmung durch nichtinvasive intermittierende Ventilation gefördert werden.

■ **Thoraxphysiotherapie.** Bei der transplantierten Lunge sind die muköziliäre Reinigung und der Hustenreflex vermindert. Daher ist eine gründliche und regelmäßige Atem- und Thoraxphysiotherapie nach der Extubation erforderlich.

■ **Kardiovaskuläre Therapie und Volumenzufuhr.** Ziel ist eine negative Bilanzierung bei Aufrechterhaltung ausreichender Füllungsdrücke des rechten und linken Ventrikels. Unter maschineller Beatmung sollte ein Lungenkapillarenverschlußdruck von ca. 10 mm Hg angestrebt werden. Gewöhnlich normalisieren sich der pulmonale Gefäßwiderstand und die rechtsventrikuläre Funktion nach der Transplantation sehr rasch. Bei einem kleinen Teil der Patienten kommt es jedoch wiederholt zum Anstieg des pulmonalen Gefäßwiderstands mit Rechtsherzinsuffizienz und Verschlechterung der Oxygenierung. Diese Patienten sollten unter stärkerer Sedierung kontrolliert beatmet werden. Um die Herz-Kreislauf-Funktion aufrechtzuerhalten, muß der Füllungsdruck, unter Anwendung eines Pulmonaliskatheters, optimiert werden.

■ **Immunsuppression.** Die immunsuppressive Behandlung nach Lungentransplantation wird nach wie vor als neuralgischer Punkt eingestuft. Die Unterdrückung der Abstoßung des Transplantats erfolgt gewöhnlich durch Kombination von 3–4 verschiedenen Substanzen in relativ niedriger Dosierung, z. B. Ciclosporin, Azathioprin und Kortikosteroide, OKT-3.

### 9.9.4.4 Komplikationen

Zu den wichtigsten Komplikationen der frühen postoperativen Phase gehören:
- Funktionsstörungen der transplantierten Lunge,
- akute Abstoßungsreaktion,
- Infektionen.

■ **Reperfusionsschaden.** Bei nahezu allen Transplantatlungen entwickelt sich ein Reperfusionsödem. Funktionsstörungen der Lunge wie Beeinträchtigung des pulmonalen Gasaustausches, erniedrigte Compliance und Anstieg des pulmonalen Gefäßwiderstands als Ausdruck des Reperfusionsschadens treten bei bis zu 30 % der Patienten auf und erfordern eine maschinelle Beatmung, bei Bedarf ergänzt durch Zufuhr von pulmonalen Vasodilatatoren. Bei schweren Lungenfunktionsstörungen ist u. U. eine erneute Transplantation erforderlich.

■ **Bronchuskomplikationen.** Bei bis zu 30 % der Patienten treten akute oder chronische Heilungsstörungen im Bereich der Bronchusanastomose auf. Demgegenüber sind Bronchusdehiszenz und chronische Bronchusstriktur seltene Komplikationen.

■ **Akute Abstoßung.** Derzeit muß bei 50–80 % der Patienten mit einer akuten Abstoßungsreaktion gerechnet werden. Die klinischen Zeichen der Reaktion sind: Husten, Giemen, Kurzatmigkeit, Fieber, Hypoxämie, Verwirrtheit und frische Infiltrate im Thoraxröntgenbild. Die Diagnose wird durch transbronchiale Biopsie gesichert.

■ **Infektionen.** Bakterielle Infektionen, v. a. durch Streptokokken und Pseudomonas treten meist in den ersten Wochen nach der Transplantation auf, Infektionen durch Viren, Pilze oder Protozoen gewöhnlich erst im späteren Verlauf.

## 9.10 Trachearesektion und -rekonstruktion

Diese Operation ist bei Patienten mit schwerer Obstruktion der Trachea indiziert. Hauptschwierigkeit für den Anästhesisten ist hierbei die Aufrechterhaltung einer ausreichenden Beatmung. Die Operation sollte nur dann durchgeführt werden, wenn davon ausgegangen werden kann, daß keine postoperative Nachbeatmung erforderlich ist und der Patient nach der Operation extubiert werden kann, damit keine Nahtinsuffizienz auftritt.

Zur Sicherung der Ventilation werden folgende Verfahren eingesetzt: orotracheale Standardintubation, Einführen eines Tubus in die Trachea unterhalb der Resektionsstelle und Hochfrequenzbeatmung. Die Art des Vorgehens hängt von der Höhe der Trachealäsion ab.

■ **Hohe Trachearesektion.** Zunächst wird orotracheal oberhalb der Läsion intubiert. Nach Eröffnung der Trachea wird ein zweiter Tubus distal der Läsion in die Trachea eingeführt und geblockt. Nach Anlegen der Nähte für die hintere Anastomose wird der zweite Tubus entfernt und der erste Tubus über die Resektionsstelle hinaus vorgeschoben.

■ **Tiefe Trachearesektion.** Zunächst wird oberhalb der Läsion intubiert, nach Eröffnung der Trachea wird distal der Läsion ein Endobronchialtubus eingeführt; dann werden die Nähte für die hintere Anastomose angelegt, danach der endobronchiale Tubus entfernt und der erste Tubus über die Läsion hinaus in die endobronchiale Position vorgeschoben.

■ **Carinaläsionen.** Zunächst Intubation oberhalb der Läsion: danach linksseitige endobronchiale Intubation distal der Läsion nach Durchtrennung des linken Hauptstammbronchus, danach Anastomosierung der Trachea mit dem rechten Hauptstammbronchus; dann Entfernen des linken Endobronchialtubus und Anastomosierung des linken Hauptstammbronchus mit der Trachea, hierbei Beatmung über den ersten Tubus.

## 9.11 Thymektomie bei Myasthenia gravis

Die Myasthenia gravis umfaßt eine Gruppe von Krankheiten, die durch eine fluktuierende Schwäche bestimmter quergestreifter Muskelgruppen gekennzeichnet sind. Besonders betroffen sind Muskeln, die von motorischen Kernen des Hirnstamms innerviert werden, so z. B. die Muskeln von Gesicht und Augen, die Kau- und Schluckmuskulatur und die Zunge. Die Muskelschwäche tritt bei anhaltender Belastung auf, mit rascher Erholung der Kraft nach einer Ruhepause. Typischerweise bessert sich die Muskelkraft in eindrucksvoller Weise nach Injektion eines Cholinesterasehemmers.

## 9.11.1 Ätiologie und Pathogenese

Derzeit wird angenommen, daß es sich bei der Myastenia gravis um eine autoimmunologische Reaktion auf den Acetylcholinrezeptor an der postsynaptischen Membran der motorischen Endplatte handelt. Hierbei werden die Acetylcholinrezeptoren durch Antikörper besetzt und zerstört und dadurch die neuromuskuläre Funktion beeinträchtigt. Die Antikörper sind bei ca. 80 % der Patienten im Blut nachweisbar. Eine wichtige Rolle im Autoimmungeschehen der Myasthenia gravis spielt der Thymus: Bei den meisten Patienten besteht eine Hyperplasie des Thymus. Nach Thymektomie bessert sich bei ca. 75 % der Patienten die Muskelschwäche.

## 9.11.2 Klinisches Bild und Klassifizierung

Die Erkrankung betrifft nur die quergestreifte Muskulatur, andere neurologische Funktionen sind nicht betroffen. Die wichtigsten Zeichen sind:
- zunehmende Ermüdung einzelner Muskeln, besonders unter Belastung,
- Beginn häufig mit Störung der Augenmuskel-, Gaumensegel- und Schlundmuskulatur mit Ptose, Doppelbildern sowie Schluck- und Sprachstörungen,
- wechselnde Intensität der Störungen und variabler Verlauf,
- schlagartige Besserung der Muskelschwäche nach Injektion eines Cholinesterasehemmers.

Nach Ossermann wird die Krankheit in folgender Weise klassifiziert:
- I  Okulare Myasthenie.
- II A  Milde generalisierte Myasthenie mit langsamer Progression ohne Krisen; mit gutem Ansprechen auf Medikamente.
-   B  Mäßige generalisierte Myasthenie mit starker Beeinträchtigung der bulbär innervierten Muskulatur und der Skelettmuskulatur; keine Krisen, aber weniger gutes Ansprechen auf Medikamente.
- III  Akute fulminante Myasthenie mit rascher Progression schwerer Symptome und respiratorischen Krisen sowie schlechtem Ansprechen auf Medikamente; gehäuftes Vorkommen von Thymomen; hohe Letalität.
- IV  Späte schwere Myasthenie: wie unter III, jedoch Progression in einem Zeitraum von 2 Jahren über Klasse I und II.

## 9.11.3 Behandlung

Zu den wichtigsten Behandlungsverfahren der Myasthenie gehören die Zufuhr von Cholinesterasehemmern und die Thymektomie.

■ **Cholinesterasehemmer.** Diese Substanzen erhöhen die Reaktion des myasthenischen Muskels auf repetitive Nervenimpulse durch Verhinderung des Acetylcholinabbaus. Hierdurch sind mehr Rezeptoren im Endplattengebiet einer größeren Acetylcholinkonzentration ausgesetzt.

Die Standardmedikamente der Myastheniebehandlung sind:
- Pyridostignin (Mestinon); Dosierungsintervall 3–6 h (oral),
- Neostigmin (Prostigmin); Dosierungsintervall 2–4 h (oral),
- Ambenonium (Myteralse); Dosierungsintervall 3–6 h (oral),
- Edrophonium (Tensilon): wird nur für diagnostische Zwecke eingesetzt.

Die Dosierung der Anticholinesterasen muß individuell ermittelt werden.

■ **Cholinerge Krise.** Hohe Dosen von Cholinesterasehemmern können eine cholinerge Krise auslösen, die in folgender Weise gekennzeichnet ist:
- Muskelschwäche durch generalisierte Depolarisation der motorischen Endplatte (nikotinartiger Effekt von Acetylcholin), die klinisch nicht von der krankheitsbedingten Muskelschwäche zu unterscheiden ist. Außerdem können Muskelzuckungen, Faszikulationen und schmerzhafte Muskelkrämpfe auftreten.
- Muskarinartige Effekte der Cholinesterasehemmer können ebenfalls auftreten: Übelkeit, Erbrechen, Blässe, Schwitzen, Speichelfluß, Koliken, Durchfälle, Miose, Bradykardie.

Bei Verdacht auf eine cholinerge Krise ohne muskarinartige Nebenwirkungen können vorsichtig 1–2 mg Tensilon, in Beatmungsbereitschaft, injiziert werden: Nimmt die Muskelschwäche hierunter weiter zu, so liegt wahrscheinlich eine cholinerge Krise vor. Bei schweren muskarinartigen Symptomen sollten 0,6 mg Atropin injiziert und außerdem die Cholinesterasehemmer vorübergehend abgesetzt werden.

■ **Thymektomie.** Die operative Entfernung der Thymusdrüse ist bei allen Thymomen indiziert, weiterhin bei allen Patienten mit unkomplizierter Myasthenie, die nach einem längeren Behandlungszeitraum mit Anticholinesterasen nicht mehr ausreichend auf diese Substanzen ansprechen. Der operative Zugang erfolgt zumeist über eine mediane Sternotomie, alternativ auch transzervikal.

### 9.11.4 Anästhesiologisches Vorgehen

Zu den wesentlichen perioperativen Gefahren der Myasthenie gehört die akute Verschlimmerung des Krankheitsbildes mit respiratorischer Insuffizienz und die, allerdings seltene, cholinerge Krise. Daneben müssen Interaktionen mit anderen Pharmaka und Besonderheiten bei der Anwendung von Muskelrelaxanzien beachtet werden. Grundsätzlich sollte der Anästhesist auf die Möglichkeit der postoperativen Beatmung vorbereitet sein und für eine entsprechende Verlegung der Patienten auf eine Intensivüberwachungsstation sorgen.

■ **Präoperative Maßnahmen.** Wichtigste Maßnahme ist die optimale medikamentöse Einstellung. Die Thymektomie sollte grundsätzlich als elektiver Eingriff im Stadium der Remission durchgeführt werden. Hierbei ist folgendes zu beachten:

> **!** Die Therapie mit Anticholinesterasen und Kortikosteroiden sollte perioperativ nicht unterbrochen werden, um eine Verschlimmerung des Krankheitsbildes zu vermeiden.

Liegen Hinweise auf eine zusätzliche Erkrankung der Atemorgane vor, sollte eine Lungenfunktionsprüfung und, wenn erforderlich, präoperative Behandlung der Erkrankung erfolgen.

- **Prämedikation.** Große Zurückhaltung ist beim Einsatz und der Dosierung zentral dämpfender Substanzen geboten. *Benzodiazepine* sollten wegen ihrer zentral muskelrelaxierenden Wirkung bei diesen Patienten nicht eingesetzt werden. Am Morgen der Operation sollten keine Anticholinesterasen zugeführt werden, zumal eine gewisse Muskelschwäche für die Operation erwünscht ist und außerdem Interaktionen der Anticholinesterasen mit anderen Pharmaka weitgehend vermieden werden.

- **Auswahl der Anästhetika.** Geeignet sind alle Arten der Allgemeinnarkose, jedoch sollten volatile Anästhetika (Halothan, Isofluran, Enfluran, Desfluran, Sevofluran) und Lachgas bevorzugt werden, weil hierdurch der Bedarf an Muskelrelaxanzien wesentlich vermindert wird. Opioide sollten wegen ihrer atemdepressiven Wirkung nur sehr zurückhaltend verwendet werden. Vermieden werden sollte auch die Supplementierung der Narkosemittel durch Sedativ-Hypnotika, insbesondere durch *Benzodiazepine*.

- **Einsatz von Muskelrelaxanzien.** Diese Substanzen dürfen bei Patienten mit Myasthenie nur äußerst zurückhaltend eingesetzt werden, um postoperativ eine langanhaltende Muskelrelaxierung zu vermeiden.

*Nichtdepolarisierende Muskelrelaxanzien* wie Rocuronium, Vecuronium oder Atracurium sollten möglichst überhaupt nicht zugeführt werden. Ist ihr Einsatz nicht zu umgehen, sollte die Initialdosis mindestens um $2/3$ reduziert und die Wirkung mit einem Nervenstimulator überwacht werden.

*Succinylcholin* kann hingegen eingesetzt werden, allerdings in zumeist drastisch reduzierter Dosis, da durch die Interaktion mit den Anticholinesterasen ein länger anhaltender neuromuskulärer Block auftreten kann. Grundsätzlich gilt aber:

> **!** Bei Myasthenie sollte auf den Einsatz von Muskelrelaxanzien möglichst verzichtet werden!

- **Nach der Operation.** Für die postoperative Phase gelten folgende Grundsätze:
  ▶ Am Ende der Operation sollte der Tubus so lange belassen werden, bis eine sicher ausreichende Spontanatmung aufrechterhalten werden kann.
  ▶ In der postoperativen Phase ist eine sorgfältige Überwachung der Atemfunktion erforderlich, denn selbst eine anfänglich normale Muskelfunktion kann

sich innerhalb weniger Stunden nach der Operation akut verschlechtern und zur bedrohlichen respiratorischen Insuffizienz führen.
- Die postoperative Schmerztherapie kann mit Opioiden in reduzierter Dosis erfolgen, zumal eine stärkere Empfindlichkeit auf diese Substanzen bei Mastheniepatienten bestehen soll. Über die peridurale Zufuhr von Opioiden bei diesen Patienten liegen bisher keine Berichte vor.
- Medikamente mit blockierender Wirkung auf die neuromuskuläre Endplatte sollten postoperativ vermieden werden. Hierzu gehören: Antiarrythmika wie Chinidin und Procain, weiterhin Kalziumantagonisten, Diuretika mit hypokaliämischer Wirkung, Aminoglykosidantibiotika u. a.
- Die Therapie mit Anticholinesterasen sollte postoperativ so früh wie möglich wieder aufgenommen werden. Hierbei ist aber zu beachten, daß der Dosisbedarf bereits kurz nach der Thymektomie deutlich vermindert sein kann.

## 10 Postoperative Behandlung

### 10.1 Bedrohliche Frühkomplikationen

Unmittelbar nach dem thoraxchirurgischen Eingriff können lebensbedrohliche Komplikationen auftreten, die sofort behandelt werden müssen: massive Blutung, Ausriß des Bronchusstumpfes nach Pneumektomie oder Lobektomie sowie Herniation des Herzens nach Pneumektomie.

**Massive Blutung unmittelbar nach dem Eingriff** beruht zumeist auf Lösung der Ligatur eines Pulmonalgefäßes. Hier ist die sofortige Rethorakotomie, nicht selten im Bett auf der Intensivstation oder im Aufwachraum, erforderlich.

**Ausriß des Bronchusstumpfes** mit Auftreten einer bronchopleuralen Fistel und nachfolgendem Spannungspneumothorax ist eine unmittelbar lebensbedrohliche Komplikation, die zumeist auf einem chirurgischen Fehler bei der Bronchusnaht beruht. Ein Spannungspneumothorax tritt auf, wenn der Patient beatmet wird und die betroffene Thoraxseite nicht ausreichend drainiert ist.

**Herniation des Herzens** kann auftreten, wenn für die Pneumektomie das Perikard eröffnet wurde und, bei großem Defekt, nicht wieder verschlossen werden konnte. Eine Herniation des Herzens durch den Parikarddefekt wird vermutlich durch folgende Faktoren ausgelöst: zu starker Sog in der leeren Pleurahöhle; Überdruckbeatmung; Lagerung des Patienten auf die operierte (leere) Thoraxseite. Die Zeichen sind:
- plötzlicher Blutdruckabfall,
- Herzrhythmusstörungen,
- V.-cava-superior-Syndrom.

*Behandlung:* Sofortige Rethorakotomie. Bis zum Operationsbeginn folgende Maßnahmen durchführen: mit niedrigem Druck beatmen, auf die nichtoperierte Seite lagern, Vasopressoren zuführen.

■ **Akute Rechtsherzinsuffizienz.** Durch ausgedehnte Lungenresektionen wird der Gefäßquerschnitt der Lungenstrombahn erheblich vermindert, entsprechend nimmt die Belastung des rechten Ventrikels (Afterload) zu. Normalerweise kann durch präoperative Untersuchungen das Risiko des Rechtsherzversagens eingeschätzt und entsprechend bei der Indikationsstellung berücksichtigt werden, so daß eine akute Dekompensation nur selten eintritt. Bei grenzwertiger rechtsventrikulärer Funktion kann jedoch durch zusätzliche Faktoren bei einigen Patienten eine akute Rechtsherzinsuffizienz ausgelöst werden. Hierzu gehören insbesondere Drucksteigerungen im Lungenkreislauf, z. B. durch Hypoxie, Hyperkapnie, vasoaktive Substanzen, übermäßige Volumenzufuhr, Linksherzinsuffizienz.

*Behandlung* (s. auch S. 478 f): Optimierung von Pre- und Afterload, Stabilisierung von Herzfrequenz und -rhythmus, positiv-inotrope Substanzen, Flüssigkeitsrestriktion, Diuretika.

■ **Herzrhythmusstörungen.** Nach Pneumektomien treten gehäuft supraventrikuläre Tachykardien sowie Vorhofflimmern oder -flattern auf, meist bedingt durch Traumatisierung des Herzens während der Operation oder durch Überdehnung des rechten Ventrikels oder Vorhofs aufgrund des erhöhten Lungengefäßwiderstandes. Die Behandlung verschiedener Rhythmusstörungen ist an anderer Stelle beschrieben.

■ **Nervenschäden.** Durchtrennung oder Traumatisierung des N. vagus, phrenicus oder recurrens können typische Komplikationen bei intrathorakalen Eingriffen sein. Schädigung des N. phrenicus kann bei diesen Patienten zu akuter respiratorischer Insuffizienz mit paradoxer Atmung führen, Rekurrensschädigung bewirkt eine Stimmbandlähmung, Vagusschädigung eine gastrointestinale Atonie. Schädigungen des Plexus brachialis entstehen zumeist durch unsachgemäße Lagerung des Armes während der Operation.

## 10.2 Postoperative Beatmung

Viele Patienten können nach einer Thorakotomie bereits im Operationssaal oder kurze Zeit später im Aufwachraum extubiert werden. Bei einigen Patienten mit schweren Lungenerkrankungen ist jedoch eine vorübergehende maschinelle Beatmung erforderlich. Sie erfolgt nach den allgemeinen Grundsätzen der Beatmung (s. auch Kap. 9), ebenso die Entwöhnung vom Respirator. Auf Einzelheiten kann hier nicht eingegangen werden.

## 10.3 Postoperative Atemtherapie

Nach einer Thoraxoperation treten, abhängig von Schwere und Dauer des Eingriffs, Veränderungen von Atemmechanik, Ventilation und pulmonalem Gasaustausch auf. Die wichtigsten Veränderungen sind:
- zunehmender Alveolarkollaps,

- Abnahme von totalem Lungenvolumen, funktioneller Residualkapazität und Residualvolumen,
- nachfolgend: Störungen des Ventilations-Perfusions-Verhältnisses und intrapulmonaler Rechts-links-Shunt,
- Abnahme der Compliance mit Zunahme der Atemarbeit,
- Sekretretention.

Durch diese Faktoren tritt gewöhnlich nach einer Thoraxoperation eine Hypoxämie auf, die durch vorübergehende Zufuhr von Sauerstoff behandelt werden muß. Zusätzlich besteht oft eine respiratorische und metabolische Azidose. Zur Behandlung und Prophylaxe der postoperativen Hypoxämie sollten gezielt respiratorische Maßnahmen durchgeführt werden, z. B.: Physiotherapie, Atemübungen, Lagerungsdrainagen usw. IPPB verhindert hingegen postoperative respiratorische Komplikationen nicht!

### 10.4 Postoperative Schmerzbehandlung

Die laterale Thorakotomie führt häufig zu starken bis unerträglichen Schmerzen, die durch die Atembewegungen verstärkt werden. Demgegenüber ist die mediale Sternotomie nur wenig schmerzhaft.

Eine ausreichende Schmerztherapie ist nach thoraxchirurgischen Eingriffen besonders wichtig, um Komplikationen durch schmerzbedingte Hypoventilation und mangelnde Expektoration zu verhindern. Zur Schmerzbehandlung werden verschiedene Verfahren eingesetzt: Opioide, Interkostalnervenblockade, thorakale Periduralanalgesie und Kryoanalgesie.

#### 10.4.1 Systemische Zufuhr von Opioiden

Eine effektive postoperative Analgesie mit Opioiden ist zwar grundsätzlich möglich, jedoch wird der Einsatz dieser Substanzen durch ihre respiratorischen Wirkungen beim Thorakotomierten begrenzt. Unerwünscht sind v. a. die atemdepressive und hustendämpfende und oft auch die sedierende Wirkung. Ungenügendes Abhusten und die opioidinduzierte regelmäßige Atmung oder gar Hypoventilation können zu Alveolarkollaps und Atelektasen führen, weiterhin zur Hyperkapnie und Hypoxämie.

> **Beim Thorakotomierten ist eine titrierende Dosierung der Opioide erforderlich, um die unerwünschten respiratorischen Wirkungen so gering wie möglich zu halten. Auch bedarf die Opioidtherapie einer sorgfältigen und lückenlosen Überwachung.**

Die zur Schmerzlinderung oder -beseitigung erforderlichen Dosen von Opioiden sind außerordentlich variabel und müssen immer individuell ermittelt werden. Daher ist eine zeitlich starre und in der Dosis fixierte Anwendung nicht patientengerecht, sondern dient eher der Erleichterung des organisatorischen Ablaufs. Auch muß beachtet werden, daß der Bedarf an Schmerzmitteln in den folgenden

Tagen nach der Operation abnimmt, weil der Schmerz aus dem Wundgebiet zunehmend geringer wird.

Im allgemeinen werden folgende Methoden der systemischen Zufuhr von Opioiden angewendet:
- i. v.-Injektion nach Bedarf und Wirkung; erfordert eine lückenlose Intensivüberwachung;
- kontinuierliche, jedoch variable Infusion eines Opioids nach Injektion eines initialen Bolus; erfordert ebenfalls einigen Überwachungsaufwand;
- On-demand-Analgesie bzw. PCA („patient controlled analgesia"). Hierbei bestimmt der Patient, innerhalb vorgegebener Grenzen, die Dosierung des Opioids und dessen Zufuhr selbst. Die bisher vorliegenden Berichte über den Einsatz verschiedener Opioide sind positiv. So beträgt z. B. der mittlere Verbrauch an Fentanyl (große Variationsbreite beachten) in den ersten 24 h 0,46 µg/kg · h, von Piritramid (Dipidolor) 30,4 µg/kg · h;
- i. m.-Injektion relativ fixierter Dosen im Abstand von 3–4 h. Das Verfahren ist nicht empfehlenswert, da zu wenig an den Bedürfnissen des Patienten orientiert.

> **Analgesie mit Piritramid nach Thorakotomien:**
> - intravenös: 3–4,5 mg (1:10 verdünnt) alle 5–10 min bis zum Eintreten der Schmerzlinderung,
> - Infusion: initialer Bolus von 0,05–0,1 mg/kg, dann Infusion von 1,5–3 mg/h,
> - PCA: 1,5 mg pro Bolus; Sperrzeit 10 min, keine basale Infusion.

### 10.4.2 Interkostalnervenblockade

Hierfür werden langwirkende Lokalanästhetika (z. B. Bupivacain) entweder bereits intraoperativ unter direkter Sicht oder aber postoperativ in herkömmlicher Weise injiziert. Weiterhin können intraoperativ unter Sicht Katheter in die entsprechenden Interkostalfurchen vorgeschoben und für die postoperative Injektion von Lokalanästhetika verwendet werden.

> Für eine effektive Schmerzlinderung müssen etwa 3-5 Interkostalnerven blockiert werden, wobei sich die thorakale Inzision im Zentrum befindet.

Allerdings treten bei der Interkostalnervenblockade nicht selten unerwünschte Nebenwirkungen oder gar Komplikationen auf, die bei der Indikationsstellung sorgfältig beachtet werden müssen:
- schwierige und schmerzhafte Technik mit Pneumothoraxgefahr,
- starke Resorption des Lokalanästhetikums mit nachfolgend hohen Blutspiegeln und der Gefahr toxischer Reaktionen,
- paravertebrale Ausbreitung des Lokalanästhetikums mit Sympathikusblockade (selten),
- postoperative Fehllagen der Katheter mit Versagen der Blockade.

### 10.4.3 Thorakale Periduralanalgesie

Hierbei werden langwirkende Lokalanästhetika in niedriger Konzentration (z. B. Bupivacain 0,25 %) als wiederholte Boli in den thorakalen Periduralraum injiziert oder aber kontinuierlich infundiert. Wegen ihrer schwierigen Technik und der spezifischen Risiken sollte die thorakale Periduralanalgesie nur vom Erfahrenen angewandt werden.

### 10.4.4 Peridurale Opioidzufuhr

Hierbei werden die Opioide, meist über einen Katheter, in den thorakalen oder lumbalen Periduralraum injiziert. Der thorakale Zugang sollte nur vom Geübten angewandt werden; die Qualität der Analgesie ist größer als bei lumbaler Zufuhr. Die Wirkung periduraler Opioide beruht auf einer spezifischen Blockade von Opioidrezeptoren in der Substantia gelatinosa des Rückenmarks.

Die *Vorteile* der periduralen Opioidinjektion gegenüber der systemischen Zufuhr von Opioiden und der periduralen Injektion von Lokalanästhetika sind:
- Sensibilität, Motorik und Sympathikusaktivität bleiben erhalten. Blutdruckabfälle sind nicht zu erwarten. Der Patient ist mobilisierbar.
- Die Schmerzlinderung wird bereits mit sehr niedrigen Dosen von Opioiden erreicht.
- Die Wirkungsdauer ist erheblich länger als nach systemischer Zufuhr oder periduraler Injektion von Lokalanästhetika.
- Eine Sedierung tritt gewöhnlich nicht ein.

Wichtigster *Nachteil* der periduralen Opioidzufuhr ist die Gefahr der frühen und der späten Atemdepression.

**Frühe Atemdepression** tritt, je nach Fettlöslichkeit des verwendeten Opioids, zwischen 60 und 100 min nach der periduralen Injektion auf und steht in direkter Beziehung zu den Plasmakonzentrationen, die durch Resorption vom Injektionsort erreicht werden.

**Späte Atemdepression** ist zwar eine sehr seltene (bis zu 0,4 %), aber gefährliche Komplikation, die bei fehlender Überwachung zum Tod des Patienten führen kann! Die Atemdepression entwickelt sich langsam und kann noch 6–10 h nach der Injektion von z. B. Morphin auftreten, so daß eine ausreichende Überwachungszeit nach der periduralen Injektion erforderlich ist.

> Die frühe und späte Atemdepression durch peridural injizierte Opioide können schlagartig mit Naloxon antagonisiert werden.

Darum sollte bei diesen Patienten Naloxon als Notfallmedikament bereitliegen.
Weitere Nebenwirkungen: Juckreiz, Harnretention, Übelkeit und Erbrechen.

**Praktische Anwendung:**
- Für die peridurale Injektion können zahlreiche Substanzen eingesetzt werden, jedoch liegen für Morphin und Fentanyl die meisten Erfahrungen vor.
- Die Zufuhr sollte über einen Katheter erfolgen, der mehrere Tage belassen werden kann.
- Für Morphin beträgt die Dosierung, unabhängig vom Zugangsweg, für Thorakotomien 2–4–8 mg; das Volumen spielt keine wesentliche Rolle, daher können z. B. auch Konzentrationen von 1 mg/ml injiziert werden. Bei kontinuierlicher Infusion beträgt die Dosierung 0,1–0,5 mg/h.

---

**Periduralanalgesie nach Thorakotomien:**
- intermittierend: 5–8 ml Bupivacain 0,25 % alle 2–4 h, wenn Katheter oberhalb von T 8;
  10–20 ml 0,25 %, wenn Katheter zwischen Th 8–12;
- kontinuierlich: 0,05–1 ml/kg/h Bupivacain 0,25 %, wenn Katheter oberhalb von Th 8;
  evtl. + Opiatzusatz, z. B. Fentanyl, 25–50 µg/h oder Sufentanil, 10–20 µg/h.

---

### 10.4.5 Kryoanalgesie

Bei diesem Verfahren werden die Interkostalnerven intraoperativ unter Sicht durch Anwendung von Kälte (− 60 °C) reversibel für ca. 1–3 Monate in ihrer Funktion ausgeschaltet. Die Kälte bewirkt eine Degeneration der Axone, während die intraneuralen Strukturen und das perineurale Gewebe erhalten bleiben. Nach etwa 2–3 Wochen beginnt die Regeneration des Axons und der Nervenfunktion.

Kryoanalgesie vermindert den postoperativen Opioidbedarf und verbessert die Lungenfunktion. Bereits am ersten postoperativen Tag sind die Schmerzen nur noch leicht und meist durch die Thoraxdrainage bedingt, weniger durch die Operationswunde. Nach Entfernen der Drainage sind die meisten Patienten im wesentlichen schmerzfrei.

Wichtigster Nachteil der Kryoanalgesie ist die langanhaltende Taubheit. Daher ist das Verfahren für die Routine nicht geeignet.

### 10.4.6 Interpleuralanalgesie

Die Injektion von Lokalanästhetika oder Opioiden in den intakten Pleuraspalt wird als Interpleuralanalgesie bezeichnet. Als Wirkort werden die Interkostalnerven, sympathische Fasern von Kopf, Hals und oberer Extremität, Nerven des Plexus brachialis, der Splanchikusnerven, der N. phrenicus, der Plexus coeliacus und der N. vagus angesehen. Nach den inzwischen vorliegenden Untersuchungsergebnissen kann mit diesem Verfahren keine anhaltende und ausreichende Analgesie nach einer Thorakotomie erreicht werden, auch dann nicht, wenn die Injektion von Lokalanästhetika mit Opioiden supplementiert wird. Als wichtigster Grund für die Wirkungslosigkeit des Verfahrens wird die Unzugänglichkeit der meisten nervalen Strukturen angesehen.

## Literatur

Bardoczky GI, Levarlet M, Engelman E, deFrancquen P (1993) Continuous spirometry for detection of double-lumen endobronchial tube displacement. Br J Anaesth 70: 499

Barna GM, Sprung J, Choi D, Kahn R (1997) Lung mechanical behavior during one-lung ventilation. J Cardiothorac Vasc Anesth 5: 604

Barash PG (1996) Pro and con (section editor) Intrapleural anesthesia is useful for thoracic anesthesia. McIlvaine WB: Pro: Intrapleural anesthesia is useful for thoracic analgesie. Con: Ureliable benefit after thoracotomy – epidural is a better choice. J Cardiothorac Vasc Anesth 10: 429

Barash P (section editor) (1997) Pro and con. Lung volume reduction surgery. Little AG: Pro: Lung reduction surgery is of proven therapeutic benefit. Fein AM: Con: Lung volume reductions: should we close the door before the horse leaves the barn. J Cardiothorac Vasc Anesth 11: 526

Benumof J (1987) Anesthesia for thoracic surgery. Saunders, Philadelphia

Body SC, Hartigan PM, Shernan SK, Formanek V, Hurford WE (1995) Nitric oxide: delevery, measurement, and clinical application. J Cardiothorac Vasc Anesth 9: 748–763

Bracken CA, Gurkowski MA, Naples JJ (1997) Lung transplantation: Historical perspective, current concepts, and anesthetic considerations. J Cardiothorac Vasc Anesth 11: 220

Brodsky JB, Shulman MS, Swan M, Mark JB (1985) Pulse oximetry during one-lung ventilation. Anesthesiology 63: 212

Conacher ID (1997) Anaesthesia for the surgery of emphysema. Br J Anaesth 79: 530

Domino KB, Borowee L, Alexander CM et al. (1986) Influence of isoflurane on hypoxic pulmonary vasoconstriction in dogs. Anesthesiology 64: 423

Ford GT, Guenta CA (1984) Toward prevention of postoperative pulmonary complications. Am Rev Respir Dis 130: 4

Klein U, Karzai W, Bloos F et al. (1998) Role of fiberoptic bronchoscopy in conjunction with the use of double-lumen tubes for thoracic anesthesia. Anesthesiology 88: 346

Lehmann KA (1984) On-Demand-Analgesie: Neue Möglichkeiten zur Behandlung akuter Schmerzen. Arzneimittelforschung 34: 1108

Liu S, Carpenter RL, Neal JM (1995) Epidural anesthesia and analgesia. Review article. Anesthesiology 82: 1474

Maiwand MO, Makey AR, Rees A (1986) Cryoanalgesia after thoracotomy. Improvement of technique and review of 600 cases. J Thorac Cardiovasc Surg 92: 291

Hirshman CA, Edelstein G, Peetz S et al. (1982) Mechanism of action of inhalational anesthesia on airways. Anesthesiology 56: 107

Pearce AC, Jones RM (1984) Smoking and anesthesia. Preoperative abstinence and perioperative morbidity. Anesthesiology 61: 576

Randell T (1992) Sedation for bronchofiberoscopy: comparison between propofol infusion and intravenous boluses of fentanyl and diazepam. Acta Anaesthesiol Scand 36: 221

Rees DI, Gaines GY (1984) One-lung anesthesia – a comparison of pulmonary gas exchange during anesthesia with ketamine or enflurane. Anesth Analg 63: 521

Salmentera M, Heinomen J (1984) Transcutaneous oxygen measurement during one-lung anesthesia. Acta Anesth Scand 28: 241

Smith G, Hirsch N, Ehrenwerth J (1986) Sight and sound: Can double-lumen endotracheal tubes be placed accurately without fiberoptic bronchoscopy? Anesth Analg 65: S 1

Steidl LJ, Fromme GA, Danielson DR (1984) Lumbar versus thoracic epidural morphine for post-thoracotomy pain relief. Anesth Analg 63: 277

Theegarten D, Stamatis G, Morgenroth K (1997) Relevante pathologisch-anatomische Befunde bei der Lungenvolumenreduktion des fortgeschrittenen Emphysems. Intensiv- und Notfallbehandlung 3: 82

Ulmer WT, Reichel G, Nolte D, Islam MS (1991) Die Lungenfunktion. Physiologie und Pathophysiologie, Methodik, 5. Aufl. Thieme, Stuttgart

# Sachverzeichnis

## A

$V_5$-Ableitung  123, 253, 267
Acebutolol  58, 179
ACE-Hemmer  70, 71, 482
- Einsatz in der Herzchirurgie  71
- hämodynamische Wirkungen  70
- Indikationen  70
- Nebenwirkungen  71
- Wirkungen  70
Acetylsalicylsäure  143
ACT-Test  93
*Adam-Stokes*-Syndrom  459
Adrenalin  43-45, 76, 294
- Einsatz in der Herzchirurgie  45
- Gefahren  45
- Herz-Kreislauf-Wirkungen  44
- Kinderherzchirurgie  325
- praktische Grundsätze  45
- Rezeptorwirkung  44
Afterload (Nachlast)  190, 218, 246, 294
- Senkung  294
AICD (antitachykarder Schrittmacher)  464
Ajmalin  73
Alfentanil  32
- Dosierungsvorschläge bei ACB-Operation  32
*Allen*-Test  124
Almitrin  482
Alpha-stat-Regulation  99
Alprenolol  58
Ambenonium  522
Amiodaron  73, 76, 77
- Dosierung  77
- Einsatz in der Herzchirurgie  76
- Indikationen  76
- Kontraindikationen  76
Amrinon  51, 52, 294
- Einsatz in der Herzchirurgie  51
- Gefahren  52
- Halbwertszeit  51
- Kinderherzchirurgie  325
- praktische Anwendung  52
- Wirkungen  51
Amylnitrat  178
Analgesie nach Herzoperation  284

Anästhesie, balancierte  207
Anästhetika, intravenöse/i.v.-Anästhetika  16-23
- kardiovaskuläre Wirkungen  17
Anastomose, zentrale  341, 343
Aneurysma  174, 433
- Aortenaneurysma (*siehe dort*)  406-425
- Vorgehen beim rupturierten Aneurysma  433
Anfälle
- hypoxische („spells")  315, 316
-- Behandlung  316
Angina pectoris  169-171, 178, 246, 249
- Klassifizierung  171
- Nitrovasodilatatoren  178
Angina-pectoris-Anfall  171
- hämodynamische Veränderungen  173
- physikalische Befunde  171
Anginasyndrome, spezielle  180
- Angina varians (*Prinzmetal*-Angina)  181, 183
- instabile  180-182
- Präinfarktangina  181
- stabile  182
- therapierefraktäre  182
Angiographie  173, 174, 220
Antiarrhythmika  71-77, 142, 276
- hämodynamische Auswirkung  73
- Klassifikation nach *Vaughan/Williams*  72, 73
Antifibrinolytika, synthetische  112
Antihypertensiva  142
Antikoagulanzien  143, 483
- bei Mitralstenose  228
Aorta ascendens  411
- Aneurysmen  412, 413
-- anästhesiologisches Vorgehen  412, 413
- Dissektionen  411
Aorta descendens  411, 416
- anästhesiologisches Vorgehen  420-422
- Dissektionen  411
Aorta, Abklemmen  418, 430-432
- Gefahren  418
- Öffnen der Aortenklemme  431, 432

Aortenaneurysma
- Bauchaortenaneurysma (*siehe dort*) 427–433
- thorakoabdominales 422, 423
-- Klassifizierung 423
- thorakale 406–425
-- akute 408–411
--- Behandlung 411
--- Differentialdiagnose und Fehldiagnosen 410
--- Prognose 411
-- Ätiologie und Pathogenese 406
-- Bypassmethoden 417
-- chronische 408
-- Diagnostik 409
-- Klassifizierung 406, 407
-- klinisches Bild und Diagnose 408
-- Komplikationen 422
-- Pathophysiologie 407
-- Patienten 412
Aortenbogen
- Aneurysmen 413
-- extrakorporale Zirkulation 413, 414
- doppelter 339
-- anästhesiologisches Vorgehen 339
-- Hauptrisiken des Eingriffs 339
-- Operation 339
-- praktische Leitsätze für die Narkose 339
Aortendissektionen 407, 411, 414–422
- allgemeines Vorgehen 414, 415
- Anästhesie 420
- *DeBakey*-Klassifikation 407
- *Stanford*-Klassifikation 407
- Typ I 415, 416
-- anästhesiologisches Vorgehen 415, 416
-- operatives Vorgehen 415
- Typ II 416
- Typ III (Aorta descendens) 411, 416
Aorteninsuffizienz 260–268
- akute 264
- Anästhesie 266, 267
-- Leitsätze für die Narkose 266, 267
- Ätiologie und Pathologie 260
- Befunde bei Klappenersatz 265
- chirurgische Behandlung 265, 266
- Doppelklappenersatz 265
- Druckverlauf im linken Ventrikel 262
- EKG-Ableitung $V_5$ 267
- hämodynamische Ziele 266
- Komplikationen 265
- Kontraktilität 262
- linker Vorhof 263
- medikamentöse Therapie 264
- und Mitralinsuffizienz 264, 267, 268
- Pathophysiologie 260–264
- peripherer Kreislauf 263
- Pulmonaliskatheter 267
- Schweregrade 261
- Tripelklappenersatz 265
Aortenisthmusstenose (*siehe* Koarktation) 334–338
Aortenkanüle 350

Aortenklappeninsuffizienz 409, 412
- akute 409
Aortenklemme, Reaktionen beim Öffnen 419
Aortenruptur, traumatische 423, 424
- anästhesiologisches Vorgehen 424
- Diagnose 423
Aortenstenose 245–257, 364, 365
- Afterload 249
- mit Aorteninsuffizienz 250, 255, 256
-- hämodynamische Ziele 256
- Ätiologie und Pathologie 245
- chirurgische Behandlung (*siehe auch* Aortenstenoseoperation) 251, 252
- Druckgradienten 247
- klinisches Bild und Diagnose 364
-- EKG 364
-- Herzkatheter 365
-- Thoraxröntgenbild 364
- Kontraktilität 248
- Koronardurchblutung 249
- linker Ventrikel 247
- linker Vorhof 248
- medikamentöse Therapie 250
- mit Mitralstenose 256, 257
-- hämodynamische Ziele 257
- mit Mitralinsuffizienz 256
-- hämodynamische Ziele 256
- operatives Vorgehen und Narkose 365
- Pathophysiologie 245, 364
- peripherer Kreislauf 249
- postoperative Komplikationen 364
- Schweregrade 246
- typische Symptome 246
Aortenstenoseoperation 251–255
- Anästhesie 252–255
-- Leitsätze für die Narkose 252–255
- Aortenklappenersatz 251
-- Indikation 251
-- Komplikationen 251
Aortographie 410
Apoplex 452
Aprotinin 112
Arrhythmien 235
Arterien 124, 125, 338, 347, 422
- A. brachialis, Kanülierung 125
- A. carotis, Thrombendarteriektomie
-- Indikationen 441
-- Kollateralkreislauf 441, 442
- A. dorsalis pedis, Kanülierung 125
- A. femoralis, Kanülierung 125
- A. radialis, Kanülierung 124
- A. radicularis anterior magna (A. *Adamkiewicz*) 422
- A. spinalis anterior, Minderdurchblutung 338
- A. subclavia-A. pulmonalis-Interponat 341
- A. ulnaris, Kanülierung 125
- Auswahl der Arterie 347
Arterienkanüle 347
ASA-Risikogruppen 146
Assistsysteme, mechanische 295
Asthma 470
Atem- und Krankengymnastik 483

Atemdepression 528
- frühe 528
- späte 528
Atemfrequenz 302, 319, 397
Atemfunktion, Herz- und Thorax-
  operationen 306, 391–395, 485–488
- aufrechte Position 485
- Rückenlage 486
- Seitenlage 486, 487
- - offener Thorax in Seitenlage 487
Atemgrenzwert 476
Atemminutenvolumen 396
Atemtherapie, postoperative 525, 526
Atemwege, Pflege 396
Atemwegsdruck, kontinuierlicher (CPAP) 398
Atemwegsobstruktion 475
Atemwerte
- Erwachsene 319
- Neugeborene 319
Atemzeitverhältnis 397
Atemzugvolumen 319, 397
Atenolol 58, 73, 179
Atracurium 37
- Blutdruckabfall 37
- Tachykardie 37
Atracurium, Myasthenie 523
Atropin 150, 324, 483
- Kinderherzchirurgie 325
Attacken, transitorische ischämische 437, 438
- Ursachen 438
Ausfuhr 285
Austreibungsphase 217
AV-Blockierung 74, 390, 459
- bei Kindern 390
AV-Dissoziation 248
AV-Kanal 357–359
- kompletter / totaler 357, 358
- - Anästhesie 359, 360
- - EKG 358
- - klinisches Bild und Diagnose 358
- - operatives Vorgehen 359
- - Pathophysiologie 357
- - Thoraxröntgenbild 358
- partieller 357, 358
- - Anästhesie 359, 360
- - EKG 358
- - klinisches Bild und Diagnose 358
- - operatives Vorgehen 359
- - Pathophysiologie 357
- - Thoraxröntgenbild 358

**B**

Ballongegenpulsation, intraaortale 294–296
„Banding" der Pulmonalarterie 344, 345, 363
Barbiturate 17–19
- Barorezeptorenreflexe 18
- Blutdruck 17
- Einsatz in der Herzchirurgie 18
- Herzfrequenz 17

- Herzzeitvolumen 18
- Koronardurchblutung 18
- myokardialer $O_2$-Verbrauch 18
- Myokardkontraktilität 17
- Schlagvolumen 18
Bauchaortenaneurysma (*siehe dort*) 427–433
- anästhesiologisches Vorgehen 429
- Diagnose 428
- Operation 428
- - intraoperative Überwachung 430
- Patienten 428
- Rupturzeichen 427
Beatmung 300–302, 370, 398–400, 500, 501, 525
- assistierte 398
- CPAP (kontinuierlicher Atemwegsdruck) 398
- einseitige 500, 501
- - praktisches Vorgehen 500
- IMV („intermittend mandatory ventilation") 398
- Komplikationen, maschinelle Beatmung 400
- Kontrolle 398
- kontrollierte 398
- Langzeitbeatmung (*siehe dort*) 302, 399–401
- PEEP (positiver endexspiratorischer Druck) 302, 398
- postoperative Nachbeatmung 300, 525
Beatmungsdruck 400
Beatmungsfrequenz 397
Beatmungsgerät, Neugeborene und Kleinkinder 396
Beatmungsschwierigkeiten, frühe Phase 399
Befunderhebung 319
Belastungsangina 169
Belastungs-EKG 172
Bellafolinsaft 324
Benzodiazepine 24
- kardiovaskuläre Wirkungen 24
- β-Blocker / -Rezeptorenblocker 58, 59, 141, 178, 179, 200, 201, 250, 276, 320, 411
- grundlegende Eigenschaften 58
- kardiovaskuläre Wirkungen 58, 59
- - Blutdruck 59
- - Herzrhythmus und Automatie 59
- - myokardialer $O_2$-Verbrauch 59
- klinische Anwendung 59
- Nebenwirkungen und Gefahren 59
Bisoprolol 73
*Blalock-Hanlon*-Anastomose 343
- anästhesiologisches Vorgehen 343
- operatives Vorgehen 343
*Blalock-Hanlon*-Vorhofseptektomie 372
*Blalock-Taussig*-Anastomose 341, 342
- praktische Leitsätze für die Narkose 342
*Bland-White-Garland*-Syndrom 386–388
- klinisches Bild und Diagnose 386, 387
- Operation und Narkose 387
- Pathophysiologie 386
Blutanforderung 322
Blutdruck
- Abfall 209, 260
- - Aortenstenose 254

## Sachverzeichnis

- Anstiege 254, 445
-- Aortenstenose 254
- systolischer bei Kindern 320
Blutgase 99, 157
- arterielle und venöse 157
Blutgerinnung 91, 92, 95, 158
- Aufhebung mit Heparin 92
- Wiederherstellung 95
Blutungen / Blutverluste 297, 421
- Lungenblutung, massive 507
- Magen-Darm-Blutungen 303
- nach kardiopulmonalem Bypass 97
- Thoraxchirurgie, massive Blutung 524
Blutungsprophylaxe 111–113
Blutversorgung, zerebrale 442
Blutviskosität 99
Blutvolumen
- bei Kindern 320
- Wiederherstellung 286–288
Bradyarrhythmia 459
- B. absoluta 74
Bradykardie 342, 343, 390
- Aorteninsuffizienz 267
- Aortenstenose 254
- bei Kindern 390
- Sinusbradykardie 74, 288, 390, 459
Brevibloc (*siehe* Esmolol) 58, 60, 61
*Brock*-Operation 344
Bronchodilatatoren 476, 477
Bronchoskopie 503–506
- Allgemeinnarkose 503, 504
- Auswirkungen 505
- mit flexibler Fiberoptik 505–507
-- Komplikationen 506
-- Sedierung 505
- Komplikationen 503
- praktisches Vorgehen bei der Narkose 504
Bronchospasmus 480
Bronchusstumpf, Ausriß 524
Bubbleoxygenator 83
Bypass, kardiopulmonaler 81, 91, 108–110, 184, 185, 198, 210, 354
- Blutgerinnung 91, 92
- Blutuntersuchungen 157–159
- Bypassverschluß 186, 213
- extrakraniell-intrakraniell 443
- Komplikationen 185, 186
- kongenitale Herzfehler 354
- Kontraindikationen 183, 184
- minimal-invasive 184, 210, 211
- Myokardinfarkt, perioperativer 185
- Narkose / praktische Anästhesie 109, 110, 159, 196–213
-- Aufklärungsgespräch 196
-- präoperative Einschätzung, Prämedikation 196
-- Vorgeschichte 197
-- Wahl des Narkoseverfahrens 202, 203
- Operationsmortalität 185
- Risikoeinschätzung 200
- Überwachung 155–159
Bypassarten 117–120, 186, 432

- aortokoronarer 213
-- neurologische Komplikationen 213
- atriofemoraler 416
- axilloaxillärer 433
- axillofemoraler 433
- femorofemoraler Bypass 119, 416, 433
- Fortschreiten der Arteriosklerose 186
- kombinierter Rechts- und Linksherzbypass 296, 299
- linker atriofemoraler Bypass 119
- Linksherzbypass 120, 295, 296, 416
- partieller Bypass 118, 154, 160
- Rechtsherzbypass 120, 296, 298
- totaler Herz-Lungen-Bypass 117, 118, 154
-- technisches Vorgehen 117
- Y-Bypass 432

## C

Canadian Cardivascular Society 171
Captopril, Eigenschaften 71
*Carlens*-Tubus 493, 494
Carvedilol 179
Chinidin 73
Cholinesterasehemmer 39, 521
Cilazapril, Eigenschaften 71
Cis-Atracurium 37
Clonidin 43, 202
Computertomographie 410
*Cooley-Waterston*-Anastomose 341, 342
Cor pulmonale 477, 481–483
- chronisches 481
CPAP (kontinuierlicher Atemwegsdruck) 398
Cyklocapron (*siehe* Antifibrinolytika, synthetische) 112

## D

Defibrillator (*siehe* Kardioverter / Defibrillator) 462, 463
Desfluran 11, 12
- arrhythmogene Wirkung 12
- Blutdruck, arterieller 11
- Herzfrequenz 11
- Herzinsuffizienz 12
- Herzzeitvolumen 11
- Koronardurchblutung 11
- koronare Herzkrankheit 12
- Myokardkontraktilität 11
- Vorhofdruck, rechter 11
Desmopressin (*siehe* Minirin) 112
Diathermie, Herzschrittmacher 464
Diazepam 24
- Aortendruck 24
- Herzchirurgie 24
- Herzfrequenz 24
- Interaktionen 24
- Myokardkontraktilität 24

Digitalis 55, 56, 141, 201, 231, 250, 320, 482
- Einsatz in der Herzchirurgie 55
- Gefahren 55
- kardiovaskuläre Wirkungen 55
- Mitralstenose 228
- praktische Anwendung 55
- Toxizität, prädisponierende Faktoren 56
Diltiazem 62, 180
- kardiovaskuläre Wirkungen 62
Disopyramid 73
Diuretika 142, 201, 250, 320, 482
Dobutamin 44, 48, 49, 76, 293
- Einsatz in der Herzchirurgie 49
- Gefahren 49
- Kinderherzchirurgie 325
- praktische Anwendung 49
- Wirkungen 48
Dopamin 44, 47, 48, 76, 210, 293
- Einsatz in der Herzchirurgie 48
- Gefahren 48
- Herz-Kreislauf-Wirkungen 47
- Kinderherzchirurgie 325
- praktische Anwendung 48
Dopexamin 44, 49, 50
- Einsatz in der Herzchirurgie 50
- Gefahren 50
- praktische Anwendung 50
- Wirkungen 49, 50
Doppellumentuben 492-501
- falsche Lage 499
- Komplikationen 501
- Lagekontrolle mit dem Glasfiberbronchoskop 497, 498
-- rechtsseitiger Doppellumentubus 500
- praktischer Einsatz 494
- Tubusfehllagen 494-496
Dopplersonographie, transkranielle 449
Droperidol 35, 36
- antiarrhythmische Eigenschaften 36
- Blutdruck 35
- Herzfrequenz 36
- Kombination mit Opioiden 35
- Koronardurchblutung 36
- myokardialer $O_2$-Verbrauch 36
- Myokardkontraktilität 36
Druck
- linksventrikulärer enddiastolischer 248
- kolloidosmotischer 113
- PEEP (positiver endexspiratorischer Druck) 302, 398
- Venendruck, zentraler (siehe dort) 127-129, 156, 209
Druckanstiegsgeschwindigkeit, linker Ventrikel 189
Druckmeßeinrichtung, Bestandteile 123
Druckmessung, arterielle 123-127
- Störungen 126, 127
Druckmodul 124
Ductus Botalli / Ductus arteriosus, persistierender 329-334
- anästhesiologisches Vorgehen 332
- Frühgeborene 333, 334
- klinisches Bild und Diagnose 331

- Operation 331
- Pathophysiologie 330
- praktisches Vorgehen für die Narkose 332, 333
- reife Neugeborene 333, 334
Durchgangssyndrome 285
Dyspnoe 246, 469
Dyssynergie, linksventrikuläre 218

# E

Ebstein-Anomalie 384
- klinisches Bild und Diagnose 384
- Operation 385
- Pathophysiologie 384
Echokardiographie 220, 389, 410, 421
- transösophageale 410, 421
- transthorakale 410
Edrophonium 39, 522
EEG / EEG-Überwachung 101, 449
- Bypass 101
Einfuhr 285
Ein-Lungen-Anästhesie 420, 421, 489-501, 517
- Descendensaneurysma 420
- Indikationen 490
- Lungentransplantation 517
- Pathophysiologie 489
- Techniken 491-501
-- Bronchusblocker 491
-- Endobronchialtuben 491
Einschätzung, präoperative 140-149
Einsekundenkapazität 475
- exspiratorische ($FEV_1$) 475
-- klinische Bedeutung 475
- relative 475
Eisenmenger-Reaktion 360
Ejektionsfraktion 145, 218, 248
EKG 253, 336, 356, 471, 481
- $V_5$-Ableitung 123, 253, 267
- Belastungs-EKG 172
- 12-Kanal-EKG 389
EKG-Monitor 346
Elektrokardiogramm 122, 123, 144, 171, 172
- Ableitungen 122, 123
- Elektroden 122
- Monitore 122
Elektrokauter, Herzschrittmacher 464
Elektrolyte 158
Elektrolytstörungen 113
Elektrolyttherapie 402
Embolien
- extrakorporale Zirkulation 114
- Mitralinsuffizienz 240
Enalapril, Eigenschaften 71
Endobronchialtuben 491-496
- Doppellumentuben (siehe dort) 492-501
Endokarditis, bakterielle/infektiöse 240, 264, 318
Endokardkissendefekte (siehe auch AV-Kanal) 357-360
Endotrachealtubus 396
Enfluran 6-8
- Anwendungsdauer 7

- Barorezeptorenaktivität 4
- β-Rezeptorenblocker 8
- Blutdruck 7
- chirurgische Stimulation 8
- Einsatz in der Herzchirurgie 8
- Herzfrequenz 7
- kardiovaskuläre Wirkungen 6
- Koronardurchblutung 7
- myokardialer $O_2$-Verbrauch 7
- Myokardkontraktilität 7
- Myokardsensibilisierung 7

Enoximon 53, 54
- Einsatz in der Herzchirurgie 54
- praktische Anwendung 54
- Wirkungen 54

Entlassungskriterien, kardiovaskuläre 305
Entwöhnung vom kardiopulmonalen Bypass 160–162
Ernährung, richtige 483
Erregungsleitungsstörungen 212
Erschlaffungsphase 217

Esmolol 58, 60, 61
- Blutdruckabfall 60
- Einsatz in der Herzchirurgie 60
- Hypertonie 61
- Interaktionen 60
- Tachykardie 61
- – supraventrikuläre 61
- Wirkungen 60

Etomidat 19, 20
- Blutdruck 19
- Einsatz in der Herzchirurgie 20
- Herzfrequenz 19
- Herzzeitvolumen 19
- Interaktionen 20
- Koronardurchblutung 19
- myokardialer $O_2$-Verbrauch 19
- Myokardkontraktilität 19
- Schlagvolumen 19

Extrasystolie
- supraventrikuläre 74, 288
- ventrikuläre 74

Extubation
- frühe 211, 284
- Kriterien 300, 401
- praktisches Vorgehen 401

## F

*Fallot*-Tetralogie 316, 367–370
- klinisches Bild und Diagnose 363
- – EKG 368
- – Herzkatheter 368
- – Labor 368
- – Thoraxröntgenbild 368
- operatives Vorgehen und Narkose 369
- Pathophysiologie 367
- postoperativer Verlauf 369
- Rechts-links-Shunt 367
- Zyanose 368

„fast-track technique" 211

Fentanyl 30, 31, 34, 484
- Dosierung 30, 34

$FEV_1$ 302
Fiberglasbronchoskop 495, 496, 498
- Intubation, fiberbronchoskopische 497
- Kontrolle der Tubuslage 497

Filter 88
Fistel, bronchopleurale 512, 524
Flecainid 73
Flunitrazepam 26, 324
- kardiovaskuläre Wirkungen 26

Flüssigkeit, Mobilisierung 291, 292
Flüssigkeits- und Elektrolyttherapie 402, 403
Flüssigkeitszufuhr, intraoperative 349, 350
Fluß-Volumen-Kurve, maximal exspiratorische 476
*Fontan*-Operation 378, 379
*Frank-Starling*-Mechanismus 218, 219
FRC (funktionelle Residualkapazität) 473

Füllungsdrücke des Herzens
- nach dem Bypass 244
- bei Kindern 390
- optimale 267

## G

Gallopamil 73
Gasaustausch, pulmonaler 477
- Störungen 392
Gefäßerkrankungen, periphere 198
Gefäßoperationen, periphere 433, 434
- postoperative Komplikationen 434
- Regionalanästhesie 434

Gefäßringe 338
Gefäßwiderstand 145, 290
- peripherer 145
- – erhöhter peripherer 290
- pulmonaler 145

Gegenpulsation (*siehe* Ballongegenpulsation) 294–296
Gerinnungsstörungen 110–113, 317
- nach kardiopulmonalem Bypass 110

Giemen 470, 480
Glasfiberbronchoskop 495, 496, 498
*Glenn*-Anastomose 344
Glukagon 57
- Einsatz in der Herzchirurgie 57
- Gefahren 57
- kardiovaskuläre Wirkungen 57

*Gordon-Greene*-Endobronchialtubus 492
*Gott*-Shunt 416

## H

Halothan 3–6
- Anwendungsdauer 5
- Barorezeptorenreflexe 4
- β-Rezeptorenblocker 5
- Blutdruck 3

Sachverzeichnis 537

- chirurgische Stimulation 5
- Einsatz in der Herzchirurgie 5, 6
- Herzfrequenz 4
- Herzzeitvolumen 4
- Koronardurchblutung 5
- myokardialer $O_2$-Verbrauch 5
- Myokardkontraktilität 4
- Myokardsensibilisierung 4, 5
- Schlagvolumen 4
Hämatokrit 158
Hämodilution 90, 91, 483
Hämodynamik, koronare 191
Hämolyse 83
Hämoptyse (Lungenbluten) 316
Hauptstammäquivalent 176
Hauptstammarterie, Stenosen 176
Hauptstammstenose, linke 183
Heparin 92, 93
- Antagonisierung 165
Heparinisierung 163
Heparinrebound 96
Heparinresistenz 94
- Vorgehen 94
Herz, Herniation 524
Herzerkrankung, allgemeine Zeichen 151
Herzfehler, kongenitale 312–403
- allgemeine Pathophysiologie 313–318
- azyanotische 313
- Einteilung 312, 313
- zyanotische 313, 393
-- postoperative Atemfunktion 393
-- Wachstumsstörungen 317
Herzfrequenz 188, 194, 218, 243, 288, 320
- bei Kindern 320
- Stabilisierung 288, 293
Herzindex 145, 218, 289
- nach der Operation 288
Herzinsuffizienz 183, 313, 312, 316, 320
- bradykarde 459
- Rechtsherzinsuffizienz, akute 525
- Zeichen beim Kind 320
Herzkatheter 144, 145
Herzkatheterisierung 145, 221
- normale hämodynamische Befunde 145
Herzklappen
- Hämodynamik nach Klappenersatz 223
- künstliche 221–223
-- Bioprothesen 222
-- mechanische 221
Herzklappenerkrankung
- Diagnostik 220, 221
- Kompensationsmechanismen 219
- Schweregrade 220–223
Herzkrankheit, koronare (siehe auch Koronarkrankheit) 168, 169, 430
Herz-Kreislauf-Funktion, Überwachung bei Herzoperationen 121–137, 305
- postoperative 390, 391
Herzleistung, mechanische, Determinanten 190, 191
Herz-Lungen-Bypass, totaler 116
Herz-Lungen-Maschine 81–90, 106–108, 139–165, 345–354

- Abgehen 162
- Füllung 163
- Füllvolumen 90
- Intensivbehandlung nach Operationen mit der HLM 388–403
- Operation mit der HLM 345–354
- praktisches Vorgehen 353, 354
-- Narkoseeinleitung 353
-- Narkoseführung 353
- spezielle hämatologische Auswirkungen 106–108
- Standardblutflußraten 87
- Zubehör 81–89
-- Pumpen 81
Herz-Lungen-Transplantation 279, 280
- anästhesiologische Besonderheiten 279
- Indikationen 279
- Komplikationen 280
- Operation 279
- postoperative Besonderheiten 279
- Spenderauswahl 279
Herzrhythmus / Herzrhythmusstörungen 72–74, 218, 288, 289, 293, 525
- behandlungsdürftige 72
- Differentialtherapie, allgemeine 74
- Stabilisierung 288, 293
- ventrikuläre 289
Herzschrittmacher 455–465
- Anästhesie 463–465
- antitachykarder Schrittmacher (AICD) 464
- evozierte Potentiale 465
- Indikationen für Implantation 458, 460
-- anästhesiologisches Vorgehen 461
-- präoperative Einschätzung und Vorbereitung 460
- Kernspintomographie 465
- Schrittmacher-EKG 458
- Schrittmachercode 457
- Schrittmacherfunktionsstörungen 464
- Schrittmacherpatienten, elektromagnetische Interferenzen 464
- Schrittmachertherapie, temporäre 459
- Schrittmachertypen 456, 457
- Stoßwellenlithotripsie 465
Herztamponade 298, 299
- Diagnose 299
Herztransplantation 271–279
- Abstoßungsreaktionen 278
- anästhesiologisches Vorgehen 273–276
- arterielle Hypertonie 278
- Auswahl des Empfängers 271
- Auswahl des Spenders 272, 273
- Einschlußkriterien 272
- Indikationen 271, 272
- Infektionen 278
- intraoperatives Vorgehen 275, 276
- kombinierte Herz-Lungen-Transplantation 515
- Komplikationen 276–278
Herztransplantation
-- im Langzeitverlauf 277
- Kontraindikationen 272

- Koronarsklerose 278
- Magen-Darm-Trakt 278
- Malignome 278
- neurologische Störungen 279
- Operation 273
- pharmakologische Besonderheiten 275
- Physiologie und Pathophysiologie des transplantierten Herzens 277
- postoperative Behandlung 276
- präoperative Einschätzung 274
- Stoffwechselstörungen 278

Herzzeitvolumen 134, 157, 218, 390
- bei Kindern 390
- Messung 134

Hirnabszesse 315
Hirndurchblutung 100
- Messung 449
Hirninfarkt 437
Hirnnervenfunktionsstörungen 452
Hirnprotektion 450
- kardiopulmonaler Bypass 116
Hirnstoffwechsel 100
Hochdruck (siehe Hypertonie)
Hockerstellung 315, 316
Husten 469
Hyperbilirubinämie 304
Hyperglykämie, extrakorporale Zirkulation 114
Hyperkaliämie 402, 464
Hyperkapnie 478, 483
Hyperperfusionssyndrom, zerebrales 452
Hypertonie 208, 212, 290, 430
- postoperative 212
- pulmonale 226, 317, 391, 481
-- bei Mitralstenose 226
-- Schweregrad 481
Hypokaliämie 113, 402, 464
Hyponatriämie 113
Hypotension 338
Hypothermie 97–100, 352
- $O_2$-Verbrauch 98
- tiefe 352, 414
-- Nachteile 352
-- Vorteile 352
Hypothermiegrade 100, 164
- tolerierter Kreislaufstillstand 100
Hypovolämie, ACE-Hemmer 70
Hypoxämie 393, 483

# I

Ikterus 304
Imipramin 36
IMV („intermittend mandatory ventilation") 398
Infektionen nach Herzoperationen 306
Infektionskrankheiten 197, 320
- akute pulmonale 320
Inhalationsanästhetika 2–16, 109, 243
- extrakorporale Zirkulation 109
- Herzfunktion 2

- kardiovaskuläre Wirkungen 3
- Kombinationen mit Opioiden 33, 34

Inotropie 189
Inspirationskraft 302
Insuffizienz
- postoperative respiratorische 301, 302
-- auslösende Mechanismen 301
-- Indikationen zur Beatmung 302
- vertebrobasiläre 439
- zerebrovaskuläre 436–440, 443
-- klinische Manifestationen 437
-- operatives Vorgehen 440
-- Pathogenese 436
-- Risikofaktoren 436, 443
-- Stadien 440

Intensivstation / Intensivbehandlung
- Aufnahme des Patienten 282–284
- Entlassung 305, 306
- nach Operationen mit der Herz-Lungen-Maschine 388–403
- Transport 282
- Übergabe des Patienten 283
- Wiederaufnahme 306

Interkostalnervenblockade 527
Interpleuralanalgesie 529, 530
Intubation, endobronchiale 496–500
- fiberoptische endobronchiale 497
- rechtsseitige 498
- Technik 496
Ischämie 169, 170, 419, 436
- untere Körperhälfte 419
- zerebrale, Auslöser 436
Isofluran 8–10
- Barorezeptorenreflexe 10
- β-Rezeptorenblocker 10
- Blutdruck 8
- chirurgische Stimulation 10
- Einsatz in der Herzchirurgie 10
- Herzfrequenz 8
- Herzzeitvolumen 9
- Koronardurchblutung 9
- myokardialer $O_2$-Verbrauch 9
- Myokardkontraktilität 9
- Myokardsensibilisierung 10
- Schlagvolumen 9
Isoprenalin 294, 360
- Kinderherzchirurgie 325
Isoproterenol 43, 44, 46, 47, 76
- Einsatz in der Herzchirurgie 47
- Gefahren 47
- Herz-Kreislauf-Wirkungen 47
Isosorbiddinitrat 178
Isosorbidmononitrat 178

# K

Kalium 402
Kältezittern 290
Kalzium 56, 113, 210, 403
- Einsatz in der Herzchirurgie 56
- Gefahren 56

- kardiovaskuläre Wirkungen 56
- praktische Anwendung 56

Kalziumantagonisten 61–65, 142, 179, 180, 200, 201, 275, 481
- kardiovaskuläre Wirkungen 62
- therapeutische Anwendungsmöglichkeiten 61

Kalziumchlorid 403
Kalziumglukonat 403
Kalziumglukonat, Kinderherzchirurgie 325
Kammerflimmern 74, 103
12-Kanal-EKG 389
Kanülengröße 350
Kanülierung, arterielle 124, 125, 150
- bei Kindern 346

Kapillaroxygenator 86
Kardiomyopathie, hypertrophe obstruktive (HOCM) 257–260
- Anästhesie 259, 260
- Ätiologie und Pathologie 257
- Behandlung 259
- Pathophysiologie 257, 258
- Preload 259
- Pulmonaliskatheter 259
- Vorhofkontraktion 259

Kardioplegie 105, 106
- technisches Vorgehen 105

Kardioplegielösung nach *Bretschneider* 105
Kardioverter / Defibrillator, implantierbarer 462, 462
- anästhesiologische Besonderheiten 463
- Indikationen 462
- operatives Vorgehen 462

Karotissinussyndrom 74, 459
Karotisstenose 438, 439
- und koronare Herzkrankheit 452
- Schlaganfallrisiko 439

Karotisstenoseoperation 435–453
- Hirnprotektion 450
- intraoperative Überwachung 447, 448
- – Herz-Kreislauf-Funktion 448
- – Hirnfunktion 448
- Komplikationen 450
- – Blutdruckanstieg, akuter 451
- – Blutdrucknormalisierung 451
- – kardiale Überwachung 451
- – Nachblutung 451
- – neurologische Einschätzung 451
- Narkosegruppen 444
- postoperative Besonderheiten 430
- Risikogruppen 444
- Wahl des Anästhesieverfahrens 446, 447
- – Allgemeinanästhesie 446
- – Regionalanästhesie 447
- Wundhämatom 431

Katecholamine 298
Kernspintomographie 410
Ketamin 22, 23, 327
- Blutdruck 22
- Einsatz in der Herzchirurgie 23
- Herzfrequenz 22
- Herzzeitvolumen 23
- Interaktionen 23

- Koronardurchblutung 23
- myokardialer $O_2$-Verbrauch 23
- Myokardkontraktilität 23
- Schlagvolumen 23

Klappen (*siehe* Herzklappen)
Kleinkinder, Narkoseeinleitung 328
Knotenrhythmen 288
Koarktation (Aortenisthmusstenose) 334–338
- anästhesiologisches Vorgehen 336–338
- – Narkoseverfahren 337
- – praktische Leitsätze für die Narkose 337
- – Prämedikation 337
- – spezielle Einschätzung und Vorbereitung 336
- juxtaduktale 335
- klinisches Bild und Diagnose 335, 336
- Komplikationen 336
- Operation 336
- Pathophysiologie 335

Komplikationen
- gastrointestinale 303, 304
- kardiovaskuläre 292, 306
- respiratorische 306

Kontraktilität
- myokardiale 189, 219
- Ventrikelkontraktilität 234, 235

Kontraktilitätsanomalien des Herzens 174, 194
Koronarangiographie 174
Koronararteriennomenklatur 175–177
Koronararteriographie 173
Koronarbypassoperationen (*siehe* Bypass, kardiopulmonaler)
Koronarchirurgie, Komplikationen 211–213
Koronardurchblutung 187, 188, 195
- und myokardialer $O_2$-Verbrauch 191
- Normalwerte 187

Koronarembolie 104
koronarer Perfusionsdruck 193
Koronarkranke / Koronarpatienten / Koronarerkrankung 168, 169, 175–183, 430
- allgemeine Maßnahmen 177
- und Anästhesie 192–195
- chirurgische Therapie 181–186
- Einschätzung und Objektivierung 170–177
- Einteilung 199
- intraoperative Überwachung 430
- klinisches Bild 169
- medikamentöse Therapie 177–180
- Narkoseeinleitung 203–205
- Narkoseführung 206
- Narkosemittel 203, 204
- bei Patienten mit Herzklappenfehler 183
- Prämedikation 202
- Risikofaktoren 170
- Schweregrad 175

Koronarkreislauf, Anästhesie 187–214
Koronarstenose 174
Koronarwiderstand 103, 192, 193
Körpertemperatur 98
- Normalisierung 290
- $O_2$-Verbrauch 98

Korrektur
- anatomische 318
- physiologische 318
Korrekturoperationen, kongenitaler Herzfehler 345
Krankengymnastik 483
Kreislaufstillstand, totaler 100, 352, 414
Krise, cholinerge 522
Kryoanalgesie 529
Kugelklappen 221

## L

Laboruntersuchung 164
Laborwerte für Herzoperationen 143, 285
- frühe postoperative Phase 285
- präoperative 143
-- bei kongenitalen Vitien 320
Lachgas 14–16
- Benzodiazepine 15
- Einsatz in der Herzchirurgie 15
- extrakorporale Zirkulation 109
- Herzfrequenz 14
- Inhalationsanästhetika 14
- negativ-inotrope Wirkung 14
- Opioide 15
- pulmonaler Gefäßwiderstand 516
Langzeitbeatmung 302, 399–401
- Entwöhnung 400, 401
- Indikationen, Kinder 399
*Laplace*-Gesetz 189
Lavage (einseitige Lungenspülung) 512
Lidocain 73, 75, 76
- Kinderherzchirurgie 325
Linksherzbypass (*siehe auch* Bypass) 120, 295, 296, 416
- kombinierter Rechts- und Linksherzbypass 296, 299
Linksherzversagen, Abklemmen der Aorta descendens 418
Links-rechts-Shunt 314
- Narkoseeinleitung 325, 328
- respiratorische Störungen 391
Linksventrikulogramm 173
Lobektomie 507
Lösung, kardioplegische 105
„low-output"-Syndrom 210, 212, 234, 292, 293, 370
- nach Mitralklappenersatz 234
- wichtigste Maßnahmen 293
Luftemboliebildung 114, 343
Luftzysten 508
Lungenbluten (Hämoptyse) 316, 507
- massive 507
-- Grundsätze des anästhesiologischen Vorgehens 507
Lungendurchblutung 317
- pathologische 330
Lungenerkrankungen
- chronische 470
-- Atmung 470

-- Herz-Kreislauf-Funktion 470
-- körperliche Untersuchung 470
-- Laboruntersuchung 470
- infektiöse 516
- restriktive 478, 515
- obstruktive 515
-- chronisch-obstruktiv 478, 479
--- präoperative Maßnahmen 479
Lungenfunktionsprüfungen 471–479
Lungenfunktionsstörungen 114, 115
- Operationen mit der Herz-Lungen-Maschine 115
- postoperative, bei kongenitalen Herzfehlern 394, 395
Lungengefäßerkrankungen, terminale 516
Lungenkapillarenverschlußdruck 133
- Mitralinsuffizienz 238
Lungenödem
- akutes 227
- interstitielles 225
Lungenpflege 400
Lungenspülung, einseitige (Lavage) 512
Lungentransplantation 512–519
- anästhesiologische Besonderheiten 515
-- anästhesiologisches Vorgehen 516
-- präoperative Einschätzung 515
- beidseitige 513
- Empfängerwahl 513, 514
-- Kriterien 514
- Immunsuppression 519
- Indikationen 512
- kombinierte Herz-Lungen-Transplantation 515
- Komplikationen 519
- operatives Vorgehen 514
- postoperative Behandlung 518, 519
- Spenderauswahl 513
- unilaterale 513
Lungenvenenfehlmündung, totale 381–383
- klinisches Bild und Diagnose 382
- Operation 383
- Pathophysiologie 382
- postoperative Behandlung 383
Lungenvolumenreduktion 508–511
- anästhesiologische Besonderheiten 509
-- Extubation 510
-- intraoperative Beatmung 510
-- Narkoseverfahren 509
-- thorakale Periduralanalgesie 509, 510
- Komplikationen 511
- Kriterien 509
- postoperative
-- Analgesie 511
-- Intensivbehandlung 511
- Prognose 511
Lungenvolumina 472
- dynamische 474
- statische 472
Lungenwasser, extravasales 291

# M

*Macintosh-Leatherdale*-Endobronchialtubus 491, 492
Magen-Darm-Blutungen 303
*Magill*-Ballon-Bronchusblocker 491
Magnesium 113
Mediastinoskopie 502, 503
- Komplikationen 502
- Leitsätze für das anästhesiologische Vorgehen 502
Medikamentenvorgeschichte 141
Membranoxygenator 85
Methohexital 17–19
- hirnprotektive Wirkung 19
Metoprolol 58, 73, 179
Mexiletin 73
Midazolam 25, 324, 505
- Blutdruck, arterieller 25
- Herzzeitvolumen 25
- Interaktionen 25
- Kombination mit Opioiden 35
- Koronardurchblutung 25
- myokardialer $O_2$-Verbrauch 25
- Myokardkontraktilität 25
- Supplementierung von Opioiden 25
Milrinon 52, 53
- Einsatz in der Herzchirurgie 53
- Nebenwirkungen 53
- praktische Anwendung 53
- Wirkungen 52
Minirin 112
Ministernotomie 185
Minithorakotomie 185
Mitralinsuffizienz 235–245
- akute 183
- Ätiologie und Pathologie 235
- chirurgische Behandlung (*siehe* Mitralinsuffizienzoperation) 241–243
- Extremformen 237
- hämodynamische Ziele 243
- Kontraktilität 238
- linker Ventrikel 238
- linker Vorhof 237
- medikamentöse Behandlung 240, 241
- mit Mitralstenose 244, 245
- myokardialer $O_2$-Verbrauch 236
- Pathophysiologie 236
- peripherer Kreislauf 239
- Regurgitationsfraktion 236
- Schweregrade 236
Mitralinsuffizienzoperation 241–243
- Anästhesie 243, 244
-- Leitsätze für die Narkose 243
- Klappenrekonstruktion 241
- Mitralklappenersatz 241, 242
Mitralklappe, normale Öffnung 224
Mitralklappenersatz (MKE) / Mitralklappenrekonstruktion 230, 241, 242
- Indikationen 242
- Komplikationen 242
- Krankenhausmortalität 230

- Operationsletalität und Langzeitergebnisse 241, 242
- Operationsmortalität 230
- Vorteile 241
Mitralstenose 223–235
- Anästhesie (*siehe* Mitralstenosenoperation)
- Ätiologie und Pathologie 223
- chirurgische Behandlung (*siehe* Mitralstenosenoperation) 229, 230
- Hämodynamik 227
- Infektionskontrolle 231
- Leberfunktion 231
- linker Ventrikel 225, 226
- linker Vorhof 224
- Lungenfunktion 230
- Lungenkreislauf 226
- medikamentöse Behandlung 227, 228
-- Antikoagulanztherapie 228
- und Mitralinsuffizienz, hämodynamische Ziele 245
- Nierenfunktion 231
- Pathophysiologie 224
- pulmonaler Gasaustausch 234
- Schweregrade 224
- Stenosierungsgrad 224
- Vorhofflimmern 225
Mitralstenosenoperation 229, 230
- Anästhesie 230–235
-- Leitsätze für die Narkose 232
- geschlossene Kommissurotomie 229
- Krankenhausmortalität 230
- Mitralklappenersatz (*siehe dort*) 230
- offene Kommissurotomie 229
- Operationsmortalität 230
- Prämedikation 231
Mivacurium 38
Molsidomin 482
Monitoring 150
- Korrekturoperationen 345, 346
Morphin 484
Muskelrelaxanzien 36–39
- kardiovaskuläre Wirkungen 36
*Mustard*-Operation 374
Myasthenia gravis 520–524
- Ätiologie und Pathogenese 521
- Behandlung 521, 522
- klinisches Bild und Klassifizierung 521
- nach der Operation 523
Myokardfunktion, Unterstützung 289
Myokardhypothermie 104
Myokardhypoxie 102
- Funktionsstörungen 102
Myokardinfarkt 183, 212, 255, 299, 300, 452
- akuter, Komplikationen 183
- perioperativer 212
Myokardischämie 102, 170, 172
- Funktionsstörungen 102
- ST-Veränderungen 172
- stumme 170
Myokardkontraktilität 289, 293
- Störungen 289
- Unterstützung 293

Myokardödem 104
Myokardperfusion, ungenügende 103
Myokardprotektion 102–106
- Kinder 351
Myokardschäden 102

## N

Nachbeatmung, postoperative 300
Nachblutungen 96, 297
- postoperative 297
Nachheparinisierung 93
Nachlast (*siehe* Afterload) 190, 218, 246, 294
Nadolol 58
Nahe-Infrarotspektroskopie 449
Nahrungskarenz, präoperative bei Kindern 322
Naloxon 28
- Blutdruckanstieg 28
- Tachykardien 28
Naloxon 528
Narkoseeinleitung 151, 152, 325–328
- Besonderheiten 152
- des Kindes 325–328
- bei kongenitalen Kindern 326
Narkoseführung 153
Narkosemittel, Auswahl 345
Natrium 402
NBD-Code 462
Neostigmin 39, 522
Nervenschäden 525
Neugeborene, herzchirurgischer Eingriff 323
- Narkoseeinleitung 328
Neuroleptanästhesie 35
New York Heart Association (NYHA) 145, 220
- NYHA-Status 145, 146
Nierenfunktionsstörungen 198
- kardiopulmonaler Bypass 115
Nierenversagen 303
- akutes 303
- - Therapie 303
- frühes 303
- verzögertes 303
Nifedipin 63, 64, 180
- arterielle Hypertonie 63
- Gefahren 64
- kardiovaskuläre Wirkungen 62
- koronare Herzkrankheit 63
- praktische Anwendung 64
Nitrate 142, 200, 482
Nitroglyzerin 66, 67, 76, 177, 178, 253
- Aortenstenosenoperation 253
- hämodynamische Wirkungen 66, 67
- intraoperative Zufuhr 67
- Kinderherzchirurgie 325
- Mitralinsuffizienz 239
- Mitralstenose 228
- bei ischämischer Herzerkrankung 66
- myokardiale Wirkungen 66
Nitroglyzerinspray 150

Nitroprussid 67, 68, 76, 244, 411
- hämodynamische Wirkungen 66
- Kinderherzchirurgie 325
- Metabolismus 68
- Mitralinsuffizienz 239
- myokardiale Wirkungen 66
- praktische Anwendung 68
- Toxizität 68
Noradrenalin 43, 44, 46, 76
- Einsatz in der Herzchirurgie 46
- Gefahren 46
- Herz-Kreislauf-Wirkungen 46
- Kinderherzchirurgie 325
- praktische Anwendung 46
Notoperation 323

## O

$O_2$-Bedarf
- Hyperthermie 98
- myokardialer 187, 188
- - Determinanten 188
$O_2$-Bindungskurve 99
$O_2$-Gehalt im Koronarblut 195
$O_2$-Gleichgewicht, myokardiales 195
$O_2$-Konzentration, inspiratorische 398, 400
$O_2$-Sättigung, regionale zerebrale 151
$O_2$-Therapie 480
- Langzeittherapie 482
$O_2$-Verbrauch
- Körpertemperatur 98
- myokardialer 187, 191
$O_2$-Voratmung 151
Oberlappenbronchus, Verlegung 499
Obstruktion
- linke Ausflußbahn 392
- der Ventrikel 313, 314
- - linker Ventrikel 314
- - rechter Ventrikel 314
Ociprenalin 46
Operation, psychologische Vorbereitung 322
Opioidanästhesie 29, 30
Opioidantagonisten 28
Opioide 26–25, 109, 526
- Blutdruck 27
- Einsatz in der Herzchirurgie 29
- extrakorporale Zirkulation 109
- Herzfrequenz 27
- Herzzeitvolumen 28
- Interaktionen 28
- Kombinationen
- - mit Inhalationsanästhetika 33, 34
- - mit Midazolam 35
- - mit Propofol 34
- Koronardurchblutung 28
- myokardialer $O_2$-Verbrauch 28
- Myokardkontraktilität 28
- Nebenwirkungen, kardiovaskuläre 26
- systemische Zufuhr 526
Orgaran 95
Oxprenolol 58

Oxygenatoren 83–88
Oxygenierung, apnoische 501

# P

$p_aCO_2$, arterieller 302, 319
Palliativeingriff 318
- kongenitale Herzfehler 340–345
Pancuronium 36, 37
Pankreatitis 304
$p_aO_2$ 302, 319
Paraplegie 419, 422
$pCO_2$
- arterieller 478
- Werte 396
-- Erwachsener 396
-- Kleinkind 396
-- Neugeborenes 396
-- Säugling 396
PEEP (positiver endexspiratorischer Druck) 302, 398, 488
- selektive Anwendung 488
Perfusat 351
Perfusionsdruck 156, 164, 445
- arterieller 156
- zerebraler 101, 445
Perfusionssyndrom 304, 305
Perfusionsvolumen 163
- Kinder 351
Periduralanalgesie, thorakale 509, 510, 528, 529
- nach Thorakotomien 529
Perindopril, Eigenschaften 71
Phentolamin 66, 68, 69, 76
- Einsatz in der Herzchirurgie 69
- hämodynamische Wirkungen 66
- myokardiale Wirkungen 66
- praktische Anwendung 69
Phenytoin 73
Phosphodiesterasehemmer 50–54
pH-stat-Regulation 99
pH-Wert 99
- Erwachsener 396
- Kleinkind 396
- Neugeborenes 396
- Säugling 396
Pindolol 58, 179
Piritramid 324, 527
Pneumektomie 507
$pO_2$
- arterieller 477
- Werte 396
-- Erwachsener 396
-- Kleinkind 396
-- Neugeborenes 396
-- Säugling 396
Polyzythämie 315
Potentiale, somatosensorisch evozierte (SSEP) 421, 449
*Potts*-Anastomose 343
Practolol 58

Präinfarktangina 181
Prajmalin 73
Prämedikation 149, 150, 324
- Grundsätze 483
- bei kongenitalen Herzfehlern 324
Preload (Vorlast) 190, 218, 219, 259, 293
- Optimierung 293
*Prinzmetal*-Angina (Angina varians) 181, 183
Procainamid 73
Promethazin 324
Propafenon 73, 75
- Dosierung 75
- Gefahren 75
- Indikationen 75
Propofol 21, 22, 207, 506
- Blutdruck 21
- Einsatz in der Herzchirurgie 22
- Herzfrequenz 21
- Herzzeitvolumen 21
- Koronardurchblutung 21
- myokardialer $O_2$-Verbrauch 21
- Myokardkontraktilität 21
- Risikopatienten, kardiovaskuläre 22
- Schlagvolumen 21
Propranolol 58, 73, 179, 209
- Kinderherzchirurgie 325
Prostacyclin, Lungentransplantation 517
Prostaglandin $E_1$ 337
Protamin 95, 96
- Dosierung 95, 96
- Komplikationen bei der Protaminzufuhr 96
Pulmonalarteriendrücke 129–136, 157, 478, 479
- Normalwerte 133
Pulmonalatresie 380, 381
- klinisches Bild und Diagnose 381
- Operation 381
- Pathophysiologie 380
Pulmonaliskatheter / Pulmonalarterienkatheter 129–136, 151, 232, 243, 253, 259, 389
- Descendensaneurysma 420
- Einführen 131–133
- Indikationen 131, 208
- Kinder 389
- Komplikationen 135, 136
-- Arrythmien, supraventrikuläre und ventrikuläre 135
-- Ballonruptur 135
-- Gefäßruptur 135
-- Knotenbildung 136
-- Lungeninfarkt 135
-- Schädigung des Herzklappenendokards 136
- Meßgrößen 130
- Messungen 133
Pulmonalstenose 365–367
- klinisches Bild und Diagnose 366
-- EKG 366
-- Herzkatheter 366
-- Thoraxröntgenbild 366
- operatives Vorgehen und Narkose 366, 367

Pulmonalstenose
- Pathophysiologie 365
Pyridostigmin 39, 522

## Q

Quinapril, Eigenschaften 71

## R

Ramipril, Eigenschaften 71
*Rashkind*-Ballonvorhofseptostomie 341, 372
*Rastelli*-Operation 375
Rauchen 470, 480
Rebound
- Heparinrebound 96
- Reboundhypertonie 338
Rechtsherzbypass (*siehe auch* Bypass) 120, 296, 298
- kombinierter Rechts- und Linksherzbypass 296, 299
Rechtsherzinsuffizienz, akute 525
Rechtsherzversagen 226
Rechts-links-Shunt 317, 393
- *Fallot*-Tetralogie 367
- Narkoseeinleitung 325, 328
Regurgitation 261
Remifentanil 32–34, 207, 255, 446, 484
- Blockade hämodynamischer Reaktionen 33
- Blutdruckabfall 33
- Bradykardien 33
- Dosierungsvorschläge 34
- Herz-Kreislauf-Wirkungen 33
- hypnotische Wirksamkeit 32
- Karotisstenosenoperation 446
- Kombination mit volatilem Anästhetikum 34
- Muskelrigidität 32
- Schmerz, postoperativer 33
Reoperationen 186
Residualkapazität, funktionelle (FRC) 473
Residualvolumen 472
Respirator, Grund- / Standardeinstellung 282, 388
- Erwachsene 282
- größere Kinder 388
- Kleinkinder 388
Respiratortherapie, kurzfristige, Kinder 395
β-Rezeptorantagonisten (*siehe auch* β-Blocker) 57–61
- Einteilung 57
α-Rezeptoren 42
- adrenerge 43
β-Rezeptoren 42
Rhythmusstörungen (*siehe* Herzrhythmusstörungen)
Riesenbullae 508
RIND 437
Risikogruppen nach *Goldman*, kardiale 148

Risikoindex nach *Goldman* 146, 147
- kardialer 146, 147
- modifizierter multifaktorischer 147
Risikoklassifizierung 148, 149
- Klassifizierungssystem, herzchirurgische Patienten 149
- spezifische 199
*Robertshaw*-Tubus 493, 495, 496
Rocuronium 37
- Myasthenie 523
Röntgenthorax 144, 336
Rückenmarkschäden
- Aortendissektion Typ III 419
- ischämische 338
Ruheangina 169, 170

## S

SA-Blockierung 74, 390, 459
- bei Kindern 390
Sauerstoff (*siehe* $O_2$)
Säure-Basen-Parameter 157
Säure-Basen-Störungen 316, 317
Scheibenklappen 222
Schlagindex 145, 218
Schlagvolumen 218, 219
Schmerzbehandlung, postoperative 526
Schock, kardiogener 183
Schrittmacher (*siehe* Herzschrittmacher)
Sedierung nach Herzoperation 284
*Senning*-Operation 376
Serumkaliumspiegel 141
Sevofluran 12–14
- arrhythmogene Wirkung 13
- Blutdruck, arterieller 13
- Herzfrequenz 12
- Herzzeitvolumen 13
- Koronardurchblutung 14
- koronare Herzkrankheit 14
- Myokardkontraktilität 13
Shuntoperationen
- *Gott*-Shunt 416
- kindliche Herzfehler 341
- Links-rechts-Shunt (*siehe dort*) 314, 325, 328, 391
- Rechts-links-Shunt (*siehe dort*) 317, 325, 328
„single ventricle" 385, 386
- Behandlung 385
- Pathophysiologie 386
Sinusbradykardie (*siehe auch* Bradykardie) 74, 288, 390, 459
- pathologische 459
Sinusknotensyndrom 459
Sinusrhythmus 253
Sinustachykardie (*siehe auch* Tachykardie) 74, 233, 288
SIRS 305
Sotalol 58, 73, 179
Spannung, intramyokardiale 189
„spells" (hypoxische Anfälle) 315, 316

Spenderherz, Entnahme 273
Spirometrie 472
Spitzenfluß, maximaler exspiratorischer 476
Sputumproduktion, abnorme 469
SSEP (somatosensorisch evozierte Potentiale) 421, 449
Standardnarkoseüberwachung 329
Stickstoffmonoxid, Lungentransplantation 517
Störungen
- neurologische 304
- psychische 285
Streßreaktion, kardiopulmonaler Bypass 108
„stroke-in-evolution" 437
Stumpfdruck, Messung 448
„subclavian-steal"-Syndrom 439
Succinylcholin 38
- Myasthenie 523
Sufentanil 31, 32, 34
- Dosierungsvorschläge 31, 34
-- bei ACB-Operation 31
- Kombination mit Midazolam 35
Swan-Ganz-Katheter 129
Switch-Operation, arterielle 372, 376
Sympathikomimetika 42–50
- kardiale Wirkungen 43
- Rezeptoren 44
Sympathikustonus 219
Synkope 246

# T

Tachykardie 74, 194, 208, 209, 225, 233, 253, 254, 260, 288, 390, 445
- Aortenstenose 254
- bei Kindern 390
- Mitralstenose 233
- Sinustachykardie 74, 233, 288
- supraventrikuläre 74, 209, 253, 288
Taussing-Bing-Komplex 371
Theophyllin 482
Thiopental 17–19, 446
- Hirndurchblutung 447
- hirnprotektive Wirkung 19
Thoraxdrainagen 305
Thoraxoperationen 467–530
- Atemfunktion in Seitenlage und bei offenem Thorax 485–488
- Auswahl des Narkoseverfahrens 484
- Ein-Lungen-Anästhesie 488–501
- intraoperative Überwachung 484, 485
- Prämedikation 483
- präoperative Vorbereitung 479–483
- spezielle Anästhesie 502–524
- spezielle präoperative Einschätzung 471–479
- Standardüberwachung bei Lungeneingriffen 485
Thoraxröntgenbild 144, 336, 471
Thrombendarteriektomie, A. carotis 441, 442
- Indikationen 441

- Kollateralkreislauf 441, 442
- Komplikationen 442
Thrombose, zerebrale 315
Thrombozyten, Herz-Lungen-Maschine 108
Thrombozytopenie 94
- heparin-induzierte 94
Thymektomie bei Myasthenia gravis 520–524
- anästhesiologisches Vorgehen 522–524
- Auswahl der Anästhetika 523
- Frühkomplikationen, bedrohliche 524
- Muskelrelaxanzien 523
- postoperative Behandlung 524–530
- Prämedikation 523
TIA (transitorische ischämische Attacken) 437
*Tiffeneau*-Index 474
Timolol 58
TIVA 206, 207
- Koronarbypassoperationen 207
Tocainid 73
Totalkapazität 472
Totraum 319
Trachearesektion und -rekonstruktion 520
Training, körperliches 483
Transplantation, Herz 273
Transport zur Intensivstation 282, 388
Transposition der großen Arterien 370–377
- klinisches Bild und Diagnose 371, 372
- Narkose 377
- operatives Vorgehen 372–377
- Palliativoperationen 372
- Pathophysiologie 371
Trasylol (*siehe* Aprotinin) 112
Trikuspidalatresie 377, 378
- klinisches Bild und Diagnose 378
- Operation 378–380
- Pathophysiologie 377
Trikuspidalinsuffizienz 226, 268–270
- Anästhesie, Leitsätze 269, 270
- Ätiologie und Pathologie 268
- Behandlung 269
- hämodynamische Ziele 269
- isolierte 268
-- rechter Ventrikel 268
-- rechter Vorhof 268
- Kombination mit anderen Klappenfehlern 269
- Pathophysiologie 268, 269
Truncus arteriosus 362–364
- klinisches Bild und Diagnose 363
-- EKG 363
-- Herzkatheter 363
-- Thoraxröntgenbild 363
- operatives Vorgehen und Narkose 363, 364
- Pathophysiologie 363
- postoperative Komplikationen 364
Tubuspflege 400

## U

Überwachung nach herzchirurgischen Eingriffen 284, 285
- Kinder 389
- neurologische 285
Ugurol (siehe Antifibrinolytika, synthetische) 112
Untersuchung, körperliche 143
Urapidil 69, 70
- Indikationen 69
- Nebenwirkungen 69
- praktische Anwendung 69
Urinausscheidung 157
- am Bypass 164

## V

Vasodilatatoren 65–71, 260, 266, 290
- Mitralstenose 228
Vasokonstriktion, hypoxische pulmonale 489
Vasopressoren 42–57
Vecuronium 37
- Myasthenie 523
Venenbypass, femorofemoraler 433
Venendruck, zentraler 127–129, 156, 209
- Anstieg 209
- Aussage 128
- Messung 129
Venendruckkurve, zentrale 127, 128
Venenkatheter, zentrale 128, 129, 151, 347, 348
Venenpunktion 128, 129
- V. basilica 129
- V. cephalica 129
- V. jugularis externa 129
- V. jugularis interna 128
- V. subclavia 129
Ventilationsstörungen, restriktive 475
Ventrikel
- Hypertrophie 219
- linker hyperdynamer 289
Ventrikelfunktion 217, 218
- gute 199
- schlechte 183, 199, 207
Ventrikelkollaps 104
Ventrikelobstruktion 313, 314
Ventrikelseptumdefekt 360–362
- Anästhesie 362
- klinisches Bild und Diagnose 361
- - EKG 361
- - Herzkatheter 361
- - Thoraxröntgenbild 361
- operatives Vorgehen und Narkose 361, 362
- Pathophysiologie 360
- postoperative Komplikationen 362
Ventrikelüberdehnung 103
Verapamil 62, 64, 65, 73, 180, 209
- Gefahren 65
- Indikationen 64

- kardiovaskuläre Wirkungen 62
- Kinderherzchirurgie 325
- praktische Anwendung 65
Vitalkapazität 302, 473, 475
- klinische Bedeutung 475
Vitien, kongenitale 318
- operative Eingriffe 318
Volumen, linksventrikuläres enddiastolisches 247
Volumenersatz nach Herzoperationen bei Kindern 402
Vorgeschichte 319
- klinische 143
Vorhofdruck
- linker (LAP) 136, 232, 348
- - Messung 136
- - Mitralinsuffizienz 238
- - Normalwerte 136
- rechter (RAP) 348
Vorhofflattern 74, 288
Vorhofflimmern 74, 225, 227, 233, 248, 250, 288
- Mitralinsuffizienz 240
- Mitralstenose 228
Vorhofkatheter 348, 349
- linker 348, 389
- - Kinder 389
- praktischer Umgang 349
- rechter 348
Vorhofseptumdefekt vom Septumtyp 355–357
- Anästhesie 357
- EKG 356
- Herzkatheter 356
- klinisches Bild und Diagnose 356
- operatives Vorgehen und Narkose 356
- Pathophysiologie 356
- postoperative Komplikationen 357
- Röntgenbild 356
Vorlast (siehe Preload) 190, 218, 219, 259

## W

Wachstumsstörungen 317
- zyanotische Herzfehler 317
Wärmeaustauscher 89
Wasser- und Elektrolytstörungen 113
Wasserretention 113
Wedgedruck 133, 145, 209
- Anstieg 209
„white clot syndrom" 94
White-Tubus 493

## Z

Zirkulation, extrakorporale 80, 81, 90–110, 159, 350, 351
- Anwendung 80
- Definitionen 80

- Erythrozyten 107
- Hämoglobinfreisetzung 107
- Komplikationen 110–116
- bei kongenitalen Herzfehlern 350, 351
- Leukozyten 107
- neurologische Störungen 115, 116

- Physiologie und Pathophysiologie 90–110
- Schema 81
- Störungen 159
Zyanose 314–316
- *Fallot*-Tetralogie 368
- zentrale 314

Druck: Mercedesdruck, Berlin
Verarbeitung: Buchbinderei Lüderitz & Bauer, Berlin